JN273982

改訂第3版
内視鏡診断のプロセスと疾患別内視鏡像

監修　田尻　久雄
編集　長南　明道／田中　信治／武藤　学

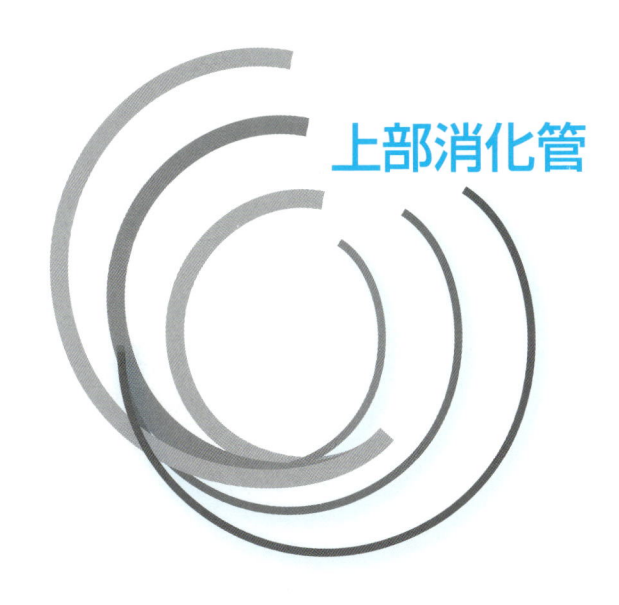

上部消化管

日本メディカルセンター

■監　修
田尻　久雄　東京慈恵会医科大学内科学講座消化器・肝臓内科/内視鏡科主任教授

■編　集
長南　明道　仙台厚生病院消化器センター　センター長/副院長
田中　信治　広島大学病院内視鏡診療科教授/広島大学大学院先進医療開発科学講座内視鏡医学教授
武藤　学　京都大学大学院医学研究科消化器内科学准教授

■執筆者（執筆順）
田辺　聡　北里大学東病院消化器内科准教授
東　瑞智　北里大学東病院消化器内科助教
西元寺克禮　北里大学東病院消化器内科名誉教授
松田　浩二　東京慈恵会医科大学附属青戸病院内視鏡部診療部長
田尻　久雄　東京慈恵会医科大学内科学講座消化器・肝臓内科/内視鏡科主任教授
荒川　廣志　東京慈恵会医科大学附属柏病院消化器内科
長南　明道　仙台厚生病院消化器内視鏡センターセンター長/副院長
中原　慶太　久留米大学医学部内科学講座消化器内科部門講師
鶴田　修　久留米大学医学部消化器病センター内視鏡診療部門教授
八木　一芳　新潟県立吉田病院内科部長
中村　厚夫　新潟県立吉田病院内科部長
関根　厚雄　新潟県立吉田病院内科/副院長
加藤　智弘　東京慈恵会医科大学内視鏡科准教授
三宅　直人　仙台厚生病院消化器内視鏡センター医長
青山　育雄　京都大学大学院医学研究科消化器内科学
森田　周子　京都大学大学院医学研究科消化器内科学助教
武藤　学　京都大学大学院医学研究科消化器内科学准教授
吉村　昇　東京慈恵会医科大学内視鏡科
郷田　憲一　東京慈恵会医科大学内視鏡科
藤井　誠志　国立がん研究センター東病院臨床開発センター臨床腫瘍病理部・細胞動態室長
島田　英雄　東海大学付属大磯病院外科教授
幕内　博康　東海大学付属八王寺病院外科
千野　修　東海大学付属病院消化器外科准教授
有馬美和子　埼玉県立がんセンター消化器内科副部長
多田　正弘　埼玉県立がんセンター消化器内科部長
豊泉　博史　東京慈恵会医科大学内視鏡科
貝瀬　満　虎の門病院消化器内科部長
細川　治　横浜栄共済病院外科/病院長
長浜　隆司　早期胃癌検診協会中央診療所所長
大仁田　賢　長崎大学病院消化器内科講師
磯本　一　長崎大学病院光学医療診療部准教授
宿輪　三郎　三佼会宮崎病院院長
三島　利之　仙台厚生病院消化器内視鏡センター部長
鈴木　武志　東京慈恵会医科大学内視鏡科講師
川口　淳　防衛医科大学校内科学講座消化器内科准教授
永尾　重昭　防衛医科大学校光学医療診療部准教授
丹羽　寛文　日本消化器内視鏡学会名誉理事長・最高顧問/聖マリアンナ医科大学客員教授

小山内　学	手稲渓仁会病院消化器病センター主任医長
真口　宏介	手稲渓仁会病院消化器病センターセンター長
高橋　邦幸	手稲渓仁会病院消化器病センター主任医長
鼻岡　昇	大阪府立成人病センター消化管内科診療主任
上堂　文也	大阪府立成人病センター消化管内科副部長
石原　立	大阪府立成人病センター消化管内科部長
吉永　繁高	国立がん研究センター中央病院消化管内視鏡科
小田　一郎	国立がん研究センター中央病院消化管内視鏡科
春間　賢	川崎医科大学消化管内科学教授
鎌田　智有	川崎医科大学消化管内科学講師
宮本　真樹	安芸太田病院内科
九嶋　亮治	国立がん研究センター中央病院病理科医長
仲吉　隆	東京慈恵会医科大学附属第三病院内視鏡部
有馬　秀明	有馬外科胃腸科副院長
井上　晴洋	昭和大学横浜市北部病院消化器センター教授
小山　恒男	佐久総合病院胃腸科部長
山本　栄篤	早期胃癌検診協会中央診療所医長
中島　寛隆	早期胃癌検診協会中央診療所科長
山﨑　琢士	東京慈恵会医科大学内視鏡科診療医長
樋口　勝彦	北里大学東病院消化器内科助教
小泉和三郎	北里大学東病院消化器内科教授
伊藤　公訓	広島大学病院消化器・代謝内科診療准教授
中村　常哉	中村内科クリニック院長
八尾　建史	福岡大学筑紫病院内視鏡部准教授
岩下　明德	福岡大学筑紫病院病理部教授
松井　敏幸	福岡大学筑紫病院消化器内科教授
田中　信治	広島大学病院内視鏡診療科教授/広島大学大学院先進医療開発科学講座内視鏡医学教授
五十嵐良典	東邦大学医療センター大森病院消化器内科教授
宮川　宏之	札幌厚生病院第2消化器科主任医長
須賀　俊博	豊和会札幌病院理事長・名誉院長/札幌厚生病院名誉院長
永田　尚義	国立国際医療研究センター消化器科

改訂第3版の序

　『内視鏡診断のプロセスと疾患別内視鏡像—上部消化管』と題された本書が世に出てから，早6年が経過した．既存の消化管内視鏡診断に関する書籍の多くは疾患ごとに項目立てされ鑑別診断に終始している．これに対し，本書は所見ごとに項目立てされているのが特徴である．隆起あるいは陥凹といった所見をみて，その所見から質的診断に至るプロセスを，多くの内視鏡写真と簡潔な説明，そしてフローチャートを用いて懇切丁寧に解説している．また，執筆は現在内視鏡分野の最前線で活躍中の先生方にお願いし，生命線といえる内視鏡画像も美しい最高のものになっている．さらに，疾患ごとに大切な事項は疾患別内視鏡像の項にまとめて示し，最新のトピック，技術的なコツは充実したコラムの中に包み隠さず盛り込まれている．

　さて，本書は2007年に改訂第2版が刊行された．しかし，その後，NBI（Narrow Band Imaging）などの画像強調観察（IEE；Image Enhanced Endoscopy）による新たな上部消化管内視鏡診断学が急速に進歩した．また，2007年に「食道癌取扱い規約」が，2010年に「胃癌取り扱い規約」および「胃癌治療ガイドライン」が相次いで改訂された．このように上部消化管を取り巻く診断環境は大きく変化しており，現状に合わせた内容のアップデートが必要となった．そこで今回は新たに咽頭・食道の分野において新進気鋭の武藤学 准教授にも編集に加わっていただき，より強力な布陣を組んだ．当然，咽頭・食道の項はより充実した内容となっている．そして，IEEによる内視鏡診断について項を追加し詳しく解説するとともに，症例の差し替え・追加に加えて，各項目の内視鏡画像にも多くのIEE画像を追加していただいた．

　本書は，内視鏡専門医を目指す若手医師が手に取ってすぐに役立つ，きわめて実践的な内容となっている一方で，拡大内視鏡をもたない一般内視鏡医にも配慮した内容構成になっている．また，すでに専門医を取得し，指導医を目指す先生方が知識を整理する場合においても役立つ質の高い本になったと自負している．この本が，内視鏡診療に日夜研鑽を積まれている諸先生方の座右の書となれば望外の喜びである．

　最後に，これまで版を重ねることができましたのも，初版・第2版で監修の労をおとりいただきました丹羽寛文先生（日本消化器内視鏡学会名誉理事長・最高顧問）のお力の賜と厚く御礼申し上げます．また，大変お忙しいなか快く改訂執筆をお引き受け下さった先生方に厚く御礼申し上げるとともに，このようなすばらしい企画を組む機会を与えて下さった日本メディカルセンター諸氏に感謝いたします．

2011年初秋

長南　明道
田中　信治
武藤　　学
田尻　久雄

改訂の序 (抜粋)

　本書が刊行されて以来，好評裡に迎えられ，わずか半年あまりですでに初版は完売となった．

　この間，多くの著名な先生方からも「重い本が上辞された．本書のコンセプトは従来の本とは全く違う．内視鏡所見から何を読み取り，どう考えるのか？ 経験や勘に頼らず，論理的に考えるポイントが見事に描かれている」というお褒めの言葉をいただいた．

　本書のような診断学の書籍を多くの内視鏡医が必要としていたということは，診断学の重要性を認識し，学ぼうという内視鏡医が数多くいることをあらわし，大変喜ばしいことである．

2007年春

　　　　　　　　　　　　　長南　明道　　田尻　久雄　　田中　信治

初版の序 (抜粋)

　内視鏡が世に出て半世紀が過ぎた．1950年に胃カメラが開発され，ファイバースコープ (1957年)，電子スコープ (1983年) と機器は進歩し，最近では超拡大内視鏡による細胞レベルの画像を獲得する技術まで実用化されつつある．

　さて消化管の内視鏡診断については，すでに多くの成書が刊行されているが，そのほとんどが疾患ごとに項目立てされ鑑別診断に終始している．これに対し「内視鏡診断のプロセスと疾患別内視鏡像―上部消化管」と題された本書は，所見ごとに項目立てされているのが特徴である．隆起あるいは陥凹といった所見を見て，その所見から質的診断に至るプロセスを，多くの内視鏡写真と簡潔な解説，そしてフローチャートを用いて懇切丁寧に解いている．

　本書は内視鏡専門医を目指す先生方が手に取ってすぐに役立つ，きわめて実践的な内容となっており，まさに内視鏡医必読の一書である．と同時にすでに専門医を取得し，指導医を目指す先生方が知識を整理する場合においても役立つ質の高い本になったと，編集させていただいたわれわれも自負している．本書が，内視鏡診療に日夜研鑽を積まれている諸先生方の座右の書となれば望外の喜びである．

2005年盛夏

　　　　　　　　　　　　　長南　明道　　田尻　久雄　　田中　信治

Contents

内視鏡診断のプロセスと疾患別内視鏡像

上部消化管

I. 総論

1. 症状・身体所見から何を考えるか ▶19　　田辺　聡, 東　瑞智, 西元寺克禮

腹痛の診断の進め方（主要疾患の腹痛の特徴, 急性腹症の鑑別）/19
悪心・嘔吐/20
胸やけ, げっぷ/21
腹部膨満感/22
嚥下困難/23
吐血・下血/24
胸　痛/26

2. 内視鏡検査の適応と禁忌 ▶27　　松田浩二, 田尻久雄

消化器内視鏡におけるインフォームド・コンセントのあり方/27
適　応/27
禁　忌/30
偶発症/31
内視鏡医としての心構え/32

3. 内視鏡検査の準備 ▶33　　荒川廣志, 田尻久雄

前処置/33
意識下鎮静法/35
モニタリング/36
リカバリーベッドと帰宅条件/39
電子内視鏡システム/40
洗浄・消毒・滅菌法/41

4. 部位別解剖と正常内視鏡像 ▶45　　長南明道

咽頭, 喉頭の解剖と内視鏡像/45
食道の解剖と内視鏡像/46
胃の解剖と内視鏡像/49
十二指腸の解剖と内視鏡像/51

5．挿入観察法 ▶53　　　　　　　　　　　　　　　　　　　　　　　　　　　長南明道

　上部消化管のルーチン内視鏡検査/53
　挿入・観察の実際/54
　病的とはいえない胃の変形/60

6．色素内視鏡検査 ▶63　　　　　　　　　　　　　　　　　　　　　　　中原慶太，鶴田　修

　色素の種類，原理，特徴/63
　色素散布のコツ/64

7．拡大内視鏡観察 ▶69　　　　　　　　　　　　　　　　　　八木一芳，中村厚夫，関根厚雄

　H. pylori 非感染正常胃の胃底腺粘膜拡大内視鏡像/69
　H. pylori 非感染正常胃の幽門腺粘膜拡大内視鏡像/70
　H. pylori 胃炎に観察される拡大内視鏡像/70
　胃癌の拡大内視鏡診断/71
　Barrett 食道，食道腺癌における拡大内視鏡診断/78

8．画像強調観察 ▶81　　　　　　　　　　　　　　　　　　　　　　　　　　　加藤智弘

　IEE/83
　その他/88

9．超音波内視鏡（EUS） ▶89　　　　　　　　　　　　　　　　　　　　　　　長南明道

　EUS 機器/89
　消化管壁の基本層構造/90
　各種疾患の EUS 診断/90

II．診断のプロセス

形態を表現する用語 ▶101　　　　　　　　　　　　　　　　　　　　三宅直人，長南明道

　隆起性病変を表現する用語/101
　陥凹性病変を表現する用語/102

[咽　頭]

隆　起 ▶104　　　　青山育雄，森田周子，武藤　学

咽頭における隆起性病変の鑑別診断のポイント/104
非上皮性腫瘍/104
上皮性悪性腫瘍/105
上皮性良性腫瘍/105

陥　凹 ▶114　　　　吉村　昇，郷田憲一，田尻久雄

腫瘍性病変/114
非腫瘍性病変/114

色　調 ▶120　　　　吉村　昇，郷田憲一，田尻久雄

発赤調/120
白色調/121
褐色〜青黒色/121

[食　道]

隆　起 ▶126　　　　島田英雄，幕内博康，千野　修

上皮性悪性腫瘍/126
非上皮性悪性腫瘍/127
上皮性良性病変/127
非上皮性良性腫瘍/128

陥　凹 ▶138　　　　有馬美和子，多田正弘

食道陥凹性病変の鑑別/138

びらん・潰瘍 ▶146　　　　郷田憲一，加藤智弘，田尻久雄

良性か悪性か/147

色調・血管透見 ▶158　　　　有馬美和子，多田正弘

正常食道粘膜の血管透見像/158
血管透見像に変化を及ぼす病変/159

変形・狭窄 ▶170　　　　　　　　　　　　　　　　島田英雄，幕内博康，千野　修
　　食道の変形/170
　　食道狭窄/170

[胃]

隆　起 ▶180　　　　　　　　　　　　　　　　豊泉博史，貝瀬　満，田尻久雄
　　良性か悪性か？/180
　　上皮性病変と非上皮性病変の鑑別/181
　　上皮性病変の内視鏡診断/183
　　非上皮性病変の内視鏡診断/183

ひ　だ ▶202　　　　　　　　　　　　　　　　　　　　　　　　　　細川　治
　　肥厚したひだの鑑別/203
　　病巣に集中するひだの先端の変化/203
　　ひだの消失/204

陥　凹 ▶212　　　　　　　　　　　　　　　　　　　　　　中原慶太，鶴田　修
　　存在診断/212
　　質診断/213

びらん ▶222　　　　　　　　　　　　　　　　八木一芳，中村厚夫，関根厚雄
　　腫瘍性病変か，非腫瘍性病変か？/222

潰　瘍 ▶234　　　　　　　　　　　　　　　　大仁田賢，磯本　一，宿輪三郎
　　胃潰瘍とは/234
　　潰瘍性病変の鑑別/234

色　調 ▶244　　　　　　　　　　　　　　　　　　　　　　中原慶太，鶴田　修
　　色調の認識/244
　　質診断/244

血管透見 ▶254　　　　　　　　　　　　　　　八木一芳，中村厚夫，関根厚雄
　　正常所見か，病的所見か？/254

変形狭窄 ▶262　　　　　　　　　　　　　　　　　　　　　　細川　治

　　変形狭窄の主座の確認/262
　　変形狭窄面の粘膜所見/264

［十二指腸］

隆　起 ▶272　　　　　　　　　　　　　　　　吉村　昇，鈴木武志，田尻久雄

　　単発，多発/273
　　大きさ/273
　　色調および表面性状/273
　　腺腫・癌との鑑別/274

びらん・潰瘍 ▶286　　　　　　　　　　　　　川口　淳，永尾重昭，丹羽寬文

　　十二指腸潰瘍/286
　　十二指腸炎，クローン病/287
　　十二指腸の悪性腫瘍/288
　　その他/288

陥　凹 ▶296　　　　　　　　　　　　　　　　川口　淳，永尾重昭，丹羽寬文

　　十二指腸癌（0-Ⅱc型）/296
　　MALTリンパ腫/296
　　悪性リンパ腫/297
　　転移性十二指腸腫瘍/297
　　GIST/297

変形狭窄 ▶302　　　　　　　　　　　　　　　川口　淳，永尾重昭，丹羽寬文

　　潰瘍/302
　　膵癌，胆道癌/303
　　悪性リンパ腫，MALTリンパ腫/303
　　その他/303

乳頭部 ▶308　　　　　　　　　　　　　　　　小山内学，真口宏介，高橋邦幸

　　乳頭部病変の分類/309

目次

III．疾患別内視鏡像

［咽頭・食道］

咽頭部の表在癌（頭頸部癌取扱い規約）▶320　　鼻岡 昇，上堂文也，石原 立

表在癌の内視鏡診断/320
表在癌の内視鏡型分類/320
- 内視鏡像 ｜ 0-I（表在隆起型），0-IIa（表面隆起型）
　　　　　　0-IIb（平坦型），0-IIc（表面陥凹型）

食道癌（食道癌取扱い規約）▶324　　吉永繁高，小田一郎

『食道癌取扱い規約』病型分類についての解説と概要/324
病型分類/324
- 内視鏡像 ｜ 表在型食道癌（0-Ip，0-Is+IIc，0-IIa，0-IIa+IIc，0-IIb，
　　　　　　0-IIc，0-III）
　　　　　　進行型食道癌（1型，2型，3型，4型，5a型）
　　　　　　食道胃接合部癌（バレット食道癌，扁平上皮癌）

Barrett 食道の定義 ▶336　　郷田憲一，田尻久雄

本邦での考え方/336
欧米での見解/337
- 内視鏡像 ｜ long segment Barrett esophagus（LSBE）
　　　　　　short segment Barrett esophagus（SSBE）
　　　　　　円柱上皮内の扁平上皮島（squamous island）

逆流性食道炎（Los Angeles 分類）▶340　　郷田憲一，田尻久雄

逆流性食道炎の内視鏡診断/340
- 内視鏡像 ｜ Grade N, M, A, B, C, D

食道静脈瘤（門脈圧亢進症取扱い規約）▶346　　仲吉 隆，田尻久雄

食道静脈瘤の内視鏡所見/346
超音波内視鏡検査の項と門脈圧亢進症性胃症の項が追加/346
- 内視鏡像 ｜ 形態（F_1，F_2，F_3）
　　　　　　発赤所見（ミミズ腫れ，チェリーレッドスポット，血マメ）
　　　　　　出血所見（湧出性出血，噴出性出血，赤色栓，白色栓）

拡大内視鏡による食道癌の微細血管分類 ▶352　　　有馬美和子，多田正弘，有馬秀明

拡大観察で描出される微細血管のパターン/352
- **内視鏡像**　type 3a, 3b, 3c, 3d
　　　　　　さまざまな type 4 血管の内視鏡像

拡大観察による食道癌の IPCL 分類 ▶356　　　　　　　　　　　　井上晴洋

IPCL 分類/356
拡大内視鏡診断の限界/358
- **内視鏡像**　IPCL-Ⅰ，Ⅱ，Ⅲ，Ⅳ
　　　　　　IPCL-V1, V2, V3A, V3B, V$_N$

NBI による Barrett 食道表在癌の内視鏡像 ▶362　　　　　　　　小山恒男

Barrett 食道癌の NBI 内視鏡所見/362
- **内視鏡像**　分化型粘膜内癌（Barrett 食道表在癌）

［胃］

胃癌の肉眼型分類 ▶368　　　　　　　　　　　　山本栄篤，中島寛隆，長浜隆司

肉眼型分類/368
- **内視鏡像**　0-Ⅰ型，0-Ⅱa 型，0-Ⅱb 型，0-Ⅱc 型，0-Ⅲ 型，
　　　　　　1 型，2 型，3 型，4 型，5 型

胃潰瘍の分類 ▶374　　　　　　　田辺　聡，樋口勝彦，小泉和三郎，西元寺克禮

胃潰瘍の時相（stage）分類/374
潰瘍の深さによる分類（村上分類）/375
治癒速度による分類―難治性潰瘍/376
急性潰瘍と慢性潰瘍/376
- **内視鏡像**　A$_1$ stage, A$_2$ stage, H$_1$ stage, H$_2$ stage, S$_1$ stage, S$_2$ stage
　　　　　　難治性潰瘍，難治・再発性潰瘍，
　　　　　　急性潰瘍，慢性潰瘍

胃炎（Schindler 分類/木村・竹本分類/Sydney system）▶380　　伊藤公訓

Schindler 分類/380
木村・竹本分類/380
Sydney system/381
- **内視鏡像**　萎縮性胃炎，紅斑性/滲出性胃炎，平坦びらん性胃炎，
　　　　　　隆起びらん性胃炎，過形成性胃炎，

| 萎縮性胃炎に伴う特異型腸上皮化生

胃ポリープ（山田分類）▶386　　　　　　　　　　　　　　仲吉　隆，田尻久雄

　　山田の胃隆起性病変の肉眼分類/386
　　病理組織学的所見からみた肉眼所見の特徴/387
　　　内視鏡像 ｜ 山田Ⅰ型，Ⅱ型，Ⅲ型，Ⅳ型

悪性リンパ腫（佐野分類/『胃と腸』胃悪性リンパ腫編集小委員会の分類）▶388　　中村常哉

　　佐野分類/388
　　胃と腸分類/389
　　　内視鏡像 ｜ 表層型，潰瘍型，隆起型，決潰型，巨大皺襞型

MALT リンパ腫 ▶392　　　　　　　　　　　　　　　　　大仁田賢，磯本　一

　　　内視鏡像 ｜ 表層型（胃炎類似型，Ⅱc 様陥凹型，多発潰瘍型）
　　　　　　　　｜ 腫瘤型，肥厚型

NBI 併用胃拡大内視鏡による早期胃癌の VS classification system ▶396
　　　　　　　　　　　　　　　　　　　　　　　　　八尾建史，岩下明德，松井敏幸

　　拡大内視鏡診断の原則/396
　　正常胃拡大内視鏡所見/396
　　拡大内視鏡による早期胃癌診断体系：VS classification system/398
　　VS classification system の臨床応用/400
　　　内視鏡像 ｜ V：個々の血管の形態の判定例（閉鎖性多角形血管の場合）
　　　　　　　　｜ S：個々の表面微細構造の形態の判定例（弧状 MCE の場合）
　　　　　　　　｜ WOS の判定（血管が視覚化されない場合）
　　　　　　　　｜ 慢性胃炎粘膜における LBC の有用性

AFI による早期胃癌の内視鏡像 ▶406　　　　　　　　　　　　　　　　上堂文也

　　早期胃癌の AFI 色調パターン/406
　　AFI の診断能/406
　　　内視鏡像 ｜ *Helicobacter pylori* による萎縮性胃炎，
　　　　　　　　｜ 早期胃癌（0-Ⅱa, 0-Ⅱc）

[十二指腸]

十二指腸潰瘍（型分類・Stage 分類）▶410   川口　淳，永尾重昭，丹羽寬文

　　型分類/410
　　Stage 分類/411
　　附）十二指腸炎/412
　　　内視鏡像 ｜ 単発潰瘍，接吻潰瘍，線状潰瘍

乳頭部癌 ▶414   高橋邦幸，真口宏介，小山内学

　　肉眼型と部位/414
　　好発部位/414
　　　内視鏡像 ｜ 正常型，非露出腫瘤型，露出腫瘤型，腫瘤潰瘍型，潰瘍腫瘤型，
　　　　　　　　潰瘍型

附）胆膵の内視鏡像－挿入・観察・読影のポイント

超音波内視鏡（EUS）▶419   真口宏介，小山内学，高橋邦幸

　　ラジアル式 EUS による膵・胆道領域の描出法/419
　　IDUS（intraductal ultrasonography）/430

胆道鏡 ▶433   五十嵐良典

　　適　応/433
　　機　材/433
　　前処置および前投薬/434
　　挿入方法/435
　　術後管理/436

膵管鏡 ▶441   宮川宏之，須賀俊博

　　膵管鏡の適応/441
　　膵管鏡の種類/441
　　膵管鏡の挿入性/442
　　膵管鏡所見/443
　　膵管鏡の意義/446

コラム

- 咽頭粘膜の構築について／藤井誠志 ……………………………………… 118
- 鉗子触診(隆起)／島田英雄，幕内博康，千野　修 …………………… 137
- 生検すべき場所(食道・隆起)／島田英雄，幕内博康，千野　修…… 157
- EMR/ESDの適応病変(食道)／有馬美和子，多田正弘……………… 168
- 生検すべき場所(胃・陥凹)／長浜隆司………………………………… 221
- 胃術前のマーキング／三島利之，長南明道 …………………………… 253
- 消化管間葉系腫瘍／貝瀬　満 …………………………………………… 316
- 鳥肌胃炎／春間　賢，鎌田智有，宮本真樹 …………………………… 334
- NERDのNBI併用拡大内視鏡所見／
　　青山育雄，森田周子，武藤　学 …………………………………… 339
- 胃生検組織診断分類(Group分類)について／九嶋亮治 ……………… 344
- 食道癌のハイリスクとは／島田英雄，幕内博康，千野　修 ………… 365
- 胃癌のハイリスクとは／八木一芳，中村厚夫，関根厚雄 …………… 366
- 早期胃癌のNBI併用拡大内視鏡による
　　微小血管パターン分類／山﨑琢士 ………………………………… 373
- ESD・EMRの適応病変(胃)／三島利之，長南明道 ………………… 379
- *H. pylori*と胃炎，胃潰瘍／伊藤公訓 …………………………………… 385
- 胃型形質の分化型癌／伊藤公訓 ………………………………………… 391
- *H. pylori*と胃癌，MALTリンパ腫／伊藤公訓 ……………………… 395
- 未分化癌と未分化型癌(胃癌)／田中信治 ……………………………… 405
- AIDSの上部消化管病変(HIV感染者にみられる
　　上部消化管病変)／永田尚義 ……………………………………… 448

I

総　論

1．症状・身体所見から何を考えるか	19
2．内視鏡検査の適応と禁忌	27
3．内視鏡検査の準備	33
4．部位別解剖と正常内視鏡像	45
5．挿入観察法	53
6．色素内視鏡検査	63
7．拡大内視鏡観察	69
8．画像強調観察	81
9．超音波内視鏡（EUS）	89

1. 症状・身体所見から何を考えるか

田辺 聡，東 瑞智，西元寺克禮

　腹痛をはじめとする消化器症状は，日常の臨床上もっともよく遭遇する症状であるが，緊急手術を必要とする急性腹症から，過敏性腸症候群などの機能的な慢性疾患まで多岐にわたる．忙しい外来診療のなかで短時間に，重症度を的確に判断して治療を行うことが要求される．本稿では，日常診療でよく遭遇する消化器症状について診断のポイント，鑑別点などを中心に述べる．また，内視鏡検査を施行するポイントについても触れてみたい．

腹痛の診断の進め方（主要疾患の腹痛の特徴，急性腹症の鑑別）

　腹痛は日常診療で遭遇する頻度の高い症状の一つである．その原因は多岐にわたり，腹部臓器に限らず，心筋梗塞などの心疾患，尿毒症，ポルフィリアなどの全身疾患やアレルギーなどさまざまである．また，器質的異常がなく心因的な腹痛も存在する．

　腹痛を主訴とする患者の診察にあたっては，詳細な病歴の聴取と，系統立てて理学所見をとることが重要である．疼痛は知覚の一種であり，主観的，情緒的な要素を含んでおり，先入感で診察にあたると診断を誤る．短時間で客観的かつ正確に情報を収集し，診断することが必要となる．

　腹痛を正しく診断し，治療方針を決定するためには，問診，理学所見に加えて血算，生化学検査などの採血，さらに腹部単純X線写真，腹部超音波検査，内視鏡，CTなど各種画像診断を必要に応じて施行しなければならない．

　実際の臨床においては発症の仕方から，①急激に発生した強い腹痛を主訴とする疾患，②慢性に経過する腹痛に大別される．

1. 急性の腹痛

　突然に強い腹痛で発症する疾患のなかには，緊急手術を必要とする急性腹症（acute abdomen）と内科的な保存的治療が可能な疾患が含まれる．また，緊急手術か内科的治療かの選択をしなければならない場合も多々遭遇する．以下に，代表的な疾患を列挙する．

> 急性虫垂炎，胃・十二指腸潰瘍穿孔，機械的イレウス，急性胆嚢炎，急性膵炎，肝癌破裂，腸間膜血管閉塞，卵巣嚢腫茎捻転，子宮外妊娠破裂，下壁の急性心筋梗塞

　それぞれの鑑別診断のポイントについては表1を参照されたい．しかし，ここで注意しなければならないのは，下壁の急性心筋梗塞なども上腹部痛を主訴とする場合がある．急激に発症する腹痛では，緊急で内視鏡が必要なものはほとんどなく，むしろ腹部単純X線写真，腹部超音波検査，CTが有用である．イレウスなどでは内視鏡検査はむしろ病状を増悪させるので注意しなければならない．急激な腹痛のなかで内視鏡が有用な疾患は急性胃粘膜病変（AGML）と胃アニサキス症である．アニサキス症は胃と小腸があり，まず腹

I. 総論

表1 急性の腹痛を呈する疾患の鑑別診断

疾患名	腹痛の部位	腹痛の性状	随伴症状	理学的所見	検査所見
急性虫垂炎	初め臍部，後に右下腹部に限局	持続痛	悪心・嘔吐，発熱	Mcburney 圧痛点，筋性防御	白血球増多
胃・十二指腸潰瘍穿孔	心窩部，後に腹部全体	突発性の激痛	悪心・嘔吐，ショック	筋性防御，腸雑音の消失，肝濁音界消失	腹部単純X線写真でfree air
機械的イレウス	腹部全体	間欠的〜持続的な激痛	悪心・嘔吐，排便・排ガス停止	腹部膨隆，蠕動亢進	腹部単純X線写真で拡張した腸管ガス像と鏡面像（niveau）形成
急性胆嚢炎	右季肋部〜心窩部	疝痛，右肩への放散痛	悪心・嘔吐，発熱，黄疸	右季肋部圧痛，筋性防御	USにて胆嚢内腔のデブリエコー胆嚢壁の肥厚（三層構造）
急性膵炎	心窩部	持続的激痛	悪心・嘔吐，発熱	心窩部圧痛，腸管麻痺	CTで膵の腫大，膵周囲の液体貯留，血中膵酵素の上昇
肝癌破裂	上腹部	突発性の激痛	貧血，ショック	上腹部圧痛，肝腫瘤	USで肝表面に至る腫瘍，血性腹水
腸間膜血管閉塞	腹部全体	突発性の激痛	悪心・嘔吐，血便，ショック	腹部圧痛，腸管麻痺	早期血管造影で血管の閉塞所見
卵巣嚢腫茎捻転	下腹部	突発性の激痛	悪心・嘔吐	下腹部圧痛，腫瘤触知	婦人科的検査
子宮外妊娠破裂	下腹部	突発性の激痛	貧血，ショック，性器出血	下腹部圧痛	婦人科的検査
心筋梗塞（下壁）	心窩部	突発性の激痛	ショック，心不全，呼吸困難	不整脈，頻脈，徐脈	心電図でST上昇，冠性T波，異常Q波，CPK, GOT, LDHの上昇

〔星野 信，武内俊彦：腹痛．丹波寛文，他 編：ベッドサイド消化器病学．南江堂，東京，1996；68-73[1]より転載〕

部単純X線写真により小腸ガスの状態を確認し，小腸アニサキスの可能性が低い場合に内視鏡を施行して胃の観察を行う．

2. 慢性の腹痛

消化性潰瘍，慢性膵炎，消化器悪性腫瘍，機能性胃腸症など多彩である．器質的疾患から悪性腫瘍まで含まれ，体重減少なども加えた詳細な問診が診断への糸口となる．慢性の腹痛を呈する疾患の診断に際しては，内視鏡検査が必要な場合が多い．

悪心・嘔吐

悪心は心窩部や前胸部にかけて感じられる不快なむかつきであり，嘔吐の前段階の症状である．嘔吐は胃内容物が急激かつ強制的に口から排出される状態である．嘔吐は発症機序から末梢性（反射性）嘔吐と中枢性嘔吐に分けられる．咽頭や消化管からの刺激，前庭器官（迷路）の刺激が嘔吐中枢に至るものを末梢性（反射性）嘔吐と呼び，chemoreceptor

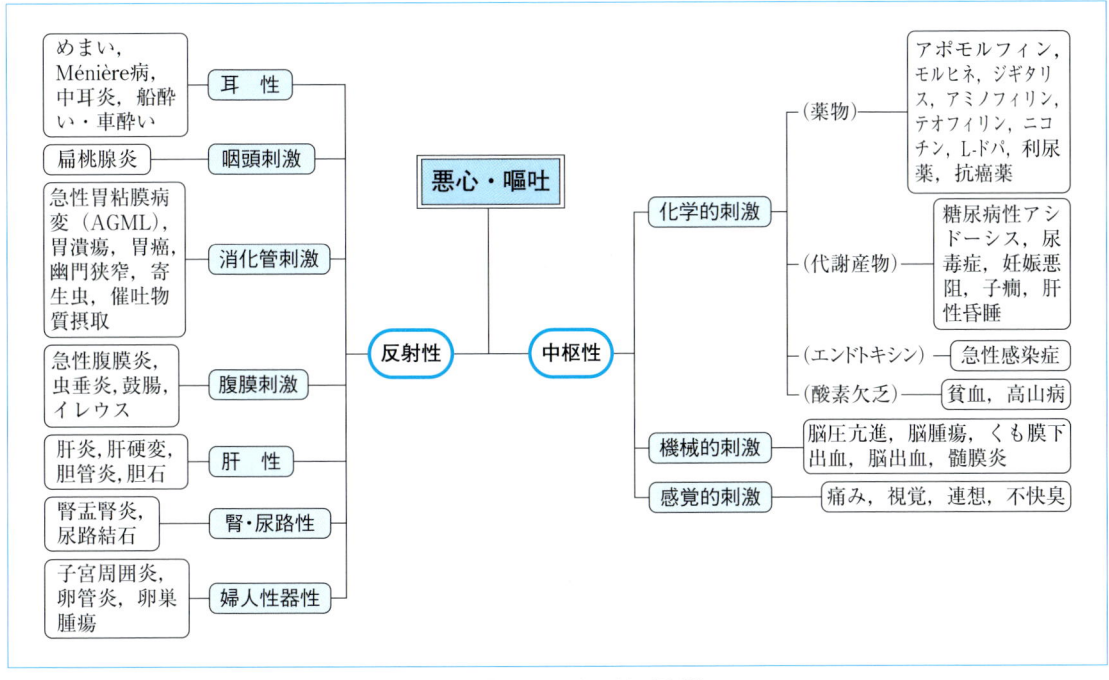

図1 悪心・嘔吐の鑑別診断

〔三木一正：悪心・嘔吐．野村恭也 編：CLIENT 21 No.1 症候．中山書店，東京，1999：147-154[2)]より引用，改変〕

trigger zone（CTZ）が脳圧亢進や血流障害で直接刺激されたり，情動や精神的因子によるものを中枢性嘔吐と呼んでいる．悪心・嘔吐は消化器疾患のみならず，代謝性疾患や脳脊髄疾患，妊娠悪阻などさまざまな領域の疾患でみられる症状であることを念頭において診療に当たることが重要である．

悪心・嘔吐の鑑別診断を示す（**図1**）．

胸やけ，げっぷ

胸やけは心窩部あるいは胸骨の下から上がってくる焼けるような灼熱感であるが，一言で胸やけといっても患者が必ずしも理解しているとはかぎらない．「胸のあたりがもやもやする」「胸が熱い」「のどの奥がチリチリした感じ」などさまざまであり，このような背景を理解したうえで問診をとることが重要である．頻度的には食道炎が多いが，最近では内視鏡的にびらんのない内視鏡陰性 GERD（gastro-esophageal reflux disease）（非びらん性胃食道逆流症；NERD）が注目されている．GERD では症状と内視鏡所見が乖離する傾向にあるのが特徴といえよう．食道炎以外でも胃・十二指腸潰瘍や幽門狭窄なども胸やけ・げっぷの原因となる（**表2**）．

げっぷは「おくび」または「噯気（あいき）」ともいわれ，胃内腔に貯留したガスが食道を経て，口腔内から体外に放出される状態をいう．生理的な反応でもあり，必ずしも病的とはかぎらない．

Ⅰ. 総　論

表2　胸やけ，げっぷをきたす疾患

器質性疾患	機能性疾患
● 逆流性食道炎 ● 食道炎 ● 食道裂孔ヘルニア ● 食道アカラシア ● 胃・十二指腸潰瘍 ● 急性胃粘膜障害 ● 慢性胃炎 ● 幽門狭窄 ● 食道癌 ● 胃癌 ● 胃全摘後	● LES圧の低下 ● 直接粘膜刺激（食物，薬物） ● 空気嚥下症 ● 食道痙攣 ● 腹腔内圧の上昇 ● 食物過剰摂取 ● non ulcer dyspepsia（NUD） ● 精神的ストレス

〔片桐雅樹，他：胸やけ・げっぷ．福井次矢，他 編：内科診断学．医学書院，東京，2000；229-233[3]より引用〕

表3　腹部膨満感をきたすおもな原因

1）鼓腸 ● 機械的イレウス ● 麻痺性イレウス ● 便秘 ● 呑気症 2）腹水 ● 肝硬変 ● 慢性腎不全 ● うっ血性心不全 ● 癌性腹膜炎	3）腹腔・後腹膜臓器の腫大 ● 消化管腫瘍 ● 肝胆道腫瘍 ● 膵腫瘍 ● 腎腫瘍 ● 子宮筋腫，卵巣腫瘍など婦人科疾患 ● その他の後腹膜腫瘍 4）尿閉 5）妊娠 6）肥満

腹部膨満感

　腹部膨満感は腹部の膨らみあるいは張った感じを自覚する主観的な症状で，消化器症状のなかでも頻度の高い症状である．腹部膨満感をきたすおもな原因として，①鼓腸，②腹水，③腹腔・後腹膜臓器の腫大，④消化管内容物の排出低下，停滞などが考えられる（**表3**）．

1．鼓　　腸

　鼓腸は胃あるいは腸管内にガスが大量に貯留した状態である．腸管内ガスの原因の多くは，嚥下した空気量の増加によるものであるが，そのほか，腸管内でのガスの異常発生，腸管粘膜からの吸収障害，腸管内ガスの排出障害などが挙げられる．
　胃内のガスが増加する原因として空気嚥下症がある．心因性の要素が強く，食事中や無意識に空気を嚥下するために起こる．
　鼓腸のなかでも腸閉塞（イレウス）は急性腹症の一つであり，緊急手術も含めて的確に診断しなければならない．

2. 腹　水

腹腔内には生理的な状態でも極少量の細胞外液が認められ，腹膜から分泌と再吸収を繰り返している．腹腔内液が異常に増加した状態を腹水といい，1〜2 l 以上の貯留がないと他覚的に腹水を証明しにくい．腹水は滲出液と漏出液に分けられる．滲出液は癌性腹膜炎，結核性，細菌性腹膜炎などが原因となり，漏出液は肝硬変，ネフローゼ症候群，うっ血性心不全などが原因となる．

3. 腹腔・後腹膜臓器の腫大

消化管の腫瘍，肝，胆嚢，膵，脾，腎などの実質臓器の腫大や腫瘤の増大により膨満感が出現する．

4. 消化管内容物の排出低下，停滞

明らかな器質的疾患がなく，腹部膨満感を訴える場合も多く，機能性胃腸症（functional dyspepsia）と呼ばれ，消化管の運動機能異常と考えられている．

嚥下困難

嚥下困難は，口腔から咽頭，食道までの一連の嚥下運動の過程で，器質的あるいは機能的な障害によって起こる通過障害である．嚥下困難をきたす主要疾患とその症状を図2に示す．

1. 器質的疾患

器質的疾患では，まず咽頭部と食道に分けられる．

1）咽頭部

咽頭の炎症（扁桃炎など）や咽頭腫瘍などが挙げられる．

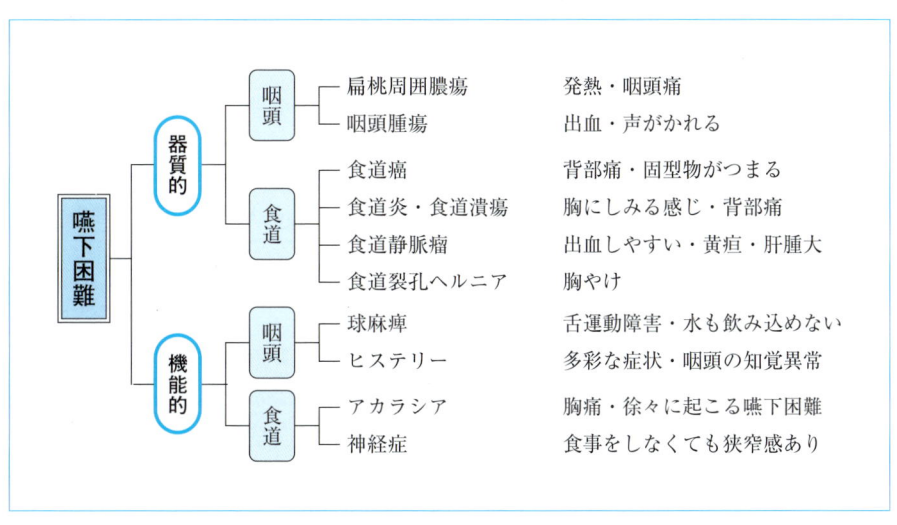

嚥下困難	器質的	咽頭	扁桃周囲膿瘍	発熱・咽頭痛
			咽頭腫瘍	出血・声がかれる
		食道	食道癌	背部痛・固型物がつまる
			食道炎・食道潰瘍	胸にしみる感じ・背部痛
			食道静脈瘤	出血しやすい・黄疸・肝腫大
			食道裂孔ヘルニア	胸やけ
	機能的	咽頭	球麻痺	舌運動障害・水も飲み込めない
			ヒステリー	多彩な症状・咽頭の知覚異常
		食道	アカラシア	胸痛・徐々に起こる嚥下困難
			神経症	食事をしなくても狭窄感あり

図2　嚥下困難をきたす主要疾患の症状
〔市岡四象：嚥下困難．越川昭三，他 編：ケーススタディ症候の診断プロセス．中外医学社，東京，1983；186[5]より転載，一部改変〕

2）食　道

食道癌：嚥下障害が出現するのは通常，狭窄を呈する進行癌がほとんどである．食道表在癌では，無症状かしみる感じ，違和感などである．嚥下困難は，はじめは固形物の通過が障害され，進行すると液体の通過も障害される．

食道炎，食道潰瘍：胃酸の逆流に伴う逆流性食道炎や，食道潰瘍により狭窄を合併するような重症例に嚥下困難が起こる場合がある．そのほか，強酸やアルカリ液の誤飲による腐食性食道炎の際にも高度な狭窄を呈することがある．最近では，食道癌に対する内視鏡的粘膜切除（EMR）後の狭窄や，化学放射線療法（CRT）の狭窄もみられるが，経過を加味すれば診断はつきやすい．

Zenker 憩室：咽頭・食道移行部にみられる圧出性の憩室で，本来の食道を圧迫し嚥下困難が出現する場合がある．

2．機能的疾患

球麻痺：延髄から橋にかけての運動性神経諸核が障害されるもので，口唇から舌，咽頭に麻痺を生じて嚥下困難が起こる．

食道アカラシア：下部食道括約筋（LES）の弛緩不全，LES 静止圧の上昇，食道体部蠕動低下により通過障害が起こる．とくに発症初期には内視鏡検査では診断がつきづらく，医療機関を転々とする場合がある．診断のポイントは，嚥下困難も長期間で緩徐に進行し，食道癌と異なり体重が減少することはまれである．

吐血・下血

消化管出血は吐血（hematemesis），下血（melena），血便（hematochezia）に分けられる．

吐血は出血が十二指腸より口側すなわち Treitz 靱帯より口側からがほとんどである．一方，下血は上部空腸より口側からの出血で発生し，黒色のタール便となる．急速，大量出血の場合には，便も赤色となり血便との鑑別が困難なこともある．一方，Treitz 靱帯以下の小腸，大腸からの出血は下部消化管の閉塞がないかぎり吐血は伴わず，血便として出現する．下部消化管からの出血は通常，鮮紅色の新鮮血液の排出となる．

診断に際しては問診が重要である．とくに，吐血の性状を詳細に聴取する．色調と量に

表4　緊急内視鏡による上部消化管の出血源

出血源	例数（％）
胃潰瘍	570（37.0）
十二指腸潰瘍	248（16.1）
胃炎（AGML）	167（10.8）
胃腫瘍	101（ 6.5）
Mallory-Weiss 裂創	44（ 2.9）
食道静脈瘤	380（24.6）
その他	33（ 2.1）
計	1,543（ 100）

（1971〜1991 年，北里大学病院および北里大学東病院）

より出血源をある程度推定することが可能となる．

　食道・胃静脈瘤破裂では新鮮血で比較的大量の場合が多く，胃・十二指腸潰瘍出血ではやや黒色を帯びることが多い．

　上部消化管出血の原因疾患については，これまで数多くの報告がある．当院で緊急内視鏡にて確認した上部消化管の出血源を表4に示す．そのおもなものは，胃潰瘍および十二指腸潰瘍などの消化性潰瘍，AGML，食道および胃静脈瘤破裂，Mallory-Weiss症候群などが挙げられる．それぞれについて，鑑別のポイントを述べる．

1．胃・十二指腸潰瘍

　胃・十二指腸潰瘍出血は原因疾患の半数以上を占め，頻度の高い疾患である．心窩部痛などの症状が先行することもあるが，無症状で突然発症することも多い．とくに高齢者ではその傾向が強い．吐血がなく下血だけのこともあるが，時に動脈性の大量出血をきたす．

2．急性胃粘膜病変（AGML）

　アスピリンなどの消炎鎮痛薬や術後の侵襲ストレス，脳血管障害などに起因して発症する．とくに，術後や脳血管障害，火傷などに伴って発症した場合には，大量出血や頻回の再出血により止血に難渋する場合がある．

3．食道・胃静脈瘤破裂

　食道あるいは胃静脈瘤からの出血は，突然に大量出血をきたす場合が多い．胃・十二指腸潰瘍出血と比較すると，新鮮血の頻度が高い．先行する症状はないので，肝硬変などの肝疾患の既往を聴取することが重要である．

表5　緊急大腸鏡による下部消化管の出血源

出血源	例数
大腸癌	4
大腸ポリープ	3
潰瘍性大腸炎	30
直腸炎	5
虚血性腸炎	65
大腸憩室	5
薬剤性腸炎	22
感染性腸炎	27
アフタ性腸炎	2
その他の腸炎	5
Angiodysplasia	3
痔核	11
ポリペクトミー後	9
宿便潰瘍	5
出血源不明	36
計（複数出血源を含む）	203

（1986〜1990年，北里大学東病院）

4．Mallory-Weiss症候群

悪心・嘔吐などによる急激な腹圧の上昇が誘因となり，食道・胃接合部近傍に裂創をきたし出血する疾患である．本症候群の診断に当たっては問診が重要である．飲酒後あるいは，その他の原因で嘔吐反射に続いて鮮血もしくは黒色の吐物を吐出するような典型例では，問診のみで診断が可能である．

一方，緊急大腸鏡による下部消化管の出血源は**表5**のごとく，虚血性腸炎，潰瘍性大腸炎などの頻度が高率である．

胸　　痛

胸痛は胸部の皮膚から胸腔内のすべての臓器に由来する感覚的な訴えの総称である．痛みの発生部位は心臓，大動脈，肺，胸膜，食道，肋骨，筋肉，肋間神経などが挙げられる．

1．食道：食道炎，非びらん性胃食道逆流症（NERD），食道びまん性痙攣，アカラシア

前かがみや重い物を持ち上げたときなど，腹圧がかかったときに生じる痛みは，胃酸の逆流に伴う食道の可能性が高い．この場合，水や制酸薬の服用により軽快する場合が多い．アカラシアや食道びまん性痙攣はニトログリセリンなどの亜硝酸薬が有効なため，狭心症や急性心筋梗塞などとの鑑別が困難な場合がある．

2．狭心症，心筋梗塞

心臓の虚血による痛みは，前胸部が圧迫されるような痛みであり，下顎や腕に放散する場合がある．持続時間が長いのも特徴である．

3．気胸，胸膜炎

この場合は，側胸部を中心として発症する．

おわりに

以上，消化器疾患の主要症状を概説し，それぞれの鑑別疾患，診断のポイントについて述べた．問診が診察の第一歩であり，なおかつ重要であることはいうまでもない．的確な問診と診察により不必要な検査を避け，診断を行うことが重要である．

文　献

1) 星野　信，武内俊彦：腹痛．丹羽寛文，中澤三郎，辻　孝夫，他 編：ベッドサイド消化器病学．南江堂，東京，1996；68-73
2) 三木一正：悪心・嘔吐．野村恭也 編：CLIENT 21 No.1　症候．中山書店，東京，1999；147-154
3) 片桐雅樹，杉山敏郎，浅香正博：胸やけ・げっぷ．福井次矢，奈良信雄 編：内科診断学．医学書院，東京，2000；229-233
4) 田辺　聡，西元寺克禮：腹部膨満．Clinical Pharmacology　1996；2：182-184
5) 市岡四象：嚥下困難．越川昭三，清水直容 編：ケーススタデイ症候の診断プロセス．中外医学社，東京，1983；186

2. 内視鏡検査の適応と禁忌

松田浩二,田尻久雄

　上部消化管内視鏡検査は,とくに早期消化器癌の発見において,非常に重要な役割を果たしてきた.上部消化管内視鏡検査の目的は,疾患の有無の確認および疾患の質的な評価にある.本稿では,内視鏡検査におけるインフォームド・コンセント(informed consent；IC)のあり方,その適応と禁忌,施行時の心構えについて述べる.

消化器内視鏡におけるインフォームド・コンセントのあり方

　内視鏡を含めたほとんどすべての医療行為には,少なからず後述の偶発症の可能性が存在するため,そのことを被検者に十分に説明し,理解をしていただいたうえで,医療行為を行うべきである.現在の医療で大変重要な役割を果たしている EBM(evidence based medicine)「証拠に基づいた医療」は,厚生労働省「医療技術評価推進検討会」(1999年3月)によれば,医療の質の改善につながる「医療技術評価」の成果を医療現場で活用するための基本的な活動と考えられており,医療の質を高めるための一つの手段と表現されている.よって,IC は EBM の実践の一環として捉えられるべきである.

　EBM の概念には,以下の三つの柱があると考えられる.

1) 統計学的な解析等を用いた医療行為の客観的な分析
2) 医療機器の整備,施行医の技量等を含めた医療が行われる現場の背景
3) 患者の満足度

　IC の取得に際しては,これらのすべての要素を含むべきであり,十分に納得していただいてから,検査に臨むべきである.IC を得るにあたり,学会における集計等の一般的なデータのみならず,その施設におけるデータも被検者もしくは患者に提示することも今後の課題となるであろう.また,検査後に検査結果に対して被検者が不満に思う場合は,EBM の概念からは逸脱していることも留意すべきである.

　当院の上部消化管内視鏡検査同意書を図に示す.

適　応

　現在,日本消化器内視鏡学会の付置研究会を中心として,minimal standard terminology(MST)の有効利用が検討されてきている.これは,Maratka らが 1984 年に考案したものが[1],世界消化器内視鏡学会(OMED)において数多くの検討を重ねられ[2],現在の Ver. 2.0 に至っている.MST の日本語版は日本消化器内視鏡学会のホームページ(www.jges.net)より,閲覧が可能である.また,英語版に関してはダウンロードも可能である.MST は,使用する用語の点で,少なくとも 100 症例中の 1 例までの頻度のものはカ

I. 総論

食道・胃・十二指腸内視鏡検査を受けられる方へ

【目的・方法】
＊この検査では，食道，胃から十二指腸下行脚までの上部消化管を観察します．
＊内視鏡の先端にはビデオカメラが組み込まれており，外に設置されたテレビモニターの画像を観察します．ポリープ，潰瘍，腫瘍などが見つかった場合には，病変の一部を取り，顕微鏡で詳しく調べます．
＊当日はのどに麻酔をして検査を行います．さらに当院ではできるだけ苦痛なく検査を受けていただくため，静脈注射による麻酔（鎮静剤）を用います．麻酔や静脈注射を希望されない方は，事前にお申し出ください．検査結果については内視鏡を依頼された科から説明があります．

【合併症】
　内視鏡検査は，一般的に広く行われており，病気（特に癌）の早期発見にとても有効な検査です．しかし，稀に麻酔・鎮静剤など薬剤によるアレルギー性ショック，出血や穿孔（穴があく）などの合併症を生じることがあります．最近（1998～2002年の5年間）の全国集計では，合併症の頻度は0.012%（8,300人に1人程度）です．そのうち，死亡に至る重篤な合併症が0.00076%（131,600人に1人程度）発生しております．合併症が生じた場合は最善の処置，治療を行います．このため入院治療，緊急手術などが必要になる場合もありますので，ご承知おきください．

【注意点】
＊合併症を予防するため，下記の項目に当てはまる方は事前にお申し出ください．
（1）これまで歯科治療，局所麻酔などでアレルギー症状の出た方，あるいは気分が悪くなったことのある方（のどの麻酔にはキシロカインを使用します）
（2）妊娠中または妊娠中である可能性のある方，授乳中の方
（3）現在治療中の病気のある方，また過去に入院，治療歴のある方
（4）抗凝固剤，抗血小板薬（バイアスピリン，パナルジン，ワーファリンなど）を服用している方

　　　　　　月　　　日（　　　）より　　　　　　　　　　　　　　　　休薬

＊上記（3）（4）に該当する方は，検査予約時に薬の服用法について，外来主治医から説明を受け，必ず服用法を守ってください．
＊検査後，鎮静剤による影響のため，ねむけ，視力低下，健忘などが現れることがあります．車，バイクなどの運転，また重要な判断を要する仕事は避けてください．御高齢の方は，できる限りご家族と一緒に来院してください．ご不明な点がありましたら，ご遠慮なくお尋ねください．

東京慈恵会医科大学　内視鏡科　電話：03-3433-1111（内線3185）
午後5時以降は救急部（内線3121）を通して主治医もしくは内視鏡科医師にご連絡ください．
なお，同意書を提出された後でも検査を中止することができますので，いつでもお申し出ください．

食道・胃・十二指腸の内視鏡検査同意書

　今回，食道・胃・十二指腸の内視鏡検査にあたり，担当医師（　　　　　　　　　科，医師氏名　　　　　　　　　）より検査内容とその必要性について十分な説明を受け，すべて了解いたしましたので，検査の実施をお願いいたします．

東京慈恵会医科大学附属病院院長殿

　　　　　　　　　　　　　　　　　　　　　平成　　年　　月　　日
　　　患者署名（氏名）＿＿＿＿＿＿＿＿＿＿＿＿印
　　　または代理人署名（氏名）＿＿＿＿＿＿＿＿＿＿＿＿印

図　当院における上部消化管内視鏡検査同意書

表1 内視鏡検査の理由—上部消化管内視鏡
(Reasons for endoscopy：Upper endoscopy)

範疇（Category）	用語（Term）	修飾語（Qualifier）
症状（Symptoms）	腹部不快感/腹痛（Abdominal distress/Pain）	期間（Duration）
	消化不良（Dyspepsia）	程度（Degree）
	胸やけ（Heartburn）	
	嚥下困難（Dysphagia）	
	嚥下痛（Odynophagia）	
	嘔吐（Vomiting）	
	吐血（Hematemesis）	
	下血（Melena）	
	悪心（Nausea）	
	体重減少（Weight loss）	
	貧血（Anemia）	
	下痢（Diarrhea）	
	食欲不振	
疾患（Diseases）	アカラシア（Achalasia）	疑い（Suspected）
	吻合部リーク（Anastomic leak）	確かな（Established）
	血管拡張症（Angioectasia）	の経過観察（Follow-up of）
	委縮性胃炎（Atrophic gastritis）	の抽出（Sampling of）
	バレット食道（Barretts esophagus）	の治療（Treatment of）
	腐蝕物嚥下（Caustic ingestion）	のスクリーニング（Screening for）
	セリアック病（Celiac disease）	
	憩室（Diverticulum）	
	十二指腸狭窄（Duodenal stricture）	
	十二指腸潰瘍（Duodenal ulcer）	
	食道狭窄（Esophageal stricture）	
	食道静脈瘤（Esophageal varices）	
	瘻孔（Fistula）	
	異物（Foreign body）	
	胃潰瘍（Gastric ulcer）	
	胃静脈瘤（Gastric varices）	
	胃食道逆流症（GERD）	
	リンパ腫（Lymphoma）	
	転移，原発不明（Metastasis, unknown origin）	
	その他の食道炎（Other esophagitis）	
	悪性貧血（Pernicious anaemia）	
	ポリープ（Polyp）	
	前癌病変（Precancrous lesions）	
	幽門狭窄（Pyloric stenosis）	
	逆流性食道炎（Reflux esophagitis）	
	表在(面)型腫瘍病変（Superficial neoplastic lesion）	
	腫瘍/腫瘤（Tumor/mass）	

〔日本消化器内視鏡学会による MST 3.0 日本語版より引用〕

バーされており，内視鏡データベースの構築において，きわめて有用なものである．MSTのなかでは，上部消化管内視鏡検査の適応は，症状によるもの，疾患によるもの，前回の検査，治療後などの評価に対するもの，診断目的とした組織採取の四つに大別されている（**表1**）．

「症状（symptoms）」の項目としては，①腹部不快感/腹痛（Abdominal distress/pain），②嚥下困難（Dysphagia），③吐血（Hematemesis），④下血（Melena），⑤胸やけ（Heartburn），⑥悪心/嘔吐（Nausea/Vomiting），⑦体重減少（Weight loss），⑧貧血（Anemia），⑨下痢（Diarrhea），⑩食欲不振（Anorexia），が挙げられている．これら以外のものは，その他として分類される．

「疾患（diseases）」の項目としては，①腫瘍（Tumor），②胃食道逆流症（Gastro-esophageal reflux disease），③潰瘍（Ulcer），④胃炎（Gastritis），⑤狭窄（Stenosis），⑥消化管出血（Gastrointestinal bleeding），⑦静脈瘤（Varices），⑧前癌性病変（Precancerous lesions），⑨異物（Foreign Body），⑩原発不明の転移（Metastasis of unknown origin），⑪その他（記述する），に分類されており，その各々に対して属性（Attribute）が付随し，疑い（Suspected：その疾患が疑われるもの）なのか，確定（Established：以前に確定診断がついているもの）なのか，除外（Exclusion of：生検を含めた検査によってそうでないことを明らかにする）なのか，経過観察（Follow-up of）のためなのか，治療（For therapy of）目的なのかを必ず付加するようになっている．この概念は非常に大切で，いわゆる最初から癌を考えていたものなのか，良性と考えていたが生検結果では癌であったのかは，結果としては癌であったことには変わりはないが，統計学上の区分では異なる場合があることを，是非覚えていていただきたい．

「評価（assessment）」の項目としては，①外科治療および内視鏡治療の術前・術後の評価，②スクリーニング（Screening），③腫瘍の家族歴（Familial history of neoplasm），④検診異常，⑤他の画像診断の異常（Abnormal Imaging procedure），が挙げられている．

禁　忌

絶対的な禁忌とは，どのような状況になったとしても行うべきではないことを指す．以下の二つが一般的である．

〔絶対的禁忌〕
1）検査に対して同意を得ることができない場合
2）耳鼻科領域の疾患で，スコープが通過すること自体が困難な場合

相対的な禁忌とは，現状では行うべきではないと考えられるが，状況が変化した場合（病態の変化，特殊な目的に関してメリットがデメリットを上回る場合など）は施行される可能性がある状況を指す．以下の五つが考えられる．

いずれにせよ，相対的禁忌の場合には，決して無理をしないで，できるだけ良い状態にしてから行うことが肝要であり，絶えず他のmodalityの選択の可能性を吟味しながら適応を考えるべきである．

〔相対的禁忌〕
1) 出血等で循環動態が不安定な場合（できるだけ補正後施行する）
2) 穿孔症例で穿孔部位が明らかな場合（部位の同定のためにはできるだけ微量の送気で行われる場合がある）
3) 十二指腸以深の病変が原因のイレウスで，上部消化管内視鏡検査が症状の増悪の原因となりうる場合
4) 意識障害や意思疎通の悪い場合（鎮静薬を使用して施行する場合もある）
5) 当日朝の体の具合が悪い（かぜ，咽頭痛，頭痛，激しい咳嗽，発熱等）場合で，緊急性を要しない場合

などが挙げられる[3]．

偶発症

消化器内視鏡関連の偶発症に関する第4回全国調査報告によれば，上部消化管内視鏡検査における偶発症は，1998〜2002年の5年間の総検査件数8,263,813件のうち，997件（0.012%）であり，そのうち，死亡に至る重篤な合併症が63例（0.00076%）にみられている[4]．パンエンドスコープでの死亡例の内訳は，観察によるものが19例でもっとも多く，続いて静脈瘤治療，止血となっている（表2）．

上部消化管内視鏡検査時に62%の施設で何らかの鎮静薬が使用されており，死亡例も少数ではあるが報告されている．しかしながら，これらのデータは低く見積もられていることを十分に認識しなくてはいけない．なぜならば，このデータの集計方法は，日本消化器内視鏡学会評議員，（認定）専門医の所属する1,830施設への過去5年間に遡るアンケート形式（回収率は45.6%）であり，データの提出・集計に至るまでの間に無意識のうちにselection biasがかかる可能性があるからである．たとえば，術後出血を例にとると，被検者は施行後定期的に出血のチェックを受けているわけではない．被検者が便の色調の変化に気づかない間に出血が止まる場合も想定される．

いずれにせよ，全国統計はあくまで目安であり，頻度が異なる場合には，前述のように

表2 パンエンドスコープ関連死因（第4回調査）

観察	19例
生検	1
止血	10
ポリペクトミー，EMR	4
静脈瘤治療	16
PEG	8
その他	5
計	63

〔金子榮藏，他：Gastroenterol Endosc 2004；46；54-61[4]より引用〕

各施設におけるデータを使用することも検討すべきであろう．

内視鏡医としての心構え

　繰り返しになるが，ほとんどすべての医療行為（採血すらも）には，メリットとデメリットが存在し，そのうえでメリットのほうがデメリットを上回る場合にのみ，施行されるべきである．つまり，すべての医療行為は，絶えず被検者もしくは患者のデメリットと背中合わせにあるということを肝に銘じるべきである．被検者の口から「異物」であるスコープを差し込み，食道・胃・十二指腸を観察する上部消化管内視鏡検査においては，施行前（適応の決定，前処置など），施行中および施行後（出血・穿孔など）に絶えず偶発症のことを念頭におきながら，愛護的に，かつ可及的速やかに検査を行うべきである．検査中に不都合があった場合には，躊躇せず検査を中止して，「仕切り直し」をする勇気も要求される．また，鎮静薬を使用する際の麻酔の知識も当然重要となってくるであろう．目的なく漫然と検査をすることは，被検者の苦痛を増すだけであり，行われるべきではない．また，内視鏡で所見がないことですべてが終了するわけではなく，もっとも大切なことは，その結果が被検者にとって有益であることで，結果に関しては被検者と十分に話し合って納得してもらうことが肝要である．

おわりに

　上部消化管内視鏡検査の適応・禁忌を，ICのあり方，偶発症，内視鏡医としての心構えを含めて述べた．内視鏡検査が安全に施行され，より普及することを願ってやまない．

文　献

1) Maratka Z：Terminology, definitions and diagnostic criteria in digestive endoscopy. Scan J Gastroenterol　1984；19（Suppl 103）：1-74
2) Crespi M, Delvaux M, Schapiro M, et al：Minimal standards for a computerized endoscopic database. Am J Gastroenterol　1994；89：S144-S153
3) 松田浩二，宮原　透，田尻久雄：上部消化管内視鏡検査．medicina　2003；40：262-266
4) 金子榮藏，原田英雄，春日井達造，他：消化器内視鏡関連の偶発症に関する第4回全国調査報告―1998年より2002年までの5年間．Gastroenterol Endosc　2004；46：54-61

3．内視鏡検査の準備

荒川廣志，田尻久雄

前処置

　上部消化管内視鏡検査の前処置には，①咽頭・鼻腔麻酔，②消化管運動抑制（鎮痙）薬，③意識下鎮静法がある．「消化器内視鏡関連の偶発症に関する第5回全国調査報告（2003年より2007年までの5年間）」によると，前処置に関連した偶発症は466件（死亡11件）であり，その内訳は咽頭麻酔38件（死亡0），鎮痙剤37件（0），鎮静剤167件（3），鎮痛剤11件（0）などであった[1]．鎮静薬が依然としてもっとも多く，その内訳は呼吸抑制（低酸素血症，呼吸停止）による偶発症が大半であった．これをふまえ，本稿では偶発症を起こさない安全な前処置法について述べる．

1．消泡と粘液除去

　消泡薬ジメチコン〔ガスコン®ドロップ4 ml（20 mg/ml）〕＋粘液溶解除去薬プロナーゼMS® 2万単位＋重曹1 gを水100 mlに溶かし50 mlを内服する．
　プロナーゼMSの禁忌は胃内出血のある患者である．

2．咽頭麻酔

　局所麻酔薬による咽頭の表面麻酔であり，内視鏡挿入時の咽頭反射を防ぐ．塩酸リドカインビスカスを口腔内に含んだり，塩酸リドカイン液を噴霧するなどの方法がある．塩酸リドカインの投与量上限は200 mgである（表1）．おもな副作用は薬剤過敏症（まれにアナフィラキシーショック）と局所麻酔薬中毒（血中濃度が中毒域に達すると発症）である．中毒の原因は過量投与がもっとも多いが，患者側要因（咽頭粘膜の炎症や感受性など）も関与する（表2）．投与後5〜30分後に発症する遅発型中毒が多く，典型例では刺激症状→抑制症状→意識消失・全身痙攣・呼吸停止・ショックとなる（表3）．中毒症状を早期に発見し処置することが肝要であり，とくに呼吸停止時の気道確保・呼吸管理が転帰を左右する（表4）．咽頭麻酔は必ず医療従事者の目が届く所で行い，気道確保の処置具を常備しておく（医療従事者の目の届かない部屋で咽頭麻酔を行い，呼吸停止して床に倒れていたところを発見された報告がある）．投与前には局所麻酔薬の使用歴と過敏症に関する問診を必

表1　おもな局所麻酔薬の塩酸リドカイン含量

一般名	商品名	塩酸リドカイン含量
2%塩酸リドカインビスカス	キシロカインビスカス	20 mg/ml
2%塩酸リドカインゼリー	キシロカインゼリー	20 mg/ml
4%塩酸リドカイン液	4%キシロカイン液	40 mg/ml
8%塩酸リドカインスプレー	キシロカインポンプスプレー	1回噴霧0.1 ml（8 mg）

表2 局所麻酔薬中毒の原因

- 過量投与
- 咽頭粘膜の炎症・びらん面からの急速な吸収
- 高齢
- 感受性
- 貧血
- 低栄養
- 肝障害

表3 局所麻酔薬中毒の症状

- 刺激症状（多弁，多動，興奮，ふるえ）
- 抑制症状（傾眠，意識レベル低下）
- 意識消失，全身痙攣，呼吸停止，ショック

初期症状として以下が報告されている
- いびきを立て始めて呼びかけにはっきり返事をしない
- 発汗，顔面紅潮となった後，目がうつろになり徐々に意識が低下
- 内視鏡挿入時に咳き込み，その直後に意識消失し全身痙攣が出現

表4 局所麻酔薬中毒の治療

① ただちに内視鏡検査を中止する
② 100%酸素を投与する
③ 静脈路を確保する
④ 血圧低下があれば必要に応じて昇圧薬を使用する
⑤ 興奮，全身痙攣にはジアゼパムを投与する．気道確保し吐物の誤嚥に注意
⑥ 呼吸停止時はマスク補助換気か気管内挿管を行う

ず行う．

3．経鼻内視鏡の鼻腔麻酔

スティック法とスプレー法，両者組合せ法などがある．経口内視鏡に比べ煩雑であるが，鼻痛や鼻出血を防ぐために十分な麻酔を行う．鼻腔麻酔時の塩酸リドカイン投与量の上限は定まっていないが，鼻腔粘膜は咽頭粘膜よりも吸収が早く血中濃度が上昇しやすいので注意を要する．現状では咽頭麻酔と同量の200 mgが上限とされている．両法ともに最初に血管収縮薬硝酸ナファゾリン液（0.05%プリビナ®液）を2〜4滴点鼻する．鼻腔粘膜の充血を軽減することにより，① 鼻腔を拡張し鼻出血を予防する，② 局所麻酔薬の吸収を遅らせて中毒を防ぐ効果がある．

1）スプレー法

4%塩酸リドカイン液を両鼻に0.5 ml（20 mg）ずつジャクソン式スプレーで噴霧する（耳管への流入を防ぐため座位か仰臥位で行う）．さらに再度0.5 mlずつ噴霧し終了（合計80 mg）．最後に咽頭麻酔として8%キシロカイン®ポンプスプレーを1回噴霧する．

2）スティック法

通気の良い鼻腔に2%塩酸リドカインビスカス（キシロカインビスカス）3〜4 ml（60〜80 mg）を注入する．2分後に12 Fr（外径4 mm）ネラトンチューブ（キシロカインゼリーを塗布し8%塩酸リドカインスプレーを2回噴霧）を愛護的に挿入．ついで同様に処理した18 Fr（外径6 mm）ネラトンチューブを再度挿入する（2本スティック法）．最後に咽頭麻酔として8%キシロカインポンプスプレーを1回噴霧する．16 Frスティックを1回のみ挿入する1本スティック法もある．

表 5　消化管蠕動運動抑制薬

抗コリン薬：硫酸アトロピン，臭化ブチルスコポラミン（ブスコパン）
　　　　　＜禁忌＞緑内障，心疾患，前立腺肥大症
　　　　　まれではあるがブスコパンはショック症状を惹起することがある．
グルカゴン：上記禁忌例に対しても安全に使用が可能である．
　　　　　リバウンドとして一過性低血糖に注意が必要である．
　　　　　＜禁忌＞褐色細胞腫

4．消化管蠕動運動抑制薬（表5）

おもに消化管運動の抑制を目的に使用される．抗コリン薬として硫酸アトロピンと臭化ブチルスコポラミン（ブスコパン®）があり，それ以外にグルカゴンが用いられる．抗コリン薬は緑内障，心疾患，前立腺肥大症などの禁忌があり，また，まれではあるがブスコパンはショック症状を惹起することがある．グルカゴンはこのような禁忌例に対しても安全に使用が可能であるが，リバウンドとして一過性低血糖に注意が必要である．また褐色細胞腫では急激な血圧上昇をきたすことがあり禁忌となっている．

意識下鎮静法

1．定　義

意識下鎮静法とは，①応答可能な意識レベル，②バイタルサイン（呼吸・循環），③気道防御反射（咳・嚥下反射）の三つを維持した状態で患者の苦痛を軽減する鎮静法である．ベンゾジアゼピン系鎮静薬（BZD）や麻薬類（塩酸ペチジン，ペンタゾシンなど）が用いられる．本邦ではジアゼパムとミダゾラムがもっとも多く使用されている[1]．

2．作用機序

①鎮静作用により精神的緊張や不安を和らげ，刺激に対する反応性を低下させる．
②咽頭反射や嘔吐・咳反射を抑制する．
③上部食道括約筋などの筋緊張を低下させ円滑な内視鏡挿入を可能にする．
④健忘作用により苦痛を含めた検査中の記憶を消去する（ミダゾラムで顕著）．

3．適応・禁忌

患者の同意承諾が得られて禁忌に該当しない症例が適応になる（表6，7）．また，医療側の安全管理要件が整っていることも必須である（表8）．

表6　意識下鎮静法の適応

・患者の同意承諾が得られている
・患者の全身状態・基礎疾患に問題がない（表7）
・使用薬剤の禁忌でない（表9）
・医療側の安全管理要件が満たされている（表8）
・帰宅時の通院距離・帰宅手段・付添いの有無が適切である

I．総　論

表7　当院における意識下鎮静法の禁忌

・全身状態不良な患者（極度の消耗性疾患，低栄養，悪液質，るいそう）
・バイタルサインが不安定（出血性ショック，低酸素血症など）
・著明な脱水（補液による脱水補正が必要）
・慢性呼吸不全または呼吸状態不良（肺炎，無気肺，胸水など）
・呼吸障害をきたす神経疾患（筋萎縮性側索硬化症など）
・full stomach（意識レベル低下により吐物を誤嚥するリスクがあり）
・気道確保が難しい症例〔開口障害，小顎症，頭頸部腫瘍，極度の肥満，扁桃腺肥大（睡眠時無呼吸症候群）など〕

（付記）禁忌ではないが慎重な対応が必要な症例
・高齢者（臓器予備能が低下しているため過度の血圧低下，呼吸停止，誤嚥性肺炎のリスクが高くなる．またリカバリー時間も長くなる．杖歩行者は帰宅時転倒のリスクがある）
・以前に意識下鎮静法でなんらかの有害事象が発生した患者
・向精神薬を長期間内服している患者（悪性症候群のリスクあり）
・筋ジストロフィー

表8　医療側の安全管理要件

・適切なマンパワー（検査中は医師＋看護師最低1名が介助）
・意識下鎮静法の知識，経験がある
・モニタリング機器（パルスオキシメーター，自動血圧計，心電図モニター）がある
・救急カートがあり，心肺蘇生の技能がある
・酸素と吸引装置がある
・鎮静薬・鎮痛薬の拮抗薬（フルマゼニル，ナロキソン）がある
・リカバリーベッドが確保されている

4．使用薬剤と投与法

代表的な薬剤（表9）と投与法（表10），妊婦・授乳中患者の対応（表11）を示す．投与時に注意すべきことは，十分な鎮静量を投与しても患者は必ずしも閉眼して無反応にはならないことである．むしろ投与後1～2分間はやや興奮状態（多弁・多動など）となり，その後徐々に鎮静状態になることが多い．この興奮期に投与量が不十分と判断して，閉眼し無反応になるまで追加投与を行うと，過量投与になり呼吸停止をきたす危険が高くなる．とくに高齢者は，鎮静効果発現まで時間がかかることが多いので注意する．

モニタリング

1．意識レベル

検査中は適時呼びかけて意識レベルを確認する．

2．パルスオキシメーター（必須）

酸素飽和度（SpO_2）と脈拍数を簡便かつリアルタイムに監視できる．SpO_2値の評価時に注意すべき点は二つある．①指尖部の動脈拍動が弱いと測定できなくなる（血圧低下，血管攣縮，低体温，心房細動など）．②酸素投与下では呼吸停止しても数分間はSpO_2が正常

3 内視鏡検査の準備

表9 意識下鎮静法で使用されるおもな薬剤

商品名	ジアゼパム	ミダゾラム	フルニトラゼパム	フルマゼニール
	セルシン、ホリゾン	ドルミカム	ロヒプノール、サイレース	アネキセート
1アンプル含有量	10 mg/2 ml	10 mg/2 ml	2 mg/1 ml	0.5 mg/5 ml
希釈	不可	1A（10 mg）を全量10 mlに希釈（1 mg/ml）	1A（2 mg）を全量10 mlに希釈（0.2 mg/ml）	可
血管痛	あり	なし	なし	なし
投与量の目安	0.2～0.4 mg/kg	0.05～0.075 mg/kg 1回投与量 2.5～3 mg（当院の1回投与上限5 mg）	0.005～0.007 mg/kg 1回投与量 0.3～0.4 mg（当院の1回投与上限0.5 mg）	初回0.2 mg、以後0.1 mgずつ追加 総投与量上限1 mg
作用時間	40～60分	20～40分	40～60分	20～60分
分布相半減期	30～60分	6～15分	60～120分	―
排泄半減期	20～70時間	1.5～5時間	14～24時間	50分
禁忌	①急性狭隅角緑内障 ②重症筋無力症 ③ショック、昏睡、バイタルサインの悪い急性アルコール中毒の患者 ④HIVプロテアーゼ阻害薬（リトナビル）、HIV逆転写酵素阻害薬（エファビレンツ等）投与中の患者（サイレニートラゼパムの添付文書には記載なし）			①BZD系薬剤に過敏症の既往 ②長期間BZDを投与されている患者（痙攣誘発） （著者注）BZD系抗不安薬内服中の患者では本剤投与後に不安、パニック、興奮状態になることあり

商品名	塩酸ペチジン	ペンタゾシン	ナロキソン
	オピスタン注射液	ソセゴン、ペンタジン注射液	ナロキソン
1アンプル含有量	35 mg/1 ml、50 mg/1 ml	15 mg/1 ml、30 mg/1 ml	0.2 mg/1 ml
投与量の目安	1回 35 または 50 mg を緩徐に静注	1回 15 mg～30 mg を緩徐に静注	初回0.2 mgを投与。効果不十分の場合2～3分間隔で0.2 mgを1～2回追加投与
作用時間	2～4時間	2～3時間	約30分
分布相半減期	4.2分	半減期 0.73±0.6時間	投与5分後に97%は血中から消失し、以降の血中半減期は64分
排泄半減期	3.9時間		
禁忌	①重篤な呼吸抑制のある患者 ②重篤な肝障害のある患者（昏睡を誘発） ③慢性肺疾患に続発する心不全患者（呼吸抑制、循環不全の誘発） ④痙攣状態の患者（てんかん重積、破傷風など） ⑤急性アルコール中毒の患者（呼吸抑制を助長） ⑥MAO阻害薬投与中の患者（痙攣を誘発）	①頭部障害がある患者または頭蓋内圧亢進症（頭蓋内圧亢進を誘発） ②重篤な呼吸抑制状態にある患者 ③全身状態が著しく悪化している患者	①非麻薬性中枢神経抑制薬または病的原因による呼吸抑制者（投与しても無効なため） （著者注）当院では癒性疼痛で麻酔投与中の患者には使用しない

表10　鎮静薬・鎮痛薬の投与法

・患者の状態を見ながら少しずつ投与する
・呼びかけにすぐに応答せず眠たそうな表情でVerrill徴候陽性となれば至適鎮静状態である（図1参照）
・至適鎮静状態の評価は投与後2～5分たって行う（投与直後の評価で追加投与してはいけない）
・高齢者では常用量の1/2～1/3に減量する

当院における手技別の投与薬剤

手技	使用薬剤
・通常観察（スクリーニング）検査	ミダゾラム単剤
・やや侵襲の強い検査(IEEE観察, EUSなど)	ミダゾラム＋塩酸ペチジン
・治療内視鏡	ミダゾラムまたはフルニトラゼパム＋塩酸ペチジン

＊検査時間が長い場合はフルニトラゼパムを使用する
＊咽頭反射が強い場合は通常観察でも塩酸ペチジンを併用する

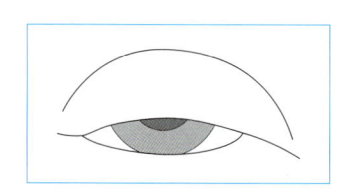

図1　Verrill徴候
上眼瞼が下垂し眼球がやや上転した状態

表11　当院における妊婦・授乳中の患者に対する意識下鎮静法

妊婦
・妊娠週数を確認する（妊娠初期は催奇形性のリスクあり） ・原則は意識下鎮静法を行わず咽頭麻酔のみで行う ・咽頭麻酔だけでは無理ならば，塩酸ペチジンを使用する
＊すべての薬剤の使用に関しては必ず産科医にコンサルトする ＊リドカインはFDA医薬品胎児危険度分類で分類B（ヒトでの危険性の証拠がない） ＊塩酸ペチジンはFDA分類で分類B（同上） ＊ベンゾジアゼピンはFDA分類D（胎児の危険性を示す確かな証拠がある：口蓋裂児のリスク4倍）
授乳中
・原則は意識下鎮静法を行わず咽頭麻酔のみで行う ・咽頭麻酔だけでは無理ならばドルミカムを使用する．検査後4時間以上は授乳を禁止する ・もし授乳後の乳児になんらかの変化があればただちに医師に連絡する
＊リドカインは米国小児科学会評価でtable 6（授乳中投与可能）

値を保っている（換気との乖離）．酸素投与時は胸郭運動を直接視認して換気状態を監視する必要がある．

表12 意識下鎮静法中に注意すべき病態

呼吸器
- 上気道閉塞（舌根沈下）
- 上気道閉塞（吐物）
- 低酸素血症
- 低換気，呼吸停止
- 誤嚥性肺炎

循環器
- 血圧低下
- 頻脈・徐脈（薬剤性か迷走神経反射による）
- 不整脈
- 心停止

その他
- 薬剤過敏症
- 不穏・多動/過鎮静
- 血管炎・血管痛

3．胸郭呼吸運動

　　胸郭の動きを視認して換気状態を確認する．よくわからないときは深呼吸（腹式呼吸）をさせるとよい．いびきやシーソー呼吸は上気道閉塞を示唆するので下顎挙上する．full stomach では吐物による上気道閉塞を予防するため最初にオーバーチューブを挿入する．BZD の呼吸抑制では一回換気量が低下して浅い頻呼吸となり，さらに抑制されると呼吸数減少→無呼吸になる．浅い頻呼吸になった場合は患者に深呼吸をするように指示し，応答しない場合は拮抗薬を投与する．

4．血 圧 計

　　前処置前と検査終了後（帰宅前）には必ず血圧測定を行う．当院では自動血圧計による検査中計測はルーチンには行っていないが，循環系のリスクがある患者，2剤を併用する場合や緊急内視鏡では行っている．

5．心電図モニター

　　ルーチンには行っていない．高リスク症例に対して必要に応じて行っている．
　　検査中のモニタリングで注意すべき病態を**表12**に示す．

● リカバリーベッドと帰宅条件

　　検査終了後 30～60 分はリカバリーベッドで休息し，精神運動機能が回復した後に帰宅する．ミダゾラムは半減期がほかの BZD の 1/10 程度と短時間だが，当院の検討ではリカバリー時間はフルニトラゼパムとほぼ同等であった（48±18 分）．短い半減期は必ずしもリカバリー時間の短縮にはならない．フルマゼニル（BZD 拮抗薬）は半減期が短く（約50 分）再鎮静の可能性があるので，当院では原則的に使用せず患者が自然に回復するまで

表13 帰宅条件

- 意識が清明である
- バイタルサインが正常である
- ふらつかずに自力歩行が可能である
- 嘔気・嘔吐がない
- 自分で乗用車・バイク・自転車を運転しない
- 高齢者は家人に迎えに来てもらう

休息させている．また，2剤を使用すると過度の起立性低血圧となり転倒する危険があるので，当院では検査前後に補液による脱水補正を行っている．帰宅条件を**表13**に示す．当院では帰宅時に患者本人が乗り物を運転することを禁止している（検査前に説明し承諾を得る）．高齢者は転倒の危険があるので家人の付添いが好ましい．

電子内視鏡システム

1．電子内視鏡システムの概略

被写体の像を見るためには，まず被写体を照明しなければならない．そのために光源装置があり，キセノンランプから600Kという太陽光並の強力な明るさをもつ白色光が発生している．この光束は熱線吸収フィルターを経由した後にスコープコネクターの導光管に集められ，極細径のグラスファイバーを数千本束ねたライトガイドを伝って内視鏡先端部へ送られる．光束が先端部で照明レンズによって広げられ被写体に照射されると，対物レンズの像面に置かれたCCD（撮像素子）が受光して対象物の像が画像信号となり，スコープケーブルを通してビデオプロセッサーへ送られ画像の合成が行われる．画像信号処理には同時方式と面順次方式があり，前者は画素寸法に合わせたカラーモザイクフィルター付CCDを用いて，得られた画像信号から同時にRGB信号を分離して1枚の画像にする方式である．後者は光源にRGBフィルターが配置されており，3原色の光を順番に被写体に照射し，これを一つのCCDで順次受光してRGB 3枚の画像信号を得た後，ビデオ信号処理回路で1枚のカラー画像を合成する方法である．

最近ではNBI，FICEのような各種画像強調観察（p.81 参照）も行われるようになってきている．また，ビデオプロセッサーにはさまざまな強調機能（構造，輪郭，色彩など）が搭載されており，状況に応じて調整する必要がある．

2．電子内視鏡の構造

内視鏡は手元から接眼部（ファイバースコープのみ），操作部，挿入部，先端部からなる．操作部にはフリーズ，レリーズなどのリモートスイッチ類が配列しているSWボックスと，挿入部を制御するアングルノブ，鉗子口，送気送水，吸引ボタンなどが付いている．挿入部はイメージガイド，ライトガイド，各種パイプと鉗子チャンネル，ワイヤーなどがその内部に組み込まれた細長い軟性チューブであり，用途によってその直径と長さが異なる．挿入部はさらに湾曲部と軟性部からなっている．湾曲部は節輪がその可動軸を交互に直交して連結しており，アングルノブを回すことによってその最先端部に固定されたワイヤーが引っ張られ湾曲する（**図2**）[2]．軟性部は医師の操作（前後進や回転など）が先端部

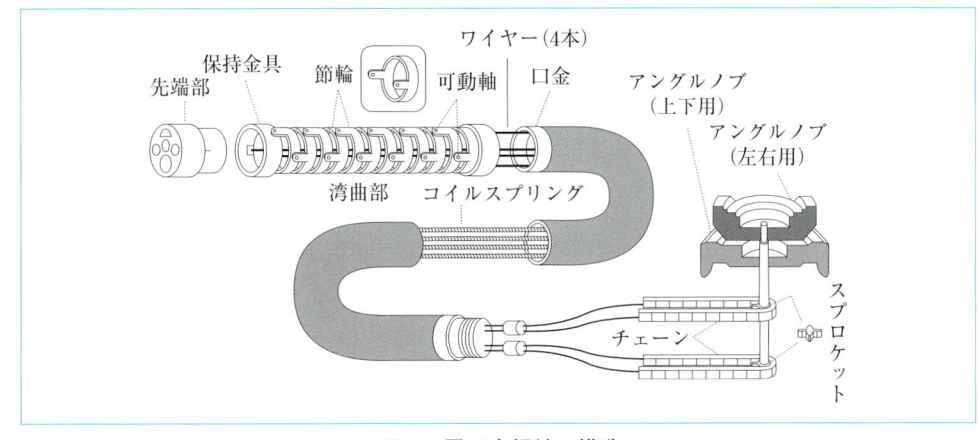

図2 電子内視鏡の構造
〔諸隈　肇：内視鏡テクノロジー．ポピュラーサイエンス204．裳華房，東京，1999[2]より引用〕

に確実に伝わるように適度な剛性を保持しつつ，消化管の複雑な形状に適合する柔軟性も併せもっているが，最近は軟性部の硬度を自由に調整可能な硬度可変機能も開発された．先端部には照明用レンズと対物レンズ，チャンネル開口部，送気送水ノズルなどがある．

3．電子内視鏡の種類

用途によって大きく汎用内視鏡と処置用内視鏡に分けられ，特殊型として拡大観察用スコープや超音波内視鏡などがある．また，視野によって直視型（光学系と内視鏡の長軸とが一致），側視型（光学系が長軸に対して垂直），斜視型（両者の中間）に分類される．汎用内視鏡は1回の検査で食道～十二指腸（上部消化管），盲腸～直腸（下部消化管）まで観察でき，さらに直視下の狙撃生検や大半の処置が可能である．処置用内視鏡は一般に汎用型よりも径が大きく，鉗子チャンネルが2チャンネルを有するものや多関節型（multi-bending）などがある[3]．

洗浄・消毒・滅菌法

内視鏡の洗浄・消毒のポイントは以下の3点である[1]．
① 消毒を行う前にスコープを十分に洗浄し，体液や汚れ（有機物）を除去し微生物数を極力減少させる．鉗子チャンネルはブラッシングする．
② スコープは高水準消毒液を用いて内視鏡自動洗浄装置で消毒する．消毒液の取り扱いに際しては防護具や換気など作業安全管理を行う．消毒液の残留による有害事象を予防するため消毒後は十分な水洗いを行う．
③ 内視鏡処置具は原則的に滅菌が必要である．ディスポーザブル処置具は再利用しない．リユーザブル処置具は超音波洗浄装置で洗浄後に高圧蒸気滅菌を行う．

1．Standard precaution

血液，体液，分泌物（汗を除く），排泄物，粘膜，創傷のある皮膚は，患者の感染症の有無に関係なくすべて感染性があるものとして取り扱う．

表14 消毒レベルによる消毒液の分類

	消毒液	一般細菌	緑膿菌	抗酸菌	真菌	芽胞	B型肝炎ウイルス
高水準消毒	・グルタールアルデヒド ・オルトフタルアルデヒド ・過酢酸	○	○	○	○	×～○	○
中水準消毒	・次亜塩素酸ナトリウム ・消毒用エタノール ・ポビドンヨード	○	○	○	○	×	○
低水準消毒	・クロルヘキシジンなど	○	○	×	×～○	×	×

○：有効　×：無効　×～○：低濃度・短時間消毒では無効だが高濃度・長時間消毒では有効

2．Spaulding分類

仮に汚染された医療機器を患者に使用した場合に感染が起こる危険度に応じた消毒レベルの分類

①クリティカル機器：皮膚や粘膜を貫通し体内で使用されたり血液に直接接触する機器→滅菌またはディスポーザブル使用（鉗子，穿刺針，スネア，止血クリップなど）

②セミクリティカル機器：粘膜あるいは創傷のある皮膚と接触する機器→高水準消毒（内視鏡スコープなど）

③ノンクリティカル機器：患者と直接接触しないか創傷のない皮膚と接触する機器→低水準消毒（内視鏡光源，自動血圧計など）

3．消毒レベル

1）滅菌：すべての微生物を完全に殺滅すること．無菌性保証レベル（微生物が存在する確率）として10^{-6}が採用されている．高圧蒸気滅菌と酸化エチレンガス（EOG）滅菌がある．前者は安価で毒性はないが耐熱性機器の滅菌に限定される．後者は低温滅菌が可能だが，EOGは残留毒性が高いため滅菌後に残留ガス濃度低減処置が必要である．

2）高水準消毒：大量の芽胞を除くすべての微生物を殺滅する．長時間消毒すれば滅菌も可能である．グルタールアルデヒド（2％以上），オルトフタルアルデヒド（0.55％以上），過酢酸（0.3％以上）がある．

3）中水準消毒：抗酸菌を含めた大半の微生物を殺滅できるが芽胞には無効である．次亜塩素酸ナトリウム，消毒用エタノール，ポビドンヨードがある．

4）低水準消毒：抗酸菌，芽胞，B型肝炎ウイルスには無効だが，それ以外の微生物には有効である．クロルヘキシジンなどがある．

おもな消毒液を**表14**に示す．

4．消化器内視鏡に使用される消毒液

高水準消毒液（**表15**）と電解酸性水（高水準消毒液ではない）が使用される．電解酸性水の注意点は以下のとおりである．①10～60 ppmの有効塩素濃度が必要である．②有効塩素濃度を保証されている内視鏡自動洗浄装置を用いる．③有機物（汚れ）で容易に不活化されるので使用前にスコープを十分に洗浄する．④金属腐食性が強い．⑤有毒な塩素ガスが発生するので部屋の換気が必要．

表 15 高水準消毒液の特性

	グルタールアルデヒド（GA）	オルトフタルアルデヒド（OPA）	過酢酸
商品名	サイデックス，ステリスコープ，ステリハイド	ディスオーパ	アセサイト
分子式	$C_5H_8O_2$	$C_8H_6O_2$	$C_2H_4O_3$
臭い	刺激臭	ほとんど無臭	軽度（実用域濃度）
刺激性	強度	軽度	中等度
揮発性	あり	あり（GAの1/20）	あり
感作・アレルギー	あり	あり	報告なし
作業者の有害事象	・皮膚炎・過敏症（発赤，発疹） ・揮発ガスによる鼻炎，気管支肺炎，喘息，肺うっ血，結膜炎	揮発性が弱いためGAよりは軽度 皮膚粘膜の黒色変色	皮膚障害（白色化，浮腫）
残留による患者の有害事象	出血性直腸大腸炎の報告（大腸鏡）	・角膜炎，角膜混濁（眼科器具） ・アナフィラキシーショック（大腸鏡など） ・口唇口腔食道胃粘膜の着色・粘膜損傷・化学熱傷（経食道心エコー）	報告なし
内視鏡の消毒時間	10分	10分	5分（10分で芽胞も殺滅）
使用法	内視鏡自動洗浄装置または用手法	内視鏡自動洗浄装置	内視鏡自動洗浄装置
高水準消毒の濃度	2％以上	0.55％以上	0.3％以上
使用期限	2％では20回もしくは7〜10日間	30〜40回	25回もしくは7〜9日間

　オルトフタルアルデヒドは消毒洗浄後の残留による患者の有害事象が複数報告されている．本剤は汚れ（有機物）と強固に結合する特性があり，汚れがスコープに残ったままで使用すると，消毒後に十分水洗してもスコープに残留する危険性がある．このため，本剤使用時には消毒前の十分な洗浄がとくに必要とされている[4]．

5．内視鏡洗浄の手順

1）ベッドサイドでの洗浄

　使用後の内視鏡は光源に接続したまま，スコープ表面に付着している粘液や血液を湿ガーゼ（当科ではアルカリガーゼを使用）で拭き取る．次いで吸引洗浄アダプターを鉗子チャンネルに装着し，水と酵素洗浄液（当科ではスコープマスターを使用）を吸引するとともに送気，送水を行い吸引鉗子チャンネル内の汚物を十分に取り除く．

2）洗い場での洗浄

　スコープケーブルを光源からはずして防水キャップを取り付け，各種ボタンを取り外した後に温水の流水下に，酵素洗浄液（スコープマスター）を含ませたスポンジで，スコープ外表面を挿入部を中心に手洗い洗浄する．次いで，チャンネル掃除用ブラシを用いて，吸引生検チャンネルを3方向について流水下に十分なブラッシングを行う．

3）内視鏡自動洗浄消毒装置での洗浄・消毒

　洗い場で洗浄を終了した内視鏡は専門の自動洗浄消毒装置（当院ではオリンパスメディカルシステムズ社 OER-3 を使用）に接続して，洗浄（超音波洗浄と高圧流水洗浄）と高水準消毒液による消毒を行う．一般的な作業工程は超音波洗浄→大量の流水によるすすぎ→高水準消毒液への浸漬→大量の流水によるすすぎ→送気（アルコール乾燥）の順に行われる．当院では現在スコープの洗浄消毒はすべて過酢酸を使用しており，浸漬時間は 5 分である．グルタールアルデヒドおよびオルトフタルアルデヒドを使用する場合は，ガイドライン上は両薬剤ともに浸漬時間 10 分となっている[4]．

4）リユーザブル処置具の洗浄・消毒

　処置具は観血的操作を行うのでクリティカル機器に分類され，手術器具同様に滅菌（またはディスポーザブル）が要求される．まず分解可能な処置具は分解した後に酵素系洗剤などに浸漬し，超音波洗浄器を用いて 30 分程度かけて洗浄を行う（手洗いでは洗浄効果は不十分）．次いで処置具をよく水洗いし，必要に応じて潤滑剤を塗布した後に，原則としてオートクレーブによる滅菌（132～134℃で 5 分間滅菌）を行う．加熱が不可能な場合は EOG や低温プラズマ滅菌などが行われることもある（グルタルアルデヒド浸漬による高水準消毒では不十分である）．

文　献

1) 芳野純治，五十嵐良典，大原弘隆，他：消化器内視鏡関連の偶発症に関する第 5 回全国調査報告（2003 年より 2007 年までの 5 年間）．Gastroenterol Endosc　2010；52：95-103
2) 諸隈　肇：内視鏡テクノロジー．ポピュラーサイエンス 204．裳華房，東京，1999
3) Isshi K, Tajiri H, Fujisaki J, et al：The effectiveness of a new multibending scope for endoscopic mucosal resection. Endoscopy　2004；36：294-297
4) 消化器内視鏡の洗浄・消毒マルチソサエティガイドライン（第 1 版　第 2 訂）．2008

4. 部位別解剖と正常内視鏡像

長南明道

咽頭，喉頭の解剖と内視鏡像

　咽頭は上・中・下咽頭からなる．喉頭蓋の口側が中咽頭，肛門側が下咽頭である．下咽頭，喉頭は複雑な構造をしているので，しっかりとオリエンテーションをつけることが大切である．喉頭蓋，左右の梨状窩，披裂部，声帯などが目印となる（図1）

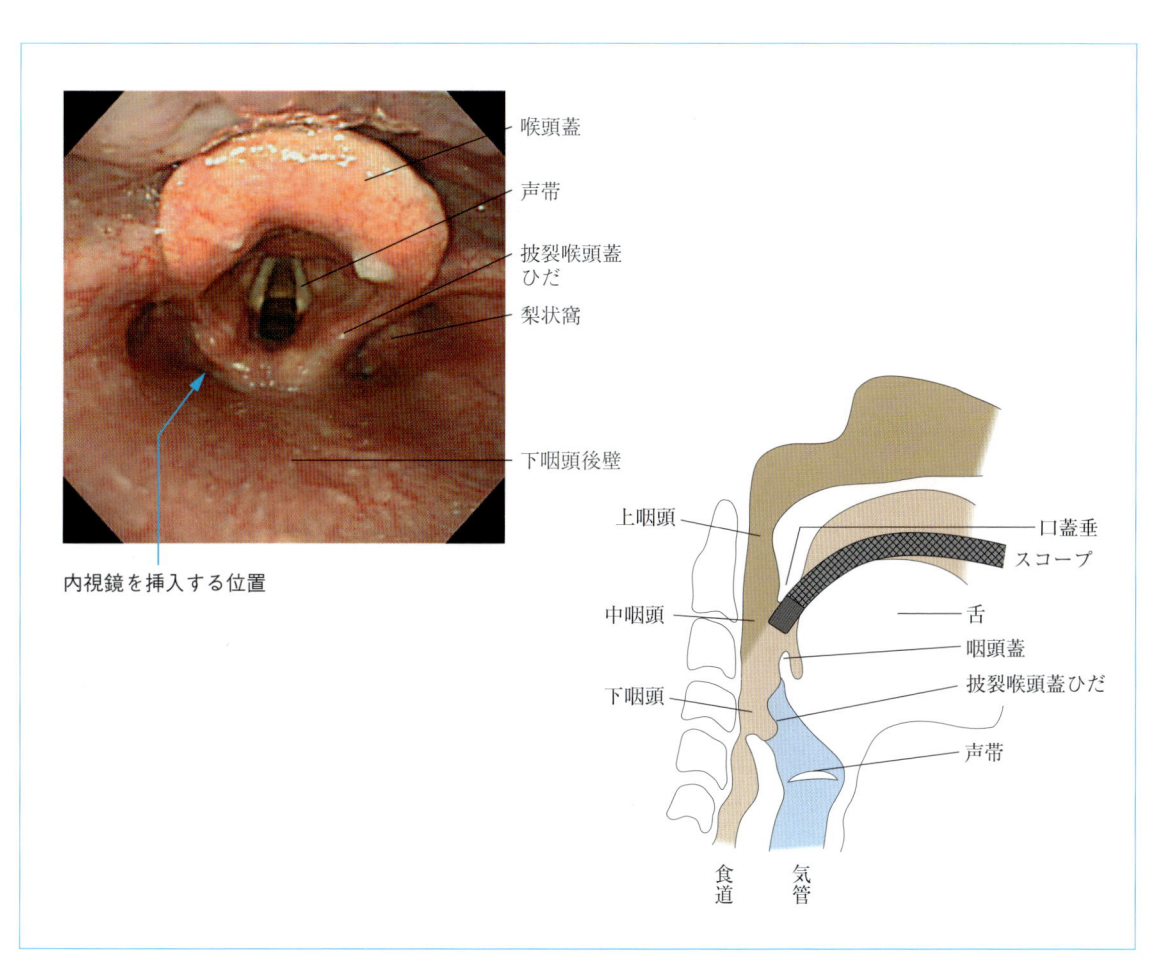

図1　咽頭，喉頭

食道の解剖と内視鏡像

　食道は入口部，すなわち咽頭食道接合部（pharyngoesophageal junction）から始まり，食道胃接合部（esophagogastric junction；EGJ）に終わる，全長約 25 cm の管状臓器である．
　組織学的には内側から，粘膜上皮（EP），粘膜固有層（LPM），粘膜筋板（MM），粘膜下層（SM），固有筋層（MP），外膜（AD）により構成されている（**図2**）．

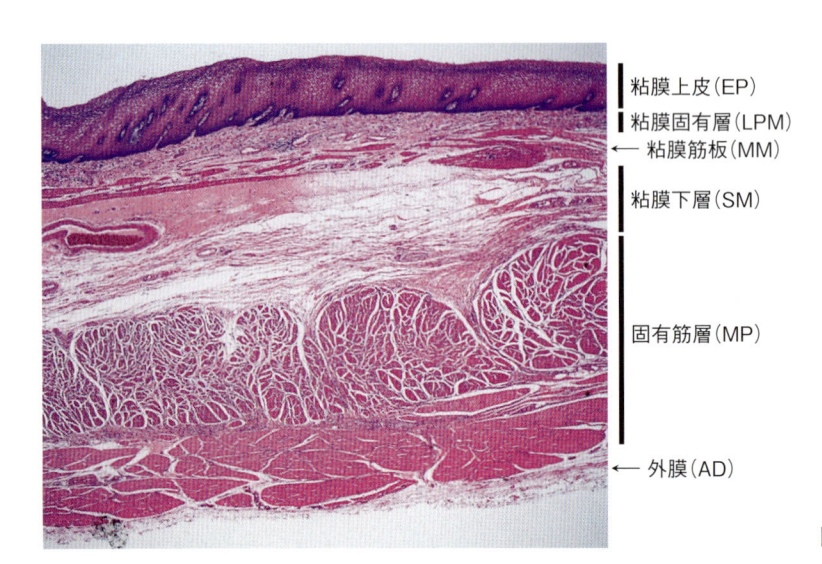

図2　食道の壁構造

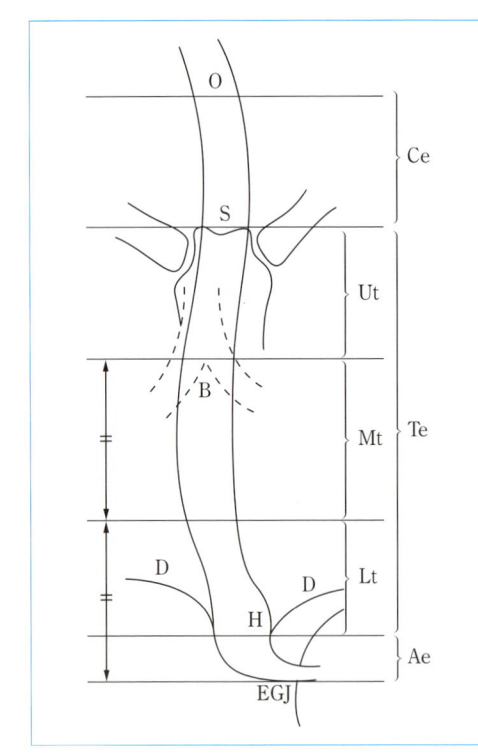

O：食道入口部　　esophageal orifice
S：胸骨上縁　　superior margin of the sternum
B：気管分岐部上縁　　tracheal bifurcation
D：横隔膜　　diaphragm
EGJ：食道胃接合部　　esophagogastric junction
H：食道裂孔　　edophageal hiatus

頸部食道（Ce）　　cervical esophagus
胸部食道（Te）　　thoracic esophagus
　胸部上部食道（Ut）　　upper thoracic esophagus
　胸部中部食道（Mt）　　middle thoracic esophagus
　胸部下部食道（Lt）　　lower thoracic esophagus
腹部食道（Ae）　　abdominal esophagus

図3　食道の区分

〔日本食道学会 編：臨床・病理 食道癌取扱い規約（第10版補訂版）．金原出版，東京，2008[1]，p.11 より引用，改変〕

ⓐ 食道入口部

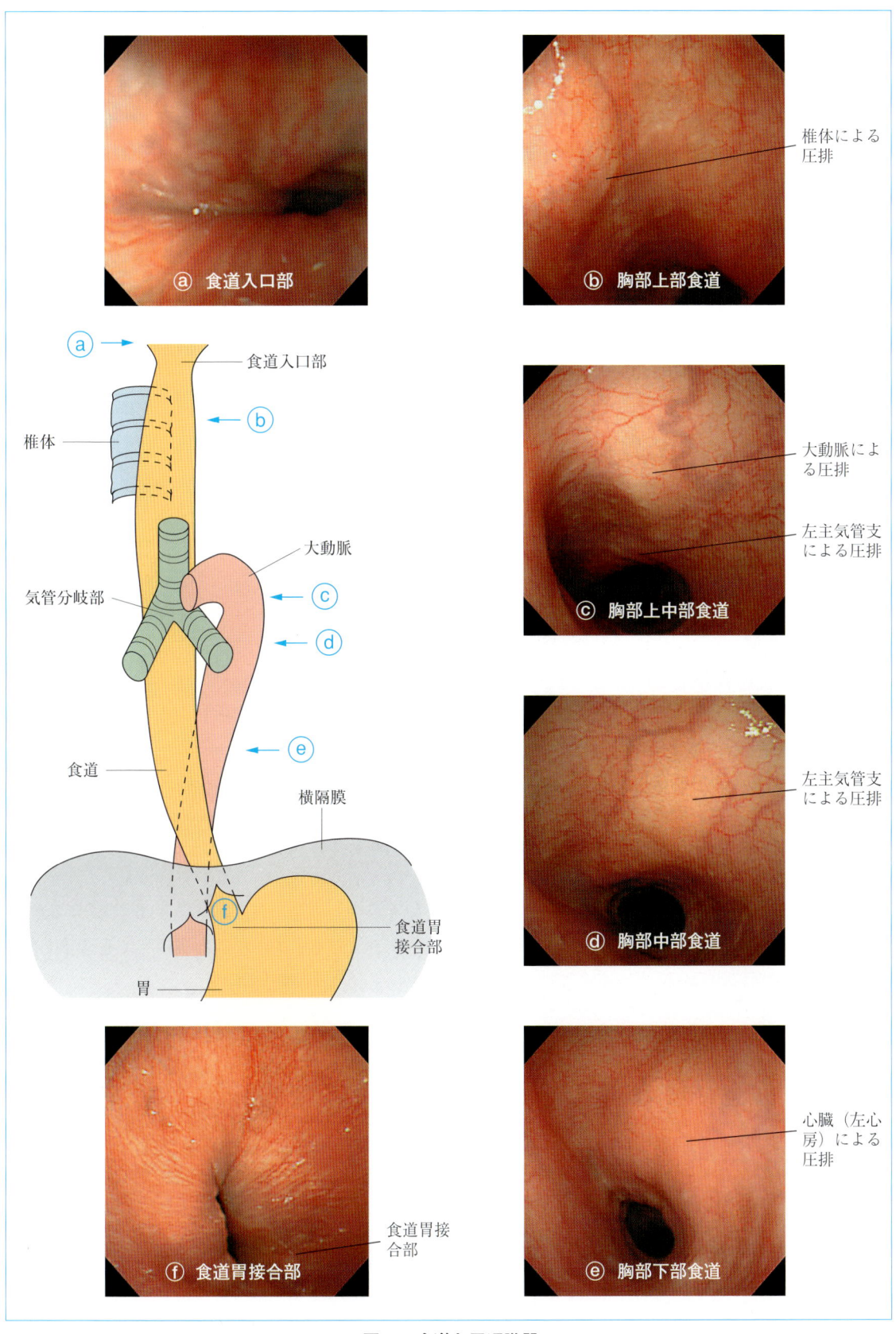

ⓑ 胸部上部食道 — 椎体による圧排

ⓒ 胸部上中部食道 — 大動脈による圧排／左主気管支による圧排

ⓓ 胸部中部食道 — 左主気管支による圧排

ⓔ 胸部下部食道 — 心臓（左心房）による圧排

ⓕ 食道胃接合部 — 食道胃接合部

解剖図：椎体、大動脈、気管分岐部、食道、横隔膜、胃、食道入口部、食道胃接合部

図4　食道と周辺臓器

総論

4　部位別解剖と正常内視鏡像

I. 総論

部位的には食道癌取扱い規約によって頸部食道（Ce），胸部食道（Te），腹部食道（Ae）の三つに大別される．頸部食道は食道入口部から胸骨上縁までの短い部位である．胸部食道は，胸骨上縁から気管分岐部下縁までを胸部上部食道（Ut），気管分岐部下縁からEGJまでを2等分した上半分を胸部中部食道（Mt），同じく下半分のうち胸腔内食道を胸部下部食道（Lt）と呼称する．腹腔内に入り，EGJまでが腹部食道である（図3）．

図4に食道と周辺臓器の関係を示す．

1．食道入口部（生理的第一狭窄部）～頸部食道（Ce）

食道入行部は上切歯列から15～16 cmの位置にあり，生理的第一狭窄部と呼ばれる．この部の食道は括約筋様作用（upper esophageal sphincter；UES）により通常は閉じており，食道内容物が口側に逆流することを防いでいる．粘膜には縦に走る表在性の細い血管が放射状にみられる（図4a）．頸部食道の後壁は椎体に接し，圧迫される．

2．胸部食道（Te）

食道の大部分は胸部食道に含まれる．この部の表在性細血管は樹枝状を呈する．頸部食道に引き続き，胸部上部食道の後壁は椎体に圧迫される（図4b）．次いで，上切歯列から25～28 cmの胸部上中部食道で食道は左壁で大動脈弓，および左主気管支と接し，その圧迫により生理的第二狭窄部を形成する（図4c, d）．さらに胸部下部食道は心臓による圧排で拍動している（図4e）．

3．食道胃接合部

胸部下部食道では食道は噴門部に向かって緩やかに左側に屈曲し，狭窄する．この部を生理的第三狭窄部と呼び，食道入口部同様，括約筋様作用（lower esophageal sphincter；LES）が存在し，胃内容が食道に逆流することを防いでいる．同部の食道には縦方向に走る細血管がみられ，食道の扁平上皮と胃の円柱上皮の境界（squamocolumnar junction；SCJ）を内視鏡下に観察できる（図4f）．

なお，横隔膜食道裂孔から肛門側の腹腔内食道は腹部食道（Ae）と呼ばれる．横隔膜食道裂孔は呼吸運動をすると収縮・弛緩を繰り返す．すなわち，吸気時には外側から締めつけられ，呼気時には緩むピンチコック・アクションを示すため，内視鏡下に通過部位を推定できる．

胃の解剖と内視鏡像

　胃は EGJ から始まり，幽門輪で十二指腸に連なる袋状臓器で，左横隔膜下から脊椎をまたいで右側に移行する．肝臓のほか，脾臓，膵臓，胆嚢，横行結腸などと隣接し，噴門と幽門で固定される（図5）．

　胃の部位について，胃癌取扱い規約ではU，M，Lの3領域に区分し，さらに断面を前壁（前），小弯（小），後壁（後），大弯（大）の四つに区分している（図5右上，下）．しかし，内視鏡下では，穹窿部，噴門部，胃体部（体上部，体中部，体下部），胃角部，前庭部，幽門前部と詳細に区分することが一般的である（図6）．図6a は噴門部から穹窿部，**図6b** は胃体中部，**図6c** は胃角小弯，**図6d** は前庭部から幽門前部の内視鏡像である．

　組織学的に胃壁は粘膜層（M），粘膜下層（SM），固有筋層（MP），漿膜下層（SS），漿膜（S）により構成されている（図7）．粘膜層は腺窩上皮，固有胃腺，粘膜固有層（間質），粘膜筋板（MM）からなり，固有胃腺には，噴門腺，胃底腺，幽門腺がある．噴門腺は EGJ から1cm くらい肛門側までの噴門部に存在し，おもに粘液を分泌する．胃底腺は胃底腺領域（穹窿部から胃体部）に存在し，塩酸（壁細胞），ペプシノーゲン（主細胞），粘液（副細胞）を分泌する．幽門腺は幽門腺領域（胃角部から前庭部）に存在し，主として粘液を分泌する．表面からみると粘膜面には狭い溝で境される胃小区（gastric area）がみられ，その表面に胃小窩（gastric pit）がある．

　内視鏡的には，胃底腺領域では胃粘膜は赤色調を呈し，大弯には蛇行しながら縦走する粘膜ひだを認めるが，その太さは均一である（図6b）．粘膜ひだの切れ目より肛門側が幽

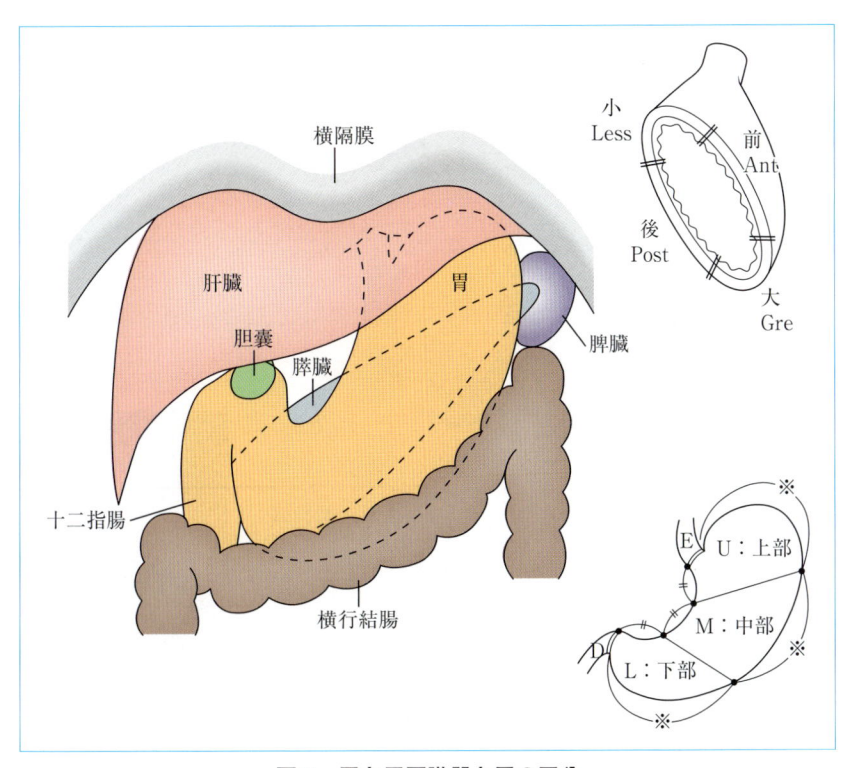

図5　胃と周囲臓器と胃の区分
〔日本胃癌学会 編：胃癌取扱い規約（第14版）．金原出版，東京，2010[2]，p.6 より引用，改変〕

門腺領域である．幽門腺領域では粘膜ひだがないため，粘膜面は平滑で，色調も胃体部に比べて赤色調が弱い（図 6d）．なお，胃底腺領域から幽門腺領域に入った胃角部で胃は小弯側に強く屈曲し，胃角を形成する（図 6c）．

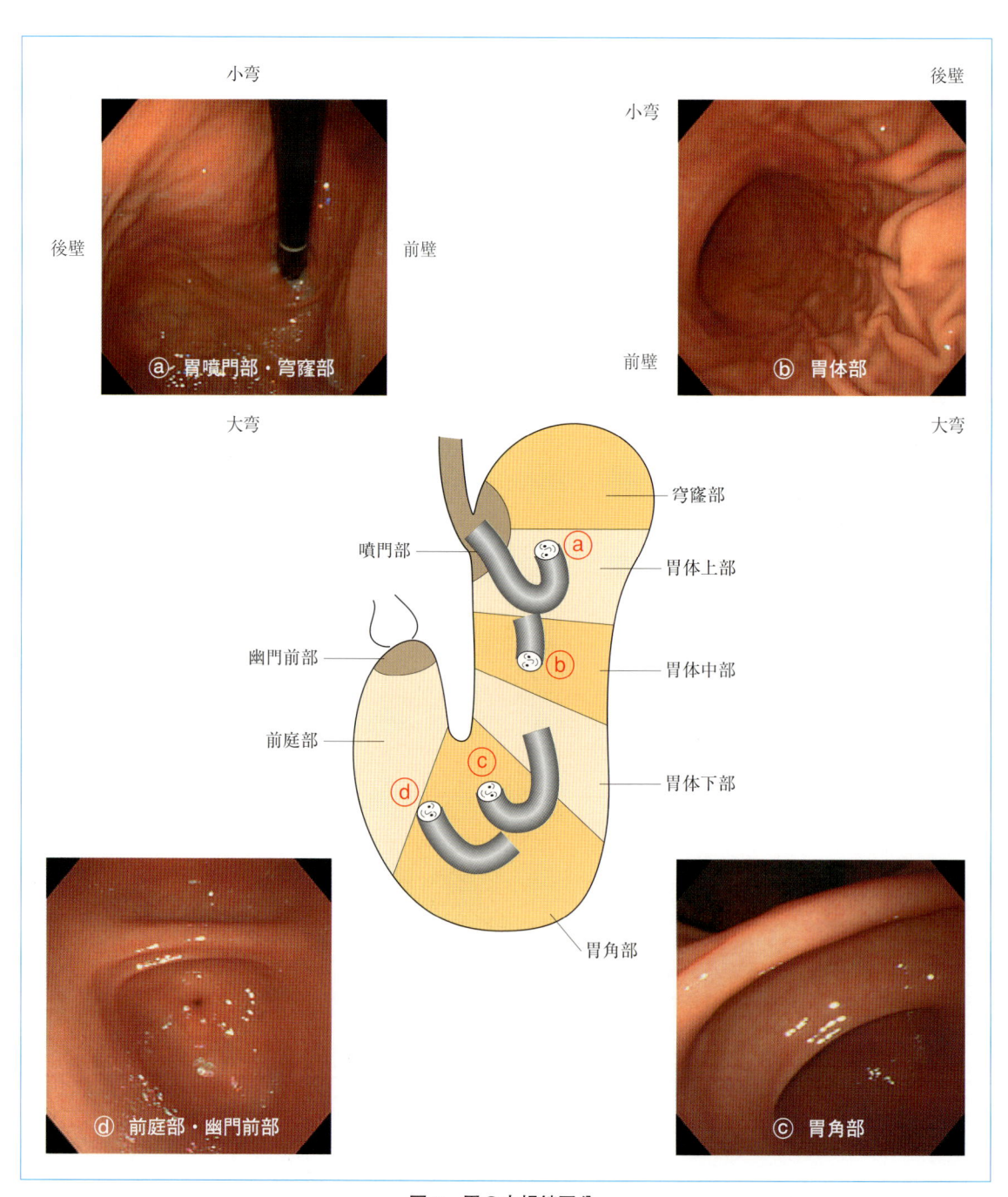

図 6　胃の内視鏡区分

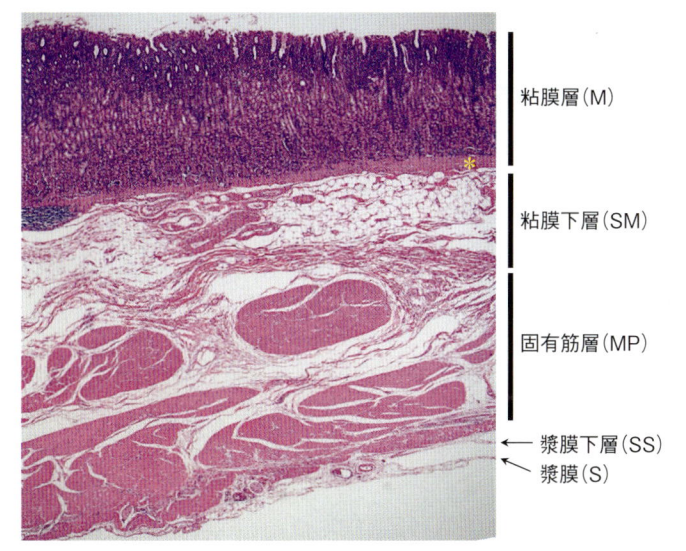

図7 胃の壁構造
＊：粘膜筋板（MM）

十二指腸の解剖と内視鏡像

　十二指腸は幽門輪直下からTreitz靱帯までの小腸で，球部，下行部，水平部，上行部からなる．内側には膵頭部，後壁側には右腎，下大静脈，前壁側には大腸，胆嚢などが隣接する．十二指腸壁は，粘膜，粘膜下層，固有筋層，漿膜下層，漿膜からなるが，漿膜があるのは主として前面のみで，大部分は後腹壁に固定されている．また，十二指腸にはKerckringひだがあるが，球部には存在しない（**図8**）．

1．球　部

　幽門から上十二指腸角までを球部という．部位は上面，下面，前面，後面と呼称される（**図8a**）．Kerckringひだはなく，表面平滑である．

2．乳頭部

　十二指腸乳頭部は主として十二指腸下行部内壁に存在し，内腔の乳頭部胆管，乳頭部膵管，共通管部，大乳頭（Vater乳頭）を総称して乳頭部と規定されている．内視鏡的には大乳頭の中心部に開口部があり，直上にはちまきひだを認める（**図8c**）．さらに口側に小乳頭を認識できることが多い（**図8b**）．

I. 総論

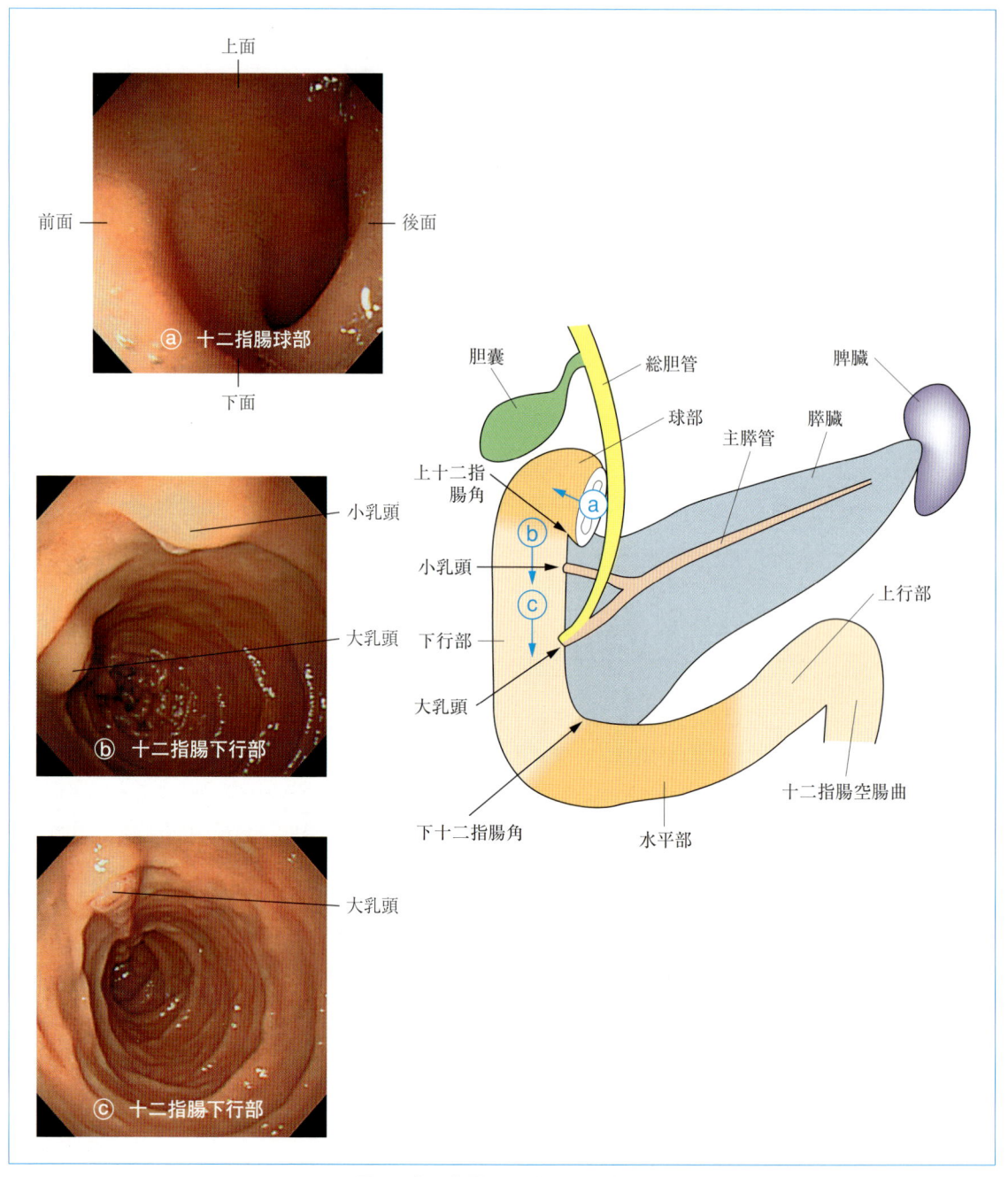

図8 十二指腸の区分と周囲臓器

文　献
1) 日本食道学会 編：臨床・病理 食道癌取扱い規約（第10版補訂版）．金原出版，東京，2008
2) 日本胃癌学会 編：胃癌取扱い規約（第14版）．金原出版，東京，2010

5．挿入観察法

長南明道

上部消化管のルーチン内視鏡検査

　　上部消化管のルーチン内視鏡検査とはpanendoscopeによる咽頭・食道から胃，そして十二指腸（Vater乳頭部を含む）までの一連の観察および撮影である．panendoscopeに用いられるのは直視鏡，および斜視鏡があるが，直視鏡がもっとも普及している．斜視鏡は直視鏡の盲点の一つである体部後壁が見やすい，鉗子起立装置があり生検がしやすいなどの特長もあるが，直視鏡に比べ，やや太く，画質も劣る．このほか側視鏡があるが，食道の観察が難しく，panendoscopeには不向きである．

1．上部消化管のルーチン内視鏡検査の基本

　　上部消化管ルーチン内視鏡検査の基本は，一定の手順に従って盲点なく観察・撮影することである．

　　ルーチン内視鏡検査における観察のみの欠点として，① 術者の診断能力に差があること，② 直視下観察能は，術者のコンディションによって変化すること，③ 患者の苦痛を軽減し，一定の検査数をこなすためには直視下観察に長い時間をかけられないことなどが挙げられる．写真撮影を行い指導医のもとで撮影写真のレビューを行うことで，見逃し病変の拾い上げ，診断の是正を含めて，以上の欠点が補える．

　　また，写真を撮影するに当たり，一定の手順に従って，食道・胃・十二指腸を盲点なく撮影しておくことで，たとえ病変を見逃しても，その後の写真判定で拾い上げるきっかけが生じる．また，病変が発見された場合，過去に遡って評価することが可能となる．

2．見下ろし法の有用性

　　内視鏡観察の方法には，奥まで内視鏡を挿入後に引き抜き観察する引き抜き法と，挿入時に咽頭・食道から胃，十二指腸と上から下に順次観察後，引き抜き観察を行う見下ろし法がある．引き抜き観察は短時間に終わり，被検者が楽である一方で，空気多量での観察が主であるため，胃体部後壁などで接線方向での観察となるなど盲点が多い．また，なんらかの異常を発見したときに検査の過程でのスコープによる擦れ，あるいは反射による粘膜傷害などと紛らわしくなる．さらに，微小病変，あるいは粘膜のごく表層の病変は空気多量では発見困難となることがある．さらに，病変を見逃さないためには，同じ部位を2コマに撮影しておきたい．見下ろし法では以上の欠点を補えるため，われわれはルーチン内視鏡検査では原則，見下ろし法を行っている．とくに内視鏡を始めて間もない医師には是非，本法による観察撮影をお勧めしたい．

I. 総論

挿入・観察の実際

1. 体　位

　まず，被検者の取り違えを防ぐため，名前を確認する．この際リラックスできるように，やさしく声かけするようにする．取り外せる義歯は外し，腹部のベルトは緩めておく．次いで，被検者を検査ベッドに左側臥位にさせ，下肢は屈曲させる．正面から見た被検者の頭の位置が体軸と一致するように枕の高さを調節する．背中を丸くして頭を前屈させ，そのまま，顎を突き出し，いわゆる類人猿スタイルとする（図1）．頭部の前屈あるいは後屈が強いと内視鏡の挿入が困難となる．顎を軽く前に突き出すくらいがよい．被検者は緊張して堅くなっていることがしばしばであり，右肩に手を当てて肩を落とさせると力が抜ける．次いで被検者の口にマウスピースを装着する．義歯を外し，固定が難しい場合は，バンド付きマウスピースを使用するかサージカルテープなどを用いて固定する．

2. スコープの持ち方

　スコープの左右アングルはニュートラルとし（ロックしてもしなくてもよい），上下アングルはややアップにする．スコープの先端から約 25 cm の部を右手で軽く保持し，挿入する．持ち方はペンホルダー式（図 2a）とシェイクハンド式（図 2b）どちらでもよいが，硬く握って押し込むのではなく，指と内視鏡軟性部の摩擦力で進める感覚で挿入する．こうすることで先端部の抵抗を指先に感じやすくなり，偶発症の発症を防ぐのに役立つ．

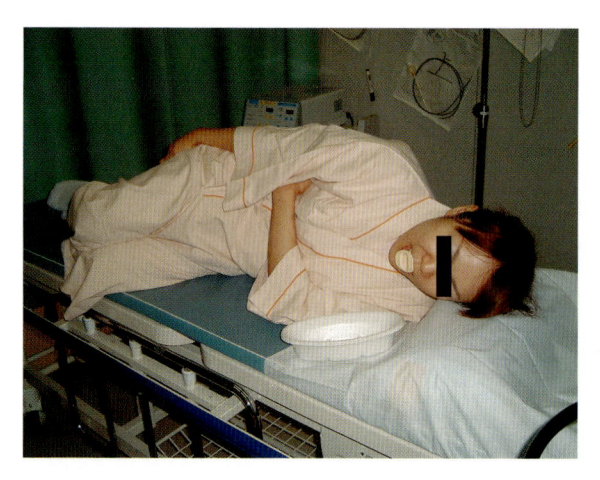

図1　体　位

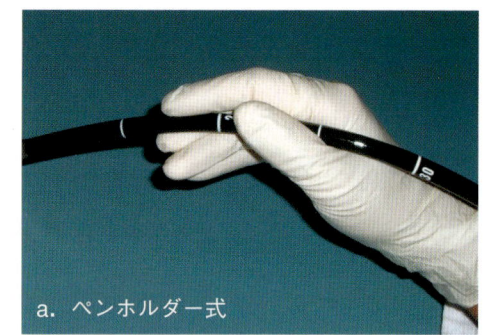

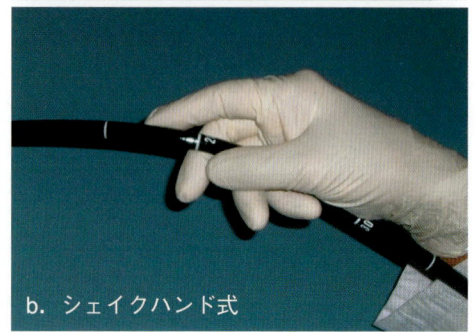

a. ペンホルダー式

b. シェイクハンド式

図2　スコープの持ち方

3．下咽頭から食道への挿入・観察

内視鏡を挿入すると，モニター画面の上に舌，下方に口蓋が見える．このカーブに沿って正中を進むと，喉頭蓋の下方に喉頭部が見える（図3）．スコープは後壁に沿って進めると反射を誘発しにくい．スコープを喉頭の左側に保持し，左側の被裂と梨状窩の間から正中方向に向けながら喉頭後壁をやや前右方向に押すようにして進む（図4）と，食道入口部が正面に見えてくる．そのままスコープを進めてもよいが，嚥下を促すと食道入口部は開口し，自然と頸部食道に入っていく．下咽頭から食道入口部は構造が複雑で，壁が薄いうえ，反射がとくに強いことから，内視鏡操作によって穿孔を生じやすい部位である．無理な操作は行わないことが重要である．

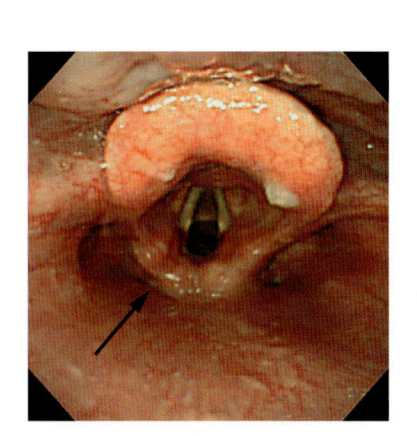

図3　下咽頭・喉頭
→：挿入位置

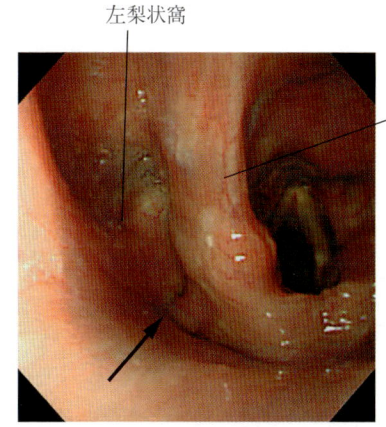

図4　左梨状窩
→：挿入位置

左梨状窩
左被裂部

4．食道の観察（図5）

頸部食道は短く緊張が高いうえ，刺激に対しても敏感なので，患者にとっても苦しい部位である．そのため，盲点になりやすく，挿入時，抜去時の注意深い観察が必要となる．

胸部食道には，隣接する大動脈弓，左主気管支，心臓による圧排などがみられ，目印になる（図6，7）．上切歯列から約30 cmの部位で，50〜100 ccのガスコン水で洗浄吸引してから観察するとよい．とくに圧排部の陰は病変を見落としやすいので注意する．

食道胃接合部（EGJ）は送気量の少ない挿入時のほうが全周性にみえて，観察しやすい（図8）．逆流性食道炎，Barrett食道，胃癌の食道浸潤などさまざまな病気が存在する部位であり，注意深い観察が必要である．

5．胃への挿入・観察（図9）

食道胃接合部直下の小弯をよく観察しながら胃内にスコープを挿入，中等量送気し，ややdownをかけると胃体上部大弯がみえる．この際，まっすぐスコープを挿入すると，スコープ先端が噴門下部後壁に当たり，粘膜を損傷することがある．そこで，スコープを左側（反時計回り）に回転しながら挿入すると，胃体上部大弯の粘膜ひだが横走して見えてくる（図10）．左方向が穹隆部，右方向が胃体中下部であるので，スコープを右方向（時計回り）に回転し，粘膜ひだに沿って進める．スコープを進める際，直視鏡は視野に従っ

I．総　論

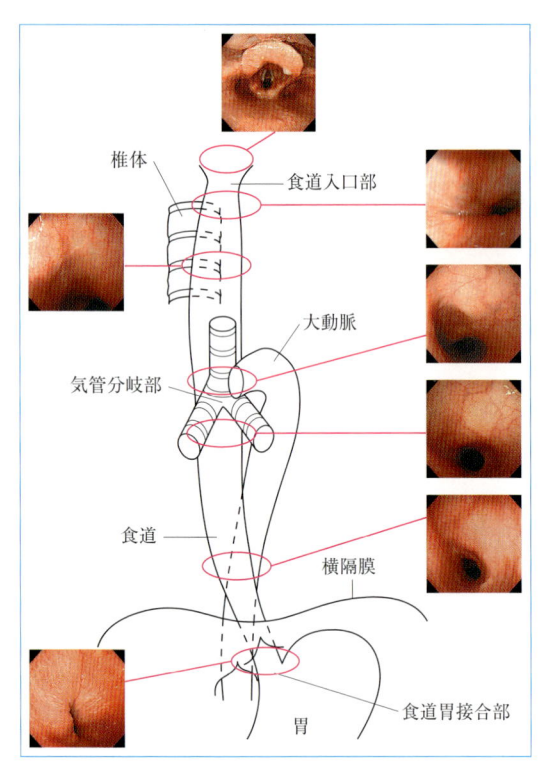

図5　食道と周囲臓器（p.47 参照）

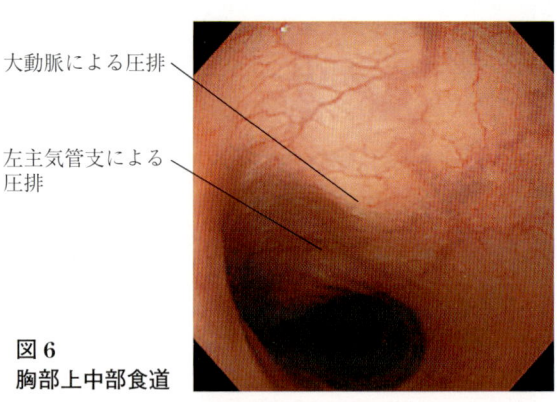

図6　胸部上中部食道

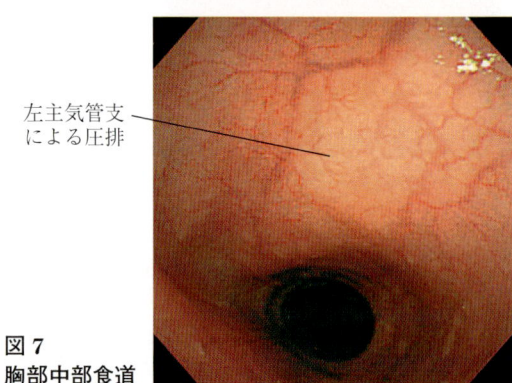

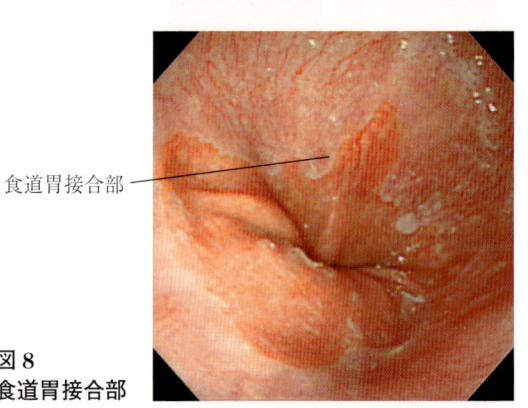

図7　胸部中部食道

図8　食道胃接合部

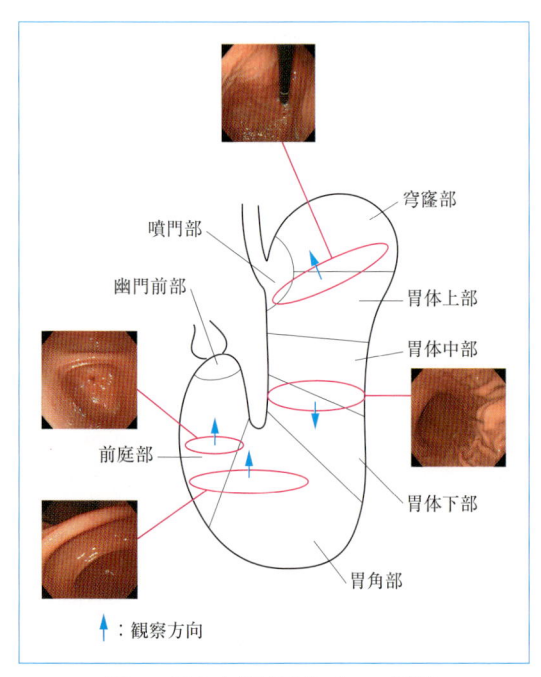

図9　胃の内視鏡区分（p.50 参照）

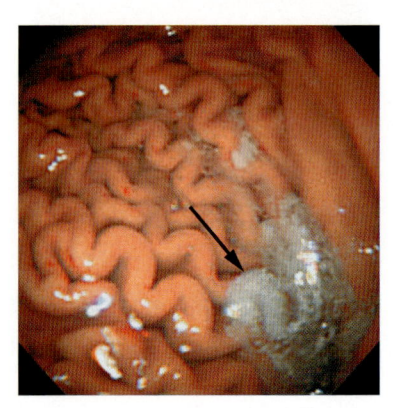

図10　胃体上部大弯
→：進行方向

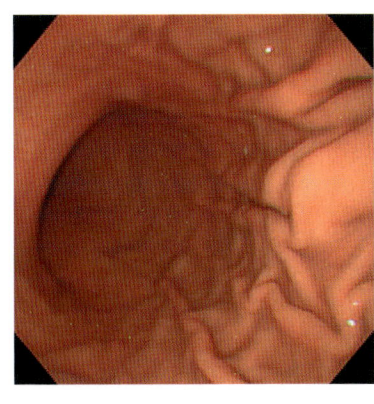

図11　胃体中部大弯

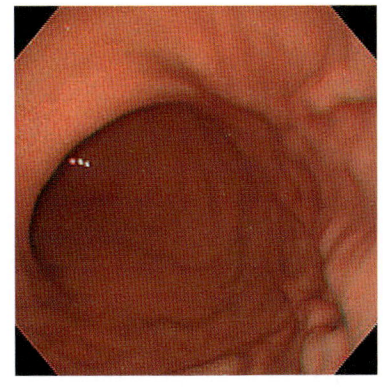

図12　胃体下部後壁（空気中等量）

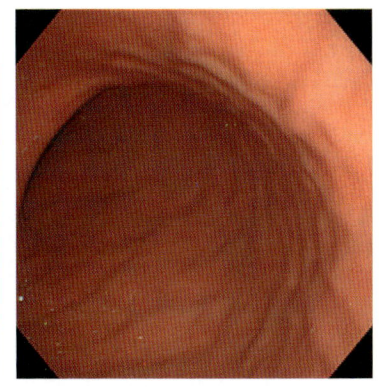

図13　胃体下部後壁（空気大量）

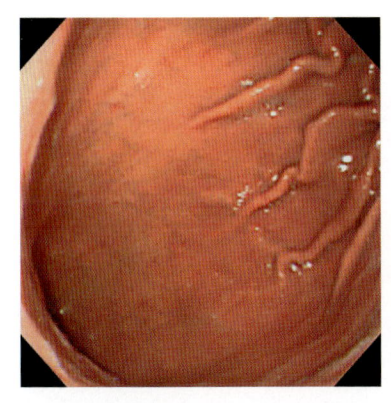

図14　胃体下部大弯（粘膜ひだの切れ目）

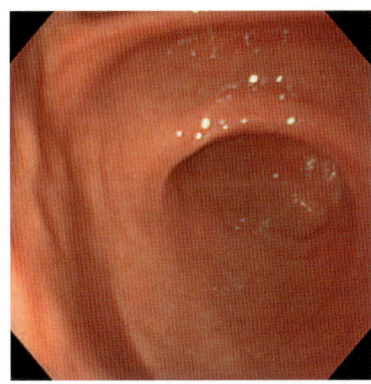

図15　近位前庭部

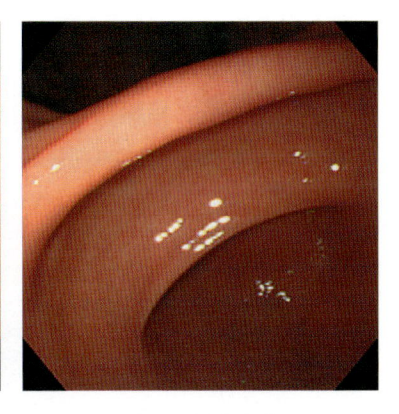

図16　胃角小弯

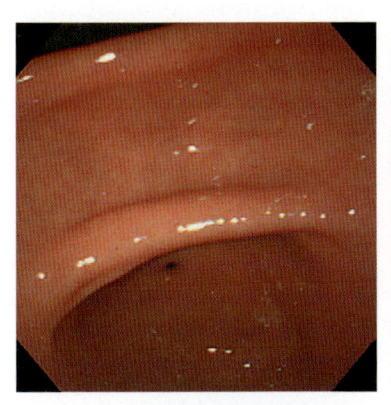

図17　近位前庭部小弯

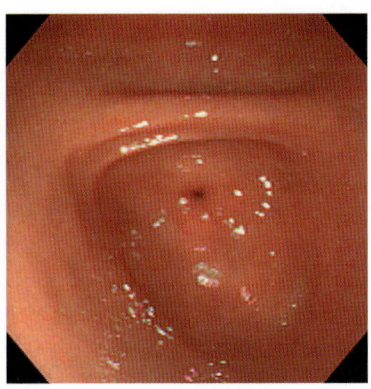

図18　遠位前庭部

I. 総論

て進めるが，斜視鏡ではやや up をかけて押し進め，やや down をかけて観察する．また，スコープを右側（時計回り）に回転すると後壁が，左側（反時計回り）に回転すると前壁が観察される．胃液が多量にある場合はここで吸引しておく．大弯に沿ってスコープを進め，胃体上部，中部，下部と順に観察撮影する（**図11**）．なかでも胃体中下部後壁は多量に送気すると接線方向となり観察が困難となるため，空気中等量の挿入時によくみておく（**図12，13**）．とくに直視鏡ではその傾向が強く，注意が必要である．また，胃体下部大弯の粘膜ひだの切れ目は未分化型癌の好発部位であり，スコープ軸を十分回して正面視で観察したい（**図14**）．スコープをやや進め，胃角部から前庭部を観察撮影する（**図15**）．ここで up を強くかけると胃角小弯が見える（**図16**）．同部は，十二指腸下降脚挿入後では擦れてしばしば発赤するため，挿入前に観察撮影しておきたい．スコープをさらに挿入し，up をかけて近位前庭部小弯（角裏）を観察する（**図17**）．同部は見下ろし観察では盲点となるので正面視による注意深い観察が必要である．スコープを進め，遠位前庭部から幽門を観察撮影する（**図18**）．

6．十二指腸球部への挿入，下行部への挿入，観察（図19）

幽門輪は開放しているときと閉鎖しているときがある．開放しているときは視野の中央（直視鏡），あるいは視野の斜め下方（斜視鏡）にもってきて，そのままスコープを進めると容易に通過する．閉鎖しているときは，幽門輪にスコープ先端を軽く押し付けるように

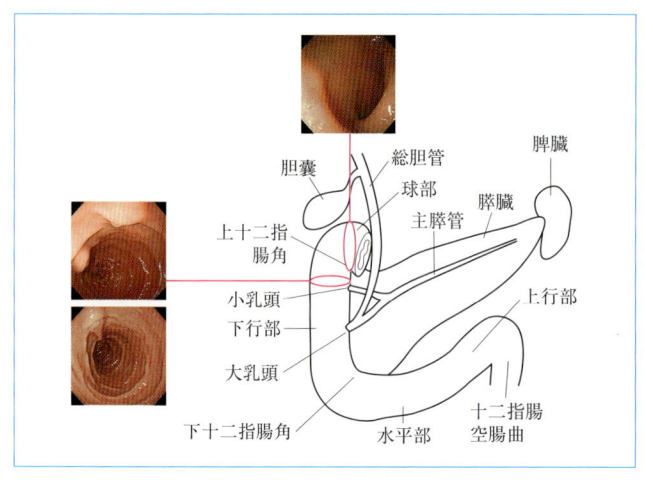

図19　十二指腸の区分と周囲臓器（p.52 参照）

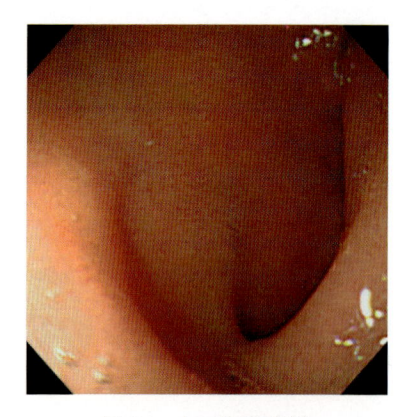

図20　十二指腸球部

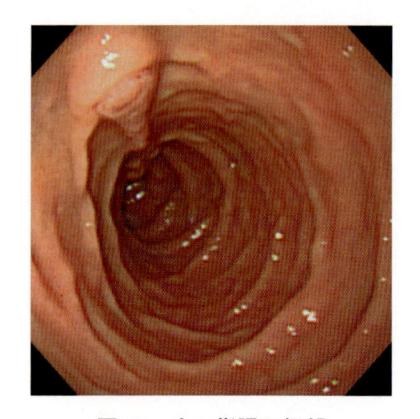

図21　十二指腸下行部

進める．このとき，呼吸運動も利用すると進みやすい．

　幽門輪を越えると十二指腸球部に達する．この状態では球部の前面から上面が見えている．ややスコープを引きながら右に軸回転すると，球部後面から上十二指腸角が見えてくる（図20）．幽門輪直下の球部，あるいは球部後面は観察が不十分になりやすいので注意する．また，下行部の観察の後はすぐスコープが胃内に抜けてしまうので，球部は挿入時に観察しておく．

　スコープ先端が上十二指腸角を越えたところで，さらにスコープを挿入しつつ右方向に回転し，強いupアングルをかけると十二指腸下行部に達する．Vater乳頭部を十分観察して抜去する（図21）．

7．胃への引き抜き観察

　次いでスコープを胃内に引き抜く．十分送気して胃壁を伸展させ，スコープを引き抜きながら強くupをかけ，いわゆるJ-turnで，角上部小弯から噴門下部小弯にかけて順次観察撮影する（図22）．次いでupをかけたまま左右に軸回転し，U-turnにて噴門唇および穹窿部大弯前後壁を観察撮影する（図23）．turnを解除し，体部の粘膜ひだと粘膜ひだの間が開くまで十分に送気して胃壁を伸展し，スコープを引き抜きながら大弯中心に広く観察する（図24）．胃底腺領域は未分化型癌の好発部位なので，注意深い観察が必要である．さらに噴門下部後壁（図25）から分水嶺，穹窿部後壁をよく見る．強くdownをかけて噴

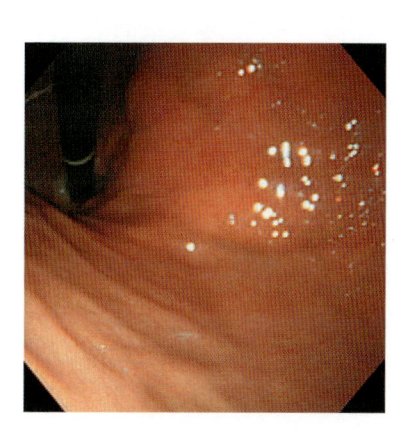

図22　胃体上部小弯（J-turn）

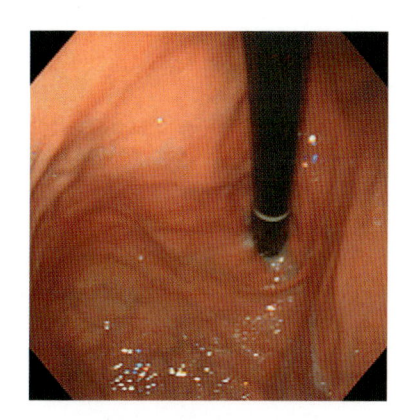

図23　穹窿部（U-turn）

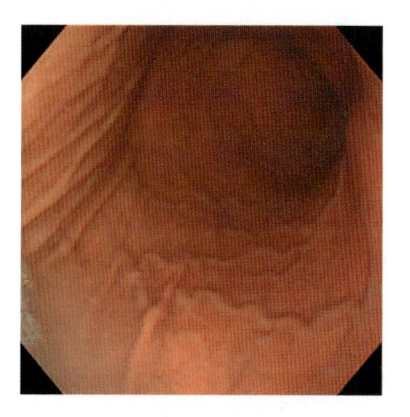

図24　胃体上部大弯

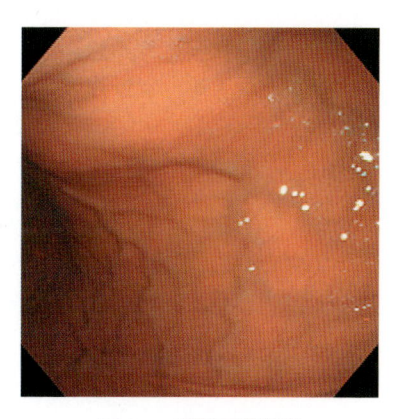

図25　噴門下部後壁

Ⅰ. 総 論

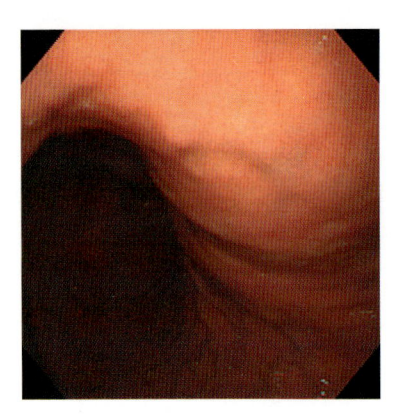

図 26 噴門直下小弯後壁

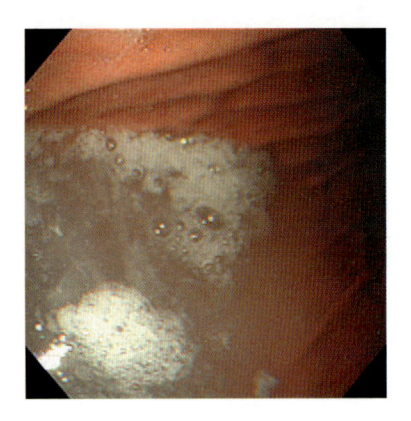

図 27 粘液湖

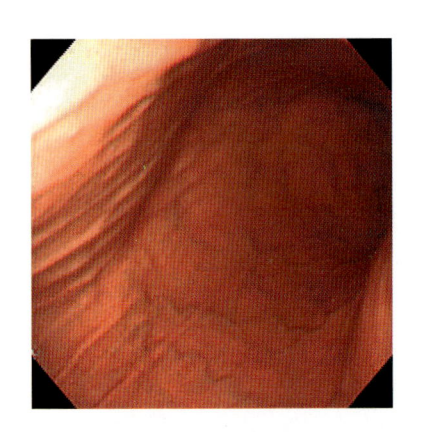

図 28 粘液吸引後

門直下小弯後壁から接合部小弯後壁を観察撮影する（**図 26**）．胃液を吸引して粘液湖の下に病変がないことを確認後（**図 27, 28**），空気を吸引する．斜視鏡のときは，陰になっていた食道後壁側を中心にもう一度食道を観察し，さらに左咽頭部から喉頭部，そして挿入時には見えない右咽頭部を観察し終了する．

病的とはいえない胃の変形

　　胃の形はその人の体型，年齢などによりさまざまである．肥満体型の人は牛角胃（横胃）となり，胃角が不明瞭となる．一方，やせ型の人は下垂胃となりやすい．

1. 蠕　　動

　　蠕動は，胃の長軸に直行するように生じる収縮輪で，胃の噴門側から幽門側へと進む．とくに遠位前庭部で頻繁に出現する（**図 29**）．鎮痙薬を使用していないときはもとより，使用していてもスコープの急速な出し入れは蠕動を引き起こしやすく，スコープを静かに動かすことが大切である．また，蠕動が生じたときは，その場でスコープをいったん止め，蠕動をやり過ごしてからスコープを動かすとよい．

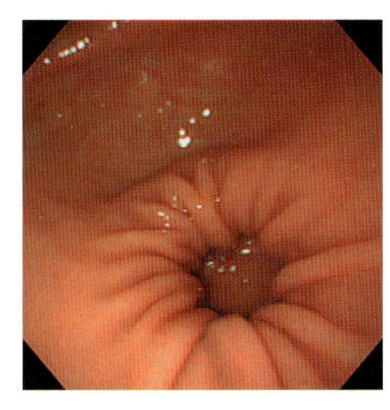

図29 蠕動

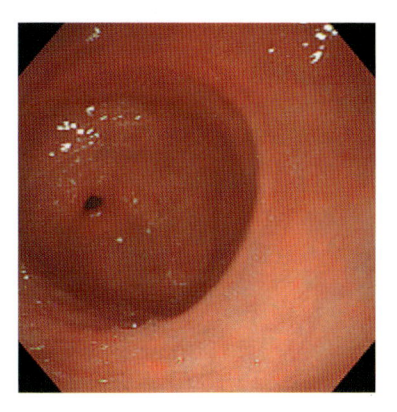

図30 前庭部大弯のひだ

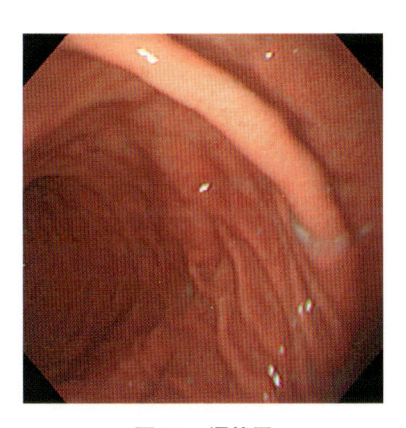

図31 瀑状胃

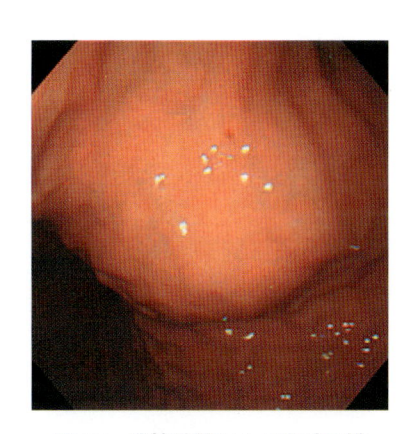

図32 隣接臓器による胃外圧排

2. 前庭部大弯の横走ひだ

　　高齢者や萎縮の強い胃，あるいは胆石手術後などにみられる変形で，とくに中部から遠位前庭部大弯に横走する粘膜ひだとして認められる（**図30**）．潰瘍病変によるひきつれでないことの確認のため，横走ひだの両側を注意深く観察する．また，横走ひだの裏側は盲点となりやすいので，よく観察する．

3. 瀑状胃

　　穹窿部の著明な後方への倒れ込みのため，穹窿部と胃体部の間の後壁に，胃角様の鋭角な皺襞が生じた状態を瀑状胃という（**図31**）．瀑状胃では，スコープを胃に挿入後，穹窿部あるいは胃体上部で送気すると，穹窿部のみ膨らんで瀑状胃が助長される．ゆえに，胃体中下部までスコープを押し込んでから送気するとよい．

4. 隣接臓器による胃外圧排

　　近接臓器による胃外圧排はしばしばみられる．代表的なものは，ガスで緊満した腸管，および胆汁が充満した胆嚢である．腸管による圧排は，高齢者で鎮痙薬が使えないとき，検査時間が長くなったときなどによくみられ，胃体上部後壁に多い（**図32**）．胆嚢による圧排は，胃角部から前庭部前壁に多い．

6．色素内視鏡検査

中原慶太, 鶴田 修

　色素内視鏡検査は，消化管粘膜表面に各種の色素を散布することによって現れる微細な凹凸変化や色調変化，あるいは機能的変化をより詳細に観察するものである．色素散布の方法には，内視鏡直視下に散布する直接法と，検査前にあらかじめ内服させておく間接法がある．一般臨床では，通常観察を行った後に散布できる直接法が頻用されている．

色素の種類，原理，特徴

　使用される色素の種類はさまざまなものがあるが，原理から大別するとコントラスト法，染色法，反応法，その他，併用法に分類されている（**表1**）．これらのうち，代表的な方法について述べる．

表1　色素の種類

コントラスト法：インジゴカルミン，エバンスブルー
染　色　法：メチレンブルー，トルイジンブルー
反　応　法：コンゴーレッド，フェノールレッド，ヨード（ルゴール）
そ　の　他：蛍光法（フルオレスチン）
併　用　法：ヨード・トルイジンブルー，コンゴーレッド・メチレンブルー

1．コントラスト法

　色素散布によって粘膜表面の凹部に色素が溜まることを利用したもので，病変の微細な凹凸変化を強調する方法である．色素の種類は，消化管粘膜からかけ離れた色調である青色系のインジゴカルミン（0.1〜0.2％）が代表的である．色素内視鏡検査のなかではもっとも簡易的に施行でき，通常観察ではわかりにくい模様や凹凸の異常を認識しやすくなることから，スクリーニング検査から精密検査まで臨床的に頻用されている．

2．染　色　法

　色素が粘膜組織に浸透・吸収され染色されることを利用したもので，その染色態度から粘膜組織の状態や機能を観察する方法である．

　メチレンブルー（0.2〜0.5％）：腸上皮細胞により速やかに吸収されることから，胃粘膜における腸上皮化生の存在や分布の診断に使用される．

　トルイジンブルー（2％）：食道粘膜上皮欠損部の壊死物質と結合した領域が染色され，とくに食道表在癌の深達度診断に応用されている．

3．反　応　法

　色素が粘膜組織に特異的に反応する現象を利用したものである．

I. 総 論

コンゴーレッド（0.3〜0.5％）：胃酸分泌部が黒青色に反応することから，酸分泌能の評価，機能診断に使用される．

ヨード（1.5〜3％）：食道扁平上皮表面から浸透し有棘〜顆粒細胞層内に存在するグリコーゲンと反応した結果，上皮が茶褐色に変化する特性を応用したものである．したがって有棘〜顆粒細胞層が減少した状態，すなわち食道癌といった腫瘍性病変の存在，上皮欠損部，食道炎などの病的上皮では正常の茶褐色変化が起こらず，いわゆる"ヨード不染帯"として観察される．食道表在癌の存在診断や拡がり診断に有用な検査である．

このほか，特殊な蛍光法，各色素の組み合わせによる併用法など，多くの手技が臨床的に実施されている．このように色素内視鏡検査では，使用する色素の種類により原理や特徴がそれぞれ異なっており，目的に合った色素を適時選択することが重要である．

色素散布のコツ

すべての色素法に共通する点であるが，表面粘膜に粘液が多い状態で色素散布を行うと，まだらになったり，かえって不明瞭化したりして誤診の原因となるので，内視鏡挿入直後，管腔内をよく水洗浄し粘膜表面の粘液や泡を十分に除去したうえで，通常観察や色素散布による観察を行うことが原則である．上部消化管内視鏡検査の前処置として，蛋白分解酵素（プロナーゼ）の使用が推奨されている．食道と胃に分けて色素散布の代表的な方法やコツについて述べる．

1．食道：ヨード法

ヨード散布による反応法のおもな目的は，通常観察のみでは一見わかりにくいような食道病変の確実な拾い上げにある．とくに食道表在癌で深達度の浅いM1〜M2といった病変は色調や凹凸変化に乏しく通常観察では不明瞭な場合が少なくないが，ヨード散布を行う

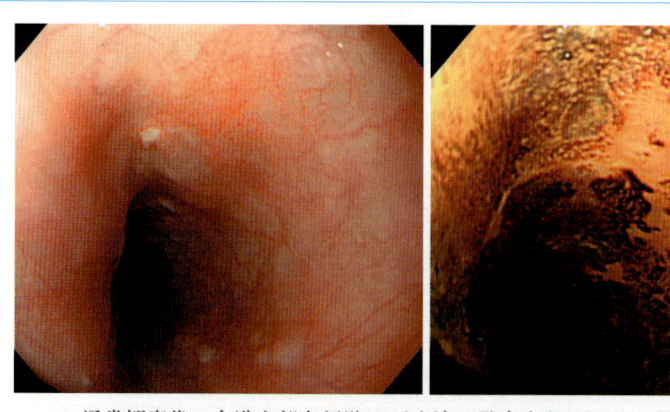

a：通常観察像．食道中部右側壁にごく淡い発赤を認めるが，認識しにくい．
b：ヨード観察像．同部位に境界明瞭なヨード不染帯を認める．
　　ヨード不染帯は不整形で，0-Ⅱb，扁平上皮癌，深達度T1a-EP（M1）である．

図1　色素内視鏡像（ヨード）

と容易に明瞭な"ヨード不染帯"として認識可能となる（図1）．

したがって，スクリーニング検査において飲酒・喫煙歴，頭頸部領域の癌患者など食道癌発生のハイリスクグループの被検者に対しては，通常観察だけでなくヨード法を積極的に行うことが推奨される．

ヨード法では一般的に1.5〜3％ヨード液（ヨウ素ヨウ化カリウム液）が使用されている．ヨード液は粘稠のため，鉗子口からのディスポーザブル注射器による直接散布を行うと鉗子口内がべとつき使用困難となる場合があるので，散布チューブで直接散布し，食道全体を均一にまんべんなく染色するのがよい．粘液除去や散布しやすい方法として，0.2 mol 酢酸緩衝液（pH4）で2倍希釈したヨード酢酸混合液の使用が推奨されている．

他の色素法と比較して注意する点は，散布後のヨード刺激が一過性に強い場合があることである．とくに逆流性食道炎など種々の炎症を有する症例では胸やけや不快感，気分不良をきたすこともあり，ヨード過敏症には禁忌である．あらかじめ被検者にインフォームド・コンセントのうえ，慎重に施行する．

ヨード散布直後，食道粘膜が十分に反応し茶褐色変化するのに約20〜30秒を要する．染色完了後，水洗浄を速やかに行い，食道内の余分なヨードを吸引してから食道全体を観察する．"ヨード不染帯"の鑑別疾患として，① 食道癌・異形成，② 食道炎，再生上皮，③ 食道上皮欠損（びらん・潰瘍，異所性胃粘膜）などがある．吉田らの報告によると，トルイジンブルー・ヨード二重染色法が，食道表在癌の深達度診断に有用とされている（図2）．

ヨード観察終了後，ヨード中和剤であるデトキソール®液を食道内に散布し，さらに胃

a：通常観察像．食道中部右側から後壁にかけてはっきりとした発赤域を認める．発赤域には不整びらんが散見される．
b：トルイジンブルー観察像．不整びらん部が網の目状に染色されている．
c：トルイジンブルー・ヨード二重染色像．0-Ⅱc，扁平上皮癌，深達度T1a-LPM（M2）である．

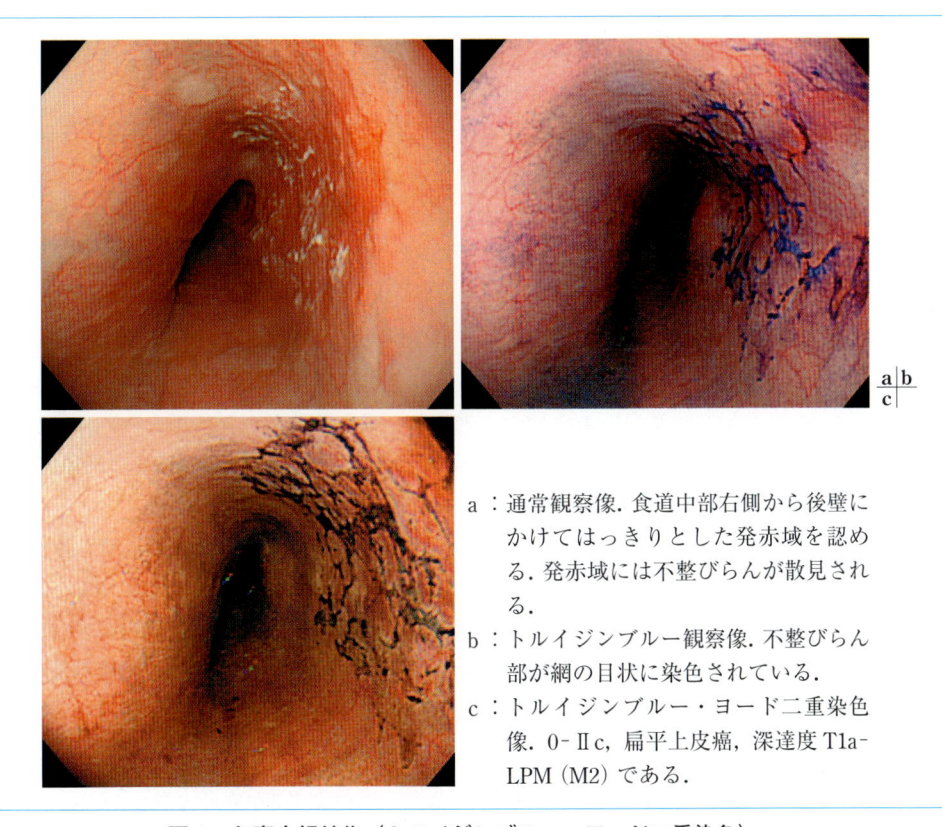

図2　色素内視鏡像（トルイジンブルー・ヨード二重染色）

I. 総論

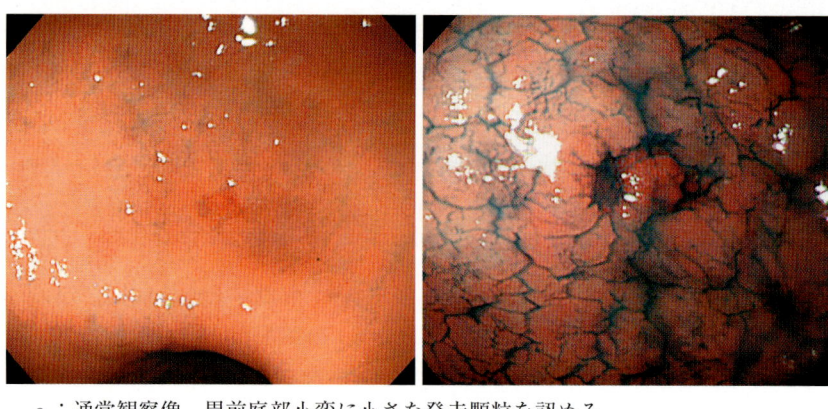

a：通常観察像．胃前庭部小弯に小さな発赤顆粒を認める．
b：色素散布像．小顆粒の周囲にわずかな色素の溜まりがあり，不整形の浅い陥凹の存在がわかる．分化型0Ⅱc，M癌，10 mmである．

図3　色素内視鏡像（インジゴカルミン）

穹窿部内に残存するヨード液をできるだけ吸引除去した後，検査を終了することを心がける．

2．胃：インジゴカルミン法

インジゴカルミン散布によるコントラスト法の目的は，胃病変の微細な凹凸変化をより強調して観察することにある．通常観察ではっきりしない病変であっても色素散布によって明瞭化しやすくなることから，スクリーニング検査における存在診断や精密検査での拡がり診断などに不可欠な検査法である（**図3**）．

色素の直接散布法としては，一般的に市販の散布チューブが使用されている．散布チューブ法はチューブ先端から全体にまんべんなく一気に散布することができるので，広い範囲を観察するのに有用である．しかし，噴霧操作によって一時的に視野が霧状となったり気泡が目立ったりすることがあるため，インジゴカルミン液は消泡剤入りの水で希釈して使用するとよい．

また，散布の際に散布チューブを長く出した状態で内視鏡先端を左右に振る動作をすると，チューブ先端で胃粘膜をこすって傷つけてしまうことがあるので，チューブ先端はあまり出しすぎないようにし，スコープまたはチューブの出し入れ操作を行いながら散布するとよい．さらに病変部は易出血性のことが多く散布刺激のみで出血することがあるので，できるだけ出血させないように工夫する必要がある．

散布チューブを使用しない方法としては，20 m*l* ディスポーザブル注射器を用いて鉗子口から直接散布する方法がある．注射器法は散布チューブ法よりもきわめて迅速に行えることが利点である．この際，病変部に直接当たらないように重力の反対方向側の背景胃粘膜にかけるようにすると，色素液が重力方向へ病変部を通って流れるので比較的出血を防ぐことができる．また，少しずつ色素液を流した像や局所的に溜めるような像も任意に得られる．

一般的にインジゴカルミン濃度は，市販の0.4％溶液5 m*l* のアンプルを0.1〜0.2％程度に希釈して使用されている．病変形態に応じて色素濃度を段階的に変えて観察することも

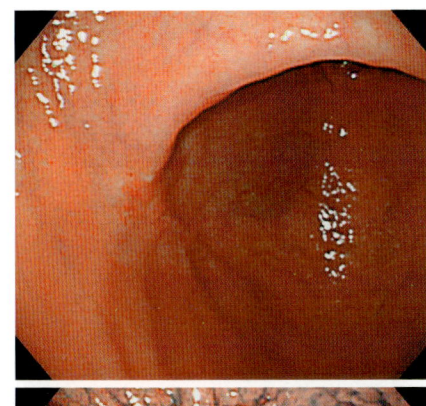

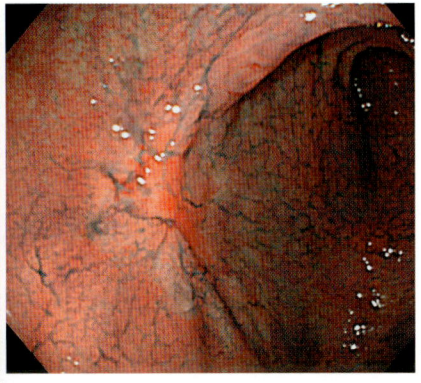

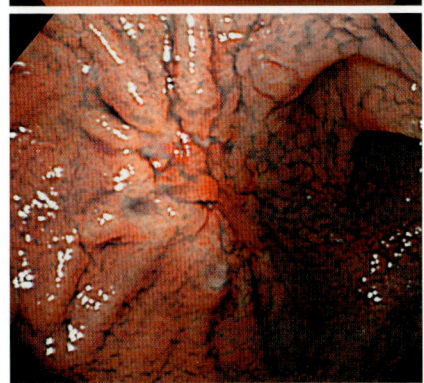

a：通常観察像．胃角部前壁に境界不明瞭な褪色域を認める．
b：色素散布像 1．インジゴカルミン 1/2A．薄めの色素によって褪色域が認識しやすくなっている．
c：色素散布像 2．インジゴカルミン 2/3A．さらに濃い色素の追加によって，ひだ先端所見や褪色域の顆粒状変化がより明瞭となっている．未分化型 0 Ⅱc，M 癌，40 mm である．

図 4　色素内視鏡像（インジゴカルミン）

有用である．とくに通常観察において凹凸変化に乏しく，わずかな褪色調を主とするⅡb様病変などには，まず薄めの濃度から散布し観察してみるとよい．はじめから濃い濃度だと微妙な色調変化がかえって認識しにくくなる場合があり，水洗浄して改めて散布し直す必要があるからである．

　色素濃度は任意の濃度で微調節が可能であり，筆者らは，希釈するインジゴカルミン量を簡易的に 1/2A（2.5 ml）から 2/3A（3 ml），1A（5 ml）という濃度に分け，薄めから濃くしていく段階的色素観察を行っている（図 4）．

参考文献

1) 日本消化器内視鏡学会 監：消化器内視鏡ガイドライン（第 2 版）．2002，医学書院，東京
2) 多賀須幸男：パンエンドスコピー　上部消化管検査の診断・治療．1994，医学書院，東京
3) 八尾恒良 監：胃と腸用語事典．2002，医学書院，東京
4) 吉田　操，門馬久美子，葉梨智子，他：食道癌の深達度診断—内視鏡像からみた深達度診断．胃と腸　2001；36：295-306

7. 拡大内視鏡観察

八木一芳，中村厚夫，関根厚雄

　上部消化管拡大内視鏡診断は食道癌[1]，Barrett 食道[2]，胃炎[3]，胃癌[4] などを中心にその有用性が報告されてきたが，狭帯域フィルター内視鏡〔Narrow Band Imaging（NBI）system〕の出現によってNBI 併用拡大内視鏡診断の有用性が報告されるようになった[5],[6]．現在は日常臨床でも一般的に行われている．本稿では Helicobacter pylori（H. pylori）非感染正常胃粘膜，慢性胃炎（H. Pylori 胃炎），胃癌，Barrett 食道癌の拡大診断について解説する．

H. pylori 非感染正常胃の胃底腺粘膜拡大内視鏡像

　H. pylori 非感染の胃は幽門輪周囲の幽門腺粘膜および食道胃接合部より数 mm に存在する噴門腺粘膜以外は胃底腺粘膜よりなっている（図1）[7]．胃底腺粘膜の大部分を占める胃体部では図2のように微細発赤点が規則的に配列した像を認める．この微細発赤点は集合細静脈（collecting venuls）であることから，われわれはこの像を regular arrangement of collecting venules（RAC）と命名している[8]．RAC を GIF-Q240Z または H260Z（Olympus）で観察すると図2のような像が観察できる[3],[8]．拡大観察には最大倍率で焦点の合った画像を得るために内視鏡の先端に黒色の柔らかいゴム製のフード（MB-162；GIF-Q240Z 用，MB-46；GIF-H260Z 用，Olympus）を装着する必要がある．拡大観察は観察部位にアタッチメントを軽く接してから拡大ノブを引く．慣れると近接しながらノブで焦点を合わせつつ拡大観察に移ることも可能である．図3は RAC の拡大像である．ヒトデ状の血管が集

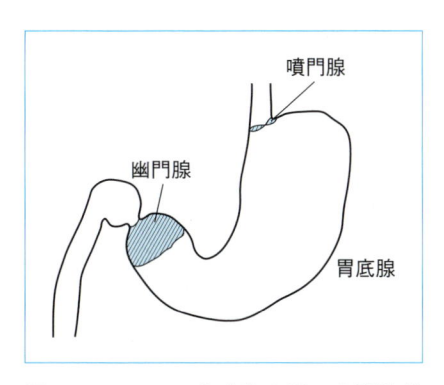

図1　H. pylori 非感染の胃の幽門腺粘膜，胃底腺粘膜，噴門腺粘膜の分布

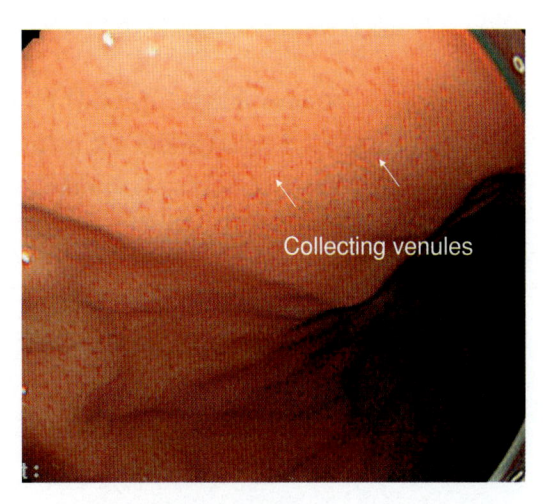

図2　RAC（regular arrangement of collecting venules）像
　胃体部全体に微細発赤点が規則的に配列した像を認める．白矢印が微細発赤点として観察される集合細静脈（collecting venules）である．

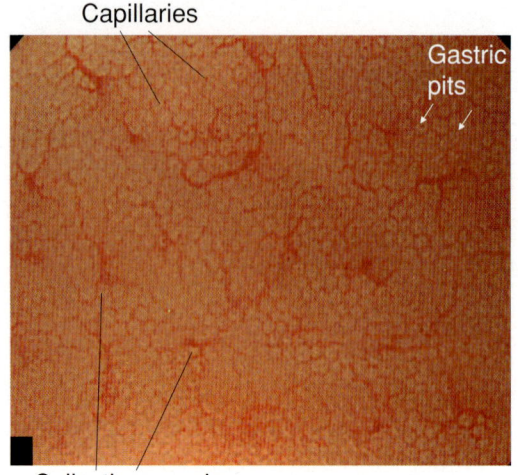

図 3　RAC の拡大像
集合細静脈の周囲には毛細血管がネットワークを形成している．その中心には腺開口部（gastric pits）を認める．

合細静脈であり，その周囲にはネットワークを形成した毛細血管を認める．この血管は腺管の周囲を取り囲みながら粘膜の増殖帯付近で集合細静脈となり，粘膜を垂直に下行していく[7]．この粘膜を垂直に下行する細静脈が通常内視鏡では点として観察され，RAC として認識される．毛細血管のネットワークの中心にはピンホール状の点が観察される．これが腺開口部（gastric pits）である．組織像は炎症も萎縮もない胃底腺粘膜である．腺窩上皮には変性はなく，腺窩上皮から形成される腺開口部は狭くストレートな構造をしている．一つの腺開口部を形成する腺管の幅は 60μm 程度である．それぞれの集合細静脈の間隔は約 350μm である[7]．

H. pylori 非感染正常胃の幽門腺粘膜拡大内視鏡像

H. pylori 非感染の正常の胃では幽門腺粘膜は幽門輪周囲に存在する（図1）．拡大像は図4のように胃底腺領域とまったく異なり管状の畝を形成し，その上には微細なコイル状の血管が観察される．胃底腺粘膜と幽門腺粘膜の拡大像の違いを図5に示した．胃底腺粘膜は酸，ペプシンを分泌するための導管としての円形の腺開口部が密に配列し（図 5a, c），腺窩上皮の腺窩は円形の腺開口部に一致する（図 5a, b, d）．一方，幽門腺粘膜の腺窩は円形の開口部は形成せず，横に溝状に広がっている（図 5e〜h）．幽門腺領域では蠕動運動がその役割であり，粘膜の伸び縮みが必要である．そのため腺窩は腺開口部としての働きでなく，粘膜の伸縮のために畳み込まれたような構造になっている（図 5e〜h）．

H. pylori 胃炎に観察される拡大内視鏡像

1．A−B 分類について

H. pylori 非感染正常胃の胃底腺粘膜を B−0，幽門腺粘膜を A−0 とし，*H. pylori* 感染の炎症による粘膜拡大像の変化を A−B 分類[7),9),10)]（図6）として報告した．炎症により粘膜構造

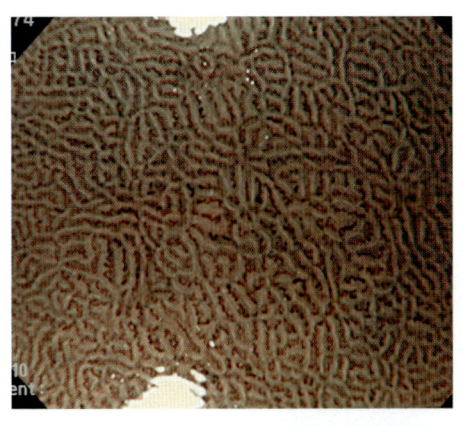

図 4 *H. pylori* 非感染正常胃の幽門部拡大像
　管状の畝を形成し，その上には微細な点状の血管が観察される．

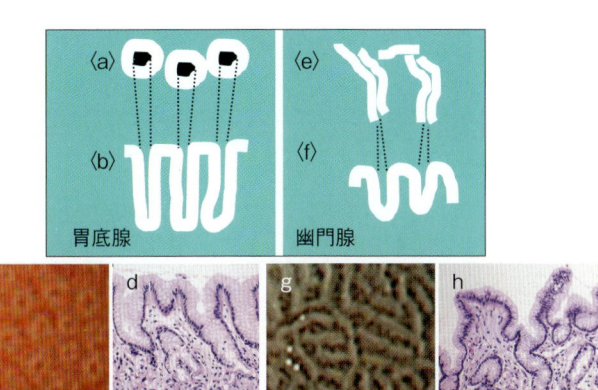

図 5 胃底腺粘膜と幽門腺粘膜の違い
〔文献 13）より引用〕

は矢印の方向に進展する（図 6）．B は body の略であり，胃底腺領域の拡大像である．A は atrophy と antrum の略である．胃底腺領域も萎縮が完成すると幽門腺粘膜類似の構造になるため幽門腺粘膜の進展と同じ A-1 と A-2 に合流する．A-B 分類の説明を表に示す．

2．A-B 分類のコンセプト

　A-B 分類は単なる分類でなく，正常胃粘膜が *H. pylori* 感染により変化していくプロセスを示している[7),9),10)]（図 7）．

　すなわち外分泌腺である胃底腺が十分存在する粘膜では分泌腺の導管としての円形開口部が密に存在する（図 7 B-1）．炎症の過程のなかで腺窩の構造は改築され，胃底腺が消失した萎縮粘膜では溝状の胃小溝に変化する（図 7 A-1）．そして最後に *H. pylori* 胃炎の終着駅として吸収臓器である小腸に類似した乳頭・顆粒状構造を呈した腸上皮化生に至る（図 7 A-2）．

　この変化の拡大像と組織像について詳細に説明する．胃底腺を十分保った粘膜には円形の開口部が密に配列し（図 8a，b），一つ一つの開口部は腺窩に一致する（図 8c，d）．萎縮粘膜では腺窩は横に広がる溝を形成する（図 9a〜d）．この溝構造は粘膜の伸縮に働く．A-2 では腸上皮化生の乳頭状構造とその内部の血管が拡大像に現れている（図 10a〜d）．

胃癌の拡大内視鏡診断

　胃癌の NBI 拡大内視鏡像は茶色の血管と粘膜模様の輪郭となる白縁から形成されている．ほかに light blue crest[11)]，white opaque substance（WOS）[12)] が観察される．粘膜模様の輪郭である白縁を筆者らは white zone と命名し，報告してきた[7)]．

　筆者らの診断の手順を図 11 のフローチャートに示す．まず病変部を NBI 併用拡大観察で white zone が視認されるか否かを観察する．視認されない場合，次に血管を観察する．white zone が視認された場合は表層の組織構造をイメージすることが可能になる．そして血管像を観察し，病変の組織断面像を仮想し，診断する．

Ⅰ．総　論

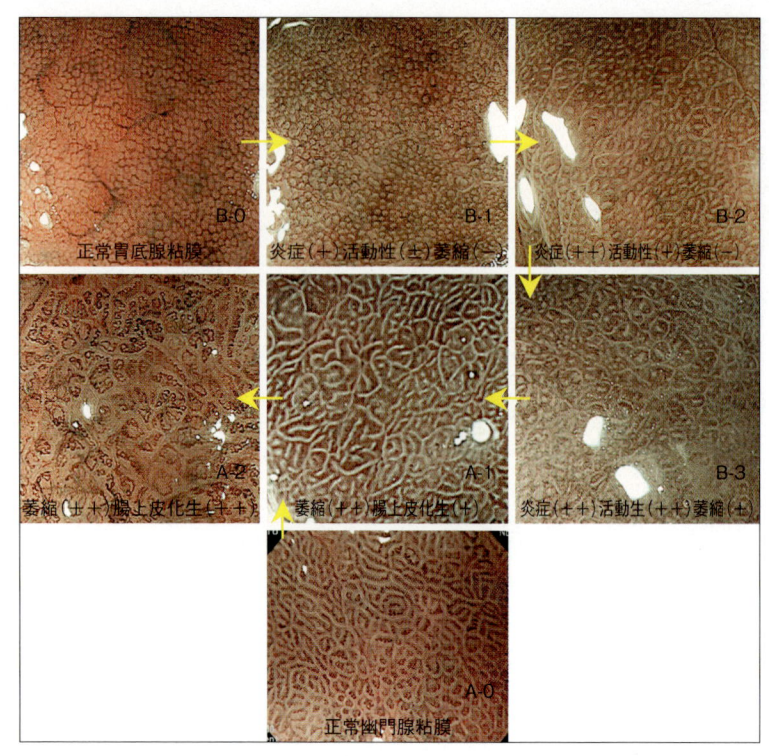

図6　A-B分類
〔文献7）より引用〕

表　A-B分類拡大内視鏡像の説明

内視鏡的非萎縮部の拡大像
B-0型　RACの拡大像．ヒトデ状の集合細静脈の周囲に毛細血管のネットワークが観察される．その中央部にはピンホール状の腺開口部が観察される．
B-1型　円形の腺開口部が観察され，その周囲に真性毛細血管が観察される．集合細静脈は観察されない．
B-2型　集合細静脈も真性毛細血管も観察されない．開大した楕円形の腺開口部と胃小溝を認める．
B-3型　集合細静脈も真性毛細血管も観察されない．腺開口部は卵円形にさらに開大している．胃小溝は密になり，開口部を取り囲むようになる．萎縮粘膜への移行像である．

内視鏡的萎縮部または前庭部の拡大像
A-1型　管状粘膜模様の拡大像である．腺開口部が溝状に変化し，連続して細長い胃小溝を形成したため生じた形態像である．細長い胃小溝は楕円状の腺開口部としての形態を残している部分もある．毛細血管はこの粘膜模様の縁に沿って走行している．
A-2型　乳頭状または顆粒状の拡大像である．A-1型よりさらに胃小溝が深い溝となり，形成された像である．乳頭状・顆粒状の粘膜模様の中には螺旋状走行を描く毛細血管が観察される．

H. pylori非感染症例の前庭部の拡大像
A-0型　規則的な管状の粘膜模様である．その粘膜模様に沿って毛細血管が観察される．中央に円形や楕円形を示すwhite zoneの周りに弧状のwhite zoneを認める拡大像を示す症例もある．

〔文献7）より引用〕

1．分化型胃癌の拡大像

分化型癌はwhite zoneからなる粘膜模様とその内部に血管が観察されるloop patternと網目の血管が主体に観察されるmesh patternに大きく分けられる（**図12**）[6),7)]．

1）loop pattern

white zoneからなる粘膜模様内に深層から表層に向かって血管が走行するように観察される像がloop patternである．white zoneから表層の構造は絨毛様（**図13**），乳頭・顆粒様

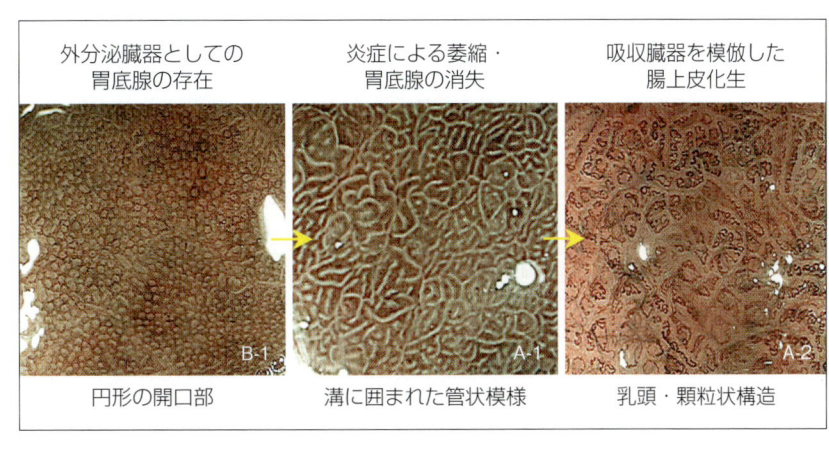

図7　A-B分類のコンセプト

外分泌臓器としての胃底腺の存在／炎症による萎縮・胃底腺の消失／吸収臓器を模倣した腸上皮化生

円形の開口部／溝に囲まれた管状模様／乳頭・顆粒状構造

〔文献7〕より引用〕

図8　胃底腺粘膜の拡大像と組織像
〔文献7〕より引用〕

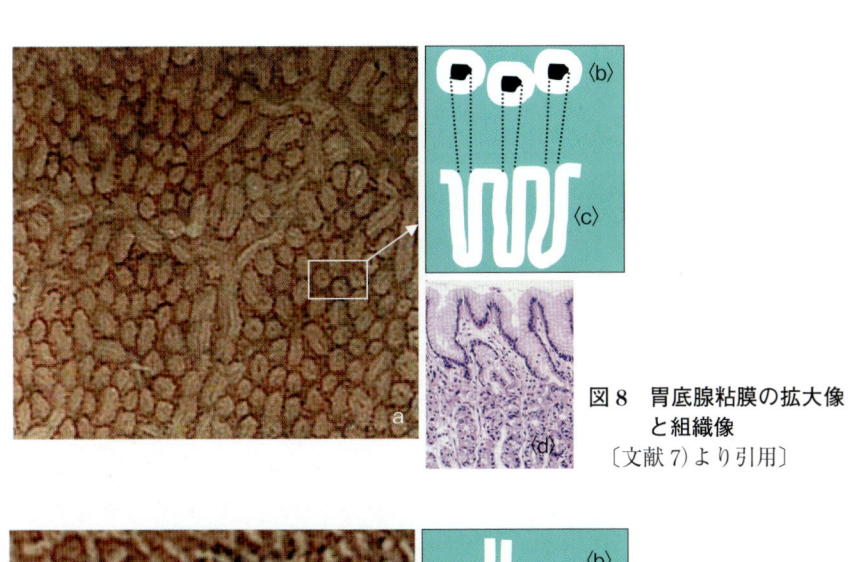

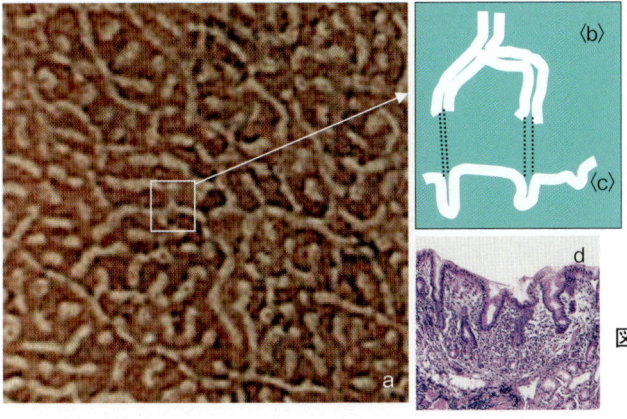

図9　萎縮粘膜の拡大像と組織像
〔文献7〕より引用〕

（**図14**），萎縮粘膜様（**図15**）に大きく分かれる．loop pattern は血管以外に white zone の形状が胃炎との鑑別になる．**図16** に胃炎と胃癌との white zone の鑑別点とそれぞれの所見の胃癌と胃炎の出現頻度を記載した．

　ここで white zone の不鮮明化について説明する．**図17** のように腺管密度が高く，窩間部の幅が狭い場合に不鮮明化が生ずる[7]．また **図18** のように腺窩が浅い場合も不鮮明化す

Ⅰ. 総論

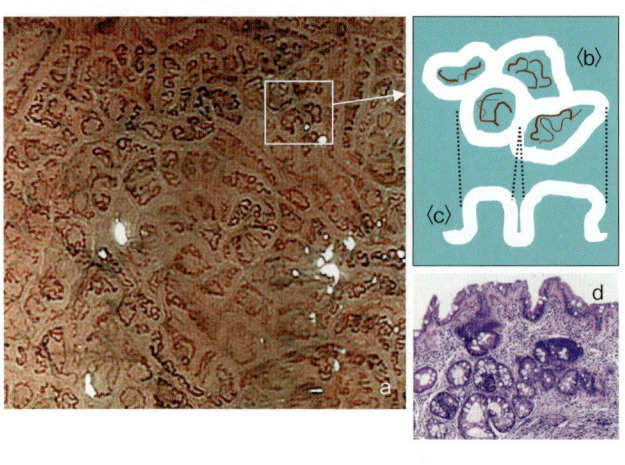

図10 腸上皮化生の拡大像と組織像
〔文献13)より引用〕

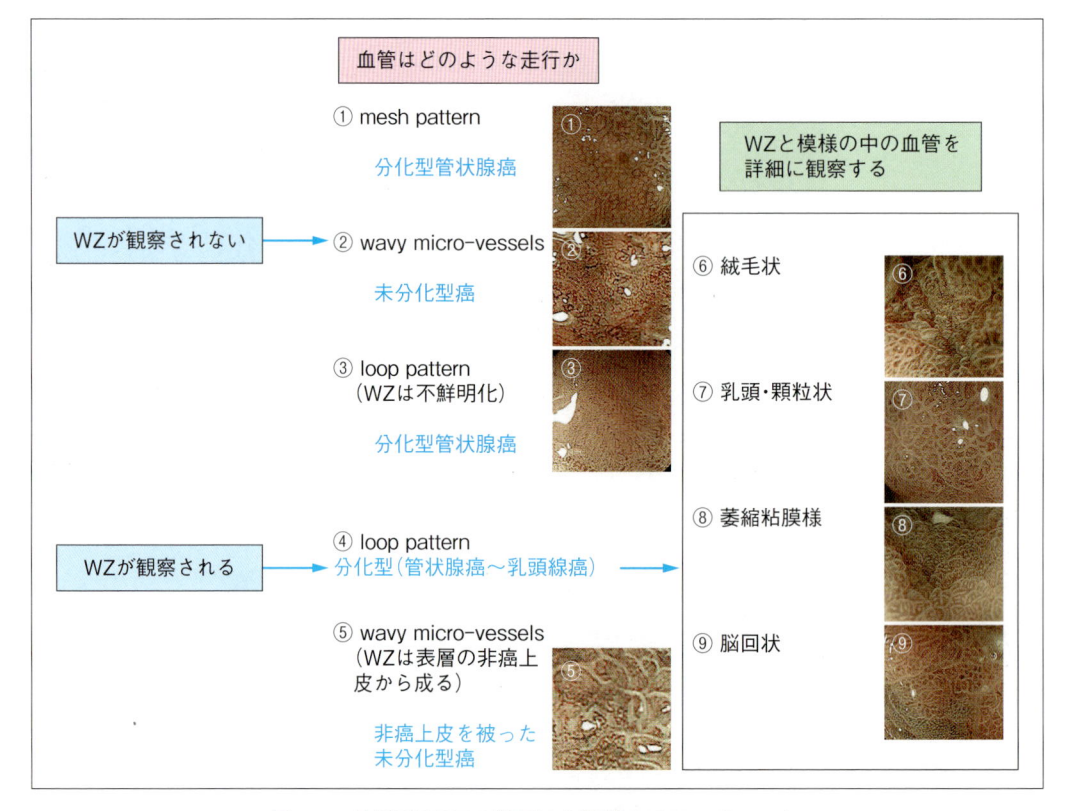

図11 早期胃癌NBI併用拡大診断のフローチャート
WZ：white zone 〔文献7)より引用〕

る[7]．一般的に癌は腺管密度が高いことが多い．また腺管形成が未熟で腺窩が浅い腺管も出現する．癌にwhite zoneの不鮮明化が出現しやすいのはそのためである．

2) mesh pattern

網目模様血管から形成される分化型癌はmesh patternと分類される（**図12**）．網目模様血管は円形pitを伴ったストレートな管状腺癌を取り巻いている．そのため生体内でmesh patternと認識できる癌（**図19a**）を切除して，ホルマリンに数分固定して，拡大内視鏡観察すると癌部には円形のpitとその周りを取り囲んでいる血管網が観察できる（**図19b**）．

	White zone	血管走行
Loop pattern	粘膜模様を作るように観察される	深部から表層に向かって走行している
Mesh pattern	観察されない or 視認されにくい	網目模様を形成して走行している

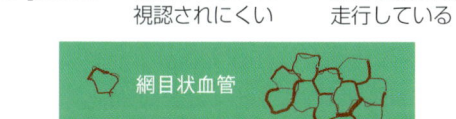

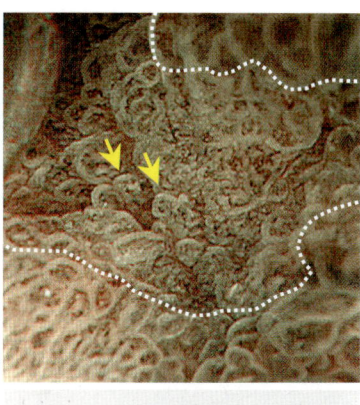

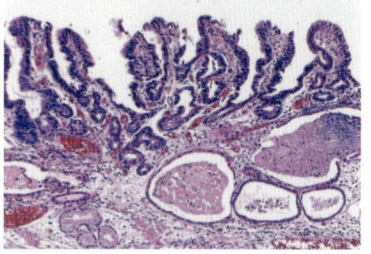

図12　分化型癌のNBI拡大分類
〔文献7)より引用〕

図13　loop pattern 絨毛様
　白点線：癌と非癌の境界．白点線内が癌である．
　黄色矢印：white zone で形成された絨毛状構造が観察される．内部には血管が観察できる．組織像での内腔に突出するような乳頭様構造に一致する．　〔文献7)より引用〕

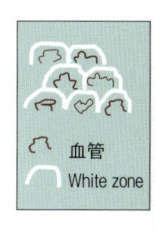

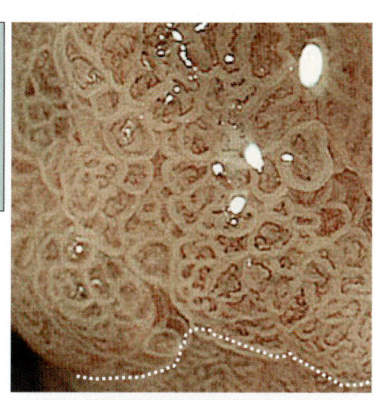

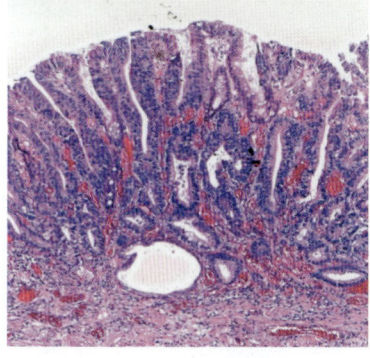

図14　loop pattern 乳頭・顆粒様
　白点線は癌と非癌の境界．白点線の上が癌．
〔文献7)より引用〕

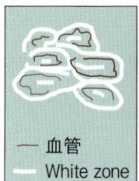

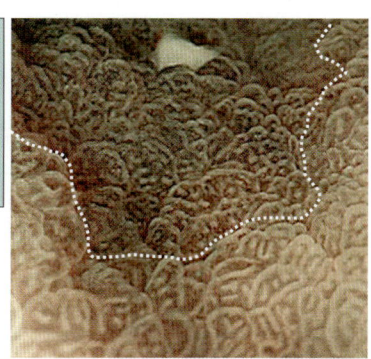

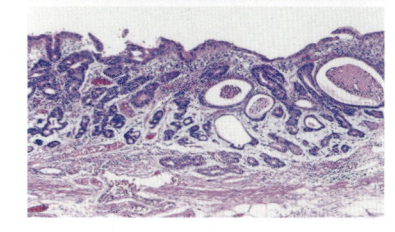

図15　loop pattern 萎縮粘膜様
　白点線は癌と非癌の境界．白点線の上が癌．
〔文献7)より引用〕

Ⅰ．総　論

2．未分化型胃癌の拡大像

　　印環細胞癌など未分化型胃癌では曲線を描き互いの連結がなく先細りして消失する不整血管が観察され，筆者らは wavy micro-vessels[7]と命名している．また表層に非癌上皮を残したまま腺頸部を中心に粘膜内を水平に進展していく特徴もあり，非癌上皮の腺管部分が white zone として認識されることも多い．**図20** は未分化型粘膜内癌の拡大像である．A 部分には white zone が観察される（図20 ピンク矢印）．これは非癌上皮の腺管を表している．癌が表層に露出するか，または表層に 1 層のみの非癌上皮を残して癌が進展した状態では B 部分のように white zone は観察されない．そして非癌上皮が腺窩構造を残している部分から非癌上皮が 1 層，または消失して癌が露出した部分に移行するところでは white zone が漸次的に消えていく像が観察される（図20 黄色矢印）．これを筆者は white zone のゴースト様消失(ghost-like disappearance of white zone)[7]と呼んでいる．血管は A 部分も B 部分も wavy micro-vessels が観察される．この像が未分化型胃癌に特徴的にみられる拡大像である．拡大像と組織像の関係のシェーマを **図21** に示す．a の左側に向かうように癌細胞の

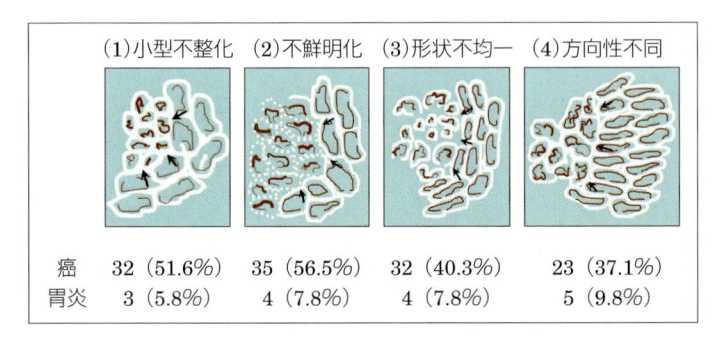

	(1)小型不整化	(2)不鮮明化	(3)形状不均一	(4)方向性不同
癌	32 (51.6%)	35 (56.5%)	32 (40.3%)	23 (37.1%)
胃炎	3 (5.8%)	4 (7.8%)	4 (7.8%)	5 (9.8%)

図16　胃癌と胃炎での NBI 拡大像 white zone 所見
（癌：62 病変，胃炎 51 病変）
胃癌も胃炎も white zone が視認できる病変に限定している．
〔文献7）より引用〕

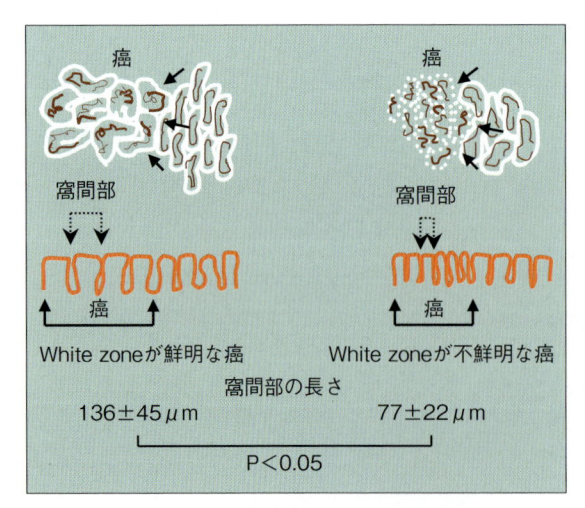

図17　white zone が鮮明な癌と不鮮明な癌の窩間部の長さの違い〔文献7）より引用〕
White zone が鮮明な癌　窩間部の長さ　136±45μm
White zone が不鮮明な癌　77±22μm
P<0.05

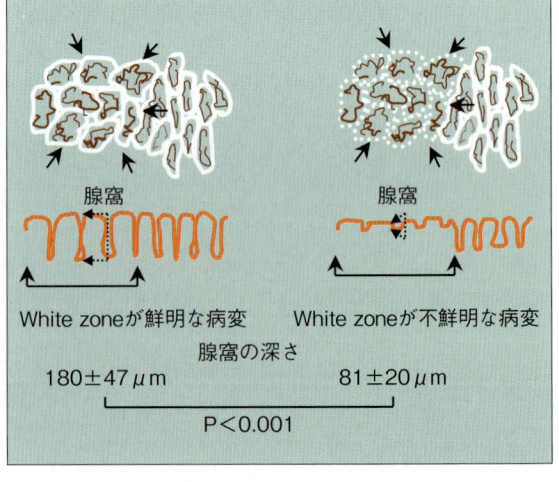

図18　white zone が鮮明な病変と不鮮明な病変の腺窩の深さの違い〔文献7）より引用〕
White zone が鮮明な病変　腺窩の深さ　180±47μm
White zone が不鮮明な病変　81±20μm
P<0.001

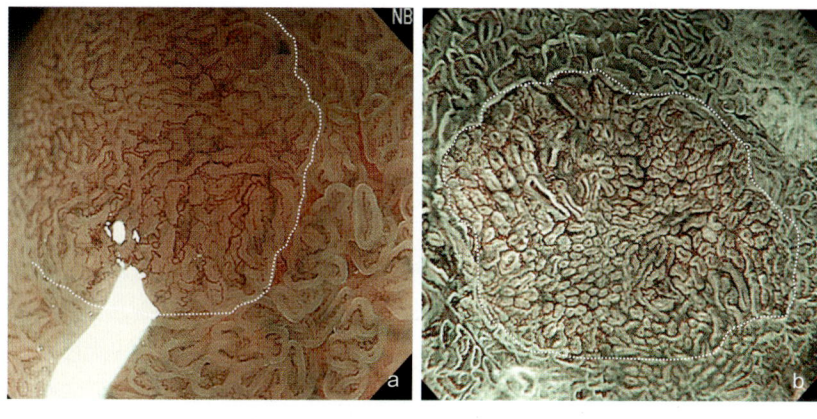

図19　mesh pattern を示す分化型胃癌
a：生体内の NBI 併用拡大
b：ホルマリン半固定後の切除標本の NBI 併用拡大
〔文献14)より引用〕

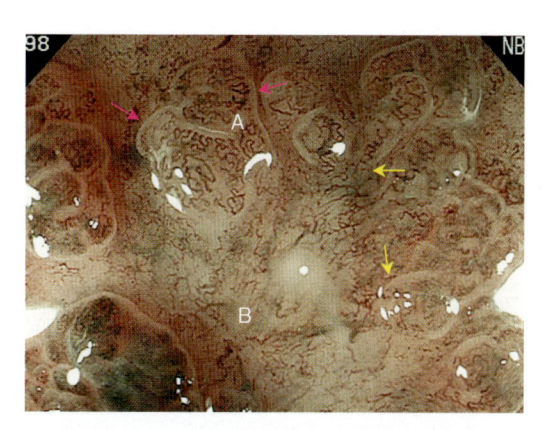

図20　未分化型粘膜内癌の NBI 併用拡大像.
全体に wavy micro-vessels が観察される.
〔文献14)より引用〕

〈b〉 不鮮明化した white zone
　　視認できる white zone
white zone は不鮮明化
〈a〉 white zone は不鮮明化
● 印環細胞癌など未分化型腺癌細胞
　非癌の表層上皮層

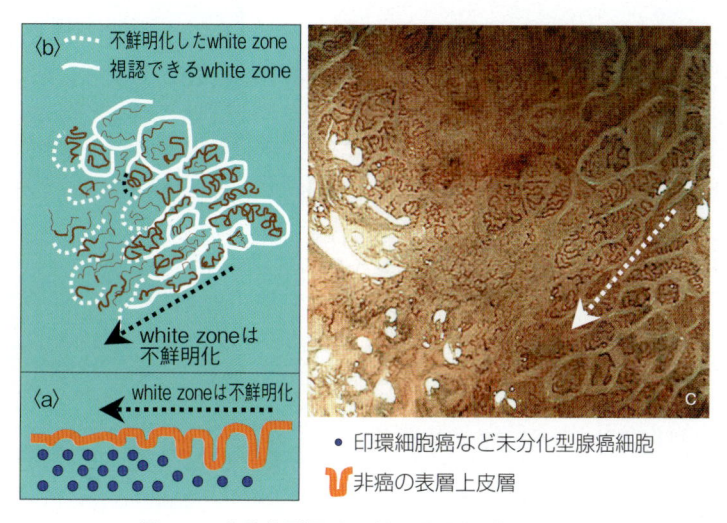

図21　未分化型胃癌の拡大像と組織像の関係
〔文献14)より引用〕

進展による表層非癌上皮の腺窩破壊が強くなるに伴い，bに示すようにwhite zoneが漸次的に不鮮明化していく（図21a, b黒点線矢印の方向）．写真では白点線矢印の方向にwhite zoneが漸次的に消失しているのが観察される（図21c）．

Barrett食道，食道腺癌における拡大内視鏡診断

欧米では胃癌の罹患率の減少と相反して胃・食道逆流症（gastroesophageal reflex disease；GERD）関連疾患であるBarrett食道およびそこから発生する食道腺癌が増加しており，腺癌およびその発癌母地である特殊円柱上皮（不完全型腸上皮化生）の拡大内視鏡診断が報告されている[2]．本邦でも腺癌や特殊円柱上皮の拡大内視鏡診断の検討が報告されてきたが，最近のBarrett食道癌の診断ではNBI[15]や酢酸[16]を用いた報告が目立つ．図22はlong segment Barrett's esophagusの内視鏡像である．癌の存在は不明瞭である．酢酸散布後，黄色ボックス部は図23のように拡大観察された．非癌の粘膜は白色化し，規則的な粘膜模様が観察できるが，癌部は白色化が消失し，粗糙な表面構造も観察される．酢酸を併用した拡大内視鏡観察で癌の範囲を正確に診断できた症例である．

図24はshort segment Barrett's esophagus症例である．扁平上皮島に接してわずかな隆起を認める．黄色ボックス部分をNBI拡大すると，図25のように，この隆起はmesh patternを示し，分化型腺癌と診断できる．さらに酢酸散布後は図26のように，隆起部に一致して酢酸の早期白色化消失が観察され，この部位が癌であることを確認できる．

文献

1) Inoue H, Honda T, Nagai K, et al：Ultra-high magnification endoscopic observation of carcinoma in situ of the esophagus. Dig Endosc 1997；9：16-18
2) Endo T, Awakawa T, Takahashi H, et al：Classification of the Barrett's epithelium by magnifying endoscopy. Gastrointest Endosc 2002；55：641-647

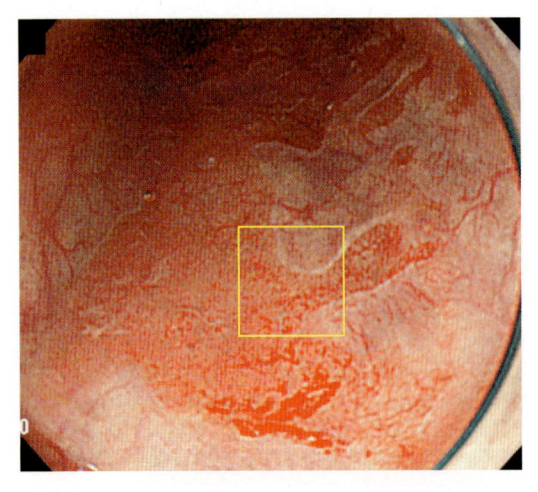

図22 long segment Barrett's esophagusの内視鏡像
癌の存在は不明瞭である．黄色ボックスは拡大部位．

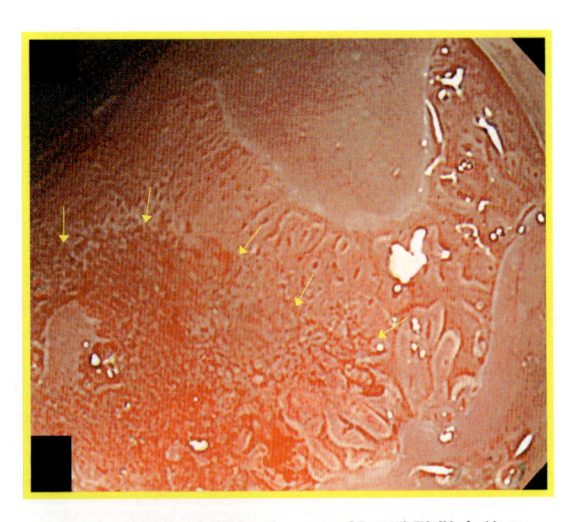

図23 図22の黄色ボックス部の酢酸散布後の拡大像
非癌の粘膜は白色化し，規則的な粘膜模様が観察できるが，癌部は白色化が消失し始めており，粗糙な表面構造が観察される（黄色矢印）．

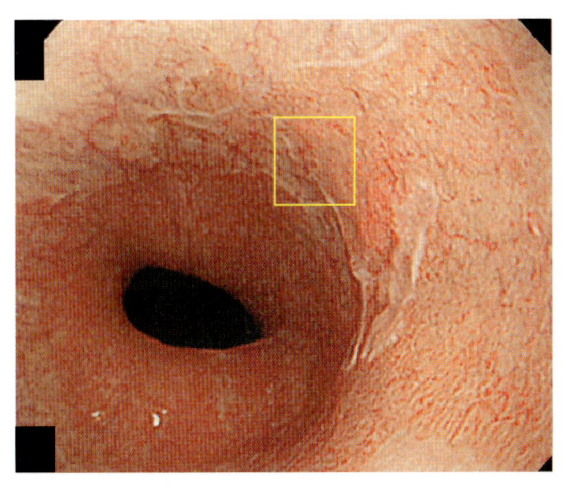

図24 short segment Barrett's esophagus の
内視鏡像
扁平上皮島に接してわずかな隆起を認める．
黄色ボックス部分は拡大部位．

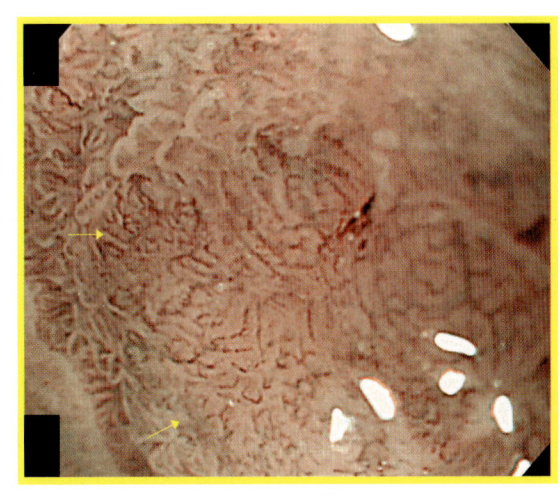

図25 図24の黄色ボックス部のNBI拡大観察像
隆起はmesh patternを示す（黄色矢印）．

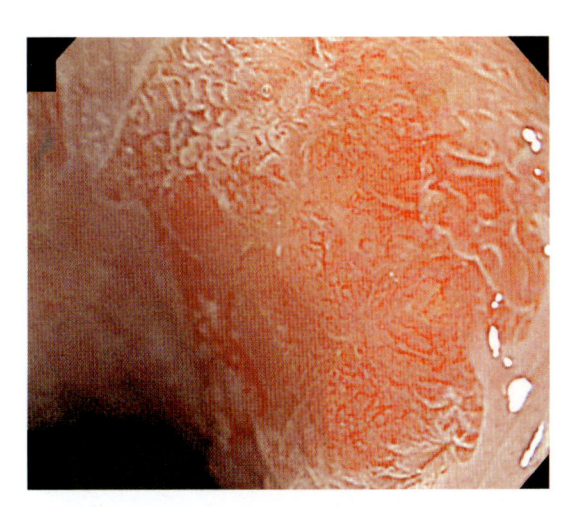

図26 図25と同部位の酢酸散布後の拡大観察
同部位を酢酸散布にて観察すると隆起部に一致し
て酢酸の早期白色化消失が観察される．白色化が消失
している部分が腺癌である．

3) Yagi K, Nakamura A, Sekine A：Comparison between magnifying endoscopy and histological, culture and urease test findings from the gastric mucosa of the corpus. Endoscopy 2002；34：376-381
4) Yao K, Oishi T, Matsui T, et al：Novel magnified endoscopic findings of microvascular architecture in intramucosal gastric cancer. Gastrointest Endosc 2002；56：279-284
5) Kaise M, Kato M, Arai Y, et al：Magnifying endoscopy combined with narrow-band imaging for differential diagnosis of superficial depressed gastric lesions. Endoscopy 2009；41：310-315
6) Yagi K, Nakamura A, Sekine A, et al：Magnifying endoscopy with narrow band imaging for early differentiated gastric adenocarcinoma. Dig Endosc 2009；20：115-122
7) 八木一芳，味岡洋一：胃の拡大内視鏡診断．医学書院，東京，2010

8) 八木一芳, 中村厚夫, 関根厚雄, 他：*Helicobacter pylori* 陰性・正常胃粘膜内視鏡像の検討. Gastroenterol Endosc 2000；42：1977-1987
9) 八木一芳, 中村厚夫, 関根厚雄：胃炎の拡大内視鏡診断. Gastroenterol Endosc 2007；49：1251-1257
10) 八木一芳, 渡辺 順, 中村厚夫, 他：*Helicobacter pylori* 感染胃粘膜の拡大内視鏡観察―正常粘膜の観察所見も含めて：A-B 分類. 胃と腸 2007；42：697-704
11) Uedo N, Ishihara R, Iishi H, et al：A new method of diagnosing gastric intestinal metaplasia：narrow band imaging with magnifying endoscopy. Endoscopy 2006；38：819-824
12) Yao K, Iwashita A, Tanabe H, et al：White opaque substance within superficial elevated gastric neoplasia as visualized by magnification endoscopy with narrow-band imaging：a new optical sign for differentiating between adenoma and carcinoma. Gastrointest Endosc 2008；68：574-580
13) 八木一芳, 水野研一, 中村厚夫, 他：胃非腫瘍性粘膜の拡大内視鏡診断―正常, 炎症, 萎縮, および除菌後の胃粘膜拡大像. 胃と腸 2011；46：841-852
14) 八木一芳：各論［診断］私はこうしている；NBI 拡大内視鏡診断. 消化器内視鏡 2011；23：64-69
15) 郷田憲一, 田尻久雄, 仲吉 隆, 他：Barrett 粘膜・食道に対する狭帯域フィルター内視鏡システム併用拡大内視鏡観察の意義. 胃と腸 2004；39：1297-1307
16) Yagi K, Nakamura A, Sekine A, et al：Endoscopic diagnosis of mucosal adenocarcinomas and intestinal metaplasia of columnar-line esophagus using enhanced-magnification endoscopy. Dig Endosc 2006；18（Suppl 1）：S21-S26

8. 画像強調観察

加藤智弘

　現在汎用されている電子内視鏡は，生体内に光を照射し，生体内の色情報をスコープの先端の半導体素子（charge coupled device；CCD）を通してデジタル信号として得て，その後にプロセッサで処理されモニターに画像として描出される．以下，通常光観察を理解するうえで最低限必要な事項を挙げるが，その原理は画像強調観察（Image-Enhanced Endoscopy；IEE）の理解にも深く関係する．

　電子内視鏡で使用される通常光はキセノンランプより発生しているが，以前のハロゲンランプに比較して，長波長である赤領域が多く（赤外領域も発生），短波長である青・緑領域がやや少ない光特性がある．ただし実際の光源としての使用の際には赤外領域をカットして使用される．また，CCDの観察範囲（感受性）はヒトの目の領域にほぼ一致しているが，ヒトの目に見えない紫外線・赤外線にも感受性があるために，通常観察では赤外線カットフィルターが装着されて，実際の画像情報を得ている．

　消化管の表面粘膜には固有の色調があるとよく誤解される．内視鏡観察のように，さまざまな種類の照射光や観察作法により，モニター画像にはきわめて多くの情報が盛り込まれていることになる．たとえば，照射光の種類により粘膜の色調は変化し，照明帯域が変化すると粘膜の色調だけでなく組織透過度も変化する．すなわち粘膜表層の情報だけでなく，粘膜固有層・粘膜下層の情報まで拾い上げていることになる．また，色再現には光量にも関係し，測光方式（平均測光・ピーク測光）にも影響されることは，日常の検査の際によく経験することである．

　モニター画像を構成するプロセスの点も重要で，現在では面順次式と同時式の二つの方式がある（**図1**）[1]．面順次方式はR（red：赤）・G（green：緑）・B（blue：青）の光を順次照射し，その画線信号は色別に処理されて画像化される．もう一方の同時式では白色光を照射し，その画像信号を画像化している．どちらも色情報はデジタル信号であるために，プロセッサ内での画像処理や解析が比較的容易である特徴をもつ．この特性を利用して，照射光や観察する波長域，またその画像解析・処理方法を利用して，さまざまな内視鏡画像観察技術が開発されてきた．その代表的なものがIEEであり，いくつかは日常臨床で広く普及し，今や診断や治療の面で欠かすことはできない．

　これまで多くの内視鏡画像観察方法が開発されてきたが，現在は基本となる原理を基に整理された分類が提示されている（**表**）[2,3]．すなわち，通常観察（白色光）（Conventional Endoscopy，White Light Endoscopy），画像強調観察（IEE），拡大内視鏡観察（Magnified Endoscopy），顕微内視鏡観察（Microscopic Endoscopy），断層イメージング（Tomographic Endoscopy）と五つに大きく分類される．このうち，IEEは，①光学法（Optical method），②デジタル法（Digital method），③光デジタル法（Optical-Digital method），④色素法（Chromoendoscopy method）に分かれる（**表**）．

　本稿では色素法（色素法は別項で詳しい記述があり参考にされたい）を除くIEEについて概説する．

I．総　論

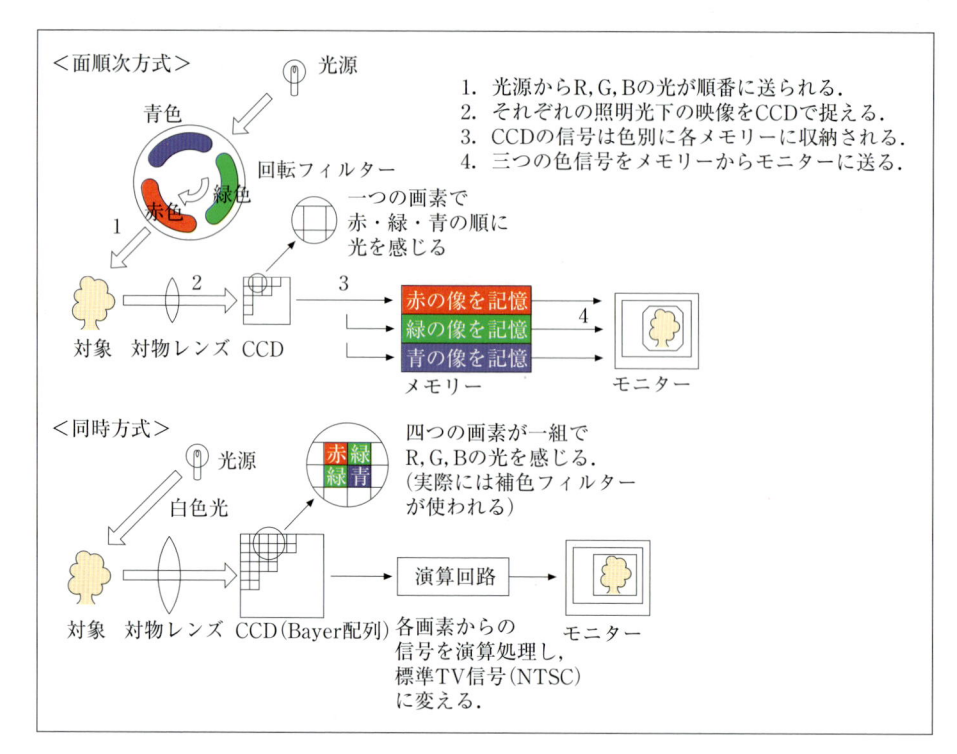

図1　面順次方式と同時方式の原理概念図
〔文献1）より引用〕

表　内視鏡観察法の目的別分類（亜分類）

1．通常観察（白色光）Conventional Endoscopy（White Light）
2．画像強調観察 Image-Enhanced Endoscopy
　　・光学法 Optical method……例）紫外線観察/赤外線観察 Ultraviolet/Infra-red observation
　　・デジタル法 Digital method
　　　　コントラスト法 Contrast method……例）FICE/i-scan
　　　　輪郭強調法 Lineation enhanced method……例）構造強調 Structure enhancement
　　・光デジタル法 Optical-Digital method
　　　　蛍光法 Auto-fluorescent method……例）AFI/SAFE
　　　　狭帯域光法 Narrow band light method……例）NBI
　　　　赤外光法 Infra-red ray method……例）IRI
　　・色素法 Chromoendoscopy method
　　　　染色法 Stain method……例）ルゴール Lugol*
　　　　コントラスト法 Contrast method……例）インジゴカルミン Indigocarmine
3．拡大内視鏡観察 Magnified Endoscopy
　　・光学法 Optical method……例）Optical zoom endoscopy
　　・デジタル法 Digital method……例）Digital zoom
4．顕微内視鏡観察 Microscopic Endoscopy
　　・光学法 Optical method……例）Endocytoscopy
　　・共焦点法 Confocal method……例）Confocal Laser Endomicroscopy
5．断層イメージング Tomographic Endoscopy
　　・超音波内視鏡 Endoscopic Ultrasonography
　　・OCT（Optical Coherence Tomography）

＊：ヨード染色　　〔文献2），3）を改変引用〕

IEE

　日常臨床で一般に内視鏡検査を行う際には，通常光，いわゆる白色光（White Light）を照射光として得られる通常光観察がもっとも汎用される．観察対象となる病変の性状により，適切な色素法を利用した観察〔IEE の色素法である色素内視鏡（Chromoendoscopy）〕が行われる．先代たちがこれまで築いてきた内視鏡診断学により，通常光観察や色素内視鏡により病変の真の姿にかなりのレベルまで迫ることができる．しかしながら，より精密で正確な診断を得ること，また病変の性状の客観性をもたせる目的で，さらに多くの IEE が併用され観察が行われる．一方で，通常光観察であっても，IEE の輪郭強調法などはその操作の簡便さ・有用性の点から併用されることも多い．輪郭強調法は IEE のデジタル法に分類されるが，画像のコントラストを強調するアルゴリズムを使用し処理される．

　基本となる内視鏡観察は通常光観察であることは論を待たないが，IEE 自体が独立しているわけでなく，IEE のうちいくつかは通常光観察レベルでも併用され，また IEE で得られた知見が通常光観察へフィードバックされており，実際の内視鏡診断では各々がそれぞれ独立して評価されるのではなく，互いに相補的な関係であり総合的に判断され最終診断が得られる．重要な点は内視鏡観察時に「どの方式を利用しているのか」，さらにその方式の原理を知っておくことで「何を見ているのか」を絶えず考えておくことであり，単にモニターに描出される画像のみで判断しないことである．そうでなければ，病変の真の姿を見誤る危険があり，ひいては内視鏡診断を誤ることになる．

1．光学法（Optical method）

　内視鏡で使用される照射光の光学特性を変換，あるいは通常の白色光とは異なる光学特性を有する光源を使用し，目的とする観察対象の強調効果を得る方法である．具体的には，紫外線観察/赤外線観察（Ultraviolet/Infra-red observation）であるが，最近では使用される機会は少ない．

2．デジタル法（Digital method）

　自然光に近い白色光を対象物に照射して得られたデジタル情報（信号）を，ビデオプロセッサ内でさまざまなアルゴリズムで処理を行い，目的にかなった画像を得る技術である．このアルゴリズムには，対象物の微細な粘膜模様を強調するもの，コントラストを強調するもの，色彩を調整するアルゴリズムなど多岐にわたる．これらは大きくコントラスト法と輪郭強調法に分類される．コントラスト法には，FICE（Flexible spectral Imaging Color Enhancement，富士フイルムメディカル）と i-scan（HOYA Corp.）が代表的であり，輪郭強調法には適応型構造強調処置や IHb（Index of hemoglobin：血液量指標）色彩強調処置が代表的である．これらの観察方法では，もともとのデジタル情報は通常光観察と同じであるが，処理をするためのアルゴリズム解析をする点で異なり，他の IEE と比較して，画像自体は明るく，目的とする画像の自由度は高い特徴がある．

1）FICE，i-scan

　コントラスト法の FICE や i-scan は，NBI 観察（後述）と画像が非常に似ているために，しばしば比較され評価されることがある．しかしながら，照射光を含め，画像処理の点で

I. 総　論

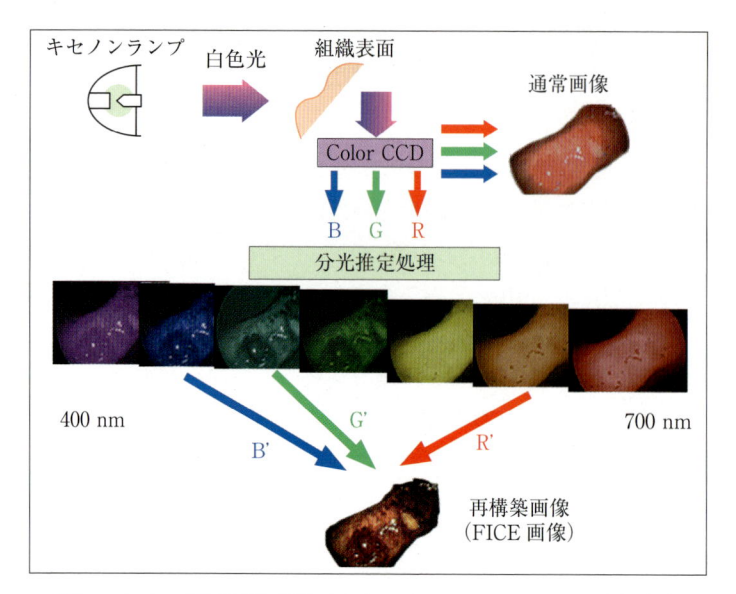

図2　FICE の原理模式図（富士フイルムメディカルより提供）

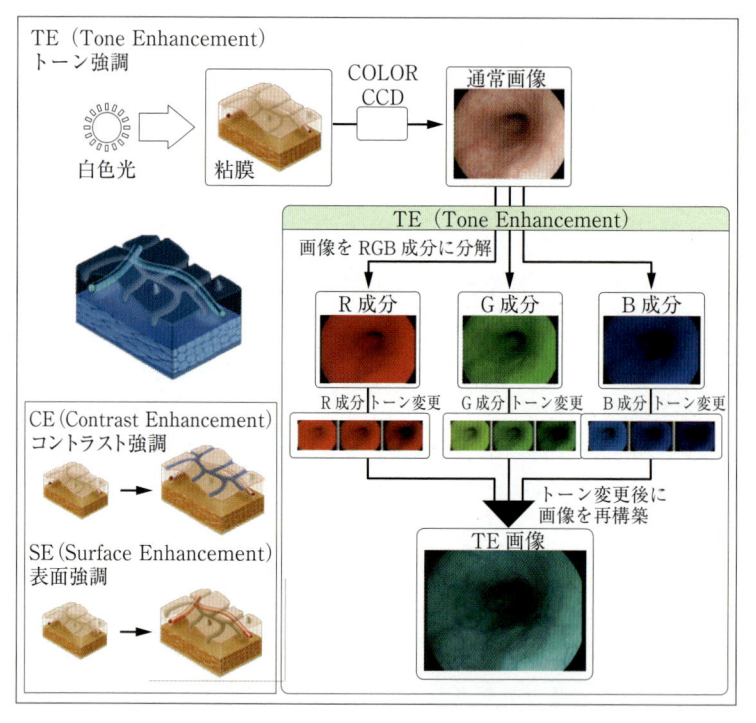

図3　i-scan の原理模式図（HOYA Corp. より提供）

大きく異なるために，その違いをよく理解して各々の画像を評価することが大切である．また，同じコントラスト法であっても，FICE と i-scan ではその画像の構成が大きく異なることに注意が必要である．FICE では波長ごとに作られた画像（「分光画像」と呼ばれる）を選択し再構成することで，コントラストが明確な画像を得る技術である（**図2**）．

一方，i-scan は SE・CE・TE の3種類からなる内視鏡画像強調機能からなる（**図3**）．SE（surface enhancement）は観察表面（粘膜・血管など）の構造の強調を行う機能であり，

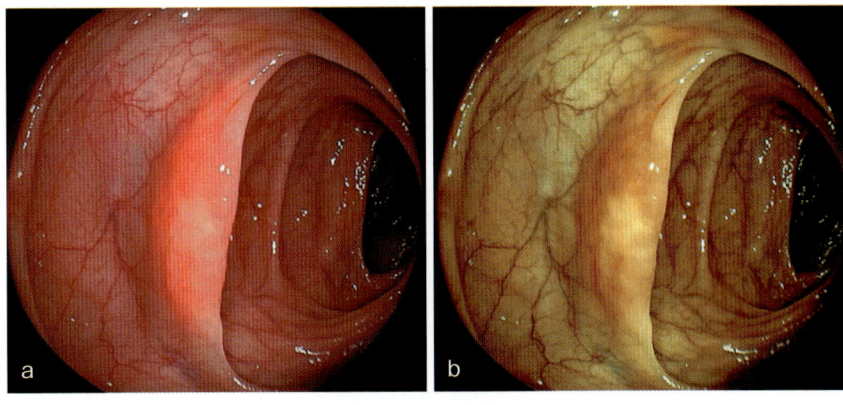

図4　FICE の画像
a：通常画像，b：FICE 画像
（富士フイルムメディカルより提供）

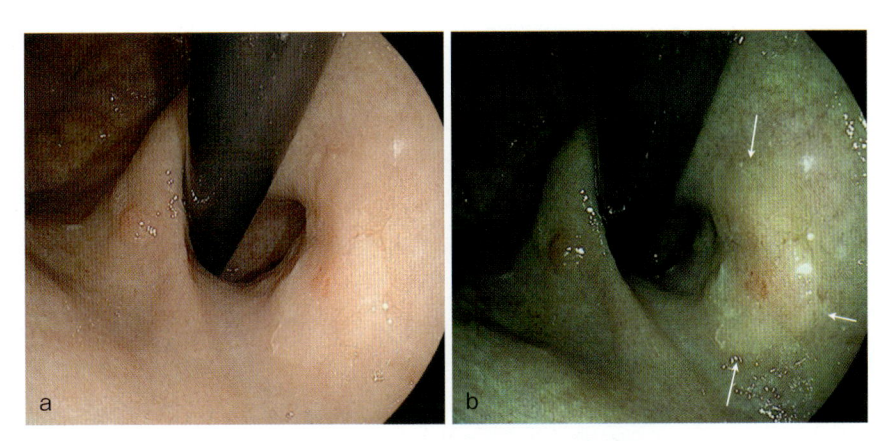

図5　i-scan による早期胃癌の内視鏡観察
a：通常光観察，b：TE-g による処理画像
（岡山大学　河原祥朗先生のご厚意による）

CE（contrast enhancement）は低輝度の成分に色づけをすることで表面陥凹を強調する機能，TE（tone enhancement）は白色光観察から得られた情報を RGB 成分に分けた後に各々のアルゴリズムで処理したうえで画像を再構成する方法である．消化管の部位によって病変の性質が異なるために，TE は各部位に最適と思われるモードがあり，食道は TE-e，胃は TE-g，大腸は TE-c と設定される．具体的には，TE-e では正常粘膜と発赤病変・血管・褪色調病変との色の差を拡大し，TE-g では正常粘膜と発赤病変・血管・褪色調病変・腺管開口部との色の差を拡大し，TE-c では正常粘膜と発赤病変・正常粘膜と腺管開口部との色の差を拡大するように設定されている．したがって，i-scan では TE はコントラスト法であるが，SE と CE は輪郭強調法を利用している．FICE（図4）と i-scan（図5）の実際の処理画像を示す．

2）適応型 IHb 色彩強調

適応型 IHb 色彩強調処置は，hemoglobin（Hb）量が多い粘膜の赤みをより赤く，逆に Hb 量の少ない粘膜の赤みを減少させて白く強調して表示するアルゴリズムである．通常，病変部は血流量が増大しており，当処置を加えることで赤みを帯びると考えられている．

I. 総論

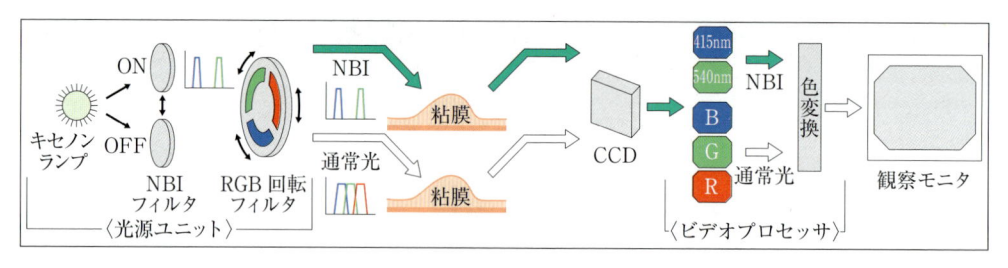

図6 NBIの原理模式図
(Olympus Medical Systems より提供)

また，RGBのデジタル信号の平均値より，その強調度を調整することで，通常観察でみられるハレーションや暗部のノイズを抑え，良好な画像を得ることもできる処理方法である．構造強調は粘膜の微細な模様や輪郭を電気的に強調し際立たせる機能であり，白色光による通常観察を含めたさまざまな観察方法でしばしば併用される．

3．光デジタル法 (Optical-Digital method)

白色光以外の照射光を用いて得られたデジタル情報を，ビデオプロセッサ内でさまざまな処置を行い，画像強調を得る方法である．狭帯域光法・赤外光法・蛍光法がある（表）．実際の臨床では，狭帯域光法として NBI (Narrow Band Imaging)，赤外光法として IRI (Infra-red ray Imaging)，蛍光法として AFI (Auto-fluorescence Imaging) がある．

1) NBI

NBI (Olympus Medical Systems) では観察光の分光特性を狭帯域特性へ，すなわち短波長側にシフトし，病変の視認性や表面の微細構造や微小血管の観察を行う目的で使用される（図6）．照射光として 415 nm と 540 nm の二つの波長を使用する．血中内の酸化型 Hb は光を吸収し熱を発生する特性を有するが，その吸収領域のピークが 415 nm と 540 nm であり，NBI の照射光の大部分が赤血球 Hb に吸収され黒茶色に観察され，結果として血管が黒茶色に描出される．

NBI を使用した内視鏡診断はすでに多くの重要な知見が報告され，日常臨床でも欠かすことができない．実際の観察では，拡大内視鏡との併用により表面微細構造（微細粘膜模様）や微小血管を評価でき，とくに上皮性由来の腫瘍性疾患の診断・鑑別について多くの重要な情報を得ることができる．このように多くの長所がある一方，短所として，画像がやや暗くなり，管腔の広い臓器での観察が不得手であること，微細表面構造・微細血管の観察では高解像度でズーム搭載の拡大内視鏡との併用が実質必須であり，この場合には観察時での呼吸変動や拍動による影響を受けやすく，やや煩雑であること，などの点に注意する．

NBI は，食道癌における微小血管分類（IPCL；intra-epithelial papillary capillary loop パターンに注目した，いわゆる井上分類・有馬分類），Barrett 粘膜の診断，胃癌での粘膜微小血管構築像・粘膜表面微細構造の診断，大腸腫瘍性病変の NBI 分類など，消化管腫瘍性病変の正確な内視鏡診断には今や欠かすことのできない観察方法となっており，日常臨床での診断治療に非常に役立っている．詳しくは該当疾患の各項目を参照されたい．

2) AFI

AFI (Auto-fluorescence imaging system, Olympus Medical Systems) は自家蛍光電子内視

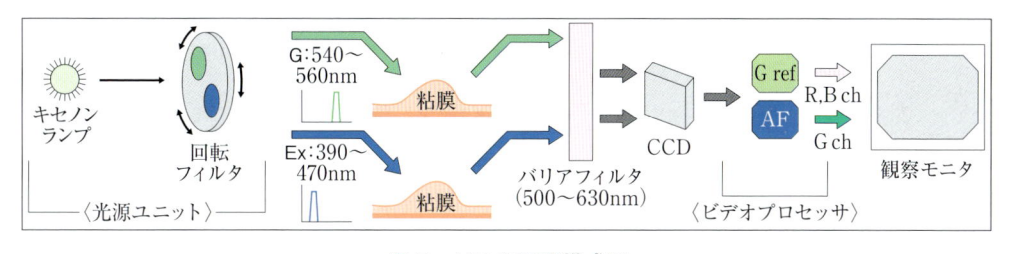

図7 AFIの原理模式図
（Olympus Medical Systems より提供）

鏡である．もともと，生体組織に対して赤色励起光を照射すると非常に微弱ではあるが自家蛍光が発生することが知られている．自家蛍光に関連し影響する生体側の因子については，組織内蛍光物質（collagen, porphirins, porphrin 誘導体, flavin, flavoproteins, NADH, NADPH など）・組織の炎症・血流・線維化など多岐にわたることが知られている．そのなかで，腫瘍での AFI 診断においては，腫瘍組織のもつ特異的自家蛍光の特徴を検出することで，その診断を行うことを目的としている．たとえば，大腸腫瘍での自家蛍光スペクトラムに関する検討により，腫瘍組織は健常組織に比較して全体に減弱すること，緑色部ピークでの蛍光強度の減弱が赤色部ピークに比較して大きくなる傾向があるなどの性質がある．

　実際の AFI では白色光を使用した通常観察と，自家蛍光観察用の二つの CCD がスコープ先端に装着されており，観察モードにより手元のスイッチで簡単に即座に切り替え可能である．自家蛍光観察時には，光源のキセノンランプからの白色光を分光し，青色励起光（390～470 nm）と緑色光（中心波長 550 nm）を順次照射，スコープ先端の CCD により順次，自家蛍光と反射画像を取得する．反射画像を得る際に，微弱な自家蛍光を検出するために，照射光（励起光）をカットするためのフィルター（barrier filter）を通す．フィルターを通って得られた自家蛍光画像を G チャンネルに，緑色反射光画像を R/B チャンネルに割り当てて，自家蛍光像（490～625 nm で検出）と緑色反射光画像の合成像として表示している（図 7）．モニターには大腸の正常組織は green 調に，大腸の腺腫や癌などの腫瘍性病変は magenta 調に観察される（図 6）．現在，大腸に限らず，消化管のさまざまな部位において，各病変についての詳細な検討が行われ，多くの知見が報告されつつあり，そのいくつかは日常臨床で応用されている[4]．しかしながら，自家蛍光に関与する因子については上記のとおり，粘膜表層だけでなく，粘膜固有層由来のさまざまな物質や，同部位の炎症・線維化などの病態に影響される．したがって，AFI 画像の解釈についてはまだ未知の部分も多く，今後の解析が待たれるところである．

3）IRI

　一般に長波長の光ではより深部の情報を得ることができるが，IRI（Olympus Medical Systems）は長波長である近赤外線により生体深部を映像化する技術である．805 nm と 940 nm の 2 波長赤外線電子スコープが市販され臨床で使用可能である．805 nm 付近の光はモニターに黄色として，また 940 nm 付近の光は青色に表示され，結果として比較的モノトーンのコントラストのない黄色から青色の画像となるが，この状態では診断に有用とはいい難い．しかしながら，ICG（indocyanine green）を使用したうえでの IRI 観察を行うと，805 nm の光は ICG に吸収されてしまうが，940 nm の光は残るためにこれが青色に描出され，

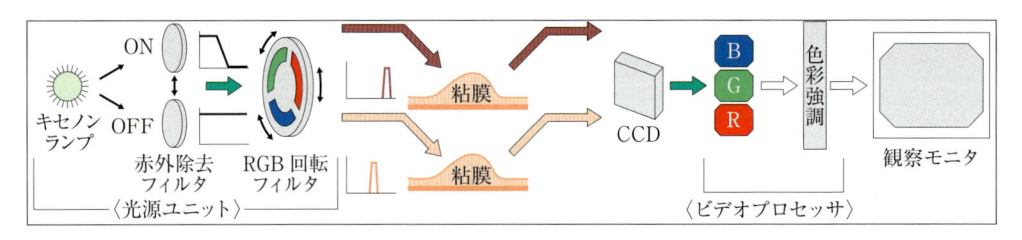

図8　IRIの原理模式図
（Olympus Medical Systems より提供）

結果として粘膜下層の血管情報を観察可能となる（図8）．

深層の粘膜下層レベルの血管情報は，他の画像観察法では観察できず，このIRI観察の大きな利点といえる．臨床ではまだ研究段階ではあるが，胃腺腫と早期胃癌の鑑別，内視鏡治療の際の術前の出血予測・術後の後出血の予測，また食道静脈瘤に対する硬化療法に応用されることがある．

その他

厳密にはIEEではないが，まだ研究中ではあるものの将来有望な内視鏡観察法のいくつかを挙げておく．詳細は該当する各項目や文献を参照されたい．

顕微内視鏡観察法は内視鏡を行いながら同時に光学顕微鏡レベル，すなわち病理組織学的な診断に迫ろうとする内視鏡観察法である．これには光学法のEndocytoscopy（Olympus Medical Systems），共焦点法のConfocal Laser Endomicroscopy[5]（integrated typeはHOYA Corp. より，probe typeがMauna Kea Technologies より市販されている）がある．日本国内ではEndocytoscopyのみが利用でき，内視鏡的異型度診断（ECA分類；Endocytoscopic atypia classification）[6],[7]が試みられている．

病変の垂直方向への診断能としては断層イメージングがあり，超音波内視鏡（Endoscopic Ultrasonography；EUS）とOCT（Optical Coherence Tomography）がある．前者のEUSは日常診療に幅広く使用されているが，後者のOCTはまだ研究段階である．しかし，OCTは消化管を含む管腔臓器の壁構造を従来とは異なる作法で評価する点で有望視されている．

文　献

1) 丹羽寛文：通常観察（白色光）．臨牀消化器内科　2009；24：11-18
2) Tajiri H, Niwa H：Proposal for a consensus terminology in endoscopy：how should different endoscopic imaging techniques be grouped and defined? Endoscopy　2008；40：775
3) 田尻久雄，丹羽寛文：内視鏡観察法の分類と定義．Gastroenterol Endosc　2009；51：1677
4) Matsuda T, Saito Y, Fu K, et al：Does Autofluorescence imaging videoendoscopy system improve the colonoscopic polyp detection rate?—A pilot study. Am J Gastroenterol　2008；103：1926-1932
5) Kiesslich R, Galle PR, Neurath MF（eds）：Atlas of Endomicroscopy. Springer, Heidelberg, Germany, 2008
6) Inoue H, Sasajima K, Kaga M, et al：Endoscopic *in vivo* evaluation of tissue atypia in the esophagus using a newly designed integrated endocytoscope：a pilot trial. Endoscopy　2006；38：891-895
7) 工藤進英，池原伸直，若村邦彦，他：大腸腫瘍性病変に対するEndocytoscopy．胃と腸　2008；43：969-977

9. 超音波内視鏡（EUS）

長南明道

EUS機器

1. 機種，走査法，描出法

EUSの機種は専用機（**図1a**）と細径超音波プローブ（**図1b**）に大別される．専用機は先端に超音波探触子を有する内視鏡で，探触子が大きいため，鮮明な画像が得やすい．低周波数・高周波数切り替え式が一般的で，種々の病巣に対応可能である．一方，内視鏡径が太く先端硬性部が長いため操作性が劣り，病巣の部位によっては走査が困難である．それに対し，細径超音波プローブは内視鏡の鉗子口より挿入し，走査できるため，病巣の部位の制約もほとんどない．しかし，探触子が小さいため，至適に走査できる範囲も狭く画質は劣る．また，高周波数対応のため，潰瘍性変化を伴う病巣，あるいは厚みのある病巣の深部では減衰してしまう．

EUSの走査方式は内視鏡の長軸に直交し，360°走査されるラジアルセクタ式と内視鏡長軸に平行し，約60°走査されるリニア式がある．リニア式は画像が良好であるが，全周性の走査が時に困難であり，走査が簡便なラジアルセクタ式が一般に普及している．

また，描出法には，管腔内に脱気水を満たしてその中で走査する脱気水充満法と，探触

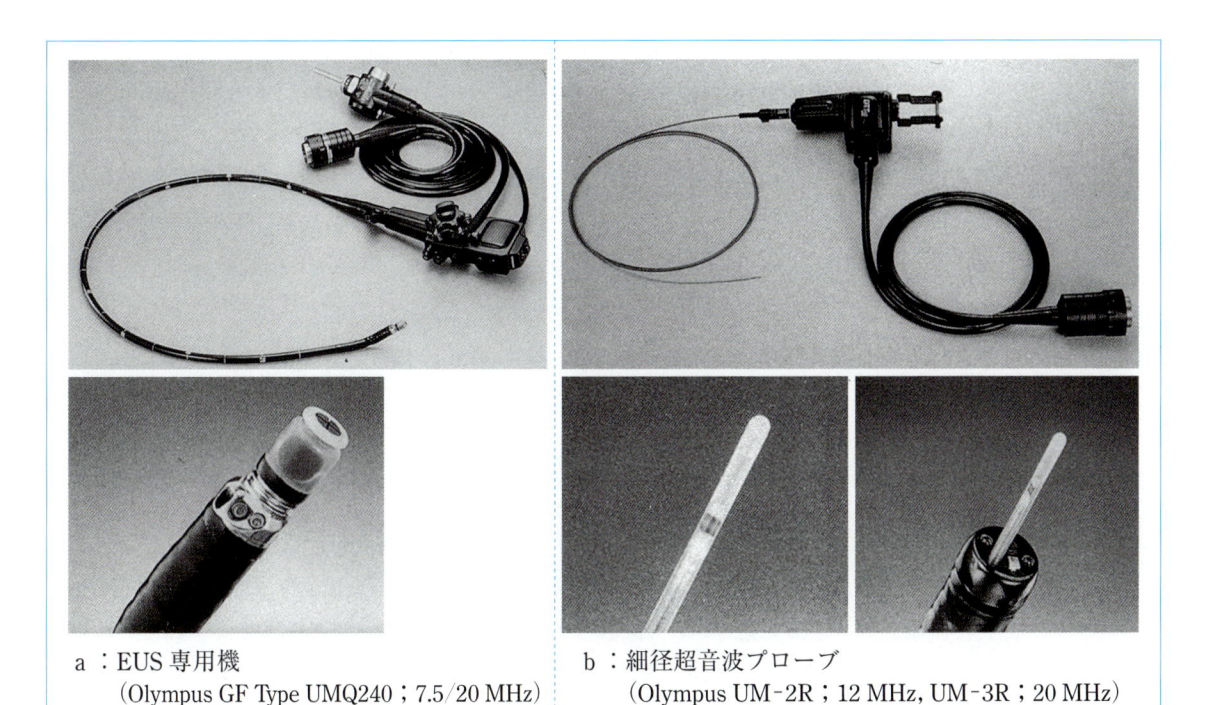

a：EUS専用機
（Olympus GF Type UMQ240；7.5/20 MHz）

b：細径超音波プローブ
（Olympus UM-2R；12 MHz，UM-3R；20 MHz）

図1 超音波内視鏡

子の周囲のバルーンに脱気水を満たしてバルーンを病巣に押し当てながら走査するバルーン圧迫法がある．

2．描出のコツ

病巣の大きさ，部位，性状に応じて，専用機と細径超音波プローブを使い分ける．観測装置の基本的な設定（ゲイン，コントラスト，STC，周波数など）は，目的に合わせて至適の調節を心がける．また，脱気水充満法が基本となるが，粘膜ひだの間の病巣の診断，病巣の硬さの判定，あるいは脱気水充満が困難なときは随時バルーン圧迫法を併用する．

胃は管腔が広く，脱気水も貯留しやすい．原則として粘膜～粘膜筋板に主座を有する病巣では細径超音波プローブを用い，粘膜下層以深に主座を有する病巣には専用機を選択する．また，潰瘍性変化を伴わない，小さく，丈の低い，あるいは浅い病巣では細径超音波プローブを用い，潰瘍性変化を伴う病巣，範囲の広い病巣，丈の高い，あるいは深い陥凹を伴う病巣などには専用機を選択するとよい．部位的には，噴門部大弯，幽門前部，近位前庭部小弯，胃体部大弯の粘膜ひだの間の病巣は通常の専用機による描出が困難であり，バルーン圧迫法や細径超音波プローブを選択するとよい．

食道は管腔が狭いため，狭窄をきたすような進行癌ではスコープの通過が不能となる．また，細径超音波プローブでは貯水が困難であり，2チャンネルスコープやT字管を用いた連続注水法，ソフトバルーンを用いる方法などが報告されている．

消化管壁の基本層構造

EUSによる壁層構造は5層構造を基本とする．すなわち，高エコーの第1層は境界エコー＋粘膜固有層（M層）表層，低エコーの第2層は粘膜固有層（M層）深層＋粘膜筋板（MM層），高エコーの第3層は粘膜下層（SM層），低エコーの第4層は固有筋層（MP層），高エコーの第5層は漿膜下層（SS層）＋漿膜層（S層）＋境界エコーに相当する．

時として第2層と第3層の間に高エコー層が1層認められる．これはM層とMM層の境界エコーに相当し，その外側の低エコー層がMM層に相当する．また，第4層内にも高エコー層を1層認めることがある．これは筋層間の境界エコーあるいは筋層間結合織である（図2）．

各種疾患のEUS診断

1．粘膜下腫瘍と外圧排のEUS診断

粘膜下腫瘍の質診断および外圧排との鑑別はEUSのもっともよい適応である．以下，代表的疾患について概説する．

1）嚢胞性疾患

嚢胞は第2層（M層）から第3層（SM層）にかけて存在する境界明瞭な無エコー域として描出され，触診で柔らかい（図3）．リンパ管腫も同様の像を呈するが，内部に隔壁をもつことが多い．また，粘膜下異所性胃腺も第2～3層内の多房性無エコー域として描出されるが，腺管密度の高いところでは部分的に高エコーの充実性腫瘤としてみられる．

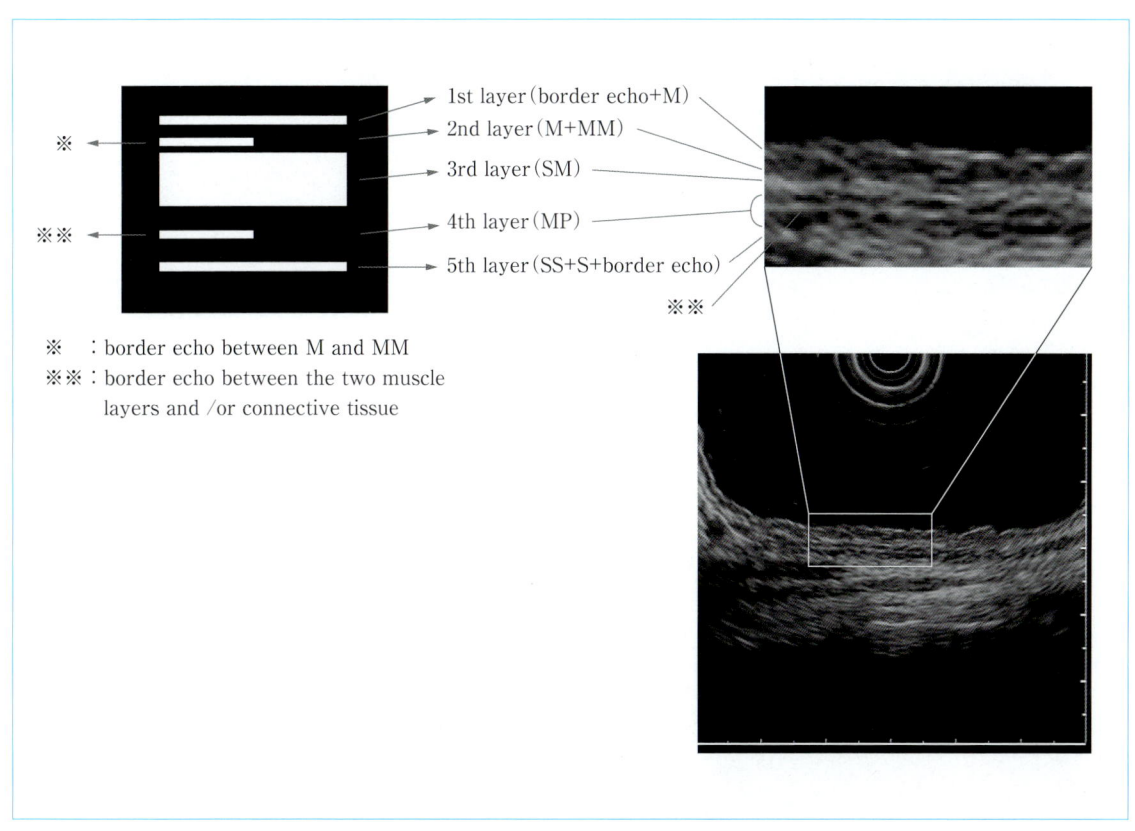

※ : border echo between M and MM
※※: border echo between the two muscle layers and /or connective tissue

図2　正常消化管壁の基本層構造[1)]

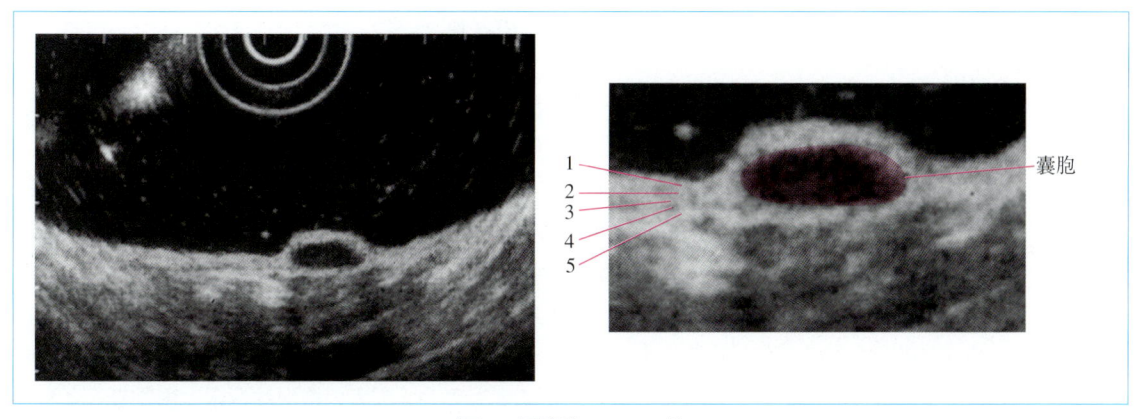

図3　胃囊胞のEUS像

2）脂肪腫

脂肪腫は第3層（SM層）と交通する柔らかい高エコー均一の腫瘤として描出され，特徴的である（図4）．境界は明瞭で表面は平滑である．

3）迷入膵

迷入膵は第3層（SM層）から第4層（MP層）に主座をおく，境界やや不明瞭な紡錘形の腫瘤として描出される（図5）．触診では弾性を有する．内部エコーは低エコーであるが，筋原性腫瘍よりはややエコーレベルは高く，不均一なことが多い．また，腫瘤部で第4層

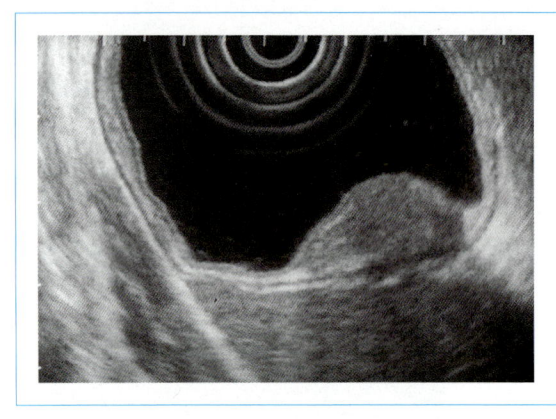

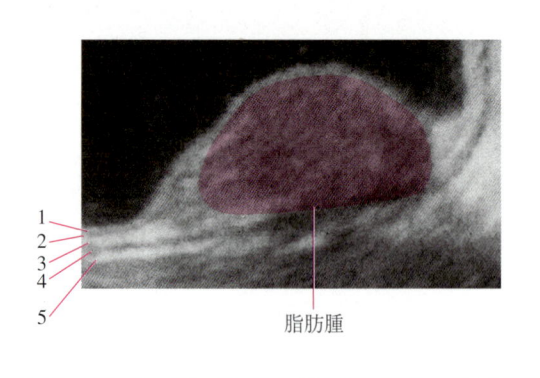

図4　胃脂肪腫のEUS像

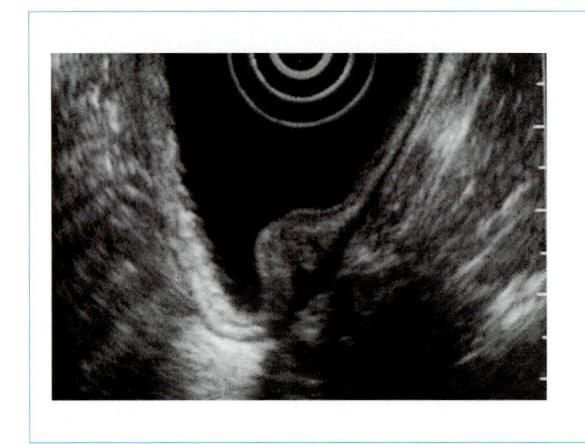

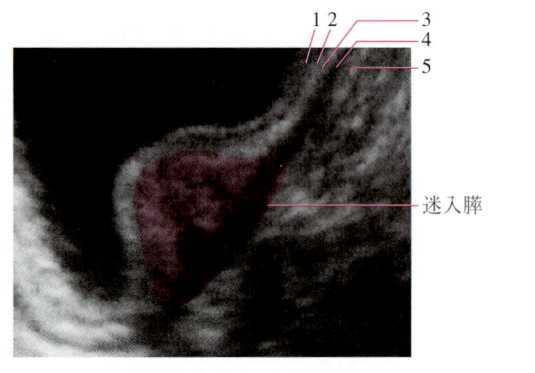

図5　胃迷入膵のEUS像

は肥厚し，2相性を示す．さらに腫瘤内部に導管による無エコー域を混じることがある．

4）筋原性腫瘍・神経原性腫瘍

　筋原性腫瘍では平滑筋腫と平滑筋肉腫〜GIST（gastrointestinal stromal tumor）の鑑別が問題となる．固有筋層由来の筋原性腫瘍は，第4層と交通する腫瘤として描出される．平滑筋腫の内部は均一低エコーで，腫瘍表面は平滑かつ周囲組織から画然と境される（図6）．一方，平滑筋肉腫〜GISTは基本的には低エコーを呈するが，さまざまな程度に高エコー部分を混じえる．また，時として内部に大きな無エコー域を認めることがある．さらに，腫瘍表面は結節状を呈することが多い（図7）．しかし，両者の鑑別は臨床上困難なことも少なくない．さらに，神経原性腫瘍も筋原性腫瘍と同様のEUS像を呈する．

5）外圧排

　外圧排の診断は，消化管壁の5層構造が保たれていることを証明すればよいので一般的には容易である．しかし，胃体上部前壁では胃壁が薄いうえに，肝臓と接しているため，層構造の分離が不十分となり，時として粘膜下腫瘍との鑑別が困難なこともある．肝嚢胞，肝血管腫，腸管ガス，緊満した胆嚢などによる圧排が多い．

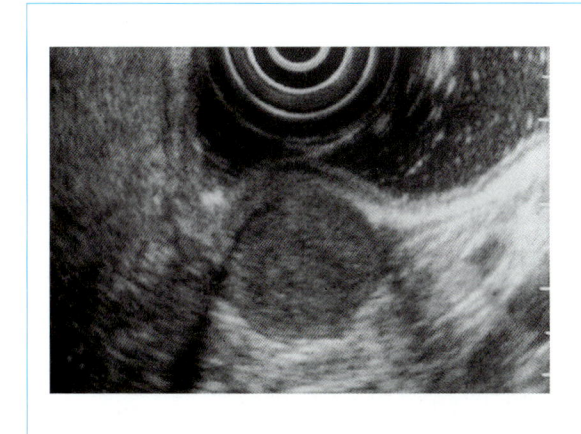

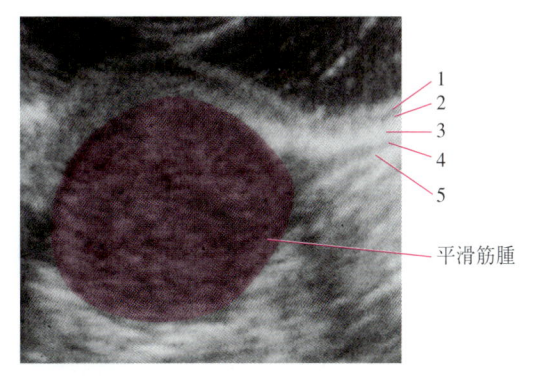

図6　胃平滑筋腫のEUS像

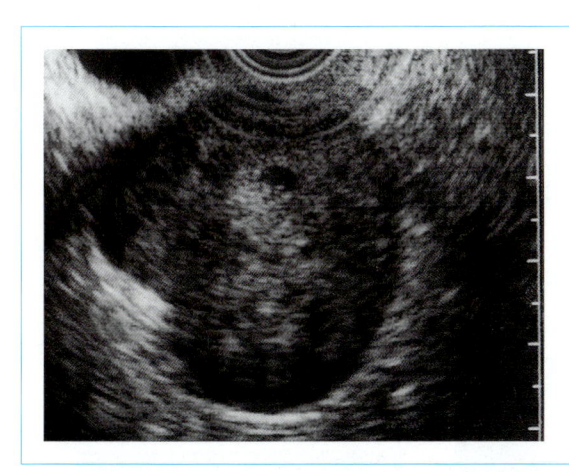

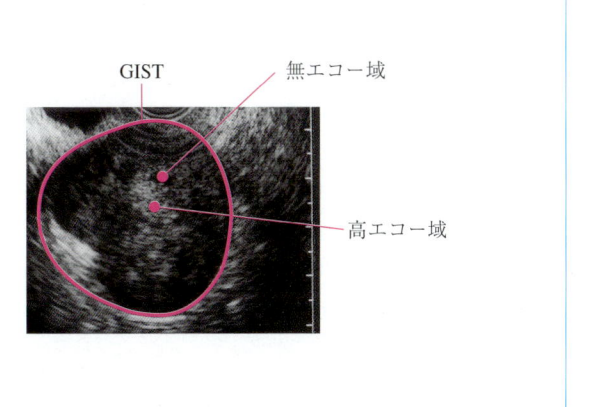

図7　胃GISTのEUS像

2．胃癌のEUS診断

1）早期胃癌の深達度診断

EUSによる深達度は，癌巣によって破壊される最深部の層をもって診断される．しかし，早期胃癌では消化性潰瘍，あるいは潰瘍瘢痕（UL）を伴う病巣が多いにもかかわらず，癌のエコーレベルとULのエコーレベルがほぼ同一であるため，分離できないことが多い．そのためUL（+）早期胃癌では癌の深達度診断が困難であり，各種のパターン分類が試みられてきた．図8にわれわれのパターン分類を示す．

① UL（−）早期胃癌の深達度診断

癌巣内に潰瘍性線維化巣を伴わないUL（−）型では，第3層（SM層）以深に変化を認めないものをM癌，第3層が画然と破壊されるが第4層以深が保たれるものをSM癌と診断する．

ただし，Ⅰ型では，隆起内で粘膜筋板が杯状に挙上し，これに伴ってEUS上，SM層も隆起内で挙上する．ゆえに，挙上した第3層に不整を認めないものをM癌，画然とした破壊を認めるものをSM癌と診断する．

UL（−）病巣の診断能は概して良好であるが，Ⅰ型など丈の高い病巣では，SM浸潤の

I．総論

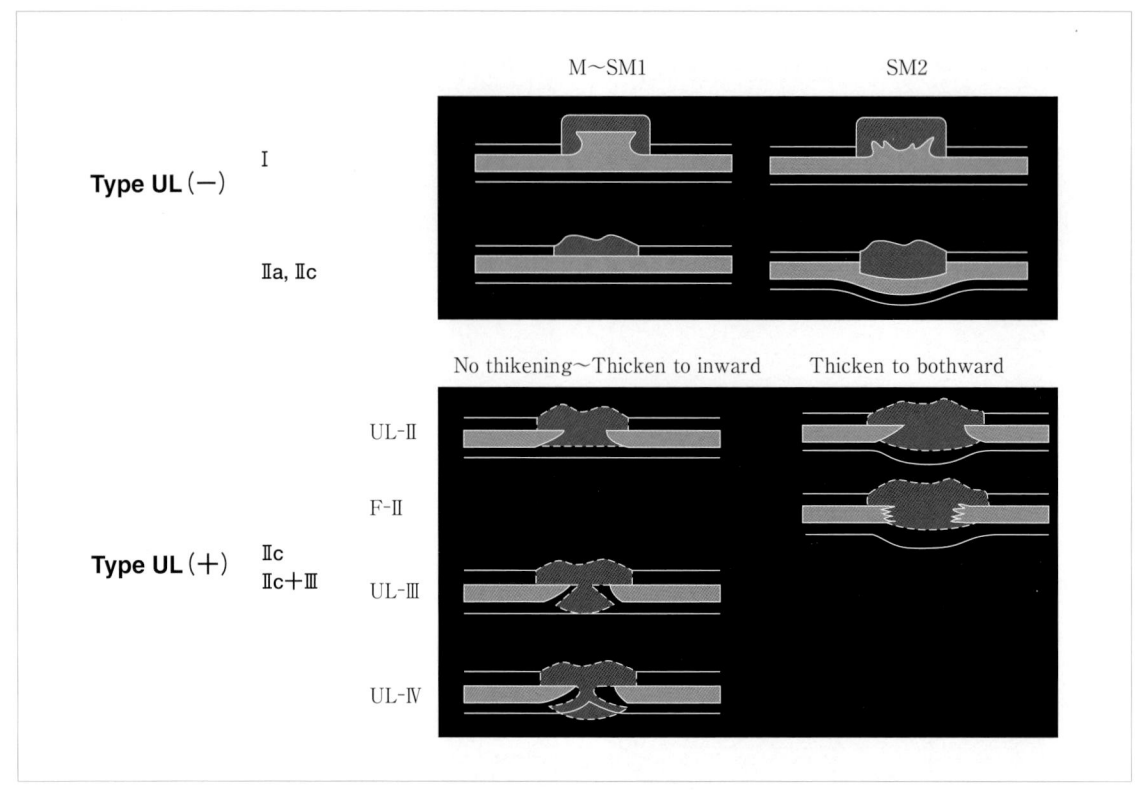

図8　EUS による早期胃癌の深達度診断[1]

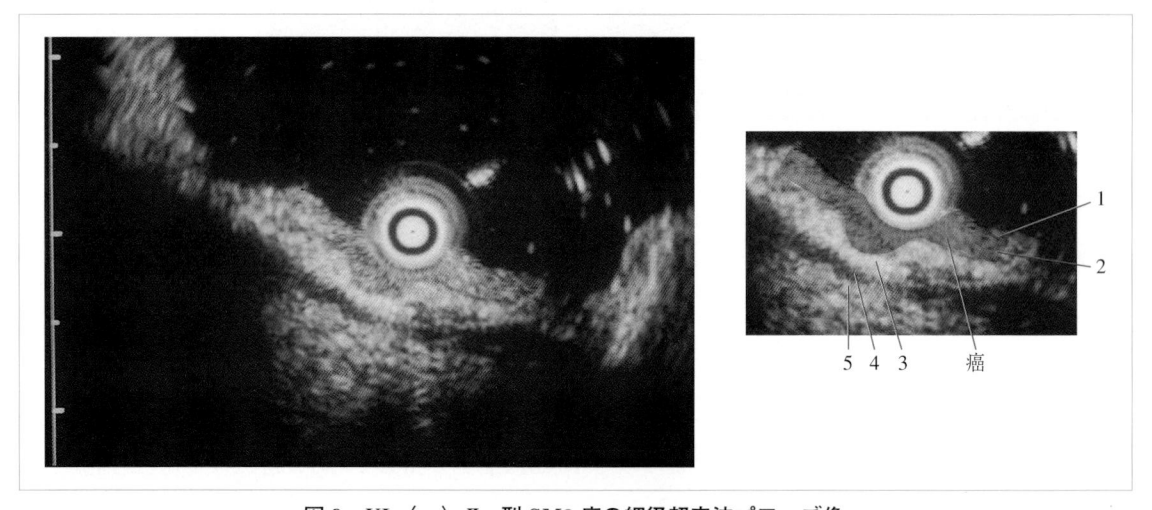

図9　UL（−）IIc 型 SM2 癌の細径超音波プローブ像

診断が困難なことも多い．また，リンパ濾胞，粘膜下嚢腫などと癌浸潤の鑑別に注意を要する．

図9は UL（−）IIc 型早期胃癌の細径超音波プローブ像である．第3層上縁の画然とした破壊を認め，深達度 SM2 と診断する．組織学的にも，浸潤は 0.8 mm と小さいが画然と SM 層に浸潤した癌であった．

② UL（+）早期胃癌の深達度診断

　はじめに，粘膜内（M）にとどまる UL（+）早期胃癌についてみてみる．まず，UL に伴う線維化巣によって，UL の深さに関わらず，第 3 層先端が胃内腔側に先細り状に収束途絶する（線維化巣は UL の深さに応じた扇状の低エコー域としてみられる）．そして，胃

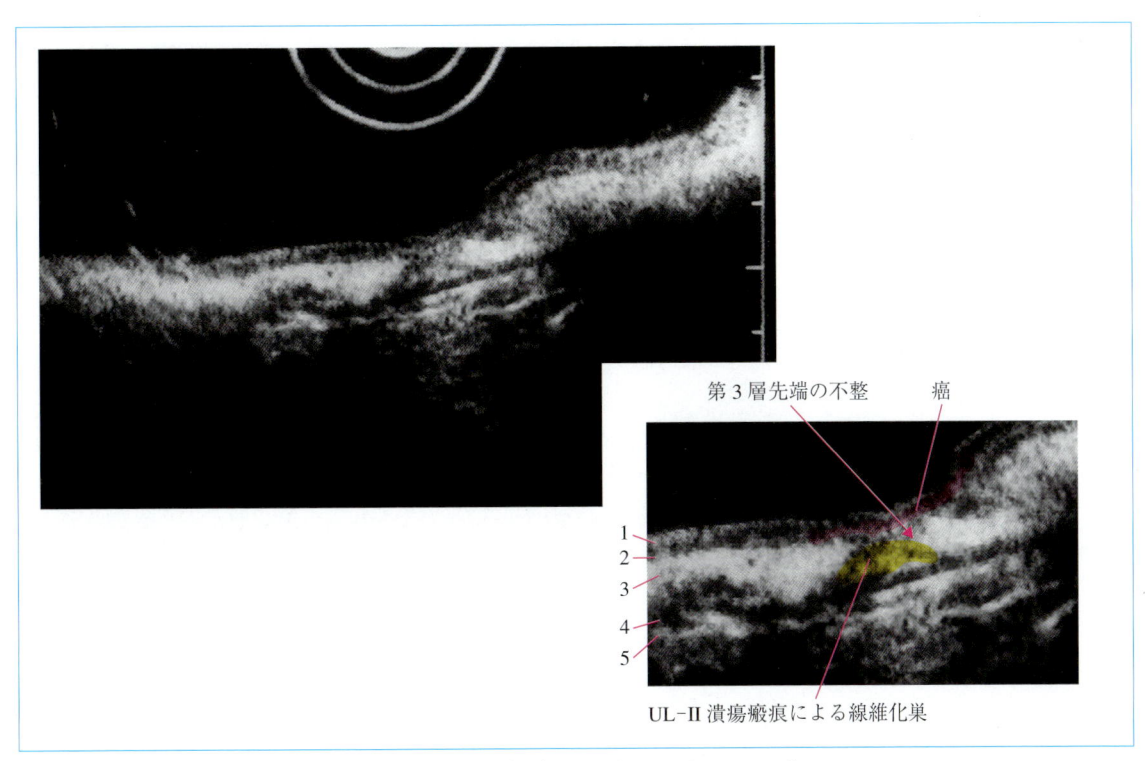

図10　UL-Ⅱ（+）Ⅱc 型 SM1 癌の EUS 像

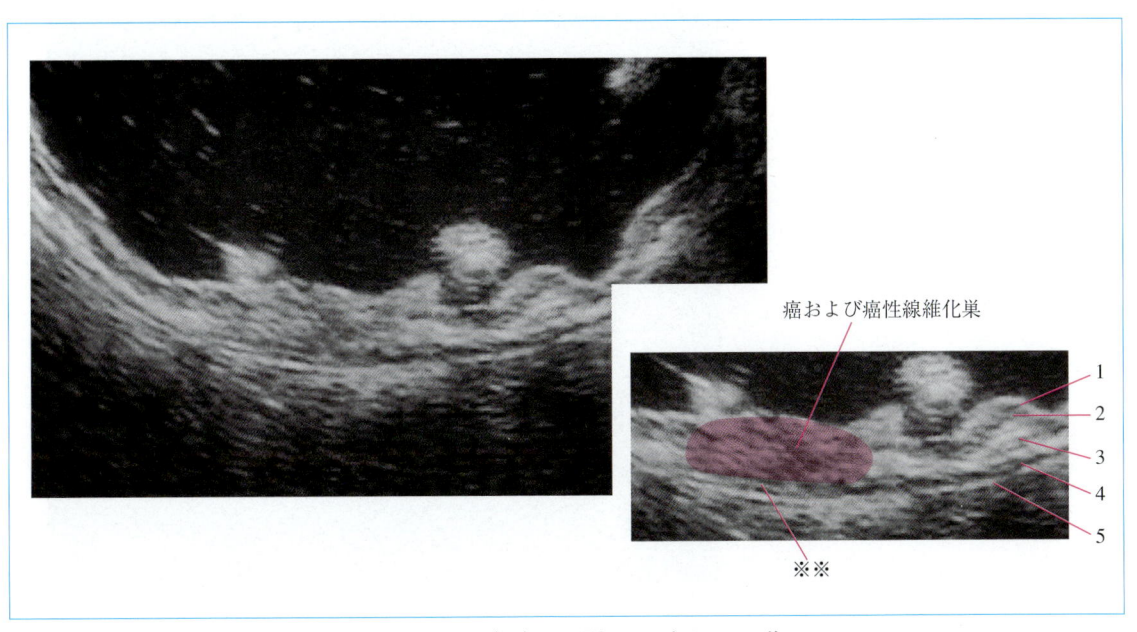

図11　F-Ⅱ（+）Ⅱc 型 SM2 癌の EUS 像

壁の肥厚がないか第2層の肥厚程度の変化にとどまるものを，深達度Mと診断する．

一方，SM層に深く浸潤するUL（+）早期胃癌では，第4層は保たれるが胃内外への紡錘状の軽度の壁肥厚を認めることが特徴である．また，F-Ⅱ内外突出型（SM層の強い線維化巣内をびまん性に浸潤するSM2癌）でも同様に胃内外への軽度の壁肥厚を認める．

UL（+）早期胃癌の診断能はUL（-）早期胃癌に比べ低下する．なかでも開放性潰瘍を伴う病巣の診断は困難なことも多い．

図10はUL-Ⅱ（+）Ⅱc型早期胃癌のEUS像である．第4層は保たれ，第3層は先細り状に途絶している．第3層先端の不整はあるが，壁肥厚はみられず，深いUL-Ⅱ潰瘍瘢痕を伴うM～SM1癌と診断する．組織学的には深いUL-Ⅱ潰瘍瘢痕を伴う0Ⅱc型で，深達度は0.3 mmのSM微小浸潤癌であった．

図11はF-Ⅱ（+）Ⅱc型早期胃癌のEUS像である．第4層は保たれているが，第3層は不整に途絶し，胃壁は胃の内外に軽度肥厚している．深いF-Ⅱ線維化巣を伴うSM2癌と診断する．組織学的にもSM層深部に及ぶ線維化巣内にびまん性に癌浸潤を伴う0Ⅱc型で深達度SM2であった．

2）進行胃癌の深達度診断

進行胃癌は，EUS上，境界明瞭な腫瘤を形成する腫瘤型と，第4層の著明な肥厚が主体をなす壁肥厚型に大別される（**図12**）．深達度は腫瘤型，壁肥厚型いずれにおいても，破壊が第4層にとどまり，第5層が保たれているものをMP癌，第5層が不明瞭かつ平滑なものをSS癌，第5層が不明瞭で凹凸不整なものをSE癌，さらに他臓器との境界が不明瞭なものをSI癌と診断する．

進行癌では，癌浸潤が少ない場合はSS，SE，SIのそれぞれの鑑別は難しいことが多く，

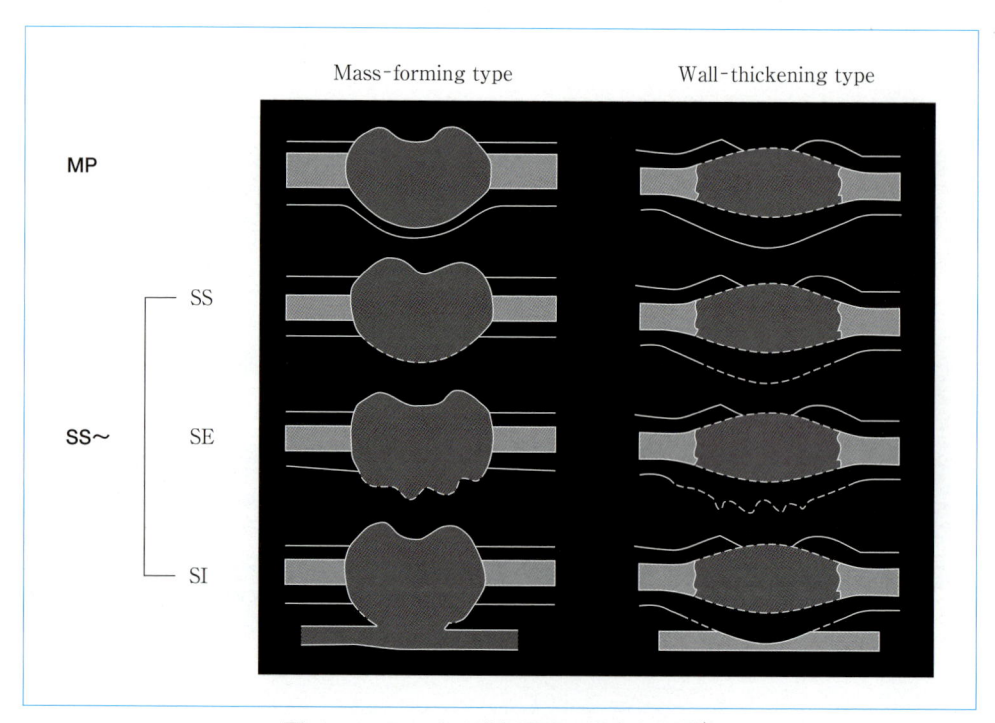

図12 EUSによる進行胃癌の深達度診断[1]

深達度 SS〜とまとめて表記することも多い．また，バルーン圧迫法を併用すると診断しやすくなる．

3．食道癌の EUS 診断

1）深達度診断

食道癌は UL を伴わないため，UL（−）胃癌の診断基準が適用される．すなわち，深達度は癌巣によって破壊される食道壁の層構造の最深部をもって判定される．

M1〜M2 では EUS 上，壁の層構造の変化がほとんど現れない．M3〜SM1 になると第 2 層の肥厚，MM の断裂，あるいは第 3 層上縁の小さな破壊像として描出される．SM2〜SM3 では第 3 層の画然とした破壊像として描出される．

進行癌では第 4 層が破壊されているものは MP 癌，第 5 層が不明瞭あるいは不整なものは AD 癌，他臓器と境界不明瞭なものは AI 癌と診断する．

食道表在癌の EUS 深達度診断能は概ね良好であるが，M3〜SM1 でやや低下する．癌浸潤と鑑別すべきものとして，MM 近傍のリンパ組織の増生，SM 層の大きな食道腺，脈管などの存在に注意する．

文　献

1) 長南明道，三島利之，松田知己：超音波内視鏡による消化管癌の深達度診断．日消誌　2004；101；755-761

II

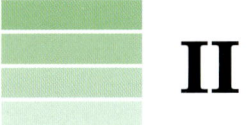

診断のプロセス

形態を表現する用語

三宅直人，長南明道

　病変を診断するためには，病変の存在部位，個数（単発か多発か），大きさ，高さ（隆起か平坦か陥凹か），形態（病変全体の形状や辺縁の性状など），表面性状，色調などを詳細に観察する必要がある．

　隆起性病変の診断にはまず，上皮性病変か非上皮性病変かを鑑別することが重要である．その鑑別は隆起の立ち上がり（なだらかか急峻か）や表面性状（隆起が正常粘膜で覆われているか否か）によってなされる．また，上皮性病変であれば炎症性病変か腫瘍性病変か，良性か悪性かを次に鑑別する．

　陥凹性病変の診断には陥凹の深さ，陥凹の色調，陥凹底の性状（凹凸の有無，大きさなど），陥凹辺縁の性状，陥凹周囲のひだの所見により良悪性の鑑別をすることが重要である．

　また，診断の根拠となる所見にはさまざまなものがあり，それを表す用語の意味をよく理解し使用する必要がある．ここでは形態を表現する用語を，隆起性病変と陥凹性病変に分けてあげ，おもなものを解説する．

隆起性病変を表現する用語

①形状を表現する用語	半球状	芋虫状	桑実状	たこいぼ状	臼歯状
	平盤状	無茎性	亜有茎性	有茎性	牛眼像
②表面性状を表現する用語	平滑	粗糙	顆粒状	結節状	絨毛状
	乳頭状	無構造	白苔	びらん	臍形成（delle）
	潰瘍	血管透見の不整や消失			
③その他の用語	架橋ひだ	巨大ひだ	クッションサイン		

【用語解説】

● 無茎性（sessile），亜有茎性（semipedunculated），有茎性（pedunculated）

　山田，福富らは胃の隆起性病変をその形態より分類した．山田分類では，隆起の起始部が滑らかで明確な境界を形成しないものをⅠ型とし，隆起の起始部に明確な境界線を形成しているがくびれを認めないものをⅡ型とした．Ⅰ型とⅡ型を無茎性と呼ぶ．Ⅲ型は隆起の起始部に明らかなくびれを形成しているが茎の認められないものであり，亜有茎性と呼ぶ．Ⅳ型は明らかな茎を有するものであり，有茎性と呼ぶ．

● たこいぼ状隆起（varioliform of erosive gastritis）

　頂部にびらんによる陥凹を伴う隆起のこと．前庭部によくみられ，壁状に連なって観察される．びらん性胃炎に認められる所見．

● 牛眼像（bull's eye appearance）

　標的の中心円（黒点）をbull's eyeという．これに似て，頂部に陥凹を有するドーナツ状

の隆起をさす．多くは消化管壁に脈管性に転移した悪性腫瘍により，消化管壁が粘膜下腫瘍様に隆起し，頂部に陥凹を伴った場合に使われる．

- 臍形成（**delle**）

  隆起表面に認められる臍状のくぼみのこと．非上皮性腫瘍の隆起に認められる，びらんなどのくぼみに用いられる．

- 架橋ひだ（**bridging fold**）

  おもに非上皮性腫瘍に認められる所見であり，隆起の周囲から隆起表面に向かいなだらかに移行するひだのこと．粘膜下層以深に存在する腫瘍や炎症で形成された隆起によって，周囲粘膜が隆起表面に引っ張られてできるひだを表す．

- 巨大ひだ（**giant fold**）

  十分に送気した状態でも伸展しない，太く蛇行したひだのことを呼ぶ．Ménétrier病，Borrmann 4型癌や悪性リンパ腫などで認められる．その鑑別には表面性状，胃壁の伸展性，易出血性の有無やびらん，潰瘍の有無などの所見を加味して行う．

- クッションサイン（**cushion sign**）

  生検鉗子などによる触診所見の一つ．非上皮性腫瘍の鑑別のために用いられ，鉗子による圧迫で腫瘍が柔らかくくぼむ所見．脂肪腫，リンパ管腫や血管腫など柔らかい腫瘍で認められる．

陥凹性病変を表現する用語

① 形状を表現する用語	円形	類円形	線状	地図状	塹壕状	星芒状
	不整形	平皿状	アフタ			
② 陥凹底の性状を表現する用語	平坦	凹凸不整	顆粒	結節	島状隆起	白苔
	びらん	潰瘍	無構造	血管透見の不整や消失		
③ 陥凹辺縁（境界）の性状を表現する用語	明瞭	不明瞭	不整	鋸歯状	ひげ状	
	棘状	蚕食像				
④ 陥凹周囲のひだの性状を表現する用語	集中	先細り	中断	棍棒状肥大	融合	
⑤ その他の用語	耳介様	周堤隆起	台状挙上			

【用語解説】

- 塹壕状（**trench**）

  戦場での塹壕に類似した形態をさす．多くは塹壕潰瘍（trench ulcer）という用語で用いられ，胃体部小弯から前後壁に存在する縦走潰瘍を示す．

- アフタ（**aphtha**）

  円形もしくは類円形の小びらんや小潰瘍のことで，周囲に紅暈を伴う白色斑．軽微な炎症性変化であり，種々の炎症性疾患の初期像でも認められる．

- 島状隆起，島状粘膜残存（**islet-like nodule**）

  浅い陥凹底に存在する島状に取り残された粘膜のこと．通常は5mm前後で複数認められることが多い．上皮性悪性腫瘍でしばしば認められ，良悪性の鑑別に重要である．

- 蚕食像（**encroachment, moth-eaten appearance**）

  上皮性悪性腫瘍すなわち癌に認められる所見であり，良悪性の鑑別に重要な所見である．

蚕が葉を食べる時にできるような，不整な辺縁を表す所見であり，腫瘍の表面露出部と正常粘膜（非腫瘍部もしくは腫瘍の表面非露出部）との境界に認められる．虫食い像とも呼ばれる．

- ひだ集中（fold convergence）

粘膜下層や固有筋層の線維化により生じる周囲粘膜からのひだの集中を表す．ひだ集中のみでは良悪性の鑑別はできず，集中するひだの所見（蚕食，肥大，融合など）で良悪性の鑑別を行う．

- ひだの先細り（tapering of the fold）

集中するひだ先端が中心部に近づくに従って細くなること．良性病変では中心に向かって滑らかに細くなるが，悪性病変では突然の先細り（やせと呼ぶ）が認められる．

- ひだの中断（abrupt ending, abrupt cessation of the fold）

集中するひだが陥凹の辺縁で明確な段差を有して途絶すること．悪性腫瘍に認められる所見であり，途絶した部位が粘膜層における腫瘍浸潤の境界に相当する．

- ひだの棍棒状肥大（clubbing, club-like thickening of the fold）

集中するひだが太まっていること．良性潰瘍が急速に治癒し再生上皮の増殖が強い場合でも認められるが，悪性病変の場合は粘膜下層以深への浸潤を強く示唆する所見である．

- ひだの融合（fusion of the folds）

集中するひだの先端が融合する所見で，棍棒状肥大と同じく良性病変でも認められる．悪性病変では不均一に腫大融合し硬く，棍棒状肥大とともに粘膜下層以深への浸潤を強く示唆する所見である．

- 周堤隆起（ulcer mound, marginal swelling）

陥凹を取り囲むように存在する隆起のこと．良性潰瘍の周囲にみられる周堤は柔らかい．悪性病変の周囲にみられる周堤は硬く，粘膜下層以深への浸潤を強く示唆する．

- 台状挙上

十分に送気し胃壁を伸展した状態で，陥凹部を含め病変全体が周囲粘膜より隆起して認められる形態．粘膜下層以深に浸潤した悪性病変に認められる所見．

隆　起　[咽頭]

青山育雄, 森田周子, 武藤　学

　中・下咽頭領域の内視鏡観察では，唾液や粘液の付着が観察の妨げとなるうえに，咽頭反射や解剖学的に複雑な形態をしていることから慎重なスコープ操作が必要とされる．また，その観察の困難さから上部消化管内視鏡検査時には詳細な観察は避けられる傾向にあった．しかし，近年，field cancerization 現象の概念が定着し，咽頭部領域の観察の重要性が指摘されている．実際に食道癌患者の約 8％に頭頸部表在癌が認められることも報告[1]され，頭頸部領域の病変に接する機会は増えつつある．

　表に中・下咽頭領域に認められるおもな隆起性病変を示す．日常診療のスクリーニング内視鏡検査において発見される頻度が高いものとして囊胞，炎症性隆起などがあり，悪性腫瘍との鑑別が必要である．悪性腫瘍は大部分が扁平上皮癌である．

表　中・下咽頭領域のおもな隆起性病変

上皮性病変	非上皮性病変
腫瘍 　上皮性悪性腫瘍 　　疣状癌 　　扁平上皮癌 　　移行上皮癌 　　類基底細胞癌 　　Neuroendocrine cell carcinoma 　　Spindle cell carcinoma 非腫瘍 　乳頭腫 　炎症性ポリープ	硬口蓋の隆起 囊胞 血管腫 悪性リンパ腫

咽頭における隆起性病変の鑑別診断のポイント

　咽頭での長時間の観察は患者の苦痛を伴うため，短時間で必要な情報を観察し鑑別診断をつけなければならない．咽頭隆起性病変を見つけた場合は，まず上皮性病変，非上皮性病変の鑑別を行う．病変部が周囲粘膜と同様の性状の粘膜に被覆されているかどうかにて判断され，隆起の立ち上がり方や血管透見像が周囲粘膜と同様に観察されるかどうかが参考になる．

非上皮性腫瘍

　隆起部が周囲粘膜と同様の性状の粘膜に被覆されている場合は，非上皮性腫瘍を疑う．咽頭は軟骨による凹凸が隆起性病変のように見えることがあるが，遠景像で観察すれば左右対称の構造物であることから鑑別できる．非上皮性腫瘍は囊胞病変の頻度が高いが，上皮性悪性腫瘍のなかには粘膜下腫瘍様の発育形態をとるものもあり，急激に増大するものや，いびつな凹凸が目立つものには注意が必要である．

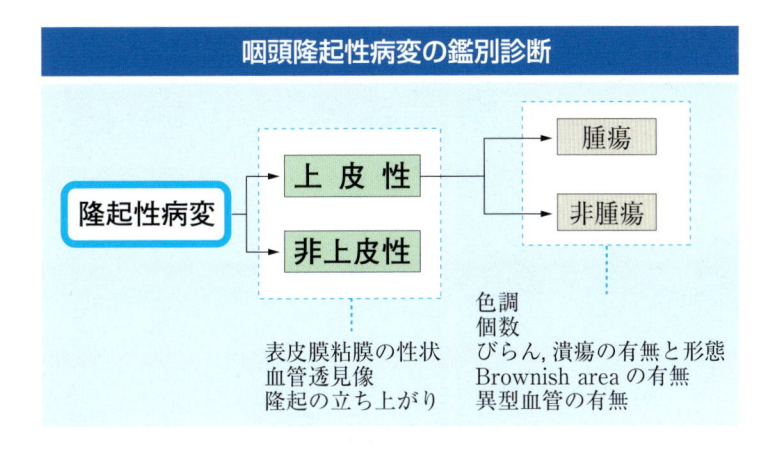

咽頭隆起性病変の鑑別診断

```
隆起性病変 ─┬─ 上 皮 性 ─┬─ 腫瘍
            │             └─ 非腫瘍
            └─ 非上皮性
```

表皮膜粘膜の性状
血管透見像
隆起の立ち上がり

色調
個数
びらん,潰瘍の有無と形態
Brownish area の有無
異型血管の有無

上皮性悪性腫瘍

　上皮性病変と判断された病変では,癌か非癌かの鑑別が重要なポイントになる.進行癌は,隆起のいびつさに加え,不整なびらんや壊死性滲出物の付着を伴うことから比較的容易に診断できる.しかし,咽頭癌の初期病変は粘膜のわずかな発赤や凹凸,白色混濁,正常血管網の消失,角化など微細な変化を示すのみであることから白色光での表在性癌の発見は従来困難であった.近年,Narrow Band Imaging(NBI)などの画像強調内視鏡(image enhanced endoscopy；IEE)の登場により,咽頭表在癌が発見される機会が増加している.とくに,NBI による扁平上皮癌の検出は,brownish area(BA)と呼ばれる茶褐色の領域を見つけることで病変を指摘することができる[2,3].

　BA は,粘膜自体が周囲の非腫瘍性粘膜と比べ明らかな色調変化をしている場合が多く,BA が観察されれば,周囲の粘膜と境界が明瞭であるかを観察することが重要である.次にBA 内の血管を観察するために拡大観察を行う.拡大観察では,扁平上皮癌であれば,大きさや形態,配列が不均一で上方(内腔側)へ発育する異型微小血管の増生を確認できる.領域性のある BA と血管の異常の両所見を確認することで,高い精度で「癌」と診断することができる[1〜4].

上皮性良性腫瘍

　病変の領域性がはっきりしない,血管異型が目立たない病変は非癌病変である確率が高い.乳頭腫,炎症隆起などの頻度が高い.

文　献

1) Muto M, Minashi K, Yano T, et al：Early detection of superficial squamous cell carcinoma in the head and neck region and esophagus by narrow band imaging：A multi center randomized controlled trial. J Clin Oncol　2010；28：1566-1572
2) Muto M, Ugumori T, Sano Y, et al：Narrow band imaging combined with magnified endoscopy for the cancer at the head and neck region. Dig Endosc　2005；17：S23-S24
3) Muto M, Nakane M, Katada C, et al：Squamous cell carcinoma *in situ* at oropharyngeal and hypopharyngeal mucosal sites. Cancer　2004；101：1375-1381
4) Muto M, Katada C, Sano Y, et al：Narrow band imaging：a new diagnostic approach to visualize angiogenesis in superficial neoplasia. Clin Gastroenterol Hepatol　2005；3：S16-S20

Ⅱ．診断のプロセス　［咽頭］

硬口蓋外骨症

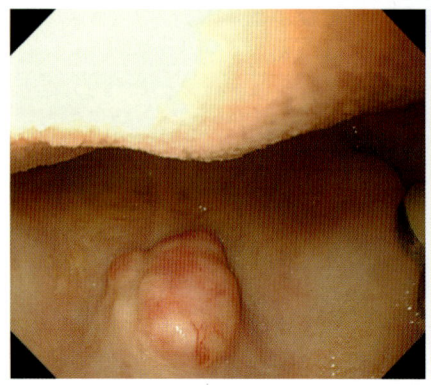

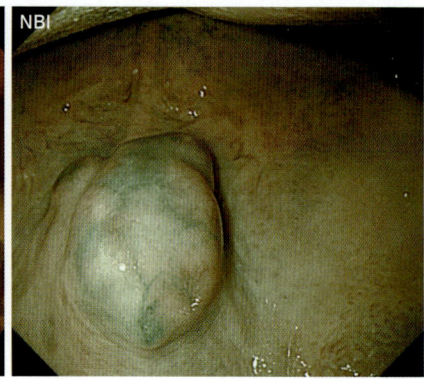

（特徴的所見）
- 硬口蓋正中に，正常の粘膜に被膜された隆起を認める．
  - 非腫瘍性の骨増殖とされ，外側に発育する骨隆起である．その存在自体が問題になることは少ない．
  - 年齢的には，幼少期に認められることはほとんどなく，加齢とともに出現し，隆起が著明になってくるのは 40 歳以降といわれている．

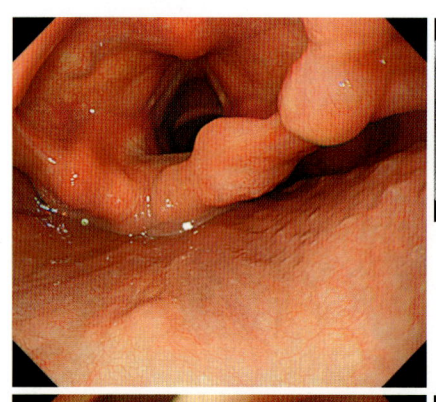

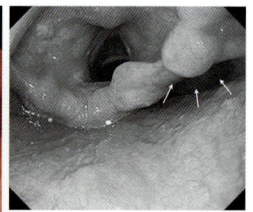

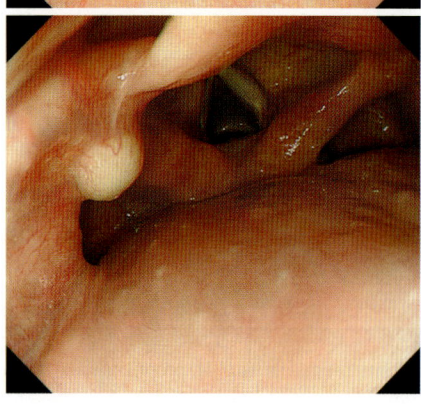

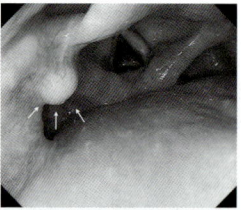

喉頭蓋嚢胞

（特徴的所見）
- 上図：なだらかな立ち上がりを示す表面平滑な隆起性病変（矢印）を右披裂ひだ上に認める．
- 下図：左披裂喉頭蓋ひだ上に表面平滑な白色隆起（矢印）が認められる．
- いずれも周囲粘膜と同様の血管像が透見され非上皮性腫瘍と診断される．

咽頭嚢胞

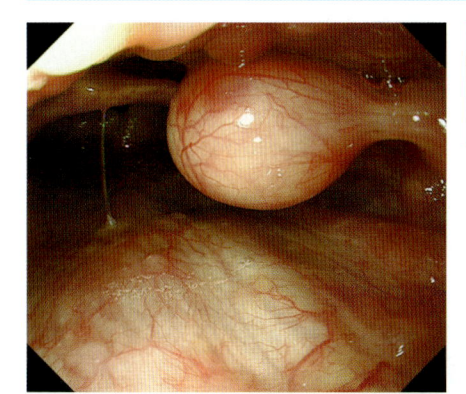

（特徴的所見）
- 中咽頭側壁から立ち上がる正常粘膜に被覆された隆起性病変を認める．

参考症例

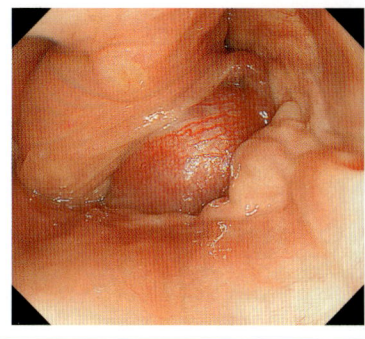

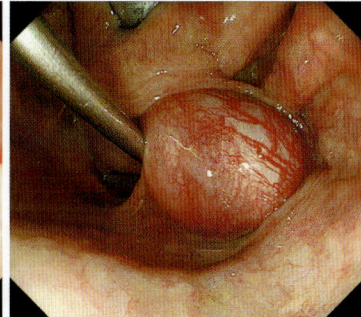

粘膜下腫瘍様の形態をきたした spindle cell tumor

右梨状陥凹から輪状後部にかけて表面平滑な粘膜下腫瘍様の隆起性病変を認める．表面には怒張した血管が網目状に発達している．

血管腫

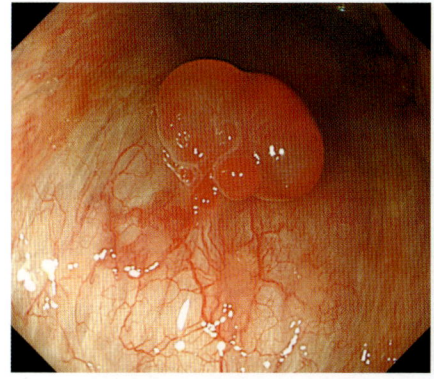

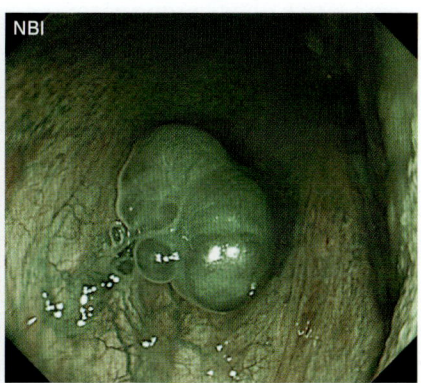

（特徴的所見）
- 中咽頭後壁に透明感のある発赤隆起を認める．
- 表面は平滑で軟らかい．

参考症例

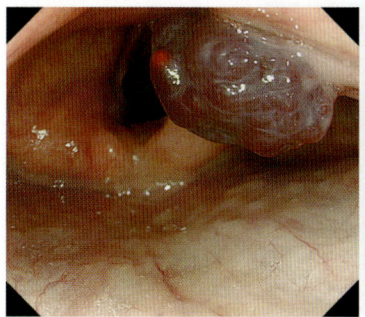

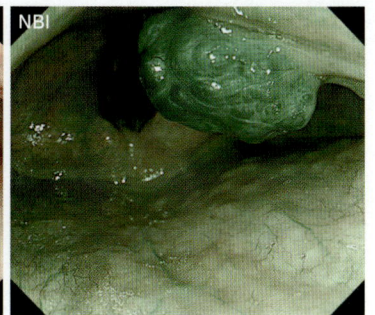

血管腫

中咽頭右前壁より立ち上がる隆起性病変．
表面は平滑で暗赤色の色調を呈している．

咽頭隆起

炎症性ポリープ

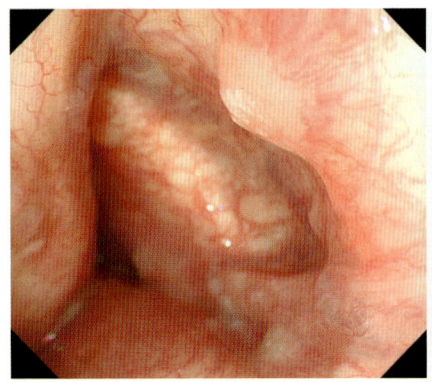

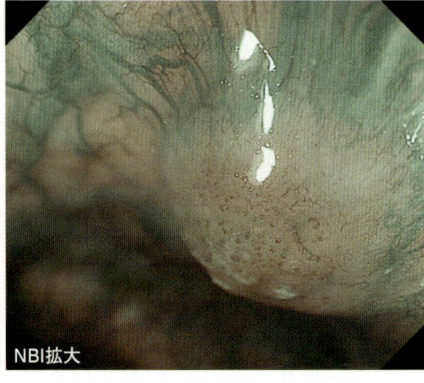

（特徴的所見）
- 右梨状陥凹に褪色調の小隆起を認める．
- NBI観察にて病変部は淡い brownish area として視認されるが周囲との境界は不明瞭であり，咽頭癌を疑わせるような血管の異型を認めず，炎症性ポリープと考えられる．

参考症例

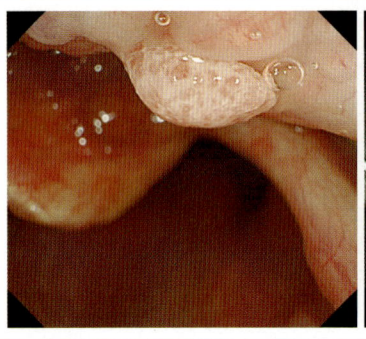

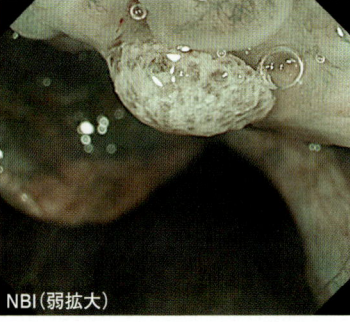

炎症性ポリープ

舌根部に白色びらんを伴う隆起性病変を認める．
NBI観察においても異型血管が確認されない．

乳頭腫

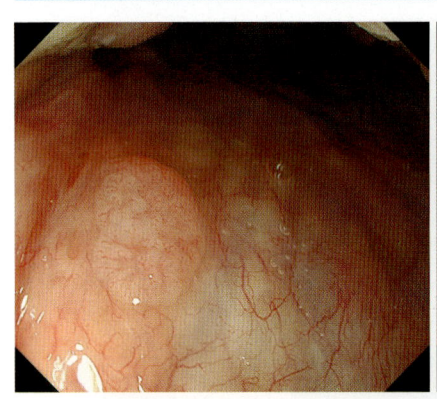

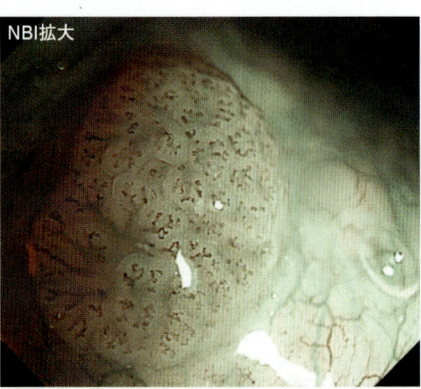

（特徴的所見）
- 中咽頭後壁に，松笠様の隆起を認める．
- NBI拡大観察では各小隆起内にとどまる血管の延長傾向を認めるが口径不同は認めない．

参考症例

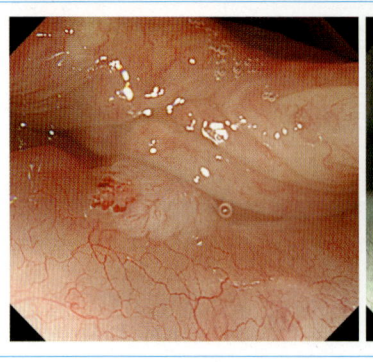

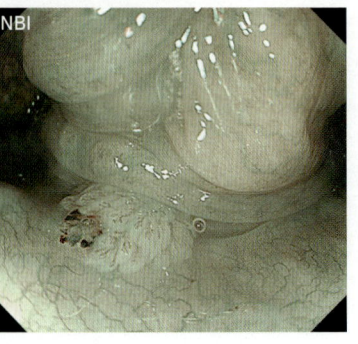

乳頭腫

下咽頭後壁に乳頭状に伸びるイソギンチャク様の隆起性病変を認める．
NBI観察では延長した血管像が視認されるが拡張はみられない．

乳頭腫

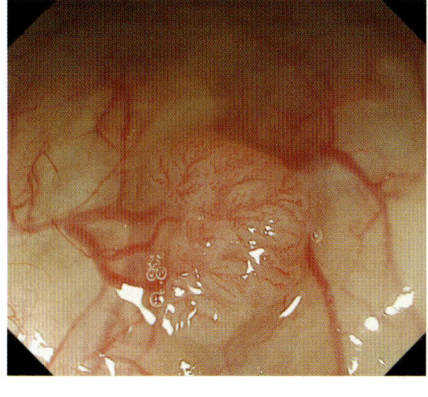

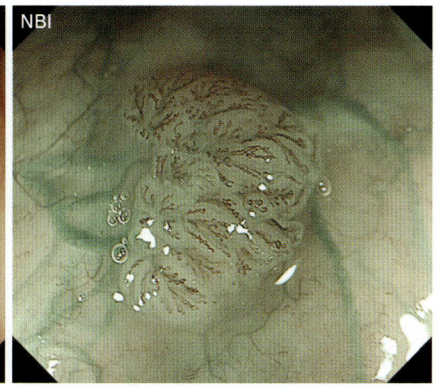

（特徴的所見）
- 中咽頭後壁のイソギンチャク様の隆起性病変．
- NBI観察では延長した血管像が視認されるが拡張はみられない．

0-Ⅱa型咽頭癌（表在癌：上皮内癌）

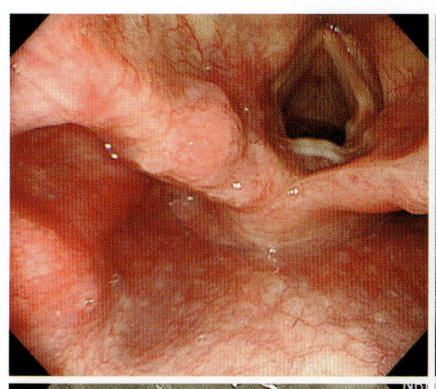

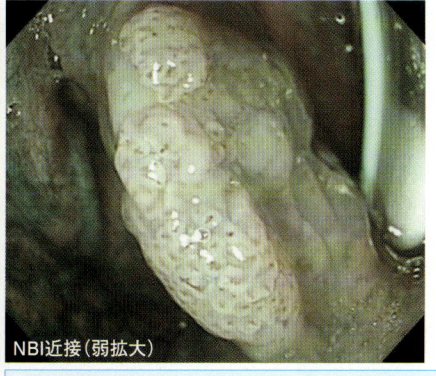

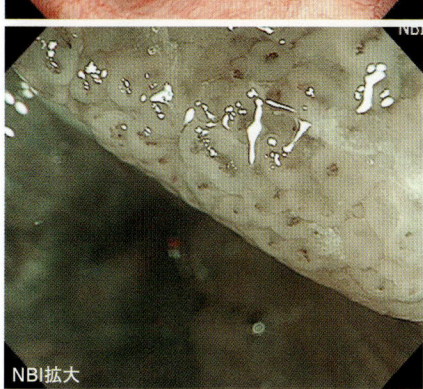

（特徴的所見）
- 左披裂ひだに軽度褪色した隆起性病変が観察されるが，全体像の把握は困難である．
- 近接しNBI拡大観察を行うと蛙の卵様の小隆起集簇像を認め，小隆起内には異型血管が確認される．

咽頭隆起

Ⅱ．診断のプロセス　[咽頭]

0-Ⅱb 型咽頭癌（咽頭癌：上皮内癌）

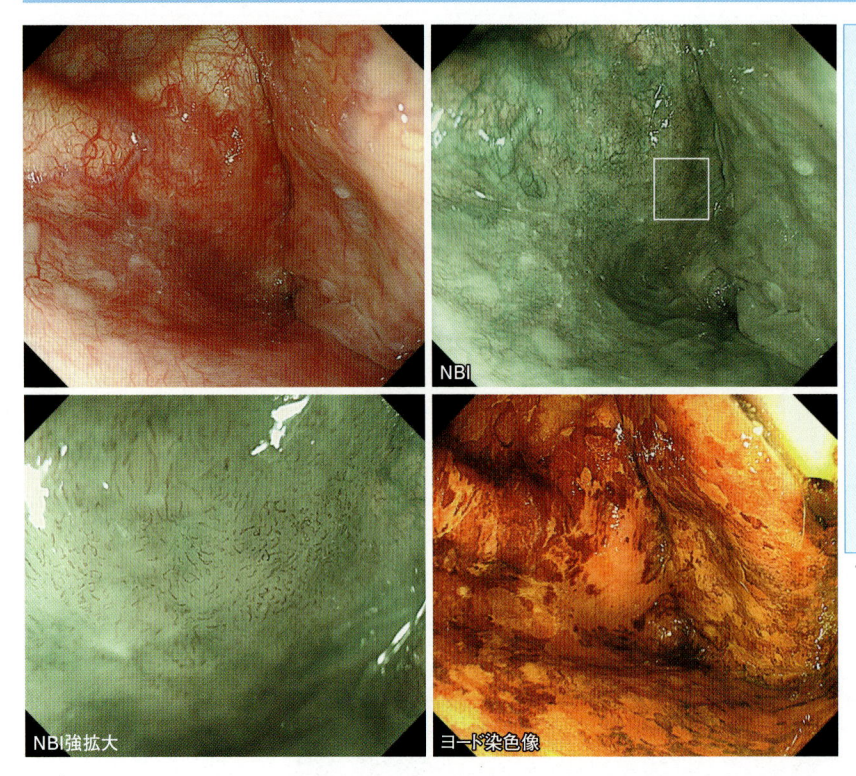

（特徴的所見）
- 左梨状陥凹部にカンジダ様のこまかい白苔を一部伴う発赤平坦病変を認める．
- NBI 観察では発赤部に一致し，brownish area が認められ，配列が不均一で不規則に蛇行した微小血管の増生が確認される．
- ヨード染色（治療時）では病変部は不染帯として認識される．背景粘膜にはまだら不染帯が目立つ．

0-Ⅱa＋Ⅰ型（表在癌：上皮下層浸潤癌）

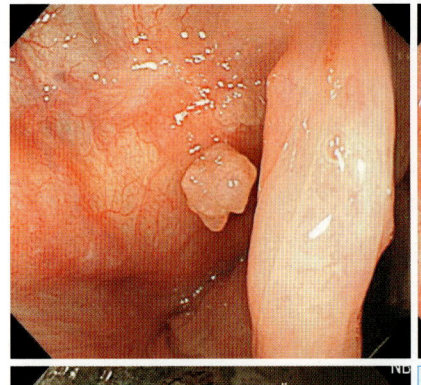

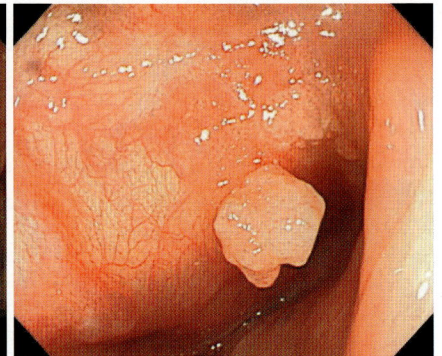

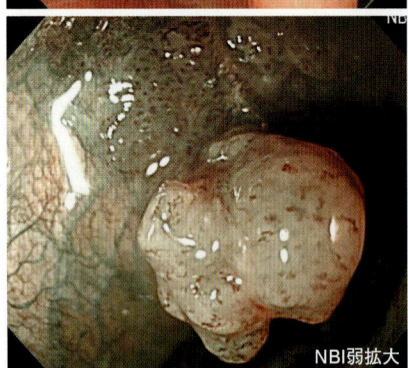

（特徴的所見）
- 左梨状陥凹部にやや褪色調の結節隆起と，周囲に広がる発赤粘膜および凹凸不整な褪色調平坦隆起病変を認める．
- 隆起周囲粘膜の血管透見は消失している．
- NBI 弱拡大像では，病変内の異型血管が確認され，周囲に広がる丈の低い隆起内にも異型血管の増生が視認できる．

0-Ⅱa＋Ⅰ型咽頭癌

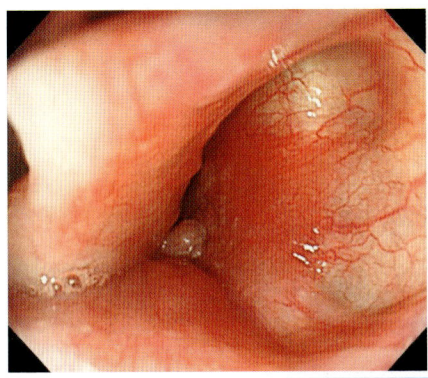

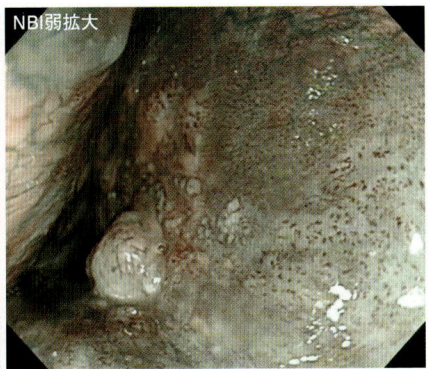

NBI弱拡大

（特徴的所見）
- 右梨状陥凹部にやや褪色調の結節隆起と，周囲に広がる発赤平坦粘膜および褪色調平坦隆起病変を認める．
- NBI弱拡大像では，隆起周辺に広がるbrownish areaと異型血管が視認される．
- 隆起の一部が結節状であり上皮下層浸潤癌と判断される．

1型中咽頭癌（進行癌）

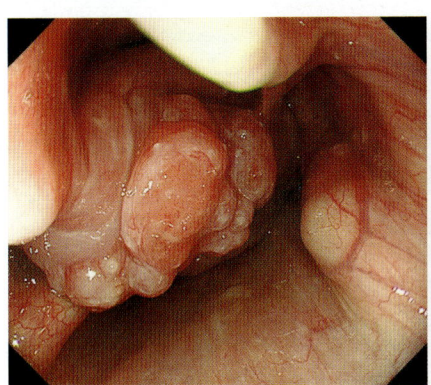

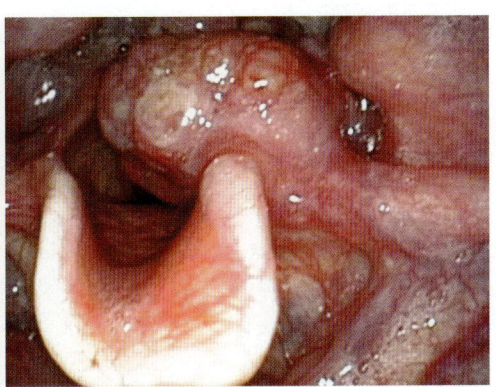

（特徴的所見）
- 中咽頭側壁から伸びるカリフラワー状の隆起性病変（1型食道癌様）を認める．
  ◆本症例は経鼻スコープでみると有茎性病変であることが視認可能であった．

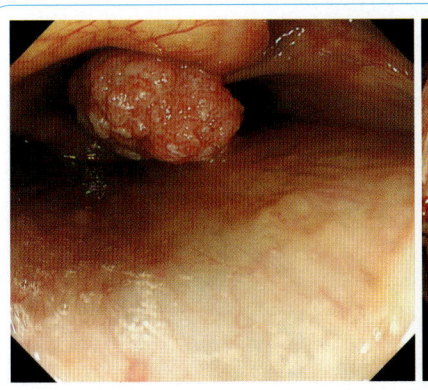

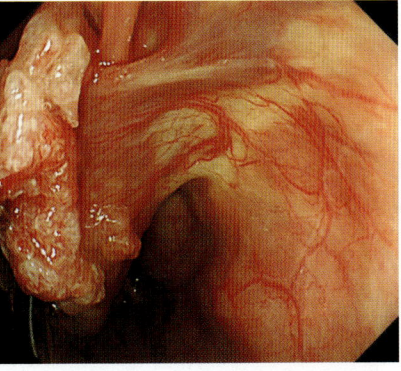

参考症例

咽頭癌（表在癌：上皮下層浸潤）

中咽頭右側壁より発育する有茎性の咽頭癌．
茎部には厚みが乏しい．

咽頭隆起

下咽頭癌（進行癌）

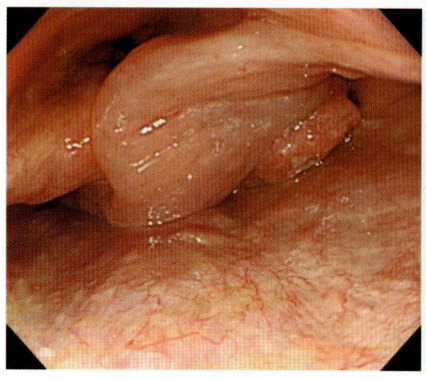

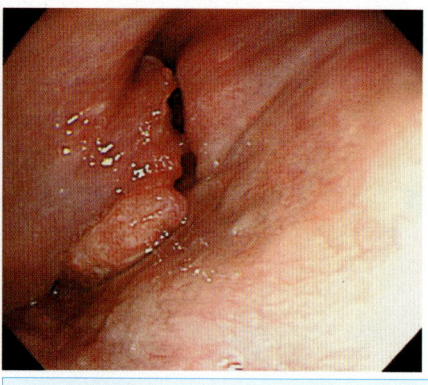

（特徴的所見）
- 右梨状陥凹部に隆起性病変を認める．
- 近接で観察すると喉頭側に表面構造の不整な隆起の拡がりが確認された．
- 肛門側の隆起には不整な陥凹を伴い上皮下層〜筋層への浸潤が疑われる．

0-Ⅱa＋Ⅱc型下咽頭癌

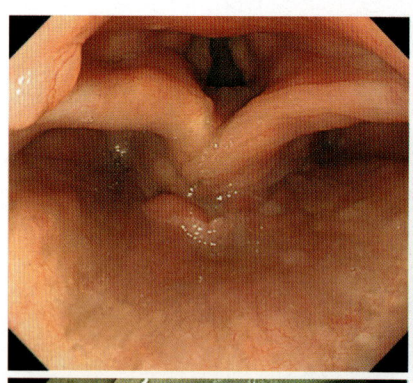

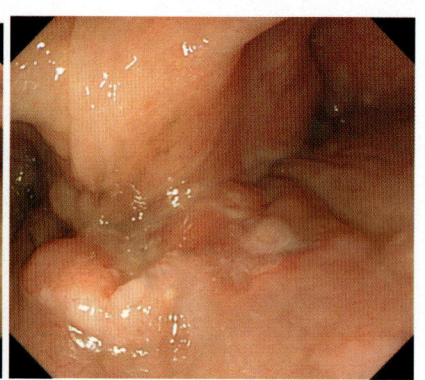

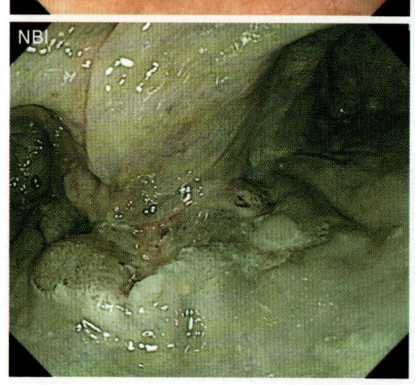

（特徴的所見）
- 下咽頭輪状後部に，不整陥凹を伴う隆起性病変（0-Ⅱa＋Ⅱc型食道癌様）．
- 腫瘍立ち上がり部に正常上皮がみられる．
- NBI観察では腫瘍立ち上がり部に正常上皮が視認される．
- 上皮下に腫瘍が浸潤し隆起を形成している所見と考えられる．

下咽頭癌

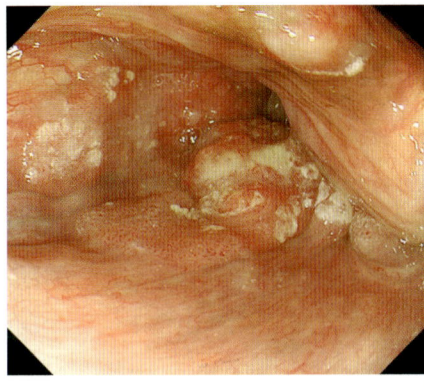

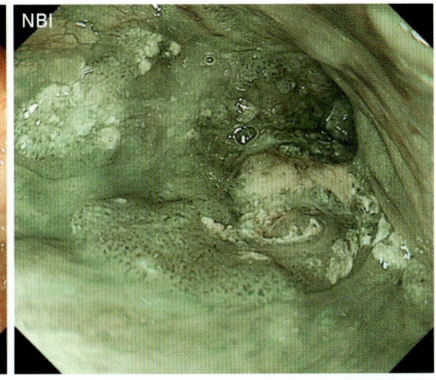

（特徴的所見）
- 左梨状陥凹部に，不整な白苔の付着した扁平隆起が広がっている．
- 病変部に一致し血管透見像が消失している．
- NBI観察では隆起部に一致し，ドット状の異型血管が視認される．

1型中咽頭癌

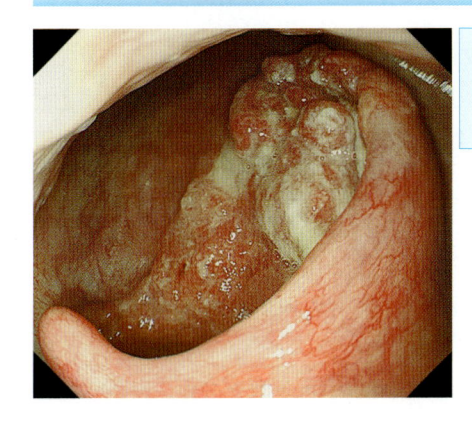

（特徴的所見）
- 中咽頭右扁桃部．壊死滲出物の付着を伴う不整な結節状～顆粒状の隆起を認める．

喉頭癌

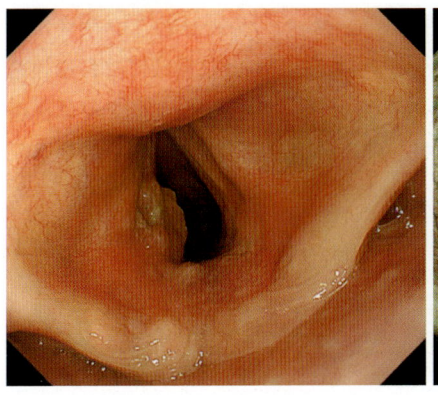

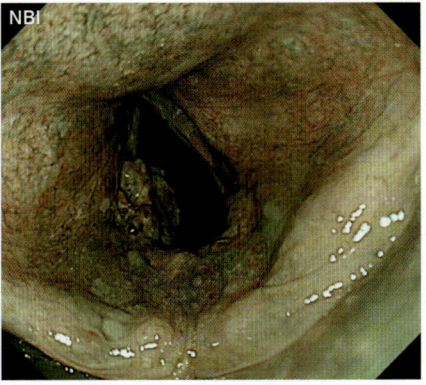

（特徴的所見）
- 左声門部に不整な隆起性病変を認める．

咽頭隆起

陥　凹　[咽頭]

吉村　昇，郷田憲一，田尻久雄

　近年の Narrow Band Imaging（NBI）をはじめとした画像強調観察（image enhanced endoscopy；IEE）の開発，内視鏡の細径化や高解像能化といった内視鏡機器の進歩と，咽喉頭領域への関心の高まりにより，早期に発見・治療される中・下咽頭癌の報告例は増加している．とくに NBI 内視鏡による咽頭・食道癌の早期発見における有用性が報告され[1]，食道癌患者やヘビースモーカー・常習飲酒者などの高リスク患者に対しては，上部消化管内視鏡検査による咽喉頭のスクリーニングが浸透しつつあり，今後さらに早期発見例の増加が見込まれる．

　深達度により病期分類される消化管と異なり，頭頸部癌では腫瘍径と周囲組織への浸潤により病期分類がなされるため，これまで表在癌の概念がなかったが，中・下咽頭癌に関しては頭頸部表在癌研究会において「癌進展が上皮下層にとどまる癌で，リンパ節転移の有無は問わない」と表在癌の定義を作成し，頭頸部癌学会がこれを推奨する形となっている[2]．

　咽喉頭領域の上皮性腫瘍性病変は「頭頸部癌取扱い規約」[3]に則り表記されており，第4版の規約に初めて表在癌に関する記載などが取り上げられた．肉眼分類は基本的には「食道癌取扱い規約」（p.324）に準じて，表在型，隆起型，潰瘍型，内向浸潤型あるいは分類不能と記載することとなっている．さらに表在型は表在隆起型と平坦型（表面隆起型，平坦型，表面陥凹型）に細分類される（p.320）．

● 腫瘍性病変

　中・下咽頭領域に発生する癌は，食道と同様に扁平上皮癌が大多数を占め，肉眼的特徴像が食道癌に類似している．しかしながら，門馬らは食道表在癌において表面陥凹型（0-Ⅱc型）はもっとも多い病型であるが，中・下咽頭領域の癌においては 13％ と低頻度であることを報告している[4]．中・下咽頭良悪性 335 例 445 病変を臨床病理学的に解析したわれわれの検討でも，表在性の high grade dysplasia～squamous cell carcinoma の 112 病変のうち 0-Ⅱc 型は 12 病変（11％）と少数であった[5]．組織学的に中・下咽頭領域には食道の粘膜筋板に相当する構造が基本的にないことや，癌病変の直下にリンパ濾胞やリンパ球浸潤が目立つことにより隆起を形成しやすいことなどが，食道癌との肉眼型の相違に関与している可能性がある[6]．

● 非腫瘍性病変

　一方，腫瘍性病変以外で陥凹型を呈するものは少数で，代表的なものは炎症性病変である．中・下咽頭領域においてはリンパ装置が発達しており，輪状後部や舌根部などに小隆起として認められることが多い．炎症が高度となりびらんを伴うと，陥凹した病変として

咽頭陥凹性病変の鑑別診断

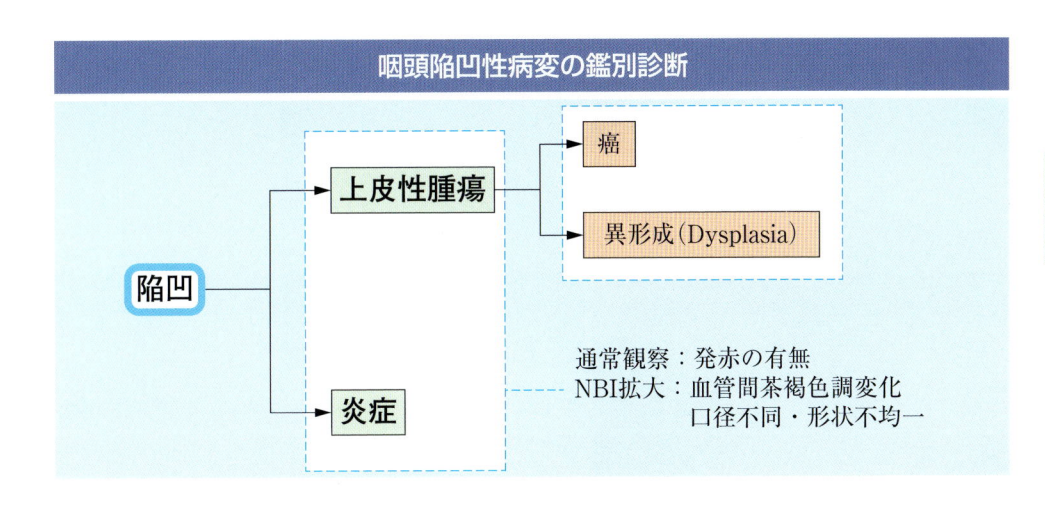

```
                    ┌─→ 癌
          ┌─ 上皮性腫瘍 ─┤
陥凹 ─┤            └─→ 異形成（Dysplasia）
          └─ 炎症

通常観察：発赤の有無
NBI拡大：血管間茶褐色調変化
        口径不同・形状不均一
```

認められ腫瘍性病変との鑑別を要する．

　われわれが行った検討の結果，表在癌に特徴的な内視鏡像は通常観察で「発赤」，NBI拡大観察で「血管間茶褐色調変化（IBE）」「不整（血管の口径不同・形状不均一）」が重要であった．炎症であれば，通常観察で発赤を示す場合が多いが，われわれの検討では発赤のみより，発赤にNBI拡大のIBEと不整所見を加えると診断精度が高まることが示唆された[5]．よって，炎症と表在癌との鑑別診断にはNBI拡大内視鏡の積極的活用をお勧めしたい．

文　献

1) Muto M, Minashi K, Yano T, et al：Early detection of superficial squamous cell carcinoma in the head and neck region and esophagus by narrow band imaging：a multicenter randomized controlled trial. J Clin Oncol　2010；28：1566-1572
2) 加藤孝邦，波多野篤，齋藤孝夫，他：中・下咽頭表在癌の診断と病理．耳鼻咽喉科・頭頸部外科　2010；82：765-769
3) 日本頭頸部癌学会 編：頭頸部癌取扱い規約（改訂第4版）．金原出版，東京，2005
4) 門馬久美子，藤原純子，加藤　剛，他：中・下咽頭表在癌の内視鏡診断—通常内視鏡およびNBIの立場から．胃と腸　2010；45：203-216
5) Yoshimura N, Goda K, Yoshida Y, et al：Diagnostic utility of narrow-band imaging endoscopy for pharyngeal superficial carcinoma. World J Gastroenterol　2011（in press）
6) 大倉康男：早期咽頭・食道癌の病理学的特徴．消化器内視鏡　2010；22：901-906

Ⅱ．診断のプロセス　［咽頭］

中咽頭癌（0-Ⅱc）

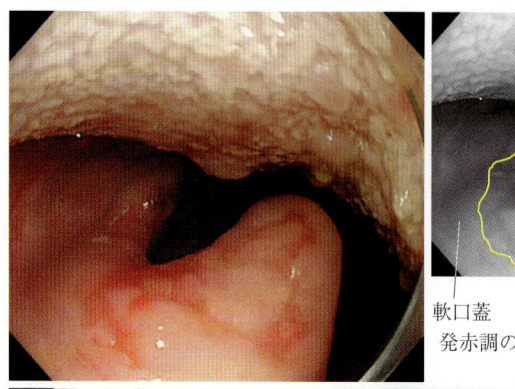

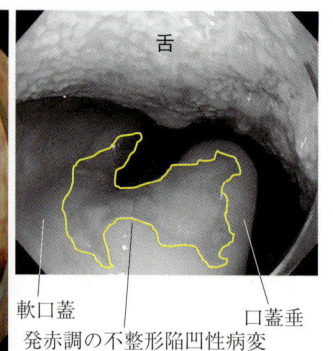

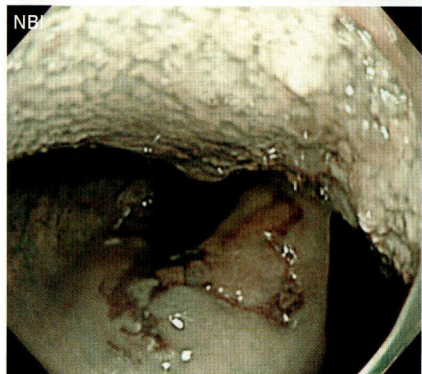

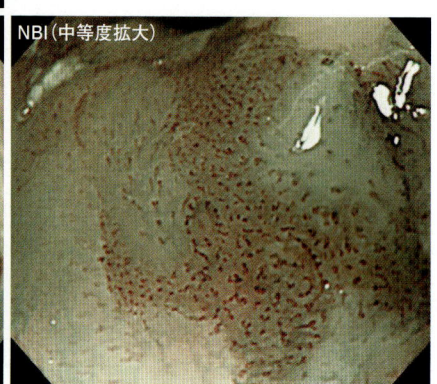

舌
軟口蓋　　口蓋垂
発赤調の不整形陥凹性病変

NBI（中等度拡大）

（特徴的所見）
- 口蓋垂から軟口蓋の左側にかけて，発赤調の陥凹性病変を認める．陥凹部の境界は明瞭，辺縁は不整で，陥凹部には光沢のある白色調扁平隆起が混在している．
- NBI観察（拡大なし）：陥凹部は，茶褐色調領域（brownish area）として明瞭に描出される．
- NBI拡大観察：brownish area内には，一部に不整（口径不同・形状不均一）所見を伴う拡張した微小血管の増生を認めるとともに，血管間茶褐色調変化もみられる．

◆口腔より内視鏡を挿入して直後に発見された病変であり，盲目的に内視鏡を挿入するとこのような病変も見逃してしまう可能性がある．内視鏡挿入時に咽頭反射を誘発しないよう注意を払いつつ，隆起/陥凹，色調変化を呈する病変がないか慎重に観察する必要がある．

異形成（low grade dysplasia）

口蓋垂
発赤調の陥凹性病変
軟口蓋

NBI
NBI（中等度拡大）

咽頭陥凹

（特徴的所見）
- 軟口蓋中央に5mm大の発赤調で星芒状の陥凹性病変を認める．
- NBI観察（拡大なし）：病変部分はbrownish areaとしてより明瞭に描出される．
- NBI拡大観察：brownish areaを呈する陥凹部には，軽度の拡張と形状不均一を示す微小血管とともに血管間茶褐色調変化も認める．微小血管の増生・口径不同・形状不均一の所見はない．

◆中・下咽頭の観察においては，唾液・粘液は咽頭反射を起こさぬよう，注意を払い極力吸引のみで除去する．どうしても水洗が必要な際は，スコープの送気ボタン長押しによる送水を必要最小限で行う．

II．診断のプロセス ［咽頭］

咽 頭 炎

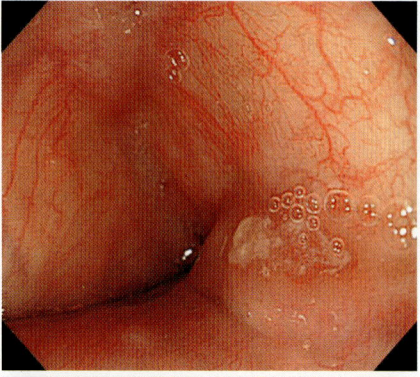

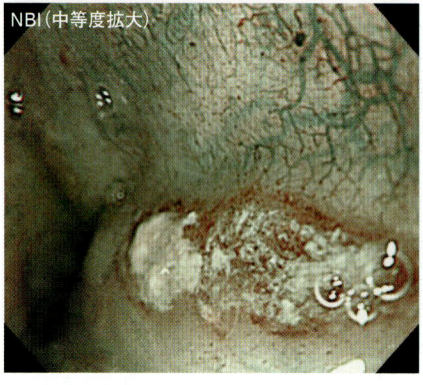

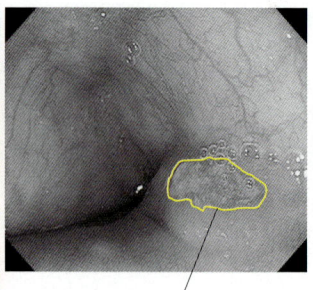

薄い白苔を伴う陥凹

NBI（中等度拡大）

（特徴的所見）
- 右梨状陥凹に 7 mm 大の辺縁隆起を伴う陥凹性病変を認める．単発性で陥凹部のみ軽度発赤調で，薄い白苔の付着を伴っている．
- NBI 観察：陥凹部は brownish area を呈している．白苔のため一部不明瞭であるが，点状の軽度拡張した微小血管の増生がうかがえる．口径不同・形状不均一など不整所見を有する血管はみられない．

◆梨状陥凹や舌根部は炎症性病変の好発部位である．通常，たこいぼ様の隆起を呈し多発するため腫瘍性病変との鑑別は比較的容易である．しかし，単発性で陥凹主体の形態を呈する場合は腫瘍性病変との鑑別を要する．

Column

コラム　咽頭粘膜の構築について

　狭帯域内視鏡（NBI）画像により咽頭粘膜の表層の血管を描出することによって，表在性扁平上皮癌が見出されるようになった．腫瘍性病変が存在する箇所では IPCL と称される乳頭層の毛細血管の構築が変化することを利用して病変が検出されているが，正常粘膜の構築がどのように変化することで NBI 画像に捉えられるのかについて紹介したい．
　咽頭を含む口腔内から食道までの消化管の扁平上皮は非角化型上皮であるが，慢性的な刺激によって錯角化，角化をきたすことになる．消化管の扁平上皮は，慢性刺激を受けているのが一般的

であり，咽頭の非腫瘍性扁平上皮は図1に示すように4層に区別される．これらの4層の構築は明瞭であり，層状分化と称される．"層状分化"という用語は扁平上皮癌の場合，「ある」または「なし」の二通りの表現で使用される．その一つは浸潤癌についてであり，浸潤癌巣においてある一定の層構造を保ち，段階的に細胞形態が変化していく様を「層状分化あり」と評価し，扁平上皮癌細胞の特徴的な分化として捉える．一方，上皮内癌の場合には層構造は完全に消失し，「層状分化なし」と表現される（図2）．
　個々の細胞に目を向けると，図1に示すように4層を構成するそれぞれの細胞は形態学的な特徴をもつ．たとえば，基底細胞は横に重なり合うよ

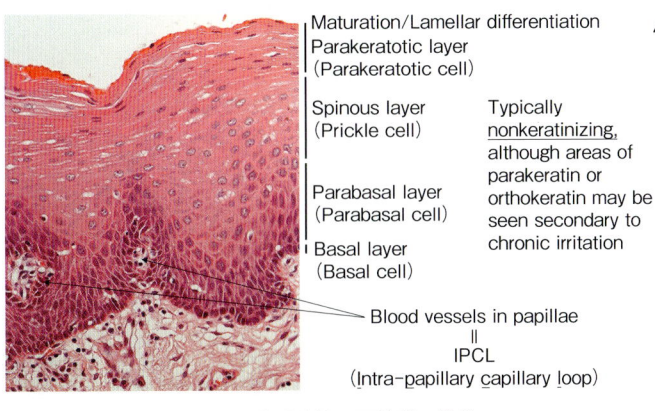

図1 非腫瘍性咽頭粘膜の構造
IPCLは，正常および非腫瘍性扁平上皮病変では扁平上皮内ではなく，上皮下乳頭層に存在する毛細血管であり，intra-epithelial（上皮内）ではない．したがって，intra-papillaryとするほうが望ましい．

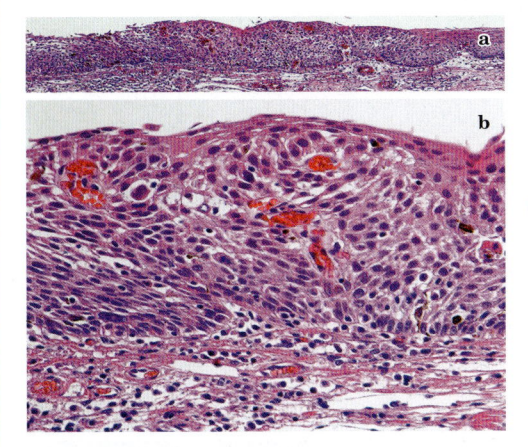

図2 咽頭の表在性扁平上皮癌（扁平上皮内癌）
a：H＆E染色弱拡大像．非腫瘍性上皮との境界は明瞭でfrontの形成を示す．非腫瘍部と比較して上皮の肥厚は顕著ではなく，上皮突起の伸長，遊離胞巣を形成しての浸潤は認めない．
b：H＆E染色強拡大像．層状分化は失われており，図1と異なりIPCLは上皮内に入り込み，分岐して増生するように見える．

うに柵状配列を示す．非浸潤癌の場合にもこの柵状配列が保たれている場合があり，その際には浸潤に対する防波堤のような役割を示しているという見方も可能である．一方，多くの浸潤性下方発育を示す場合では柵状配列が消失していることから，基底細胞固有の分化の消失は病変の質的評価に関わってくるかもしれない．

扁平上皮癌では，個々の細胞の形態像の変化とともに層状分化が消失し，乳頭層の毛細血管であるIPCLが顕著に伸長，分岐する（図2）．細胞異型，構造異型の観点から，正常と差異について評価することで病変に対する病理診断が行われる．以上のことを踏まえると，NBIで捉えられる"IPCL異型"も咽頭の上皮病変を診断する際の重要な所見の一つであることはいうまでもない[1],参考URL1)．

文　献
1) Fujii S, Yamazaki M, Muto M, et al：Microvascular irregularities are associated with composition of squamous epithelial lesions and correlate with subepithelial invasion of superficial-type pharyngeal squamous cell carcinoma. Histopathology 2010；56：510-522

参考URL（2011年9月現在）
1) 独立行政法人国立がん研究センターがん対策情報センター　がん情報サービス　外科病理診断の手引き「中・下咽頭における表在性扁平上皮病変の病理組織学的診断」藤井誠志
http://ganjoho.jp/professional/med_info/surgical_pathology/pharyngeal_superficial_lesion.html

〔藤井誠志〕

色 調　[咽頭]

吉村　昇, 郷田憲一, 田尻久雄

　中・下咽頭に発生する悪性腫瘍の大多数は食道と同様に扁平上皮癌であり，元来，リンパ組織が発達している口蓋扁桃から舌根部（いわゆる Waldeyer 輪）にのみ悪性リンパ腫が発生することがある[1]．

　中・下咽頭の扁平上皮癌の内視鏡所見は食道癌と類似しており，食道表在癌の内視鏡診断法が応用されてきた．食道表在癌では発赤調の病変が典型であり，色調に着目することはスクリーニングにおいて重要である[2]．

発赤調

　中・下咽頭においても発赤は表在癌の代表的な所見であり，門馬らは EMR した中・下咽頭癌の 59％が発赤調と報告しており[3]，自験例でも表在性扁平上皮癌 77 病変中，発赤調を示すものが 75％（58 病変）と大半を占めていた[4]．その他の所見としては，食道表在癌と同様に通常観察では粗糙な粘膜，白色調の丈の低い隆起，毛細血管像の消失などに着目すべきである．

　発赤調を呈する病変で表在癌と鑑別を要するものとしては，炎症性病変がもっとも重要である．炎症性病変は境界不明瞭で多発する傾向があるものの，表在癌あるいは異形成との鑑別が困難な場合も少なくない．NBI 拡大観察において，口径不同・形状不均一を伴う

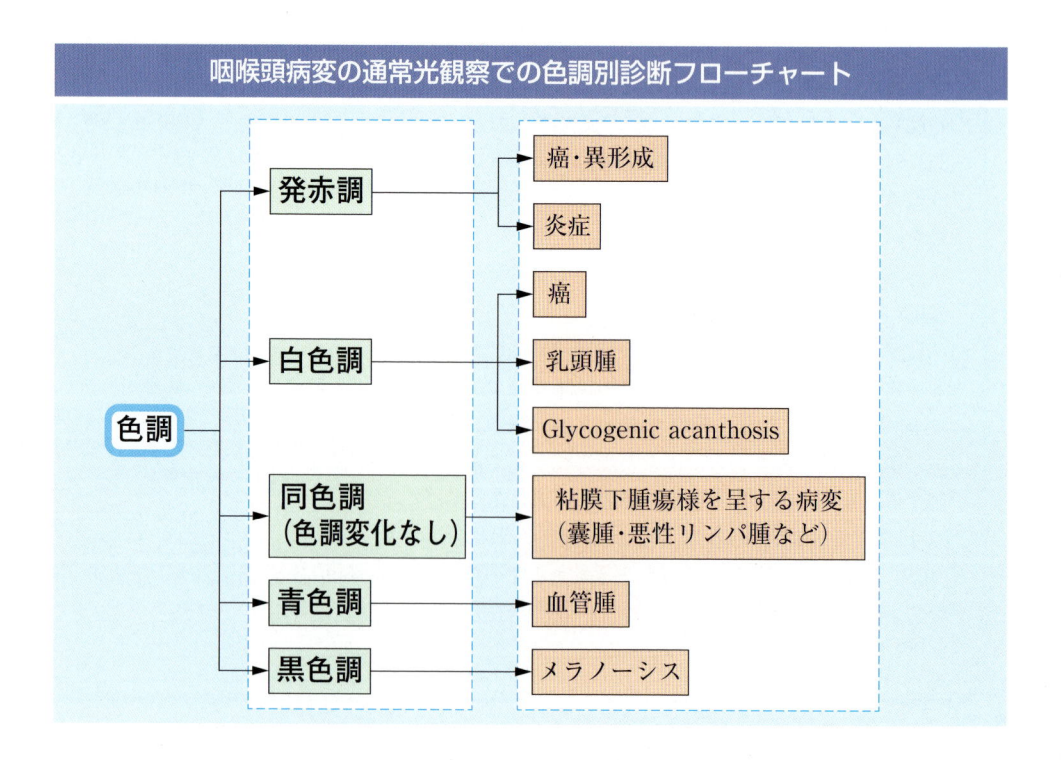

咽喉頭病変の通常光観察での色調別診断フローチャート

- 色調
  - 発赤調
    - 癌・異形成
    - 炎症
  - 白色調
    - 癌
    - 乳頭腫
    - Glycogenic acanthosis
  - 同色調（色調変化なし）
    - 粘膜下腫瘍様を呈する病変（嚢腫・悪性リンパ腫など）
  - 青色調
    - 血管腫
  - 黒色調
    - メラノーシス

「不整」な微小血管は表在癌の重要な所見であり[4],炎症性病変との鑑別に有用である.

白色調

白色調を呈する病変としては,glycogenic acanthosis,乳頭腫などが代表的である.しかし,低頻度ながら扁平上皮癌で白色調を呈する場合があり,上方発育を示したり,表層の異常角化,錯角化(parakeratosis)を伴うと白色調を呈する.これらの内視鏡的鑑別は比較的容易であり,glycogenic acanthosis および乳頭腫では光沢のある白色調を呈するが,白色調を示す扁平上皮癌の場合,粗で混濁した白色調を呈する.

褐色〜青黒色

その他,褐色〜青黒色を呈するものとしてメラノーシスが挙げられる.メラノーシスは喫煙・飲酒習慣をもつ高齢男性に発生することが多く,咽頭・食道癌発生リスクが高いとされる[5].同所見を認めた場合,併存する咽頭・食道癌にとくに注意し,入念な観察を行うべきである.

文　献

1) 落合淳志:中・下咽頭癌の病理.胃と腸　2005;40:1221-1228
2) 門馬久美子,吉田　操,山田義也,他:食道粘膜癌の内視鏡診断.胃と腸　1994;29:327-340
3) 門馬久美子,吉田　操,川田研郎,他:中・下咽頭の通常内視鏡観察.胃と腸　2005;40:1239-1254
4) Yoshimura N, Goda K, Yoshida Y, et al:Diagnostic utility of narrow-band imaging endoscopy for pharyngeal superficial carcinoma. World J Gastroenterol　2011(in press)
5) 横山　顕,大森　泰,横山徹爾:咽頭・食道の発癌リスク.消化器内視鏡　2006;18:1348-1354

Ⅱ．診断のプロセス　［咽頭］

下咽頭癌（0-Ⅱb）

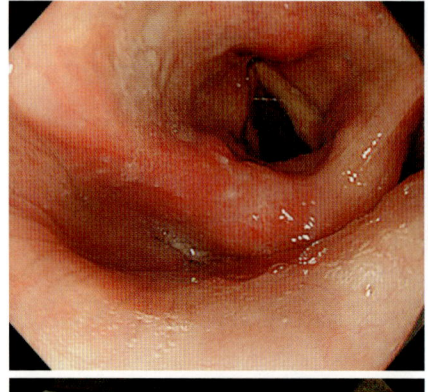

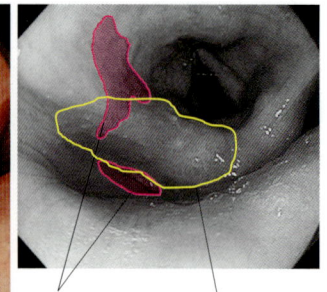

唾液・粘液の貯留
発赤調のほぼ平坦な病変

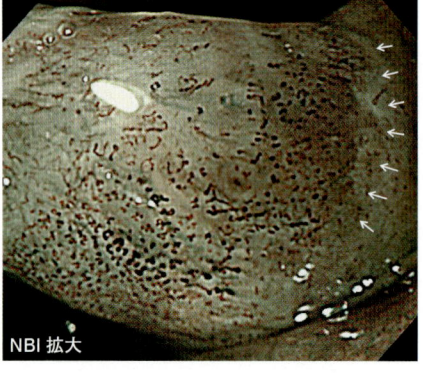

（特徴的所見）
- 左側の披裂部から梨状陥凹にかけて発赤調のほぼ平坦な病変を認める．周囲の粘膜と比べて光沢がなく，粗糙な粘膜面を呈している．
- NBI拡大観察：発赤調にみられていた病変部は brownish area を呈し，拡張した微小血管は密に増生し，口径不同・形状不均一所見を伴っている．写真右側の境界部（矢印）では，血管間茶褐色調変化がみられる．

　◆中・下咽頭領域では下咽頭，とくに梨状陥凹がもっとも癌の発生頻度が高い．この部位は，唾液・粘液が貯留しやすく，小病変であれば見逃される可能性がある．唾液・粘液は咽頭反射を起こさぬよう注意を払い，極力吸引のみで除去する．

中・下咽頭癌（0-Ⅱa）

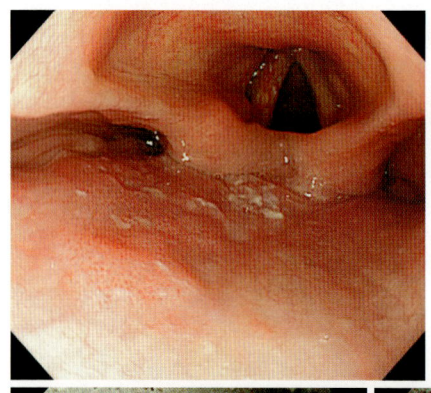

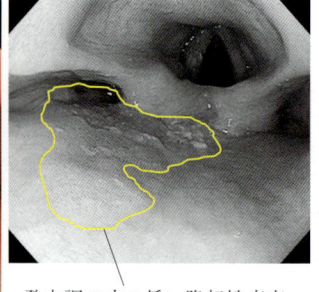

発赤調の丈の低い隆起性病変

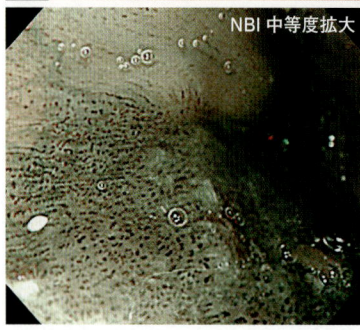

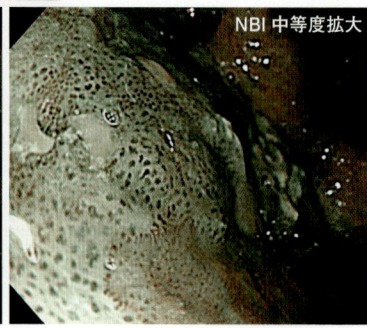

NBI中等度拡大　　NBI中等度拡大
病変左側　　　　　病変右側

（特徴的所見）
- 中咽頭から下咽頭の後壁に発赤調で丈の低い隆起性病変を認める．病変の下咽頭側に白色調の付着物を認める．病変の口側では，拡張した微小血管が通常観察でも視認可能である．
- NBI拡大観察（中等度拡大）：病変の左側辺縁では，口径不同を伴う拡張した微小血管が密在している．病変の右側では周囲の粘膜よりも一段隆起しており，微小血管の拡張がより高度である．

　◆本例のように，中・下咽頭の表在性の扁平上皮癌は発赤調と白色調が混在した病変もまれではない．その組織学的背景として，上方発育型の扁平上皮癌そのものが白色調を呈する場合や表層の錯角化（parakeratosis）や異常角化を伴うために白色調を混じる場合がある．

炎　症

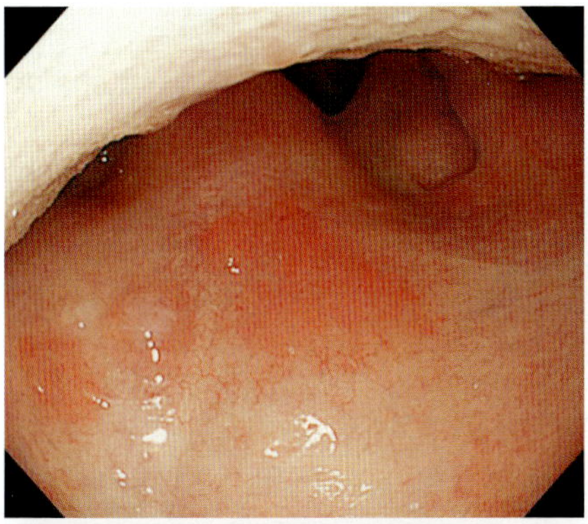

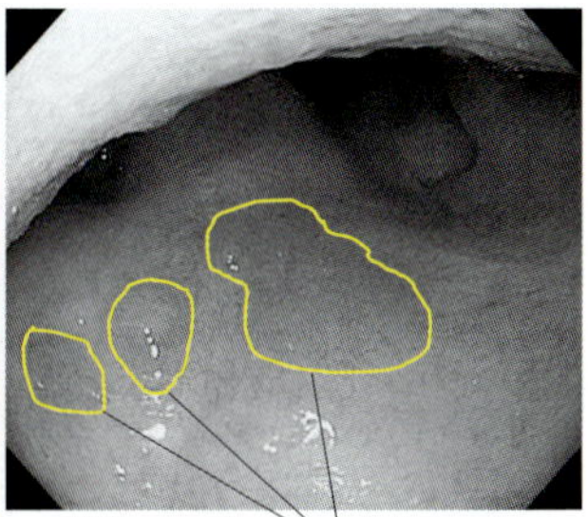

発赤調の平坦病変

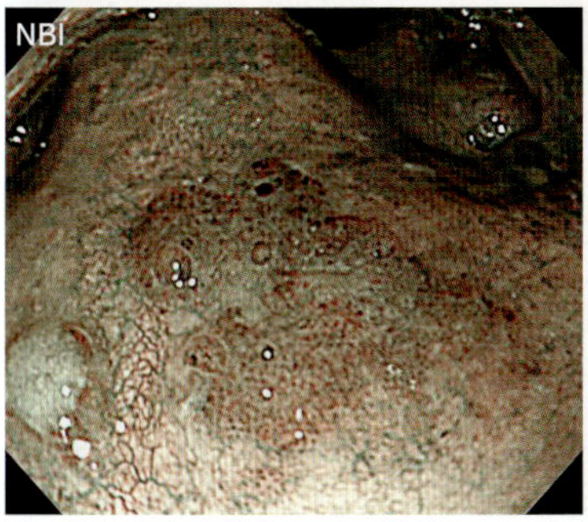

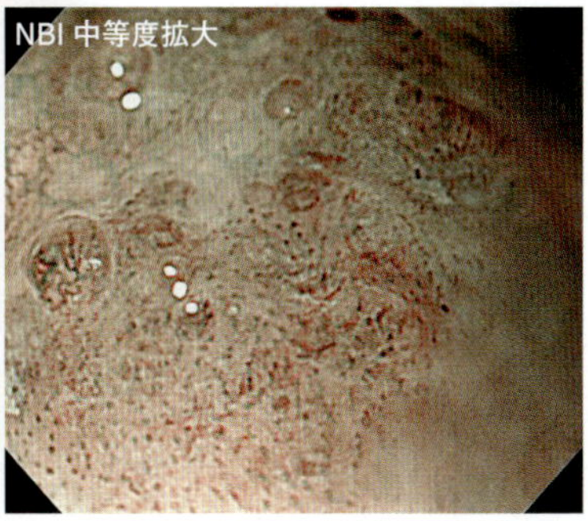

（特徴的所見）
- 軟口蓋に 5〜10 mm 大の発赤調病変が 3 カ所並列して認められる．
- NBI 非拡大観察：通常観察における発赤領域は，brownish area としてより明瞭に観察される．
- NBI 拡大観察（中等度拡大）：血管間茶褐色調変化や微小血管の軽度拡張は認めるが，いずれの微小血管も口径や形態が類似していて配列の乱れも少ない．

◆ 中・下咽頭に発生する炎症性の病変の多くが発赤調を呈し，NBI で brownish area を示すことが少なくないため，腫瘍性病変との鑑別が必要となる．NBI 拡大観察において，炎症性病変は微小血管の拡張・増生を伴う場合もあるため，口径不同・形状不均一などの「不整」所見が腫瘍性病変との鑑別に有用である．

咽頭色調

Glycogenic acanthosis

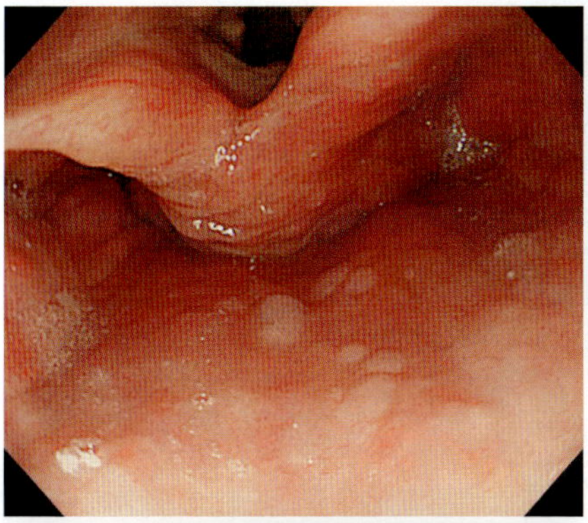

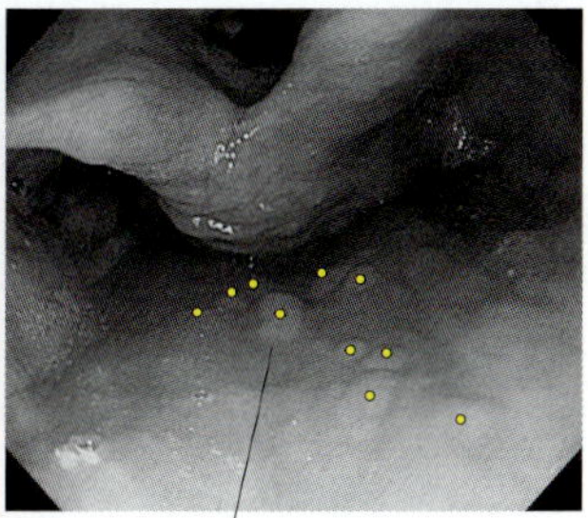

白色調の丈の低い隆起性病変周囲に同様の白色隆起が多発している（黄色点）

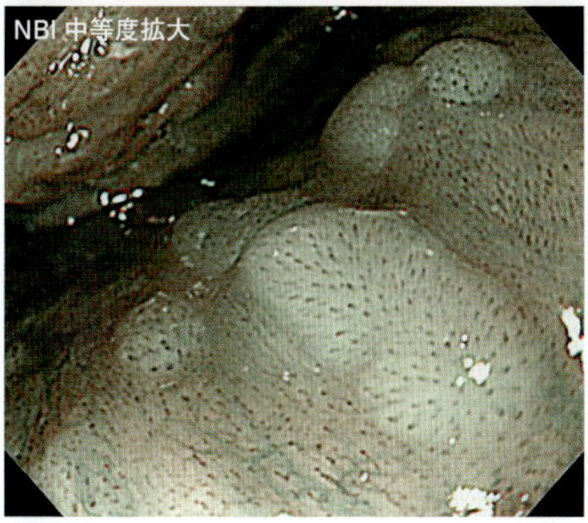

（特徴的所見）
- 下咽頭後壁に 2〜5 mm 大の白色調の丈の低い隆起が多発している．
- NBI 拡大観察（中等度拡大）：病変内の微小血管は周囲のものと同様で配列・形態とも整っている．時に軽度の拡張・延長した微小血管を伴う場合もあるが，口径不同・形状不均一など，不整所見がまったくみられないことが特徴である．

◆ 食道と同様に咽頭にも glycogenic acanthosis が認められる．丈の低い，表面平滑で光沢のある白色隆起として認められ，本例のように多発する場合も少なくない．

Ⅱ．診断のプロセス　［咽頭］

乳頭腫（papilloma）

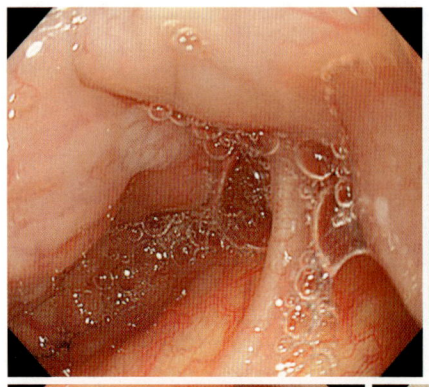

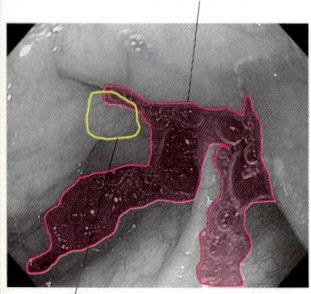

唾液の貯留

白色調の隆起性病変

NBI 中等度拡大

〔特徴的所見〕
- 舌根部に5mm大の白色調隆起性病変を認める．
- NBI拡大観察（中等度拡大）：光沢のある亜有茎性の隆起性病変である．茎部で束状となったシアン色の血管が樹枝状に分岐し，先端は茶色調でループ状またはρ字状を呈している．

　◆咽喉頭領域においても，食道と同様に白色調でイソギンチャク様ないしは絨毛状を呈する．

メラノーシス

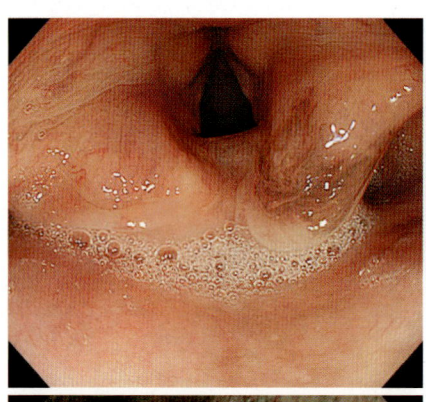

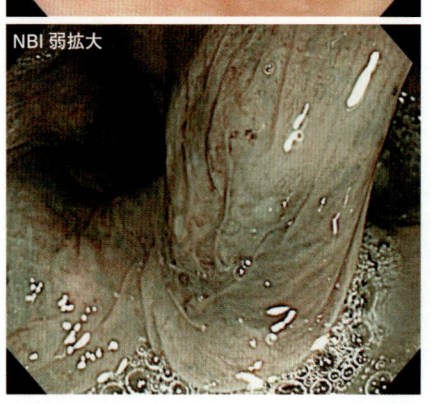

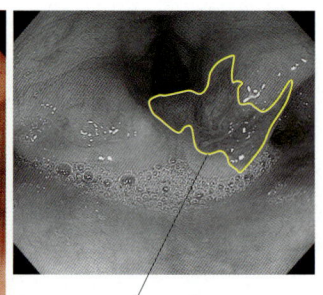

NBI 弱拡大

黒褐色調の領域

〔特徴的所見〕
- 輪状後部に黒褐色調を呈する領域を認める．
- NBI拡大観察（弱拡大）：メラノーシスに相当する領域がbrownish areaとして認められる．微小血管の増生や拡張は認めず，境界不明瞭な色調変化のみが観察される．

　◆口蓋，中・下咽頭，食道のメラノーシスはアルコール依存症者や高度喫煙者，高齢者でみられることが多く，口腔咽喉癌，食道癌が併存するリスクが高い[4]ため，この所見を認めた場合，口腔・咽喉頭はNBI拡大内視鏡での精査，食道はヨード染色を考慮する必要がある．

II. 診断のプロセス　[食道]

隆　起　[食道]

島田英雄, 幕内博康, 千野　修

　食道は, ひだや皺襞の目立たない, ほぼ均一な直線状の管腔臓器であるため隆起性病変の存在診断は容易な領域である. しかし, 内視鏡施行医としては, 隆起性病変の拾い上げのみではなく, 質的診断を行うことが要求される. そして, 治療を必要とする疾患に対しては, 低侵襲で治療効果の高い方法を適切に選択しなければならない.
　食道の隆起性病変にはどのような疾患があるのか (表), また隆起性病変を発見した際には, どのような手順で鑑別診断を行うかについて解説する.

上皮性悪性腫瘍

　食道の隆起性病変で, 治療対象として一番に挙げられるのは食道癌である. 隆起型の食道癌については, それぞれの隆起形態の特徴からいくつかに分類されている.
　0-IIaは軽度隆起型で, 一見平坦にみえるが, ごく軽度に隆起している癌であり, 高さの目安として約1 mmまでとされている. 白色調の隆起は, カンジダ様にもみえる所見であり, 角質化傾向も強く, 上方に発育する.
　0-Iは表在隆起型で明らかに高さや大きさを容易に認識できる病巣であり, 存在診断は容易であり見逃されることは少ない.
　食道で認められる特徴的な隆起として粘膜上皮下に発育の主座を有する腫瘍がある. 隆起部全体が正常粘膜で被覆されるものはきわめてまれで, 中央で腫瘍が露出するものが一般的である. 小細胞癌 (small cell carcinoma), 類基底細胞癌 (basaloid carcinoma), 腺様嚢胞癌 (adenoid cystic carcinoma), 低分化型扁平上皮癌 (poorly differentiated squamous cell carcinoma) などの組織型が含まれる.

表　食道の隆起性病変

I. 上皮性悪性腫瘍 　　扁平上皮癌 　　扁平上皮癌以外の食道癌 II. 非上皮性悪性腫瘍 　　平滑筋肉腫 III. その他の悪性腫瘍 　　癌肉腫 　　　a) いわゆる癌肉腫 　　　b) 偽肉腫 　　　c) 真性癌肉腫 　　悪性黒色腫	I. 上皮性良性病変 　　乳頭腫 　　腺腫 　　嚢腫 　　炎症性ポリープ II. 非上皮性良性腫瘍 　　平滑筋腫 　　顆粒細胞腫 　　血管腫 　　脂肪腫 　　　　その他

食道隆起性病変の鑑別診断

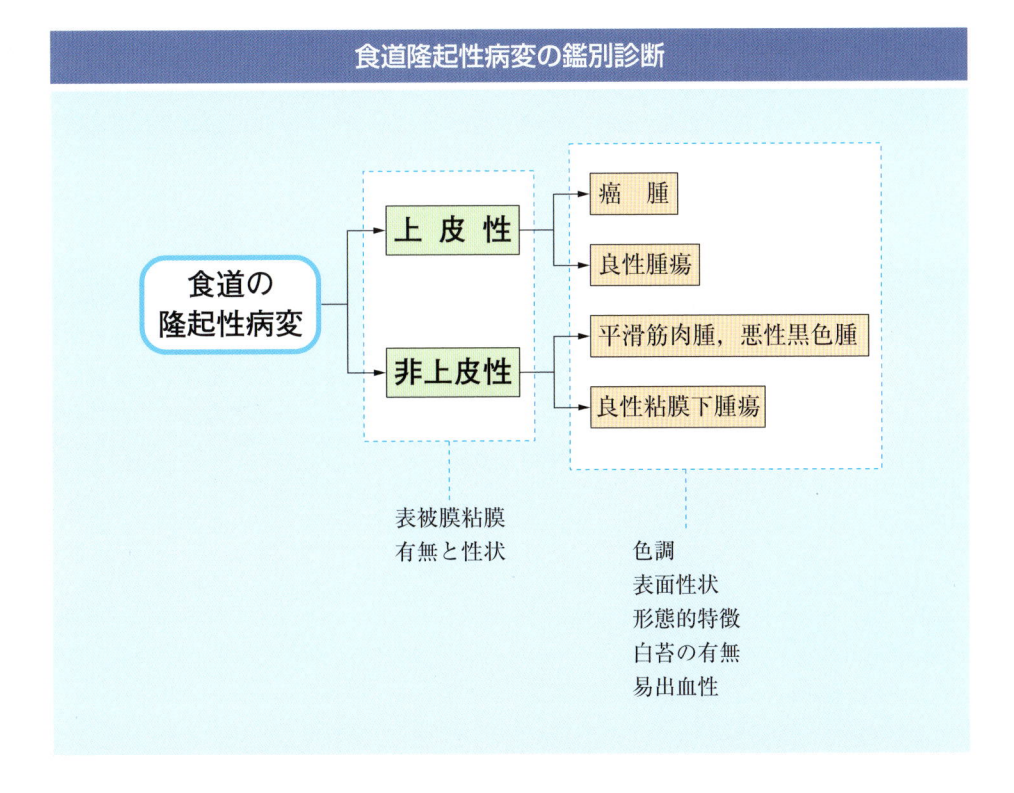

```
                          ┌─ 上皮性 ──┬─ 癌腫
食道の隆起性病変 ──┤            └─ 良性腫瘍
                          └─ 非上皮性─┬─ 平滑筋肉腫，悪性黒色腫
                                      └─ 良性粘膜下腫瘍
```

上皮性：表被膜粘膜有無と性状

非上皮性：色調／表面性状／形態的特徴／白苔の有無／易出血性

1型は隆起型で進行癌であり，分化型の扁平上皮癌でも認められるが，特殊型であることも多い．

その他の悪性腫瘍としては"癌肉腫（carcinosarcoma）"は，いわゆる癌肉腫（so-called carcinosarcoma），偽肉腫，真性癌肉腫に3分類されている．いわゆる癌肉腫とされるものが多く，ポリープ状で基部辺縁に0-Ⅱc様の上皮内伸展を認め扁平上皮癌が存在する．また表面が厚い白苔で覆われる所見も特徴的である．

非上皮性悪性腫瘍

食道の悪性粘膜下腫瘍はきわめて少ない．粘膜下腫瘍でも非常に大きくなるものや，中央delleを伴うことや，浸潤性発育を示すことが悪性を示唆する所見である．

平滑筋肉腫が頻度の高い疾患として挙げられる．今日，消化管SMT（submucosal tumor, 粘膜下腫瘍）に対して c-kit やCD34が陽性となる狭義のGIST（gastro-intestinal stromal tumor）の概念が提唱されている．しかし，食道に発生するGISTの報告例は少ない．

悪性黒色腫もまれな疾患で，潰瘍性変化を認めることは少なく隆起形態を呈する．色調はメラニン色素により特徴的な黒色調である．

上皮性良性病変

上皮性良性病変は，日常の内視鏡検査で発見されても，正確な診断がなされないままに見過ごされることも多い．臨床で遭遇する病変としては，①乳頭腫，②腺腫，③嚢腫や④逆流性食道炎に随伴し，胃接合部にみられる炎症性ポリープ（sentinel polyp）などが挙

げられる．
　乳頭腫は，下部食道に認められることが多く，ヒトパピローマウイルスとの関連についての報告もある．水浸させることでイソギンチャク状に観察されるものと，小さな隆起に小結節状変化を伴うものとがある．

非上皮性良性腫瘍

　食道の粘膜下腫瘍でもっとも多いのいは平滑筋腫である．粘膜筋板由来の発生と固有筋層由来の場合がある．壁内や壁内外，また壁外を中心に発育する症例がある．勾玉状に食道を取り囲む形状となるものや分葉状の形態も多い．そのほか，顆粒細胞腫，脂肪腫，血管腫，リンパ管腫などが挙げられる．

0-Ip型食道癌（深達度 T1b-SM1）

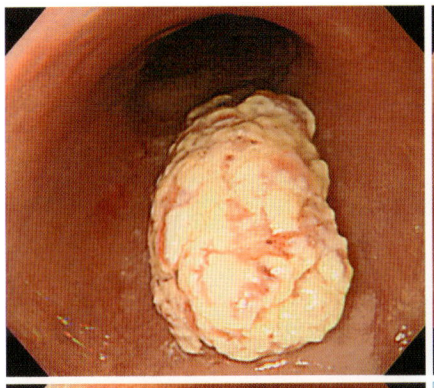

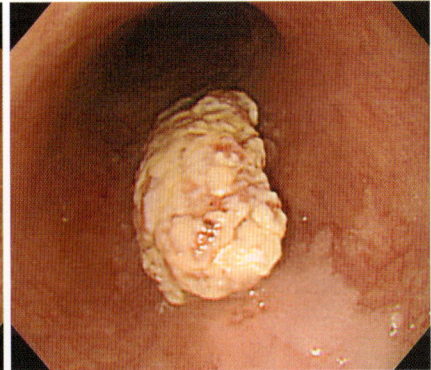

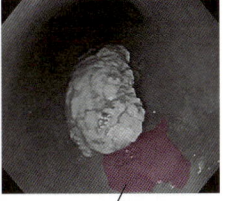

上皮内伸展

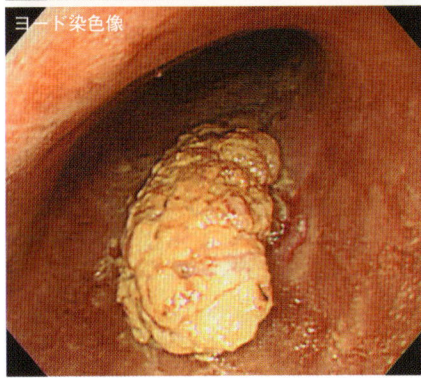

ヨード染色像

（特徴的所見）
- 明らかに高さを認識できる隆起でありポリープ型の形態を呈している．
- 腫瘍高よりも腫瘍径の大きいことが推測される．
- 表面は白苔が付着し小結節状で凹凸不整である．
- 口側に上皮内伸展の所見を認める．
- ヨード染色を行うと，腫瘍辺縁の上皮内伸展の領域が明らかになる（下図）．

◆病理診断ではT1b-SM1，高分化型扁平上皮癌であった．

0-Is型食道癌（深達度 T1b-SM3）

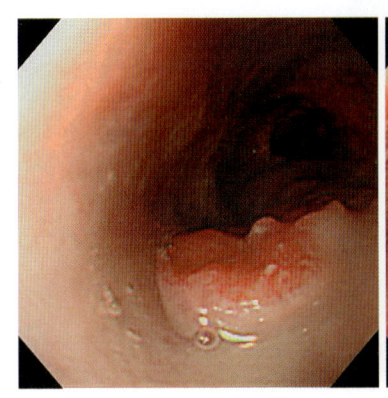

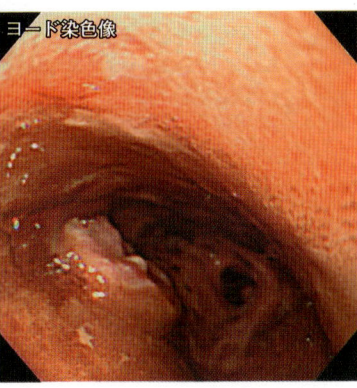

ヨード染色像

（特徴的所見）
- 0-Isは，無茎で，高さより基部の広さが目立つ病巣である（本例は旧分類の0-Iplに相当する）．
- 辺縁はわずかに正常粘膜で縁取られて，台形状の隆起を呈している．
- 頂部は発赤を伴い，比較的平坦である．
- ヨード染色を行うと腫瘍辺縁は染色され台形の腫瘍頂部は不染となる．

食道隆起

Ⅱ. 診断のプロセス ［食道］

0-Ⅰs型食道癌（深達度 T1b-SM2）

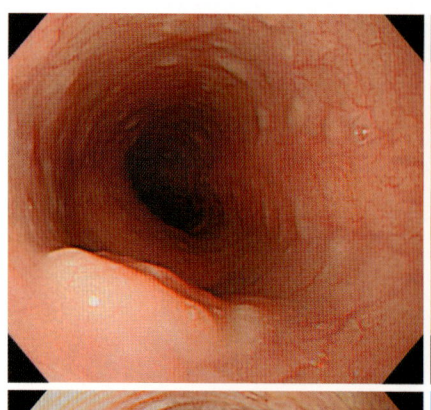

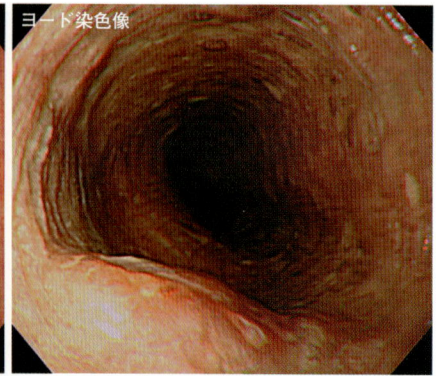

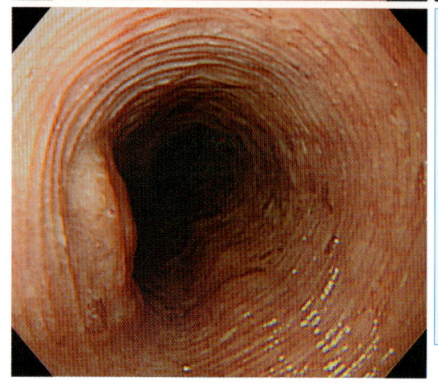

（特徴的所見）
- 病巣のほとんどが正常上皮に被覆されており，丘状の形態であるが，粘膜上皮下に浸潤増殖する腫瘍である（旧分類の0-Ⅰsepに相当する）．
- 頂上に短軸方向に走行する陥凹が認められる．
- ヨード染色を行うことで腫瘍表面も染色され，粘膜上皮下に主座のあることがより明らかとなる（右図）．
- 食道粘膜の畳目模様が腫瘍辺縁部で消失する（下図）．
  ◆粘膜下層に浸潤する低分化の扁平上皮癌であった．

0-Ⅱa型食道癌（深達度 T1a-LPM）

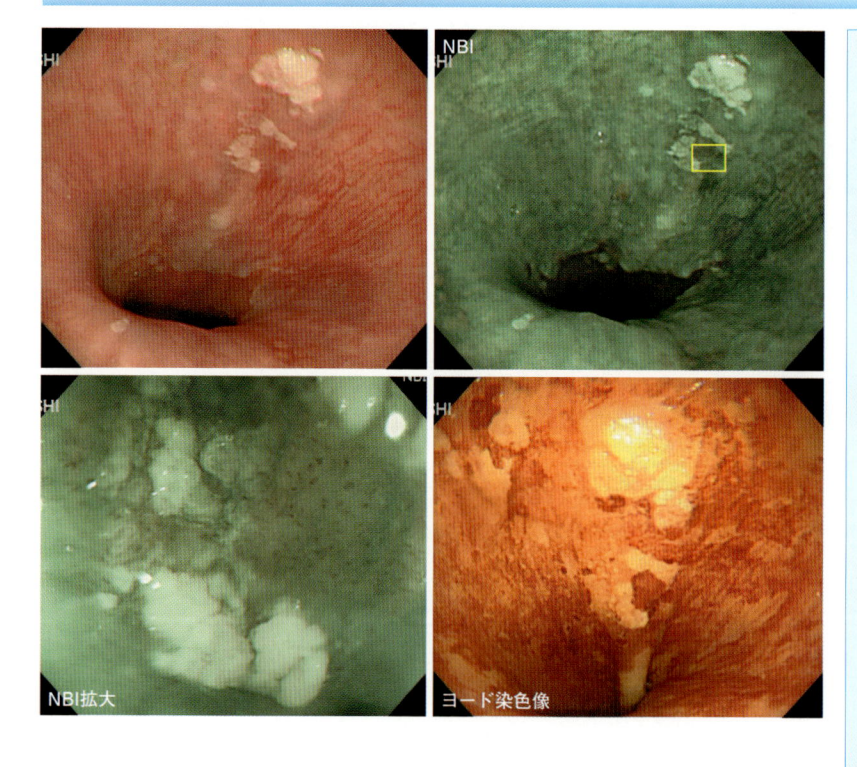

（特徴的所見）
- 白色の小さな顆粒状隆起として観察される．
- 角質化傾向と上方発育が目立つ病巣である．
- 食道カンジダ症が鑑別として挙げられる．
- 角質化により異型血管の増生がとらえられず，NBIで顆粒状隆起は白色を呈する．
- ヨード染色で辺縁部に0-Ⅱbを認める．
  ◆赤色調の0-Ⅱaでは，浸潤傾向を示す症例もある．
  ◆0-Ⅱbの併存を認める症例も多い．
  ◆ER後の病理組織診断で壁深達度はT1a-LPMであった．

1型食道癌（深達度 MP，扁平上皮癌）

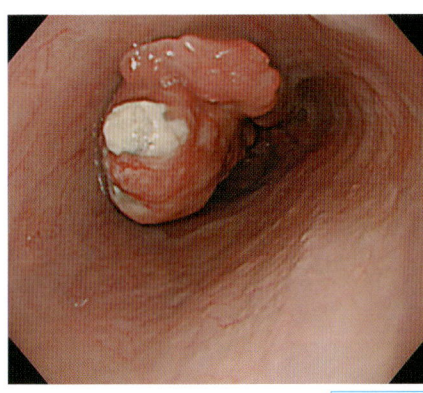

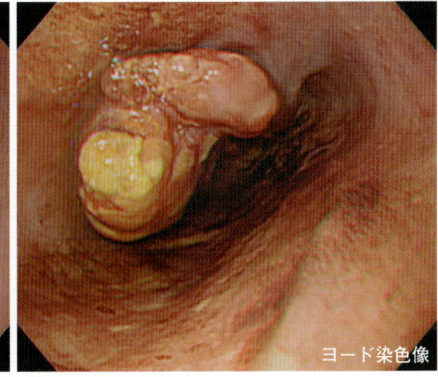

ヨード染色像

（特徴的所見）
- 限局性の隆起性病変であり，1型は発育に伴い中央にわずかな陥凹性変化を認めることも多い．
- 陥凹が深くなると2型との鑑別が問題となる．
- ヨード染色では隆起部は不染となり，明らかな上皮内伸展の所見は認めない．
  ◆病理組織は高分化型の扁平上皮癌であった．

1型食道癌（深達度 MP，いわゆる癌肉腫）

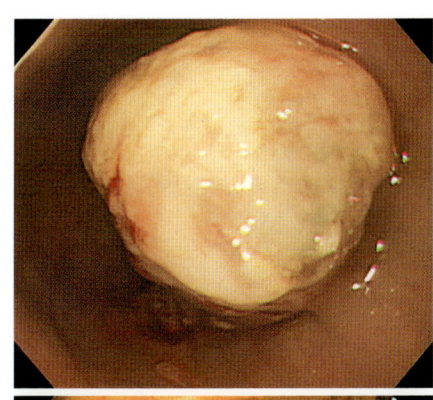

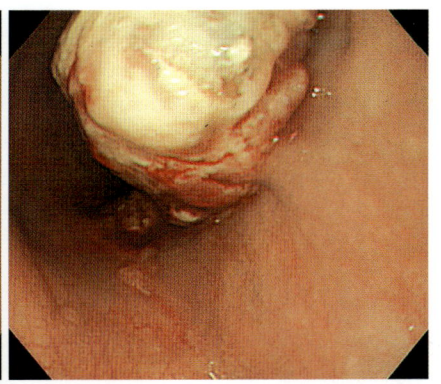

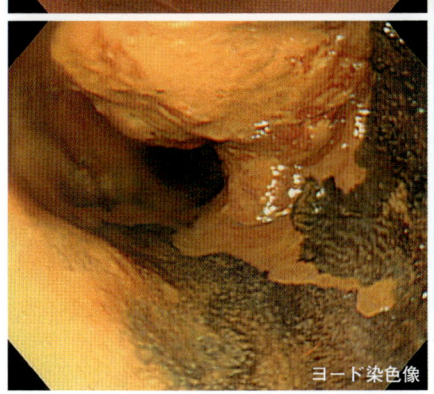

ヨード染色像

（特徴的所見）
- ポリープ状の形態を呈し，表面性状は比較的均一で白苔に覆われている．
- 1型の形態を示す症例には特殊型が多いが，本例はいわゆる癌肉腫（so-called carcinosarcoma）である．
- 基部は亜有茎性の状態であることが観察される（右図）．
- ヨード染色を行うと，基部より上皮内伸展の範囲が不染部として観察される（下図）．

食道隆起

II．診断のプロセス　［食道］

1型食道癌（悪性黒色腫）

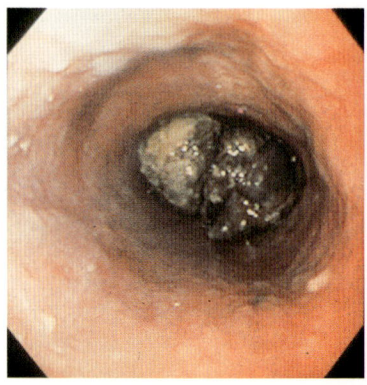

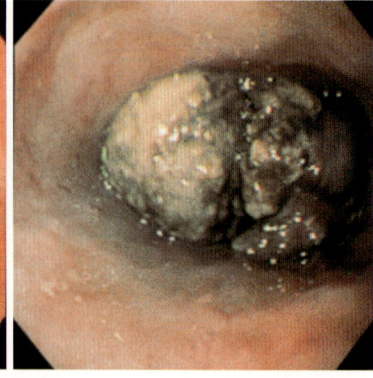

〈特徴的所見〉
- 基部からの立ち上がりは明瞭で、塊状に増殖し分葉している．
- 色調はその名のとおり黒色を呈するが，薄い白苔の付着を認める．
- 1型の食道癌で癌肉腫ときわめて類似した形態を呈するのが悪性黒色腫であるが比較的まれな疾患である．

参考症例

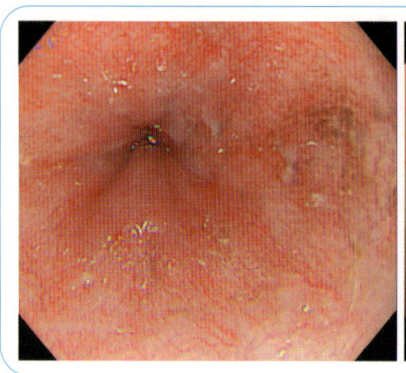

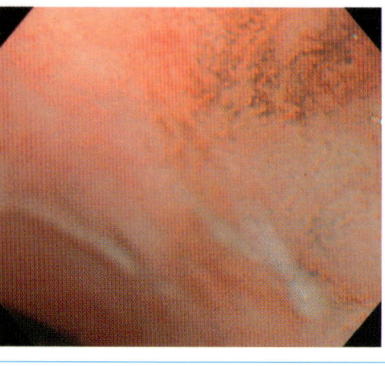

食道メラノーシス

食道メラノーシスは，食道観察時にまま，遭遇する所見である．食道癌との併存報告例もあり，気にかけておく所見である．

壁内転移

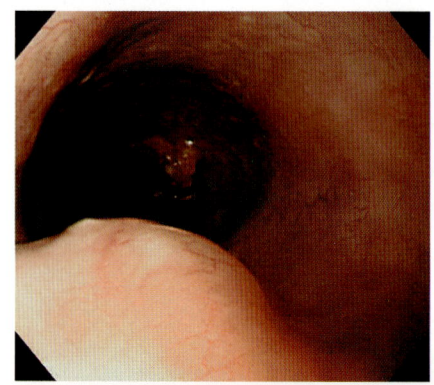

〈特徴的所見〉
- 粘膜下腫瘍様にみえるが，頂部では粘膜は消失し癌が露出していることが多い（本例は正常粘膜で覆われている）．
- 進行食道癌でとくに脈管侵襲が高度な症例で，壁内転移をきたしやすい．

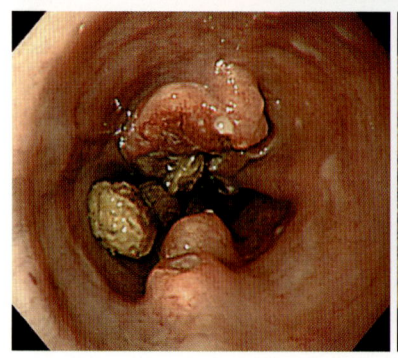

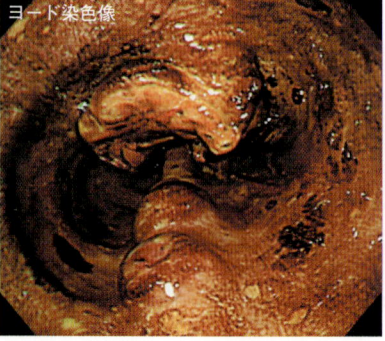

ヨード染色像

同一症例〔主病変（3型，T3）と壁内転移〕
- ◆肛側にある主病変より連なる壁内転移の所見を認める（左図）．
- ◆ヨード染色を行うと，正常粘膜で覆われている形態的特徴が観察される（右図）．

食道乳頭腫

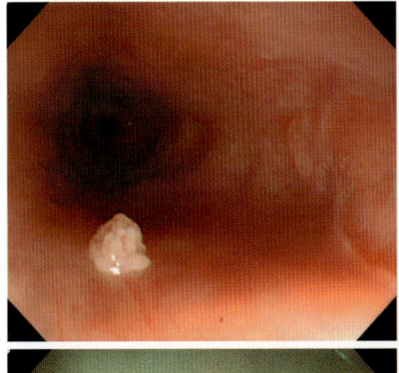

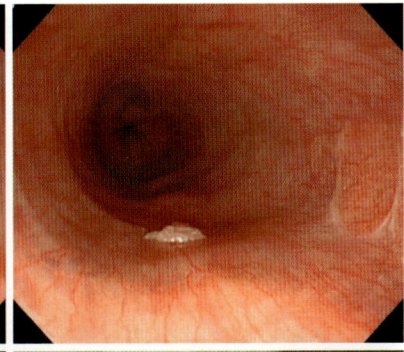

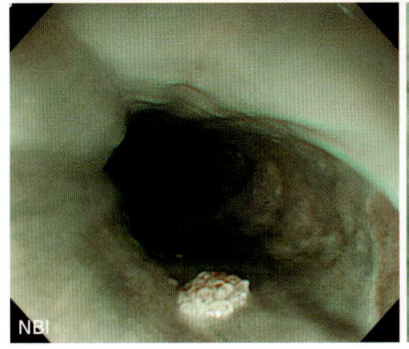

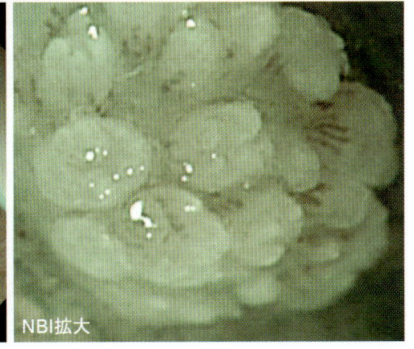

（特徴的所見）
- 乳頭腫は，筆先のように先端が細まった白色の隆起性病変として観察される．洗浄水をかけると筆先がほぐれるように，また送気により容易に形態が変化する．
- 水浸による動的観察ではイソギンチャク状と表現される．
- NBIでは白色調で，拡大観察では乳頭状の形態がより強調され羊歯状に伸びる特徴的な血管の所見が観察される．

炎症性食道胃接部ポリープ

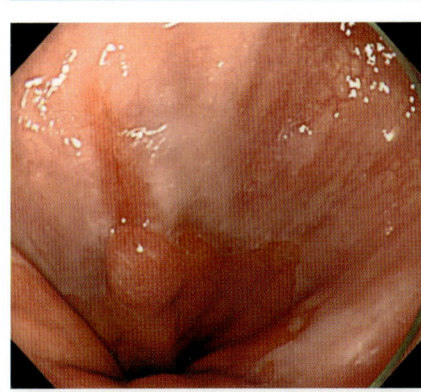

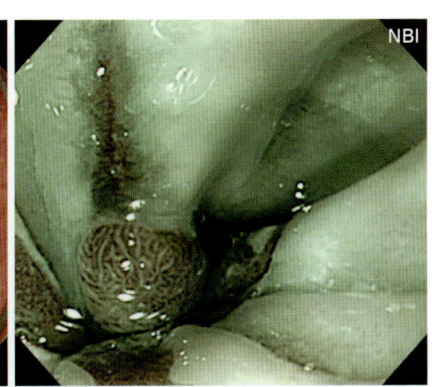

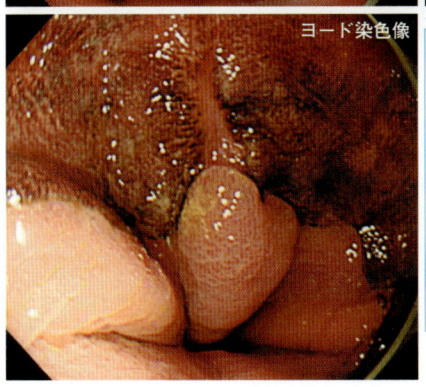

（特徴的所見）
- 粘膜傷害（mucosal brake）の肛門側の食道胃接合部に赤色調の隆起病変として観察される．
- 逆流性食道炎に伴う変化であり，sentinel polyp とも呼称されている．NBIでは，粘膜傷害領域と隆起表面の粘膜模様が強調される．
- ヨード染色を行うと縁取る範囲が濃染される．

◆PPI（proton pump inhibitor）の投与により，通常，食道炎が治癒するとポリープも自然に消退する．

Ⅱ．診断のプロセス ［食道］

食道平滑筋腫　①

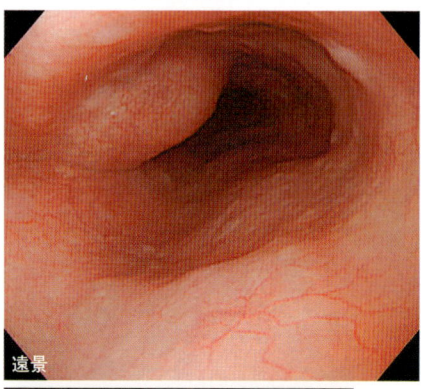

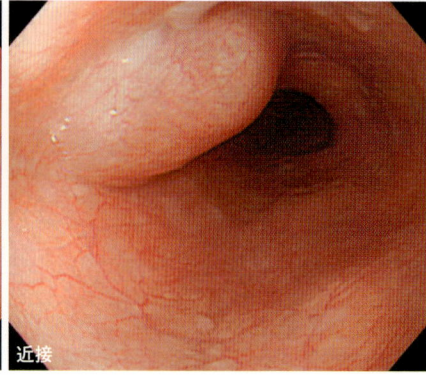

遠景　近接

（特徴的所見）
- 食道粘膜下腫瘍を認めた際にまず思いつくのが食道平滑筋腫である．
- 上切歯列より 28〜30 cm の左側に辺縁はなだらかに立ち上がり，表面は正常粘膜で完全に覆われており，典型的な粘膜下腫瘍の所見である．

◆EUS では大動脈と近接する低エコー腫瘤として認められる．
◆層構造所見から固有筋層由来と診断し，胸腔鏡での核出術を施行した．

食道平滑筋腫　②

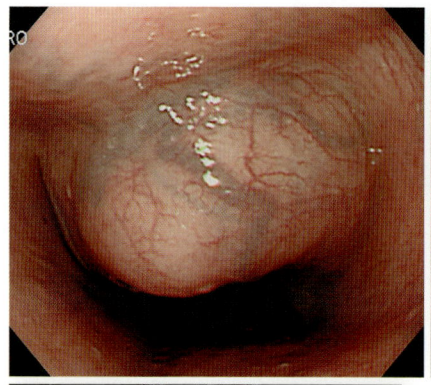

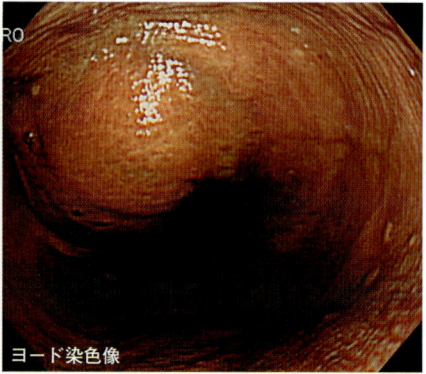

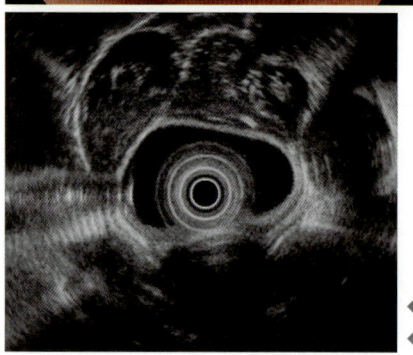

ヨード染色像

（特徴的所見）
- 上切歯列から 32〜36 cm の部位に認める粘膜下腫瘍である．
- 腫瘍により食道内腔の狭窄を認める．
- 正常粘膜に覆われ，粘膜には怒張した血管が透見できる．
- ヨード染色を行っても粘膜面に異常は認めない．

◆EUS の所見から低エコーの腫瘤は三つに分葉した形態を呈する．
◆固有筋層由来の平滑筋腫と診断した．

食道 GIST

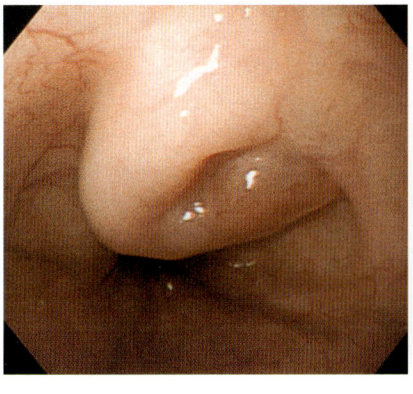

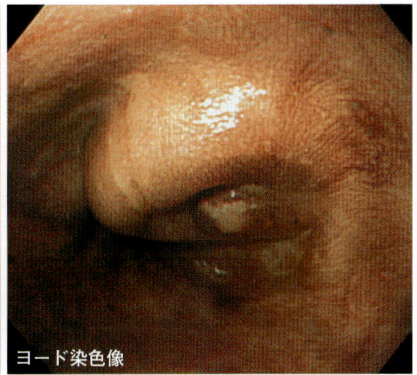

ヨード染色像

（特徴的所見）
- 下部食道に正常粘膜に覆われ，わずかな中心陥凹を伴う，ドーナツ状の粘膜腫瘍を認める．
- 辺縁の立ち上がりは比較的，急峻である．
- なだらかな立ち上がりを示すことの多い平滑筋腫とは形態が若干異なる．
- ヨード染色所見からも全体が正常粘膜で覆われている（右図）．
    ◆ 生検組織の免疫組織学的診断から GIST と診断した．
    ◆ 食道 GIST はまれな疾患である．

食道顆粒細胞腫

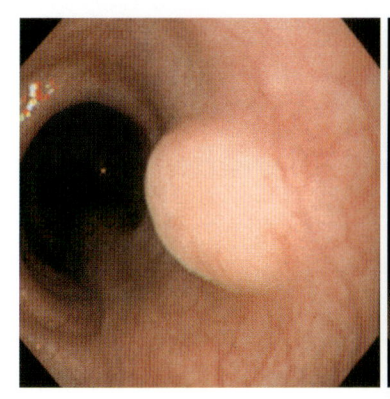

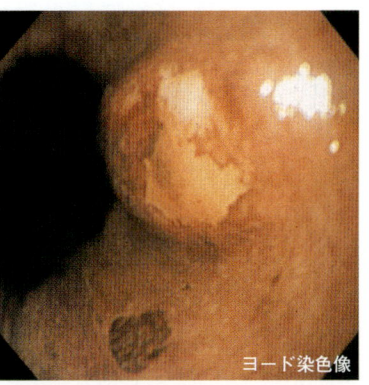

ヨード染色像

（特徴的所見）
- 中央がわずかに陥凹して大臼歯様の形態，黄白色調，白色調の色調を呈している．
- 食道顆粒細胞腫は平滑筋腫との内視鏡的な鑑別が難しい症例も多い．
- ヨード染色で淡染部を認めたが，悪性の所見は認めなかった（右図）．

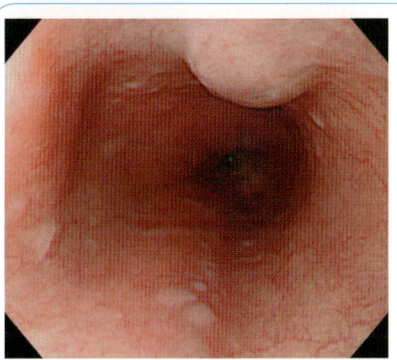

参考症例

平滑筋腫

　小さな平滑筋腫との鑑別は難しいこともある．
　黄白色調の目立たないものや，中央にわずかな陥凹を伴わない症例では，平滑筋腫と食道顆粒細胞腫の鑑別が難しい症例も多い．

Ⅱ. 診断のプロセス ［食道］

食道脂肪腫

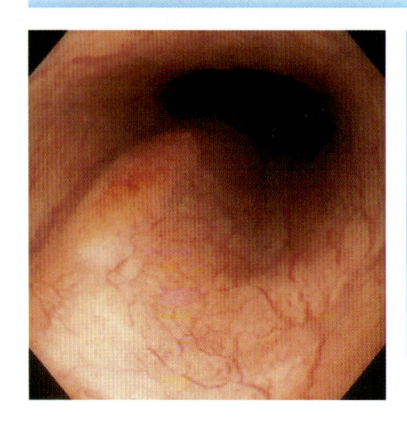

（特徴的所見）
- 病変は中部食道にあり，正常粘膜より透見できる脂肪腫により黄白色の色調を呈しており特徴的である．
- 有茎性で数 cm に及ぶ症例がある．
- 本疾患の好発部位として頸部食道が知られている．

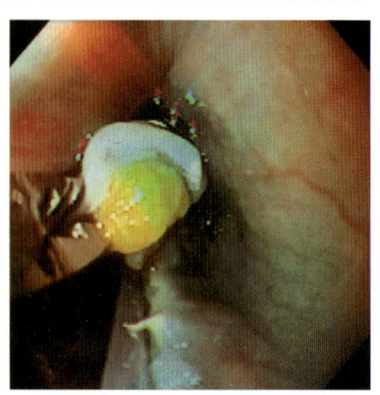

◆内視鏡的切除を施行したが，粘膜下に黄色調の腫瘍を認める．

食道血管腫

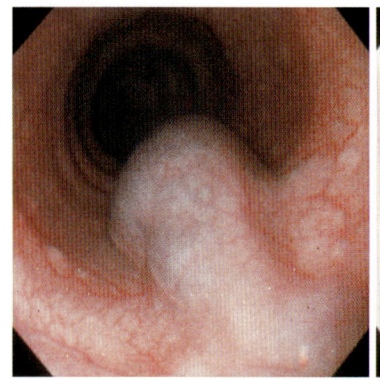

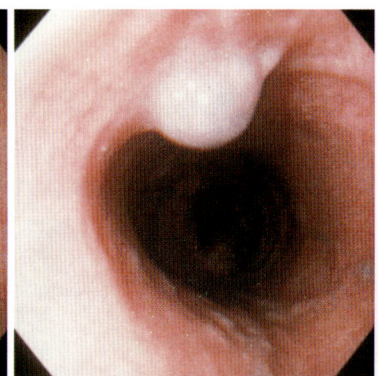

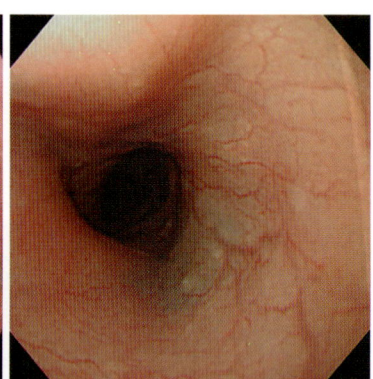

（特徴的所見）
- 色調は特徴的な青色調を呈する．
- 柔らかく，送気にて容易に形状の変化を認める．
- 食道静脈瘤とは異なり食道胃接合部からの連続性はなく，食道内に孤立性に散在して認めることが多い．
- 形状は，細長い食道静脈瘤様（左図），小さく丘状（中図）や平坦な症例（右図）とさまざまである．
- 通常，治療の適応はないが，出血を示唆する所見があれば内視鏡的硬化療法を行う．

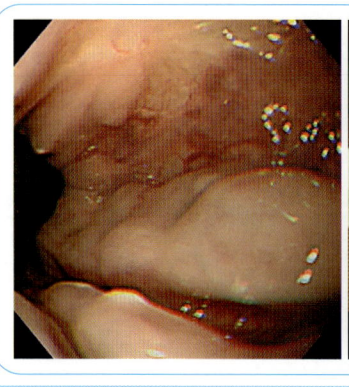

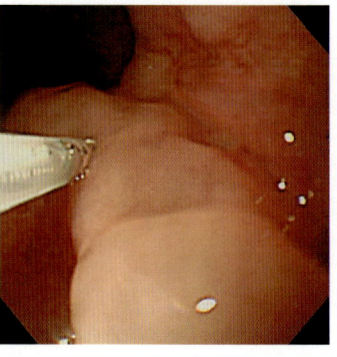

参考症例

食道静脈瘤

F2 で RC sign を認める食道静脈瘤である（左図）．吐血があり来院した症例で硬化療法を施行した（右図）．

Column

コラム　鉗子触診（隆起）

　内視鏡所見から得られる上皮性腫瘍の特徴は，色調変化や形態的変化である．また，消化管内の空気量を調節し，過伸展や弱伸展における形態変化の有無を評価することで深達度診断の一助にもされている．しかし，粘膜下腫瘍では，正常上皮で被われているため，これら所見による評価は難しく，鉗子触診からいくつか情報を得ることができる．

■硬度に関する情報

　第一は，粘膜下に存在する腫瘍の硬度であり，粘膜が押されるのみで腫瘍の変形がなく，感触が弾性硬であれば充実性腫瘍の存在が示唆される．粘膜を通して腫瘍が変形しクッションサイン（図）が認められれば，血管性病変や囊胞性疾患，脂肪腫などが疑われる．また，食道胃静脈瘤に対する内視鏡的硬化療法後の治療評価にも応用できる．とくに胃静脈瘤に対する硬化療法では，硬化剤の血管内注入により血栓形成後も，ポリープ状の形態が消失しにくい症例を経験する．軽く圧迫し硬度を確認することで，血栓化の指標となる．

■可動性に関する情報

　第二は可動性の評価であり，多くは充実性腫瘍が対象となる．鉗子で軽く押す操作により，腫瘍が容易に粘膜下で可動すれば固有筋層より浅層にあり，内視鏡治療の適応となりうる．可動性がなく被覆粘膜のみが擦れるようであれば，内視鏡的治療は困難と判断される．超音波内視鏡が普及し，質的診断や深達度に関する診断が飛躍的に進歩した今日においても，直視できない領域に関する簡便な評価法として有用な手法であると考えている．

（島田英雄，幕内博康，千野　修）

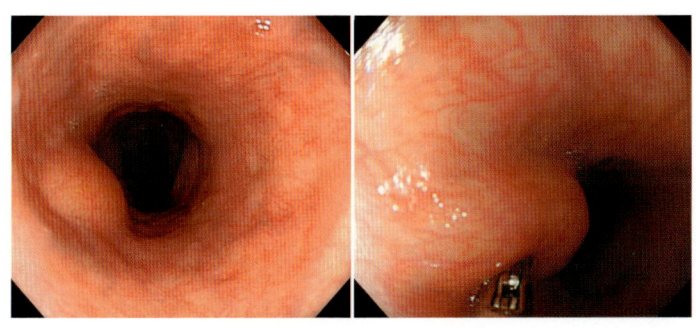

図　食道脂肪腫でのクッションサイン

陥凹 ［食道］

有馬美和子，多田正弘

　病変が非腫瘍性の変化か，腫瘍性変化かの鑑別が必要となる．そのためには，陥凹辺縁および陥凹面の性状，陥凹内を覆う粘膜の性状，陥凹の部位と個数などの所見を参考にする．食道癌，とくに表在食道癌の深達度診断には陥凹の深さ，陥凹内の凹凸や厚み，陥凹辺縁の性状に注意し，管腔内の空気量や角度を変えて観察する．**表**に食道陥凹性病変の一覧を示した．

食道陥凹性病変の鑑別

1．非腫瘍性陥凹性病変

　非腫瘍性の陥凹性病変のうち遭遇する頻度の高いものとして，憩室と異所性胃粘膜，および逆流性食道炎が挙げられる．病変の存在する部位も考慮して診断することが必要である．異所性胃粘膜は，食道入口部直下の頸部食道と食道胃接合部（EGJ）直上の下部食道

表　食道の陥凹性病変

非腫瘍性病変	腫瘍性病変
憩室　　Zenker 憩室　　Rokitansky 憩室　　横隔膜上憩室異所性胃粘膜食道炎・食道潰瘍　　逆流性食道炎　　熱傷　　薬剤性食道炎　　腐食性食道炎　　感染症　　　　ヘルペス食道炎　　　　サイトメガロウイルス食道炎　　　　食道結核　など　　全身性疾患に伴う食道潰瘍　　　　ベーチェット病　　　　クローン病　など　　放射線性食道炎　　食道異物などによる外傷性食道炎瘻孔形成　　食道気管瘻　　食道気管支瘻　　食道縦隔瘻	食道癌食道悪性リンパ腫

食道陥凹性病変の鑑別診断

```
                                  ┌─ 憩室
                    ┌─ 非腫瘍性病変 ─┼─ 異所性胃粘膜      陥凹の形状・色調・
                    │              ├─ 食道炎・食道潰瘍    辺縁の性状
       陥凹 ────────┤              └─ 瘻孔形成
                    │
                    └─ 腫瘍性病変 ──┬─ 食道癌            陥凹の深さ，辺縁の
                                    └─ 悪性リンパ腫         性状
```

陥凹辺縁・陥凹面の性状
陥凹内の粘膜の性状
部位，個数

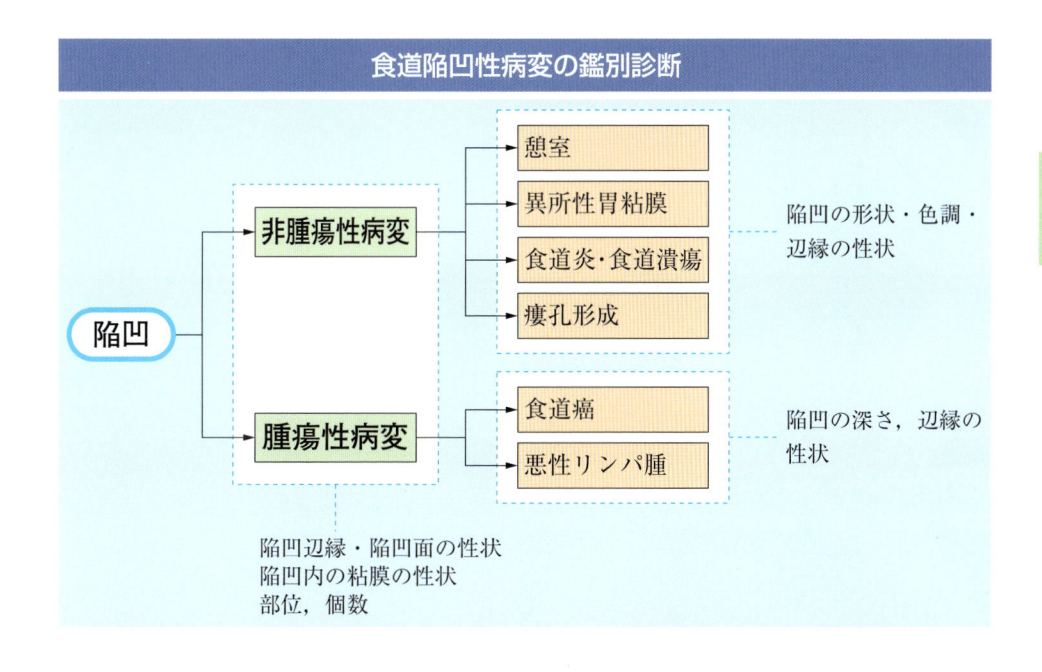

が好発部位である．頸部食道では左右壁に広範な発赤した陥凹面として存在することも多い．単発，多発，大きさなどさまざまではあるが，類円形で境界明瞭な陥凹で，均一な発赤面を呈することが特徴である．時に，胸部食道にみられることもある．拡大内視鏡を用いれば，発赤面が胃粘膜パターンからなることが観察できる．逆流性食道炎（食道潰瘍）はEGJに近いほど変化が強く，口側に向かうに従って炎症の程度が軽微になる．びらん性の変化は辺縁が毛羽立った，縦走傾向のある陥凹として観察され，上皮欠損した潰瘍部は白苔の付着を伴う．びらん・潰瘍は炎症の程度が高度になるに従って1条～数条となり，長軸方向に長さも伸長し，互いに癒合して樹枝状・地図状に拡がる．薬剤性・腐食性食道炎は，生理的狭窄部など薬剤が停滞しやすい部位に，多発性にびらん・潰瘍を生じることが多い．ベーチェット病やクローン病など全身性疾患に伴う食道潰瘍では，アフタ様のびらんや深い潰瘍が多発して認められることが多く，縦隔瘻から膿瘍形成を伴う場合もある．

2．腫瘍性病変

軽度陥凹型（0-IIc型）食道癌は，食道表在癌の各病型のなかでもっとも頻度が高く，深達度は粘膜癌（T1a）から粘膜下層癌（SM）まで広く分布する．粘膜癌の陥凹は非常にわずかで，伸展すると段差がほとんどわからなくなる程度の陥凹である．陥凹面は淡い発赤を呈することが多く，境界は鮮明ではあるが，不整形であることが特徴である．深達度が深くなるに従って，陥凹面内に顆粒状の隆起や結節，一段深い陥凹面を伴うようになる．陥凹辺縁の粘膜が低い周堤様に盛り上がり，陥凹面全体が分厚い病変は，小さくてもSM浸潤していることを示唆する所見である．

Zenker 憩室（咽頭食道憩室）

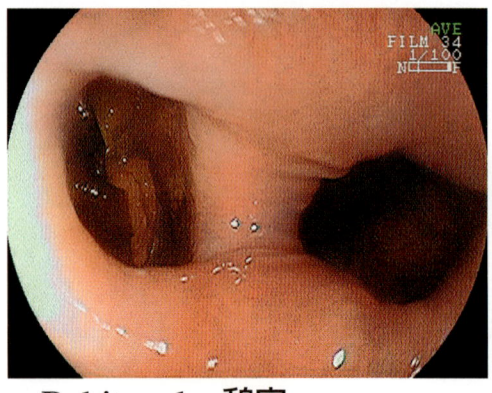

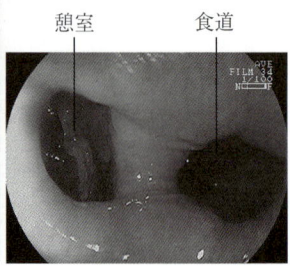

（特徴的所見）
- 圧出性の咽頭食道憩室である.
  - ◆ 食道入口部の背側にあるため，憩室の入口部が狭い場合には見逃されていることもある.
  - ◆ 嚢状に深い憩室を形成し，食物残渣が貯留していることもよくみられる.

Rokitansky 憩室

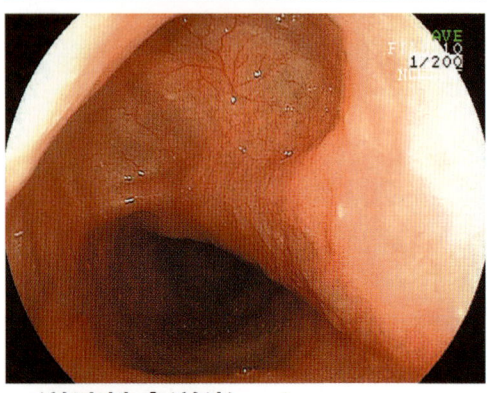

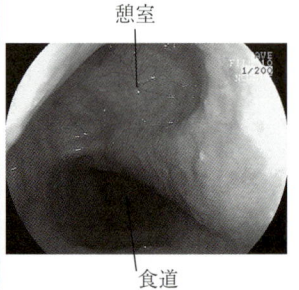

（特徴的所見）
- 牽引性の傍気管支憩室である.
- 肺門部のリンパ節炎が食道へ波及し，癒着・牽引して生じる.
- 陥凹内は健常粘膜で覆われる.
  - ◆ 憩室内の食道壁は薄いため，隣接する臓器の色調が透見されることが多い.

逆流性食道炎

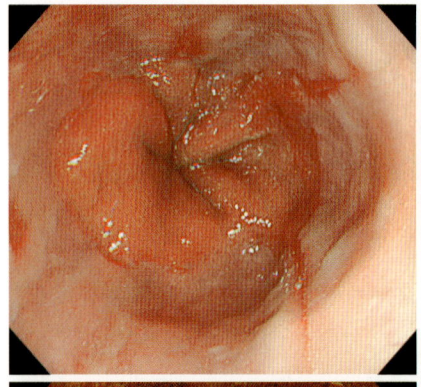

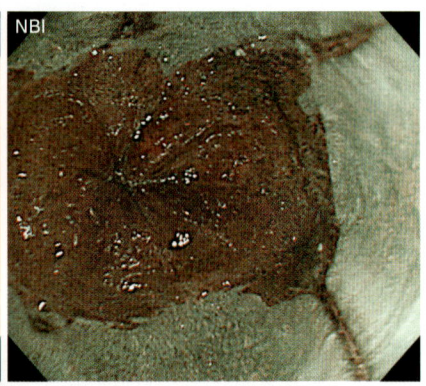

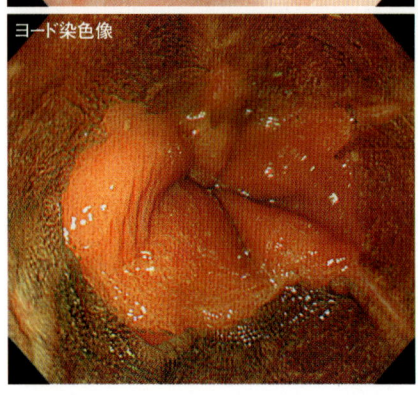

（特徴的所見）
- 食道裂孔ヘルニアと short segment Barrett's esophagus（SSBE）を伴い，食道粘膜は食道炎の影響で血管透見像が消失し，白色混濁している.
- 粘膜境界（squamocolumnar junction：SCJ）から口側へ向かう3条の線状発赤を認め，8時方向には斑状発赤が認められる.
- NBIでは線状，斑状発赤が brownish area となって，強調されて観察される.

逆流性食道炎・食道潰瘍

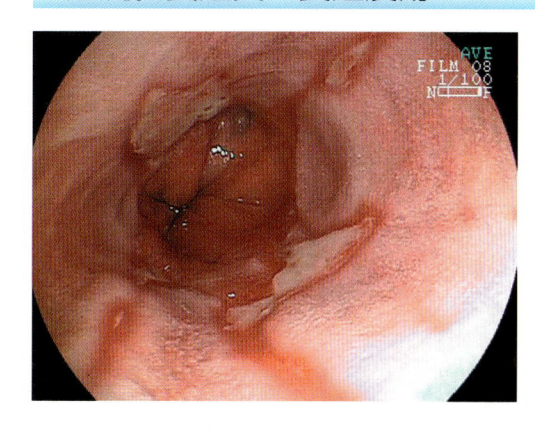

（特徴的所見）
- 食道裂孔ヘルニアを伴い，EGJから連続した食道側に数条の長い発赤びらんを認める．
- EGJ直上と線状びらんの一部に潰瘍形成が認められ，白苔が付着している．
- 周囲粘膜は炎症の波及によって白濁・肥厚が著明なため，発赤びらん面の陥凹が際立って観察される．

食道陥凹

逆流性食道炎・食道潰瘍

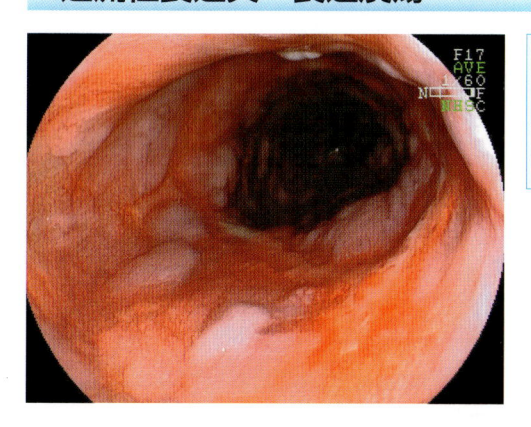

（特徴的所見）
- 全周性の食道びらん・潰瘍の症例で，発赤びらんと白苔を伴った食道潰瘍とが地図状に拡がり，取り残された扁平上皮は白色肥厚して，島状に観察されている．

腐食性食道炎の潰瘍瘢痕

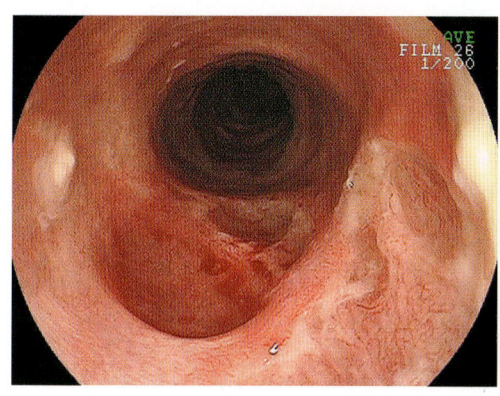

深掘れした潰瘍瘢痕

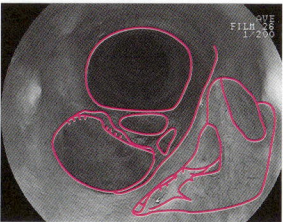

（特徴的所見）
- 小児期にアルカリ性の薬剤を誤飲した既往のある症例で，深掘れした潰瘍瘢痕が多発して認められる．

Ⅱ．診断のプロセス　[食道]

0-Ⅱc 型食道癌（T1a-EP）

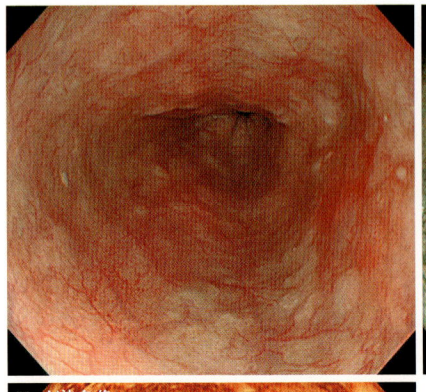

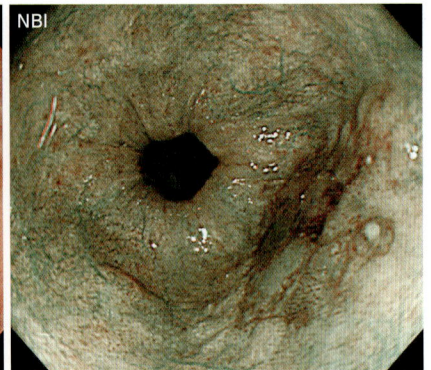

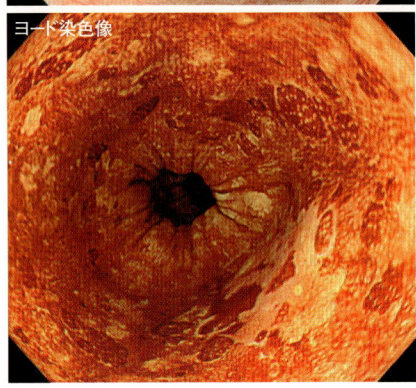

（特徴的所見）
- 胸部下部食道，右側壁の 0-Ⅱc 型食道癌．
- 血管透見像の中断した，不整形の発赤面として認識される．
- 非常に浅い陥凹で，管腔内の空気量を減らすと段差がわかるが，伸展するとわからなくなる程度の陥凹で，陥凹内は平滑である．
- NBI では brownish area となり，ヨード染色では不染となる．

0-Ⅱc 型食道癌（T1a-LPM）

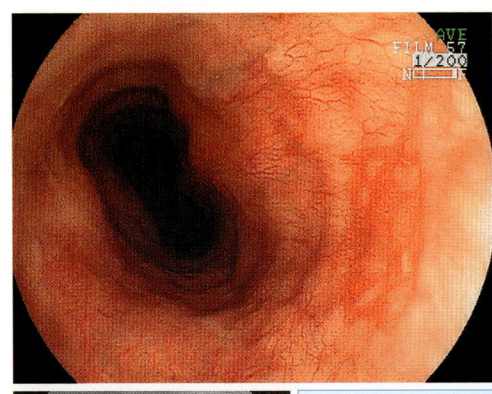

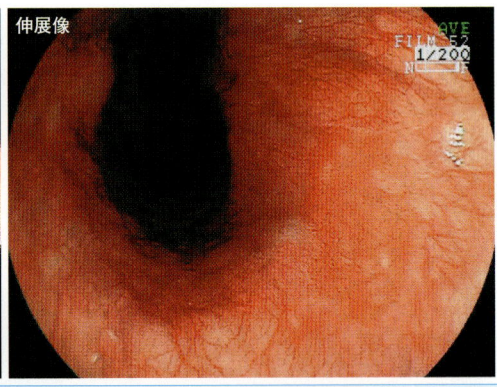

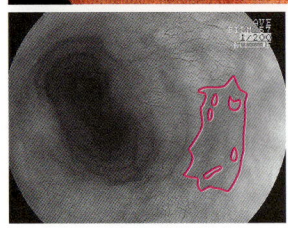

（特徴的所見）
- 頸部食道，右側前壁に認められた 0-Ⅱc 型食道癌．
- 血管透見像の中断した，1cm 大の淡い発赤面として認識される．
- 非常にわずかな陥凹で，管腔内の空気量を減らすと段差がわかるが，伸展するとわからなくなる程度の陥凹である．
- 陥凹内はほぼ平滑で，内部に小さな島状の扁平上皮の取り残しが観察される．

0-Ⅱc型食道癌（T1a-LPM）

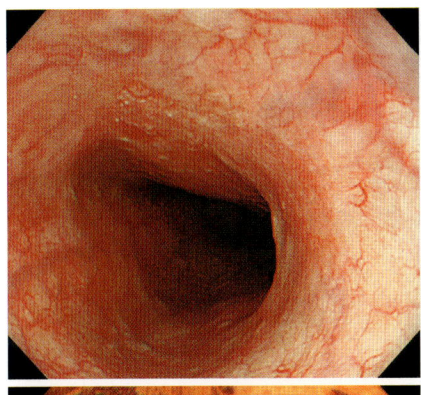

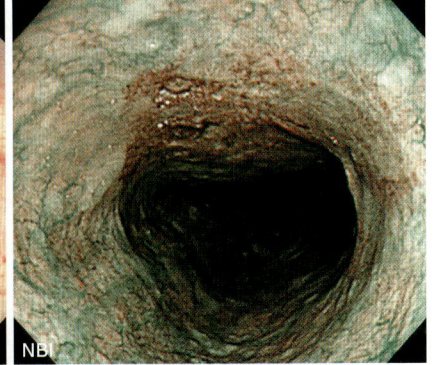

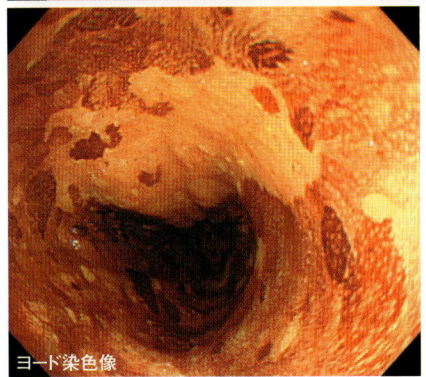

（特徴的所見）
- 胸部下部食道，前壁側の1/2周を占める0-Ⅱc型食道癌．
- 浅い陥凹面の内部には，微細顆粒状隆起による軽度の肥厚が認められる．
- NBIではbrownish areaとなり，ヨード染色では不染となる．

0-Ⅱc型食道癌（SM2）

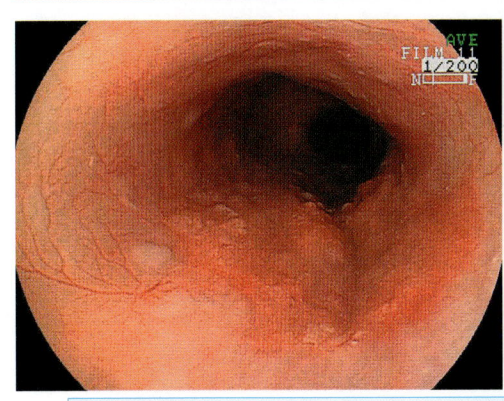

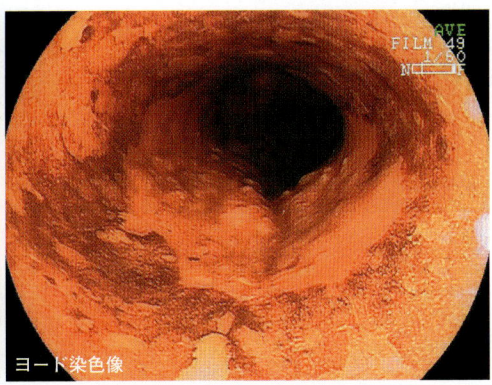

（特徴的所見）
- 胸部中部食道，後壁側の1/2周を占める0-Ⅱc型食道癌．
- 病変の辺縁部は平滑な浅い陥凹面からなるが，中央部に立ち上がり不明瞭な結節状の肥厚が認められる．

食道陥凹

Ⅱ．診断のプロセス ［食道］

0-Ⅲ型食道癌（SM2）

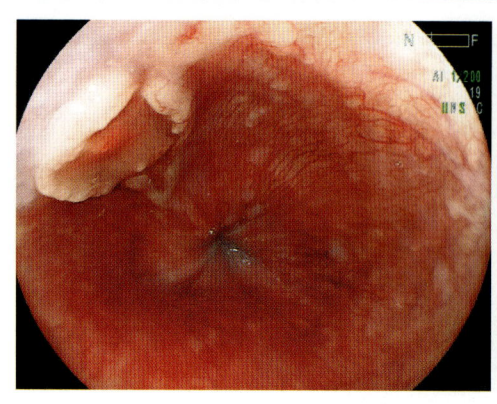

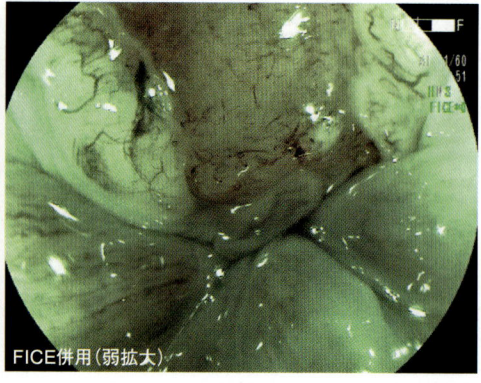

（特徴的所見）
- 胸部下部食道，左側壁の 10 mm 大の 0-Ⅲ型食道癌．病変は小さいが，辺縁隆起を形成し，やや深い陥凹面を作っている．
- FICE 併用弱拡大像では，辺縁隆起のなかに不整樹枝状の異常血管が観察される．

0-Ⅲ型食道癌（SM2）

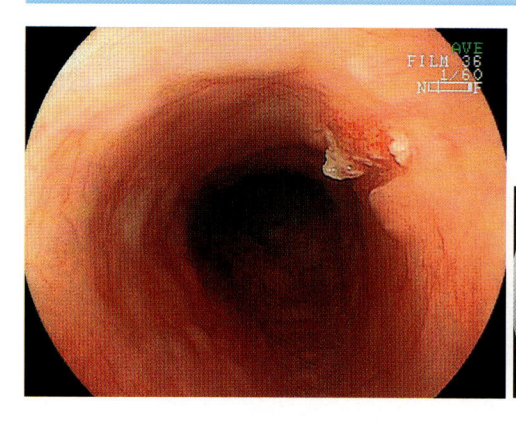

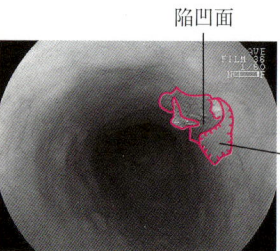

（特徴的所見）
- 胸部上部食道，前壁側の 10 mm 大の 0-Ⅲ型食道癌．
- 病変は小さいが，辺縁隆起を形成し，やや深い陥凹面を作っている．

陥凹面
辺縁隆起

2型進行食道癌（深達度T3）

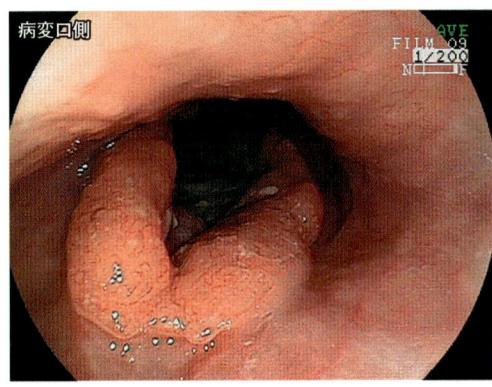

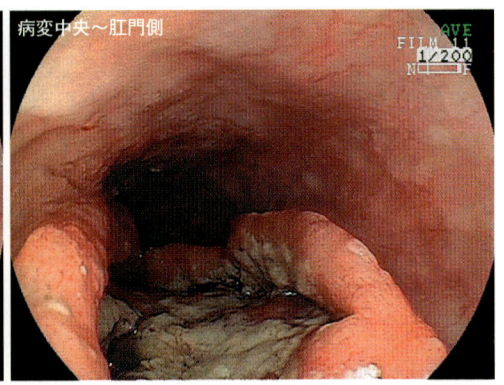

（特徴的所見）
- 胸部中部食道，後壁側の2型食道癌．深い癌性潰瘍を形成し，その周囲を高い周堤が囲んでいる．

3型進行食道癌（深達度T4）

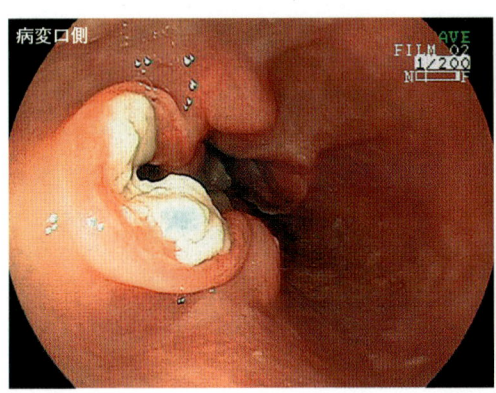

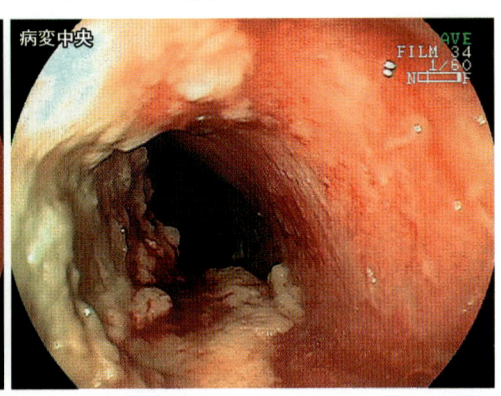

（特徴的所見）
- 境界不明瞭な周堤の内部は壊死組織とともに深い癌性潰瘍を形成し，内腔の狭小が認められる．

食道悪性リンパ腫

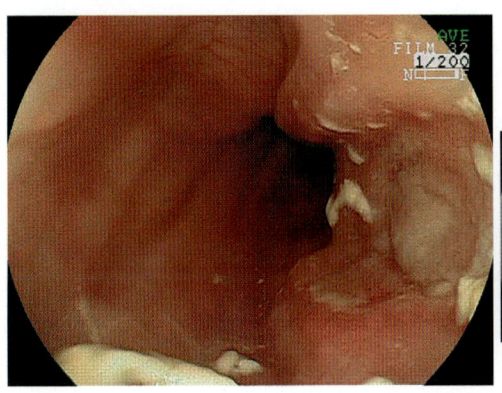

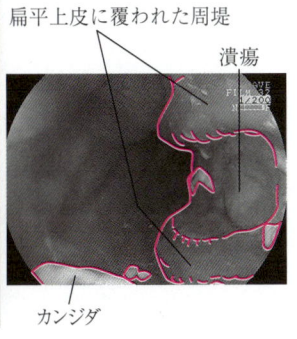

（特徴的所見）
- 周堤の辺縁部まで扁平上皮に覆われ，立ち上がりがなだらかな周堤を示す潰瘍性病変で，このような病変が多発して認められた．食道内にはカンジダによる白色の付着物を伴っていた．比較的軟らかい腫瘍で，食道内腔の伸展性は保たれていた．

食道陥凹

びらん・潰瘍　[食道]

郷田憲一，加藤智弘，田尻久雄

　食道を内視鏡で観察する際，まず付着した唾液や粘液を除去することが重要である．当科では，全例にプロナーゼ®（20,000単位）を検査前に服用させたうえで，内視鏡を挿入する．咽頭反射が治まるのを待って，切歯より25 cm前後の位置で約40 mlのガスコン®水で食道内を洗浄し，良好な視野を確保しつつ，慎重な内視鏡観察を行っている．

　食道は細く直線的な管腔臓器であるが，三つの生理的狭窄部や気管支などによる壁外性圧迫部があり，その観察には注意を要する（図）．第一生理的狭窄部の食道入口部は，送気しつつ注意深く内視鏡を挿入すると挿入時に観察可能である．しかし，反射が強い場合には，内視鏡抜去時に送気しつつ，少しずつ引きながら観察する．第二生理的狭窄部の大動脈や左主気管支による壁外性圧迫部の肛門側は陰となり，死角となりやすいため，送気量の調節とスコープの回転により，良好な視野を確保するよう心がけるべきである．squamocolumnar junction（SCJ）とその近傍の観察に際し，SCJが呼吸性に移動することを利用する．食道下部括約筋の収縮が強く，観察が困難な際は，深呼吸させると，良好な視野を確保できる場合がある．

　食道病変に対する内視鏡観察は，胃や大腸と同様に距離を変えて（遠景～近接像），さま

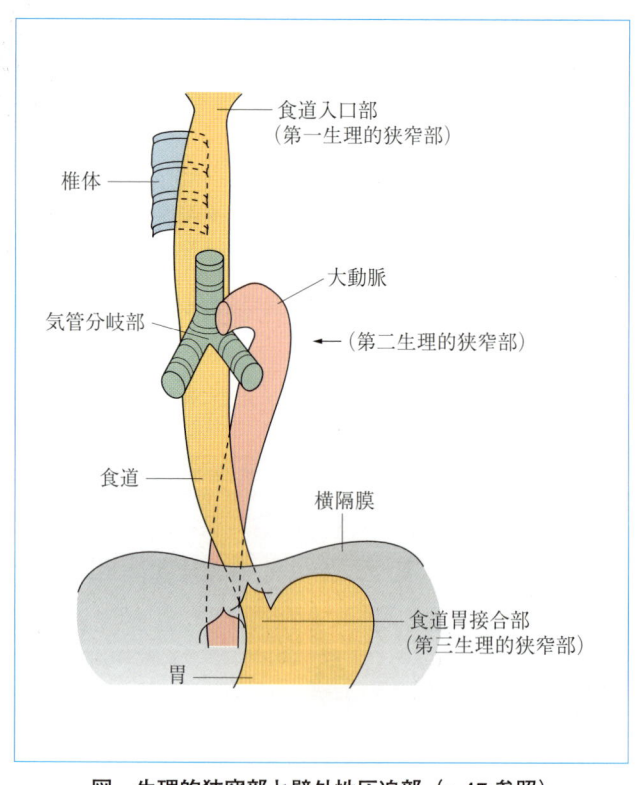

図　生理的狭窄部と壁外性圧迫部（p.47参照）

ざまな角度（正面〜側面像）から行うことが基本である．しかし，胃や大腸に比し，食道は直線的であるため，病変が接線方向になる傾向がある．よって，正面視あるいはそれに近い視野を確保するためには，スコープの angle 操作や空気量の調節，蠕動を利用するなどの動的な観察を試みたり，内視鏡先端にフードを装着するなどの工夫が必要である．

具体的な観察項目は，大きさ，色調，病変数，びらん・潰瘍の形態や辺縁隆起の有無とその性状，伸展不良（壁硬化）や壁肥厚像などである．また，良悪性の鑑別には，ヨード染色所見が重要であることはいうまでもない．

良性か悪性か

食道におけるびらんと潰瘍は，胃の概念に準じているが，臨床上，厳密な区別は困難である．内視鏡検査では，より陥凹が深く，厚い白苔を示すものが食道潰瘍として扱われる．食道のびらん・潰瘍性病変は，良性（おもに炎症性）か悪性（腫瘍性）か，おおよそ二つに分類される．さらに悪性であれば，上皮性か非上皮性かの鑑別を進めていく必要がある．良性のびらん・潰瘍の場合，食道のもつ解剖学的あるいは組織学的な臓器特異性を十分に理解したうえで，鑑別診断を進めていくことが重要と考える．食道のびらん・潰瘍性病変に遭遇した際の鑑別すべき良性疾患（**表1**）と，悪性（腫瘍性）病変を含めたフローチャートを次頁に示す．

1．良性病変（おもに炎症性）

解剖学的に食道は，消化管の起点となる管腔臓器であるため，嚥下されたものは，まずここを通過する．細菌，ウイルス，真菌などの病原微生物，飲食物（アルカリ・酸の誤飲も含む）や内服された薬剤に対し，最初に曝露されるため，それらの影響をもっとも顕著に受ける．全身性あるいは多臓器疾患，感染症に付随して，食道にも同様の病変を合併する場合がある．したがって，まずは病歴を詳細に聴取することが重要である．そのうえで臨床症状や内視鏡所見の経時的変化に注意しつつ，内視鏡検査を施行することが的確な診断への近道となろう．また，食道は胃と接合するため，胃酸逆流に起因する逆流性食道炎が問題となる．さらに食道扁平上皮癌に限らず，頭頸部・胸部の悪性腫瘍に対する放射線照射によっても食道炎をきたす場合があり，注意を要する．

さらに組織学的に，食道粘膜は表皮と類似した扁平上皮であることから，皮膚疾患のなかには高率に食道病変を併発する場合がある．よって，皮膚疾患患者で上部消化管症状を有する際は，積極的に内視鏡検査を施行すべきと思われる．また，扁平上皮は消化液分泌能をもつ胃などの円柱上皮に比し，酸やアルカリに抵抗性が低く，腐食されやすいという特徴もある．アルカリや酸の誤飲はもとより，腐食性物質を含有し，食道内に停滞した異物や薬剤などに対しては，急性期ばかりでなく，処置後も注意深く経過を観察する必要がある．

このように食道のもつ解剖学的あるいは組織学的な特徴に十分に配慮しつつ，診断と治療を進めていくことが肝要であろう．

炎症性の食道病変を中心に，原因論的に分類し，その特徴的内視鏡像を含め，**表2**にまとめた．

II. 診断のプロセス ［食道］

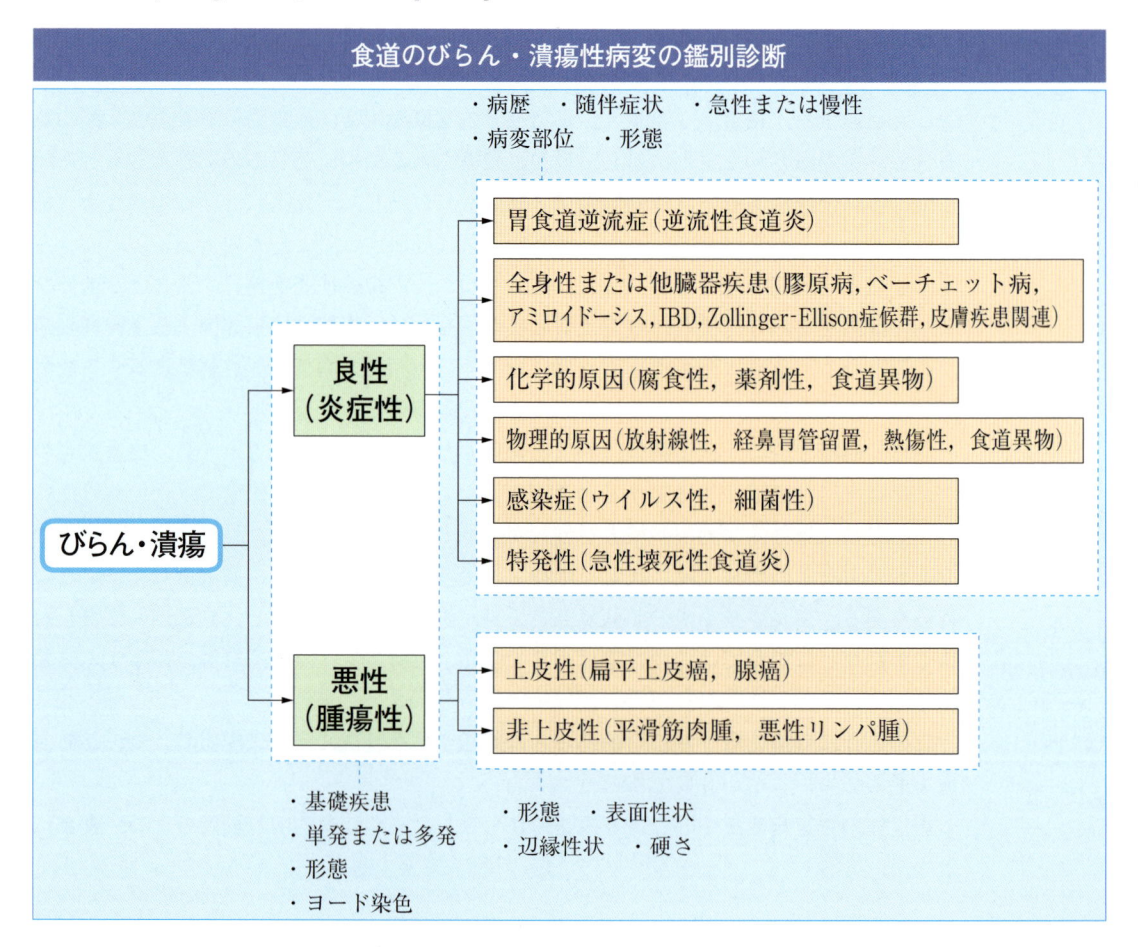

表1 食道のびらん・潰瘍性病変（良性）

胃食道逆流症
- 逆流性食道炎

全身性または他臓器疾患
- 膠原病関係（強皮症：全身性硬化症，SLE，ベーチェット病）
- 皮膚疾患関連（天疱瘡，類天疱瘡，中毒性表皮壊死症，急性汎発性濃疱性細菌疹）
- 炎症性腸疾患（クローン病，潰瘍性大腸炎）
- アミロイドーシス ・Zollinger-Ellison症候群

化学的原因
- 腐食性（アルカリ，酸物質の飲用）・食道異物（乾電池：アルカリ・リチウムなどの誤飲・停滞）
- 薬剤性〔NSAIDs，抗生物質（テトラサイクリン系），塩化カリウム製剤，経口避妊薬〕

物理的原因
- 放射線性（食道癌，頭頸部癌，肺癌，乳癌，悪性リンパ腫などに対する放射線治療）
- 経鼻胃管留置・食道異物〔義歯，薬剤包装（PTP：press-through-package），魚骨などの誤飲による機械的損傷〕
- 熱傷性（熱い飲食物：お茶，コーヒー，餅，ラーメン）

感染症
- ウイルス性（CMV，HSV）・細菌性（結核，梅毒）

特発性
- 急性壊死性食道炎

SLE；systemic lupus erythematosus，NSAIDs；nonsteroidal anti-inflammatory drugs，
CMV；cytomegalovirus，HSV；herpes simplex virus

食道のびらん・潰瘍性病変の鑑別診断

- 病歴　・随伴症状　・急性または慢性
- 病変部位　・形態

びらん・潰瘍
- **良性（炎症性）**
  - 胃食道逆流症（逆流性食道炎）
  - 全身性または他臓器疾患（膠原病，ベーチェット病，アミロイドーシス，IBD，Zollinger-Ellison症候群，皮膚疾患関連）
  - 化学的原因（腐食性，薬剤性，食道異物）
  - 物理的原因（放射線性，経鼻胃管留置，熱傷性，食道異物）
  - 感染症（ウイルス性，細菌性）
  - 特発性（急性壊死性食道炎）
- **悪性（腫瘍性）**
  - 上皮性（扁平上皮癌，腺癌）
  - 非上皮性（平滑筋肉腫，悪性リンパ腫）

- 基礎疾患
- 単発または多発
- 形態
- ヨード染色

- 形態　・表面性状
- 辺縁性状　・硬さ

表2　食道びらん・潰瘍性病変（良性）の特徴・内視鏡像

胃食道逆流	逆流性食道炎	下部食道より縦襞に沿って，線状，樹枝状に浅いびらん・潰瘍を認める．類円形の深い潰瘍を形成した場合，腫瘍性病変との鑑別が問題となる．ヨードで濃染される再生上皮で縁取りされ，辺縁の腫瘍性変化に乏しいことが鑑別点となる．
全身性または他臓器疾患	〔膠原病関係〕 強皮症（全身性硬化症）	固有筋層における膠原線維の増生と筋組織萎縮に起因する消化管の拡張と蠕動の低下．50〜90％に食道病変を認め，管腔拡張，食道裂孔ヘルニア，逆流性食道炎などがみられる．
	RA, SLE, PN	びらん・潰瘍性病変を示すことがあるが，きわめてまれ．
	ベーチェット病	好発部位は腸管（回盲部）であり，食道はまれ．潰瘍形態は，回盲部と類似．円形〜卵円形，辺縁鋭利で打ち抜き様潰瘍（punched-out ulcer）を呈する．
	アミロイドーシス	十二指腸・小腸にもっとも高頻度で，食道はまれ．serum amyloid A protein（SAA）を前駆蛋白とした続発性（AA型）では，黄白色調微細顆粒状隆起やびらん・潰瘍を伴った粗糙な粘膜が特徴的．
	Zollinger-Ellison症候群	膵腫瘍（gastrinoma）による高ガストリン血症が原因で，著明に増加した胃酸分泌による，高度の逆流性食道炎．
	〔皮膚疾患関連〕 天疱瘡・類天疱瘡	両者はそれぞれ，表皮細胞間接着分子（天疱瘡），表皮基底膜部（類天疱瘡）に対する抗体を認める自己免疫性水疱症である．食道病変を伴う頻度は高く，食道上部から下部まで皮膚同様の水疱が多発し，水疱蓋が剥離した円形びらんが散在する．時として血豆様を呈し，食道粘膜剥離をきたすことがある．
	中毒性表皮壊死症	熱傷様を呈する皮膚所見と同様に，食道全体に剥離した粘膜が白色模様物質の付着として認められる．場合によって部分的に潰瘍を形成する．
	急性汎発性膿疱性細菌疹	食道全体にわたりびまん性に，皮疹同様の小膿疱が多発する．
	〔炎症性腸疾患〕 クローン病	頻度は低い．小さな打ち抜き様の円形びらんが多発．辺縁隆起が強いことと縦列傾向を認める場合があることが特徴的とされる．
	潰瘍性大腸炎	きわめてまれ．アフタ性びらんや潰瘍の多発，びらんの介在を伴う小ポリープの集簇などの食道病変の報告がある．
化学的原因	腐食性	アルカリ，酸のような組織障害性の高い洗剤・漂白剤などの飲用による．内視鏡挿入時に口腔内のびらん・水疱形成に注意する．重症なら広範囲に深い潰瘍を形成し，穿孔や瘢痕性狭窄をきたす．
	食道異物	多くは小児・高齢者の誤飲による．第1〜2狭窄部とその近傍に好発する．ボタンあるいはコイン型乾電池の場合，内部のアルカリ物質が流出すると，電池の接する部位に重篤な潰瘍を生じる．
	薬剤性	原因薬剤として，アスピリンなどのNSAIDsやテトラサイクリン系の抗生物質，塩化カリウム製剤（欧米では経口避妊薬）などが代表的で，多くはそれらの不適切な内服（水なし服用など）による．第2狭窄部に好発し，カプセル製剤では多発性で大小不同の深い潰瘍，錠剤は浅く単発性あるいは左右対称性の潰瘍を形成するとされる．
物理的原因	放射線性	照射野にほぼ一致して，全周性に高度の浮腫や易出血性を伴った粘膜剥離やびらん・潰瘍の形成がみられる．
	熱傷性	熱い飲食物（お茶，コーヒー，餅，ラーメン）による．食道中部〜下部に多い．発赤や浮腫性の変化（時に水疱形成）が主体の食道炎で軽症の場合が多い．潰瘍は浅く，穿孔例の報告はない．
	食道異物	第1狭窄部とその直下の入口部に好発．義歯，薬剤包装（PTP），魚骨による機械的裂傷，穿孔．
感染症	〔ウイルス性〕 CMV	通常，2〜3 cm大の大きな打ち抜き潰瘍で，周囲粘膜に浮腫はないか軽度で，血管透見像が保たれている場合が多い．また，潰瘍底に白苔が見られない場合も多いのも特徴的とされる．
	HSV	3〜5 mm大の小さなクレーター様の多発潰瘍．これらが癒合したり，偽膜を伴っている場合がある．
	〔細菌性〕 結核	二次性がほとんど．中部食道の前壁に好発し，不整な潰瘍に粘膜下腫瘍様を呈する辺縁隆起が特徴的とされる．
	梅毒	びらん・潰瘍性病変を示すことがあるが，きわめてまれ．

SLE：systemic lupus erythematosus, RA：rheumatoid arthritis, PN：polyarteritis nodosa, NSAIDs：nonsteroidal anti-inflammatory drugs, CMV：cytomegalovirus, HSV：herpes simplex virus

2．悪性（腫瘍性）病変

　わが国では，食道の腫瘍性病変の大部分は，上皮性の扁平上皮癌であり，腺癌は1割にも満たない．びらん・潰瘍を伴った非上皮性腫瘍に至っては，平滑筋肉腫や悪性リンパ腫などの報告はあるものの，きわめてまれである．近年，新しい画像技術であるNBI（Narrow Band Imaging）拡大内視鏡検査が臨床応用され，食道表在癌診断における有用性が数多く報告されるようになった．本稿では，びらん・潰瘍を伴った扁平上皮癌，腺癌症例について，良性のびらん・潰瘍性病変との内視鏡的鑑別点を中心に，NBI拡大内視鏡像を含めた実際の内視鏡像をもとに解説したい（p.151〜156参照）．

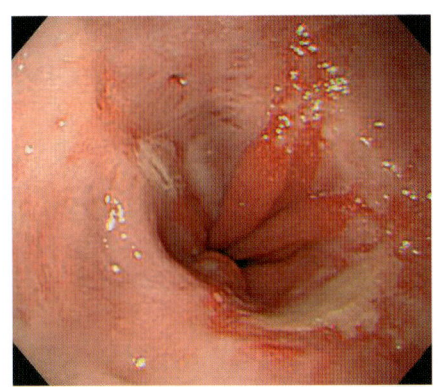

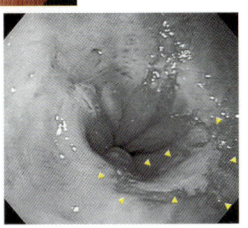

逆流性食道炎（Grade C）

〈特徴的所見〉
- 食道胃接合部に類円形の潰瘍（矢頭）を伴った逆流性食道炎を認める．
- 1時と11時方向には，逆流性食道炎に典型的な縦ひだに沿った粘膜傷害（mucosal break）がみられる．
- 本症例の場合，類円形潰瘍は発赤調の再生上皮で縁取られ（辺縁の再生上皮は，ヨード染色で，毛羽様濃染像を呈する），辺縁隆起はなく，壁肥厚所見も認められないことなどが，腫瘍性病変との鑑別点となろう．
    - ◆ 本症例のごとく，縦ひだに沿っていないびらん・潰瘍を認めた場合，時に腫瘍性病変との鑑別が問題となる．
    - ◆ 腫瘍性病変の辺縁隆起については，Barrett腺癌症例（p.156）の内視鏡像を参照していただきたい．

逆流性食道炎（Grade D）

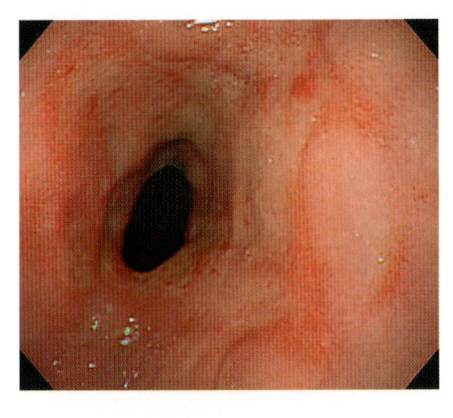

〈特徴的所見〉
- 食道胃接合部より連続して，全周性の潰瘍性病変を認める．
- 辺縁は発赤調の再生上皮で縁取られ，周囲上皮には白色混濁・肥厚の所見を認める．
- 潰瘍底は比較的浅く平滑であり，全周性潰瘍病変であるにもかかわらず，壁肥厚・伸展不良の所見に乏しく，内腔はおよそ保たれていることが，腫瘍性病変との鑑別点となろう．
    - ◆ 問診で胸やけや呑酸（口腔内への酸逆流）などの随伴症状の有無を的確に聴取することが重要である．

逆流性食道炎（Grade D，Zollinger-Ellison 症候群に併発）

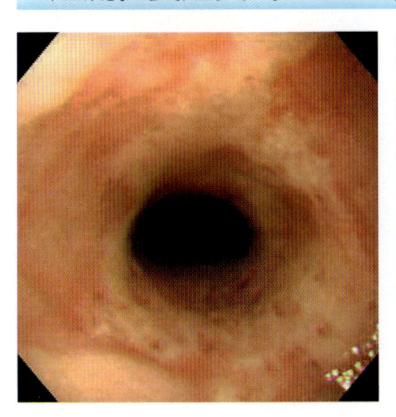

〈特徴的所見〉
- 全周性の浅い潰瘍性病変を認め，Grade D に相当する高度の逆流性食道炎である．
    - ◆ 胃・十二指腸潰瘍や胃体部大弯のひだ腫大（Zollinger-Ellison 症候群に起因する高ガストリン血症による胃底腺組織の過形成）を伴う，高度かつ難治性の逆流性食道炎に遭遇した場合，血清ガストリン値の上昇や膵腫瘍（gastrinoma）の有無に注意する．

食道　びらん・潰瘍

多発性食道潰瘍（クローン病に併発）

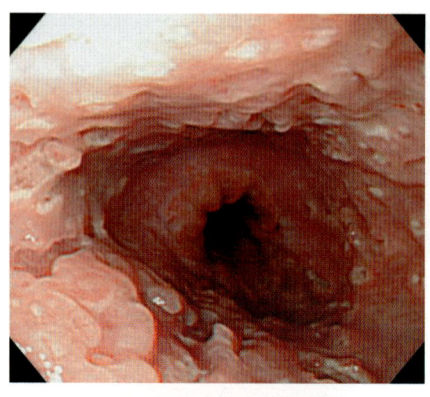

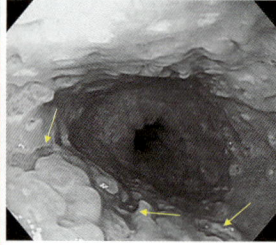

（特徴的所見）
- 類円形から不整形の多発性打ち抜き様潰瘍を認める．
- 多発潰瘍は縦列し，癒合傾向も認められる．
- 5時から9時方向（矢印）を主体に，縦走潰瘍の形成がみられる．
- 介在する非潰瘍部の上皮は，浮腫状で血管透見像は消失している．

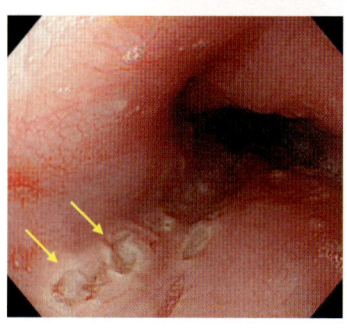

同一症例
◆ 口側には，癒合しかけた縦列する2個の小潰瘍（矢印）がみられ，縦走潰瘍への進展が示唆される．

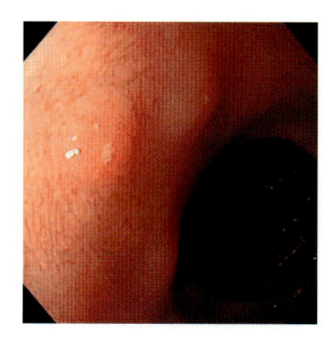

同一症例（十二指腸病変）
◆ 頂部にびらんを伴った微小隆起が縦列している．

食道潰瘍（ボタン型電池誤飲・停滞による）

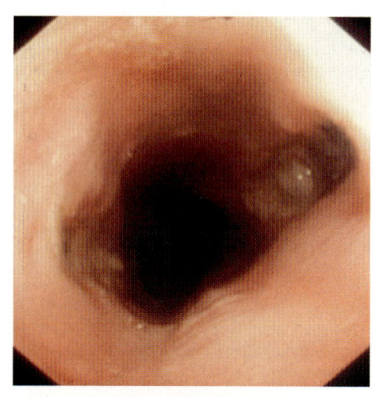

（特徴的所見）
- 約48時間停滞したボタン型電池を内視鏡的に摘出した5日後の内視鏡像．
- 電池と接触した部位に一致して，左右対称性に縦長の深掘れ潰瘍の形成を認める．

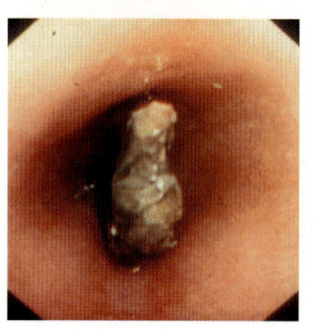

同一症例（緊急内視鏡像）
◆ 第二生理的狭窄部に停滞したボタン型電池を認める．

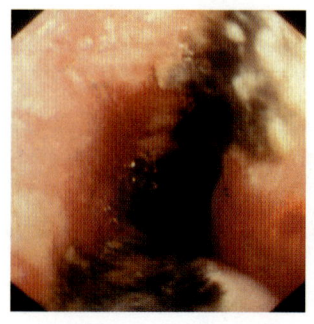

同一症例（内視鏡的摘出直後の内視鏡像）
◆ 腐食が進む前であるためか，5日後に比し潰瘍は浅い．

薬剤性食道潰瘍（化学的原因）

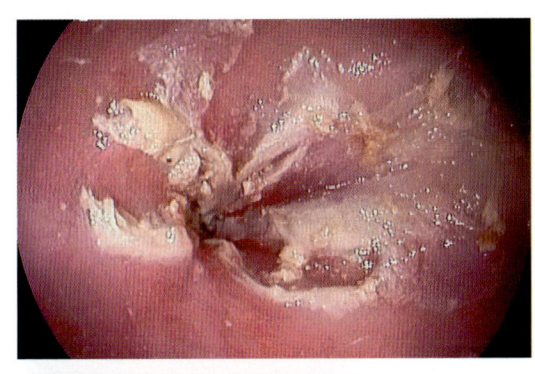

（特徴的所見）
- 嵌頓した錠剤を内視鏡的に摘出した直後の内視鏡像．薬剤（錠剤）と接していた縦ひだに沿って放射状に，白苔を伴ったびらん・潰瘍を認める．
- 著明な浮腫と瘢痕・線維化を伴っているため，全周性狭窄をきたしている．
  - ◆病歴聴取（常用薬剤の種類，就寝前・水なし服用の有無など）が重要である．
  - ◆剤形により，形成される潰瘍の形態が異なる（p.149, 表2参照）点にも留意する．

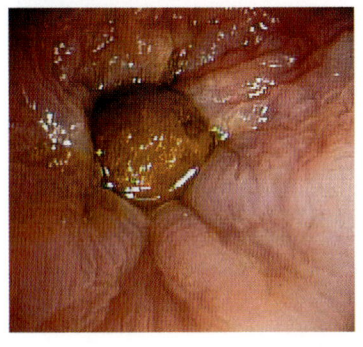

同一症例（狭窄部に嵌頓した円形の錠剤）
- ◆患者は30歳，女性で，経口避妊薬を常用．

食道潰瘍（サイトメガロウイルス感染による）

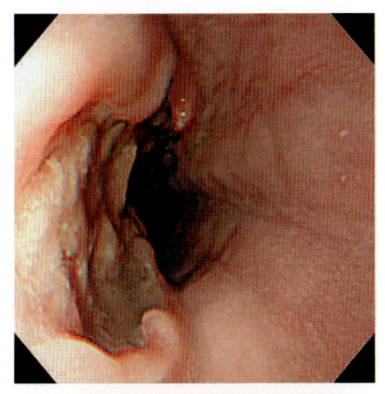

（特徴的所見）
- 中部食道に約1/3周性，7 cm長の打ち抜き様の深掘れ潰瘍を認めた．
- 巨大な潰瘍性病変のわりには，伸展不良所見に乏しく，内腔は保たれている．
- 壁肥厚所見や潰瘍底の凹凸不整は軽度で，白苔も薄くきれいであることなどが，腫瘍性病変との鑑別となる．

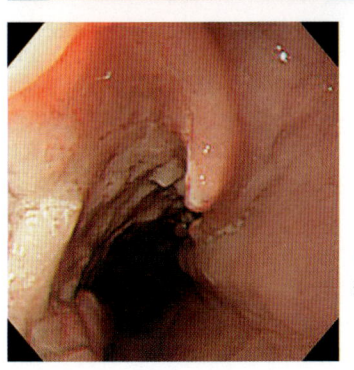

同一症例（潰瘍底と辺縁部）
- ◆潰瘍底の白苔付着は軽度．

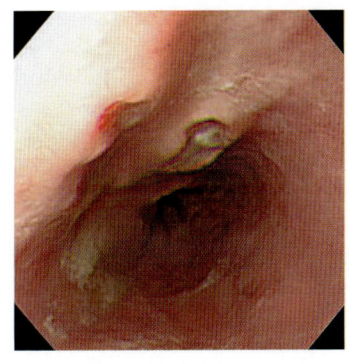

同一症例（口側の食道病変）
- ◆多彩な形態の深掘れ潰瘍を認めた．

食道　びらん・潰瘍

Ⅱ. 診断のプロセス ［食道］

0-Ⅱc＋Ⅱa 型食道癌〔深達度 T1a-EP，扁平上皮癌〕

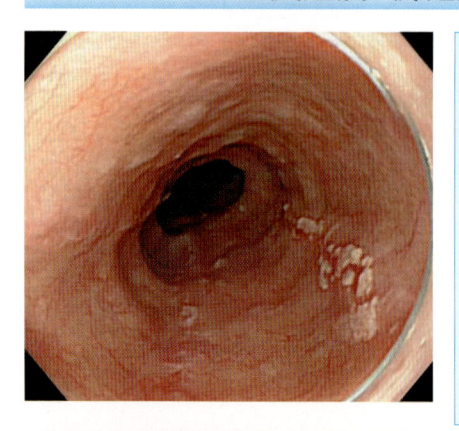

（特徴的所見）
- 食道胃接合部から伸びる 4 時方向の淡い線状発赤部に，大小不揃いの白色顆粒状変化の目立つ，20 mm 長の縦に細長い不整形の発赤陥凹（びらん）がみられる．
- 6 時と 9 時方向にも，長い線状発赤を認め，逆流性食道炎の存在は明らかである．
- 逆流性食道炎によるびらん・潰瘍部辺縁には，一般的に再生上皮が認められるが，本症例では，上皮欠損部辺縁の再生上皮がみられない．
- また，大小不同でさまざまな形状の白色顆粒状隆起を伴っており，通常の逆流性食道炎では，このような顆粒状変化は認められない．

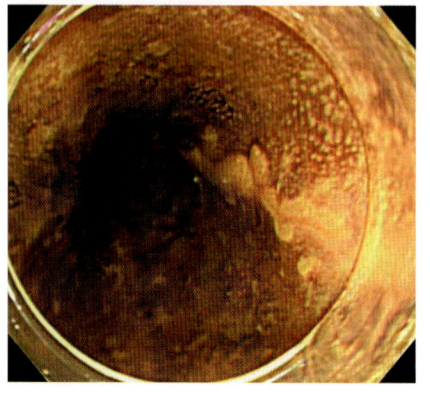

同一症例（ヨード染色像）
◆ 発赤陥凹部と白色調顆粒部は，ともにヨード不染を呈した．

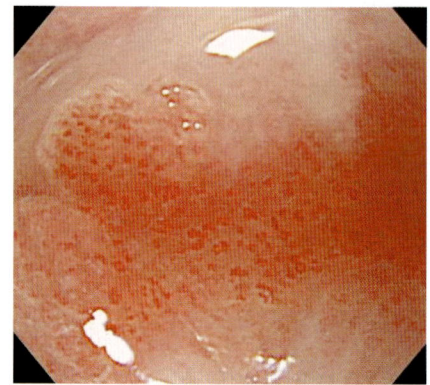

同一症例（拡大内視鏡像）
◆ 病変内の発赤陥凹部に，拡張した上皮乳頭内毛細血管ループ（intra-epithelial papillary capillary loop；IPCL）の増生を認めた．

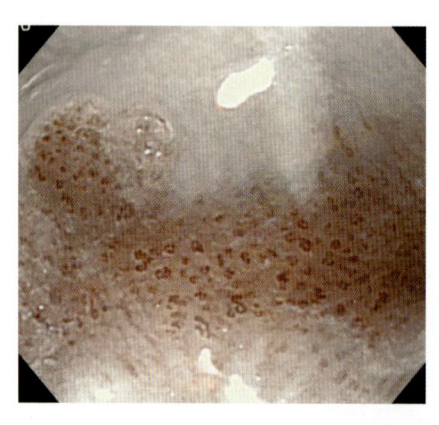

同一症例（NBI 併用拡大内視鏡像）
◆ 通常の拡大内視鏡像に比し，IPCL の形態学的変化をより詳細に観察できる．拡張，蛇行，口径不同，形状不均一の所見を伴う IPCL の増生を明確に認識することが可能である．本症例は逆流性食道炎との鑑別を要する症例であったが，NBI 併用拡大内視鏡像から，扁平上皮癌が疑われた．内視鏡的粘膜切除術（EMR；endoscopic mucosal resection）を行った結果，squamous cell carcinoma *in situ*（Tis）と診断された．本症例において，NBI 併用拡大内視鏡が良悪性の鑑別診断に有用であった．

0-Ⅱc型食道癌〔深達度 T1a-MM，扁平上皮癌〕

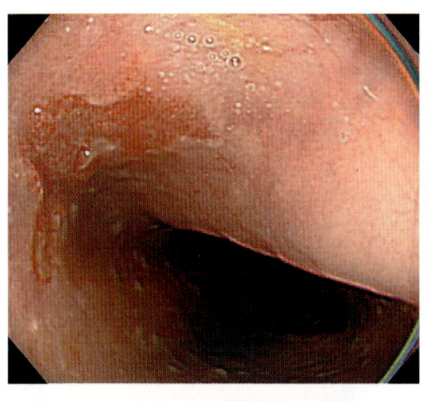

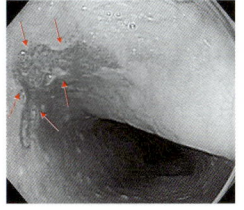

（特徴的所見）
- 発赤調の不整形陥凹性病変を認める．陥凹面は比較的平滑であるが，中心部と9時方向の一部に微小なびらんを伴っている．
- 軽度ながら，辺縁隆起（矢印）を認め，MM・SM1浸潤を疑うべきⅡc病変である．

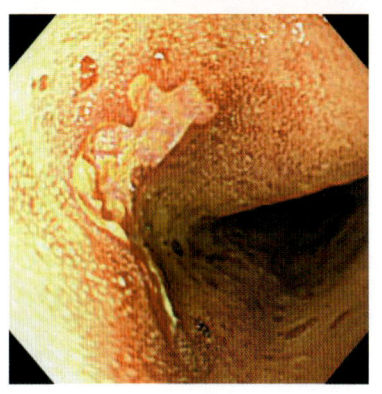

食道　びらん・潰瘍

同一症例（ヨード染色像）
- Ⅱc病変部は，pink color sign 陽性の不染像を呈した．

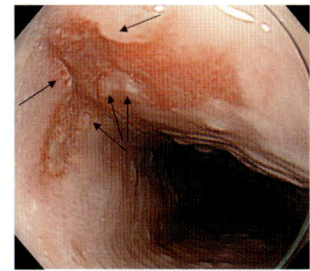

同一症例（送気量少なめの内視鏡像）
- 辺縁隆起（矢印）がより明瞭に認識可能となった．

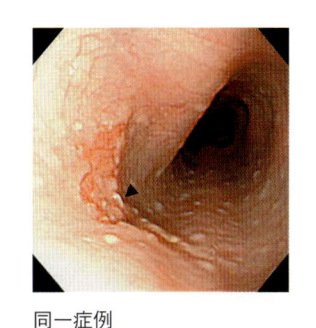

同一症例（送気量多めの内視鏡像）
- 病変中心部（矢頭）への壁のひきつれを認める．

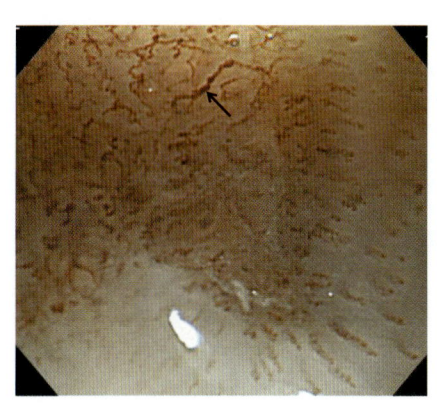

同一症例（NBI併用拡大内視鏡像）
- 腫瘍部陥凹内には拡張，蛇行，口径不同，形状不均一を伴うIPCLの増生を認める．また，一部に著明に延長したIPCL（矢印）もみられる．切除標本において組織学的に粘膜筋板まで浸潤する扁平上皮癌と診断された．本症例において，NBI併用拡大観察は，良悪性の鑑別診断に加え，腫瘍深達度における補助診断としても有用であることが示唆された．

2型食道癌（扁平上皮進行癌）

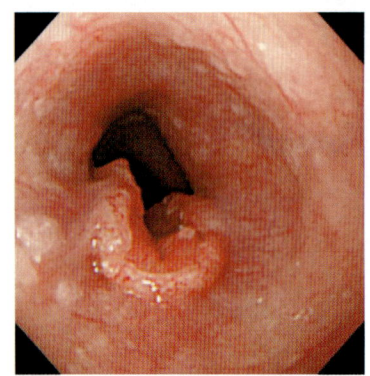

（特徴的所見）
- 約1/3周性の周堤を伴う潰瘍性病変を認める．潰瘍底の凹凸不整は顕著で，発赤調を呈している．

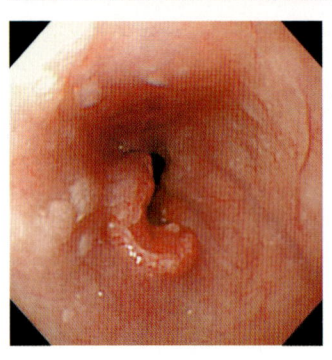

同一症例（遠景像）
◆明らかな伸展不良と壁肥厚所見を認め，内腔は狭小化している．

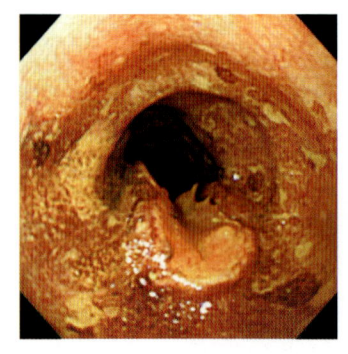

同一症例（ヨード染色像）
◆潰瘍部に一致して，ヨード不染帯を認める．

0-Ⅱc＋Ⅱa型食道癌〔深達度T1a-LPM，高分化型，Barrett腺癌〕

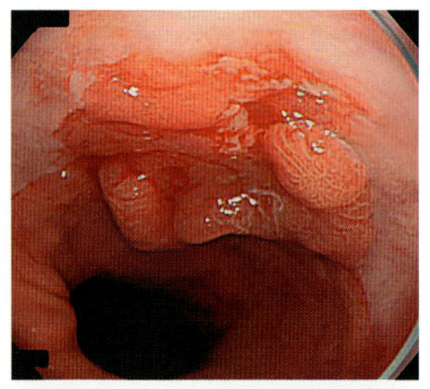

（特徴的所見）
- 易出血性の粗糙な粘膜からなる，淡い発赤調の陥凹性病変．陥凹内には地図状の不整形な浅い小びらんを複数伴っており，胃側を主体に，反応性と思われる明らかな辺縁隆起を認める．
  ◆病変部の胃側（3時から6時方向）には，柵状血管の透見を認め，内視鏡的にBarrett粘膜に発生した腫瘍性病変であることが示唆された．

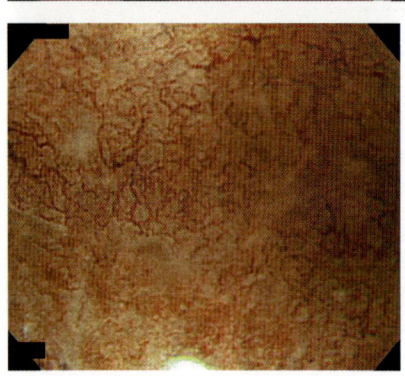

同一症例（NBI併用拡大内視鏡像）
◆陥凹部の微細粘膜模様は消失しており，不整な網目模様を呈する異常血管の増生を認める．陥凹型腺癌として矛盾しない所見であり，食道炎との鑑別にNBI併用拡大観察が有用であった．

Column

コラム 生検すべき場所（食道・隆起）

■食道隆起病変における生検の目的

適切な治療法選択の第一段階として，正確な病理診断が要求されることに異論はない．

まずは良悪性の診断であるが，上皮性腫瘍であれば内視鏡所見での特徴から推測できる情報量も多い．上皮性腫瘍で問題となるのは，小細胞癌の診断である．通常，外科切除の非適応とされ，化学療法を主体とする治療法が行われる．もう一つ，粘膜下腫瘍の的確な生検診断であり，良悪性の鑑別により，その後の治療指針は大きく変わってくる．

■生検法とコツ

上皮性腫瘍で数 cm の大きさであれば，癌を疑って生検を行うが，生検による病型の変化も少なく，生検しやすい部位より確実に手技を行うことが重要である．上皮下発育の形態を示す症例では，通常は腫瘍頂部の癌露出部からの生検が必要であり，病理医に対する内視鏡所見から類推するコメントは重要と考えている．粘膜下腫瘍においては，通常の生検で腫瘍組織を採取することはきわめて困難である．被覆上皮を一部除去し，粘膜下に存在する腫瘍を確認してのボーリング生検も行われているが，その後の形態を著しく損ねることになる．今日では，EUS 下穿刺吸引細胞診（EUS-FNA）による診断も行われており，形態を維持しての確実な診断も可能となっている．

参考文献
1) 山雄健次，小澤壮治，木田光広：超音波ガイド穿刺術ガイドライン．消化器内視鏡ガイドライン（第2版）．医学書院，東京，2002：327-336
2) 木田光広，掛村忠義：超音波内視鏡下穿刺．消化器内視鏡の進歩　1999；54：35-36

（島田英雄，幕内博康，千野　修）

色調・血管透見 ［食道］

有馬美和子，多田正弘

正常食道粘膜の血管透見像

1．正常食道粘膜

正常食道粘膜は艶やかで光沢をもって観察され，胸腔内では樹枝状の血管透見像が観察される（図1）．これらの血管はおもに粘膜固有層（lpm層）を走行する血管で，粘膜下層

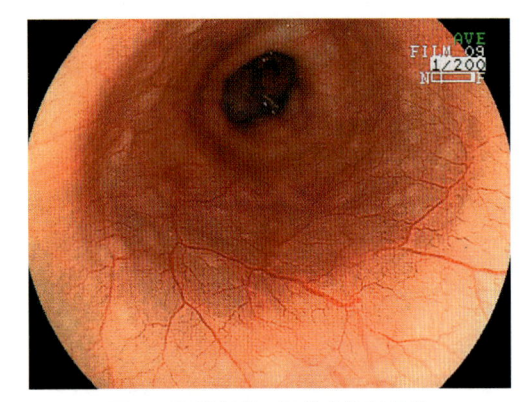

図1 胸部食道の正常血管透見像

（特徴的所見）
- 樹枝状の血管透見像が観察される．

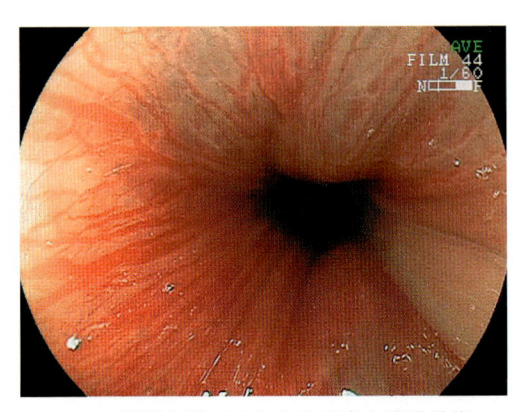

図2 頸部食道でみられる正常血管透見像

（特徴的所見）
- 頸部食道でも縦走する柵状血管が観察される．

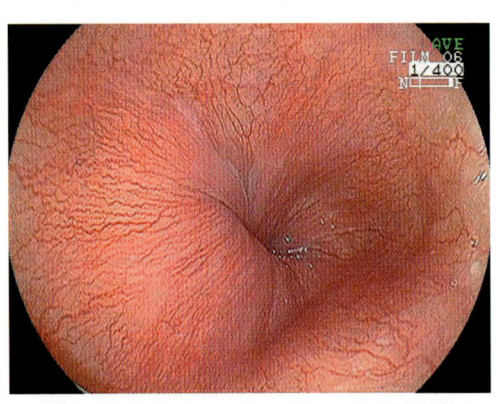

図3 下部食道でみられる正常血管透見像

（特徴的所見）
- EGJ近傍の下部食道では，縦走する柵状血管が透見される．

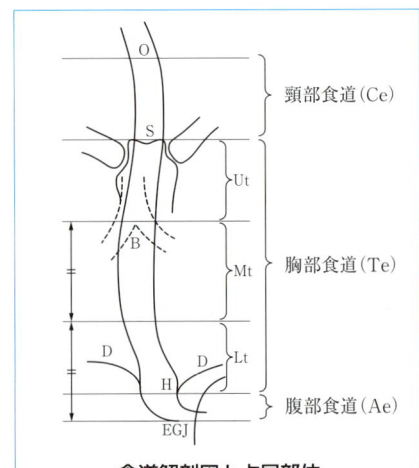

食道解剖図と占居部位
〔日本食道学会 編：臨床・病理 食道癌取扱い規約（第10版補訂版）[1]より引用〕

(sm層)を走る一段階太い青白色の血管から分岐して,食道粘膜表面にネットワーク状に拡がっているのが観察される.頸部食道(図2)と食道胃接合部(EGJ)近傍の下部食道(図3)では,縦走する柵状血管が透見される.とくに下部食道で観察される柵状血管の下端は,本来のEGJにほぼ一致するため,Barrett粘膜の診断の手がかりとなる.

2.Barrett粘膜と食道胃接合部(EGJ)

Barrett食道は"胃側より連続して食道に存在する円柱上皮で,EGJから全周性に3cm以上の長さを有するもの"と定義されており,long segment Barrett's esophagus(LSBE)と呼ばれている.3cm未満のものや,全周性でないものはshort segment Barrett's esophagus(SSBE)とされているが,もともとのEGJがどこに位置しているかの診断が問題となっている.柵状血管は食道固有の血管像であり,本邦では下部食道の柵状血管下端をEGJと定義することでコンセンサスが得られている.

血管透見像に変化を及ぼす病変

血管透見像の中断は,食道表在癌を発見する際の重要な所見ではあるが,血管透見像が不明瞭となる要因はさまざまあり,粘膜の透過性を低下させる変化が粘膜内に生じていることを示唆する所見である.逆に,病変の表面に血管透見像が観察される場合には,lpm層より深部に病変の主座があることを意味する.表に血管透見像に変化を及ぼす病変の一覧を示した.

表 血管透見像に変化を及ぼす病変

1.食道癌
2.非癌性病変
　糖原過形成(Glycogenic acanthosis)
　異所性胃粘膜
　異所性脂腺
　キサントーマ
　Hyperkeratosis
　Melanosis
　Barrett上皮
　粘膜下腫瘍
　食道炎

文　献

1) 日本食道学会 編:臨床・病理 食道癌取扱い規約(第10版補訂版).金原出版,東京,2007

異所性胃粘膜 ①

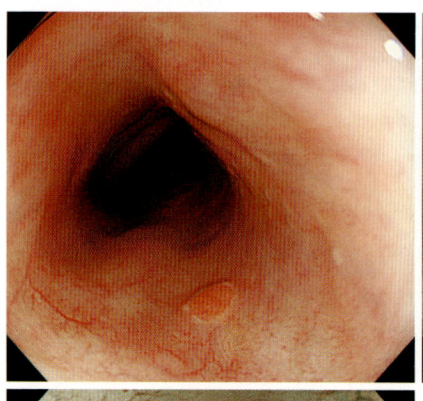

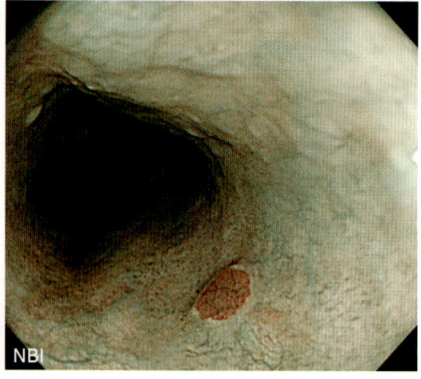

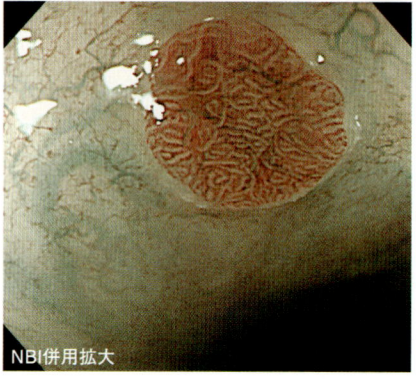

(特徴的所見)
- 頸部食道後壁側に観察された 5 mm 大の異所性胃粘膜.
- 境界明瞭な発赤したわずかな肥厚面の周囲を, 健常上皮が縁取るように取り囲んでいる.
- NBI は境界明瞭な brownish area を示した.
- NBI 併用拡大で発赤面には胃粘膜と同様の腺上皮模様が観察された.

異所性胃粘膜 ②

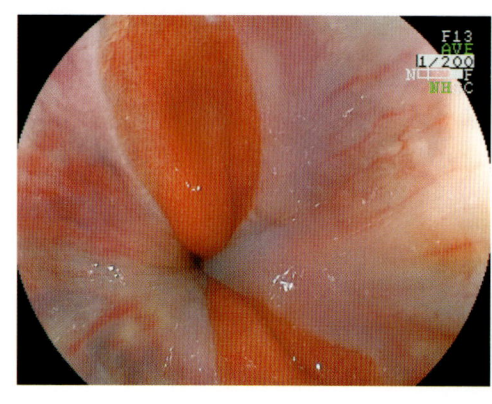

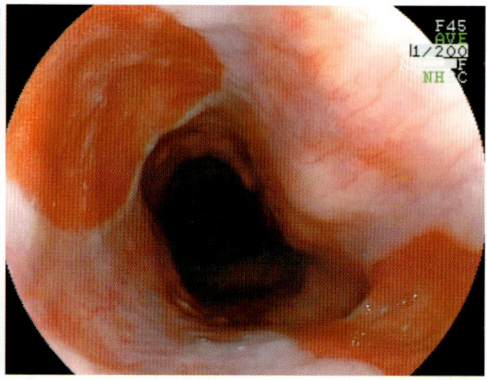

(特徴的所見)
- 食道入口部から頸部食道の左右壁に認められた異所性胃粘膜である.
- 境界明瞭な楕円形の発赤面で, ビロード状で光沢を失い, 少したるみを有して陥凹している.

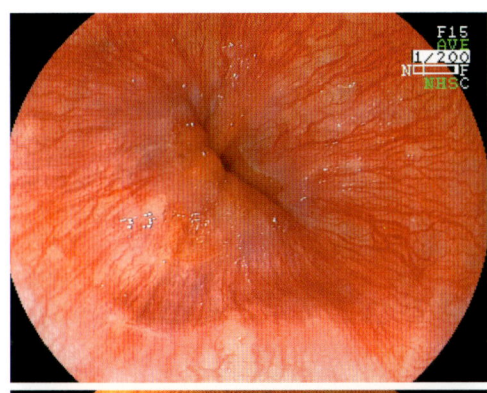

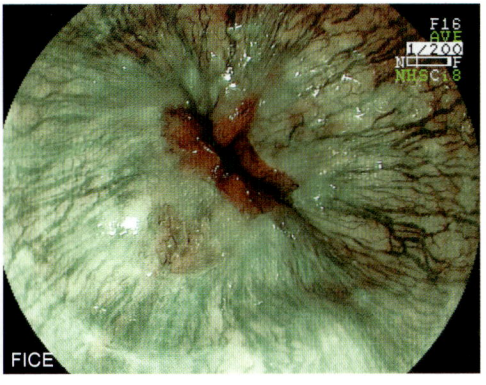

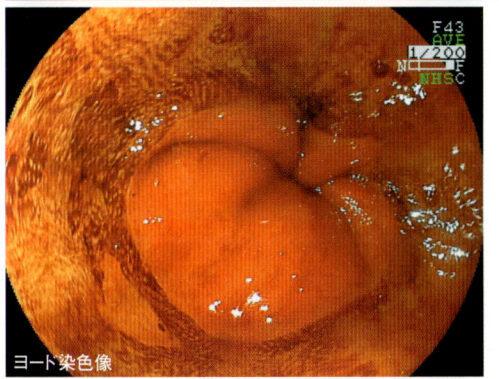

異所性胃粘膜 ③

(特徴的所見)
- 下部食道に認められた異所性胃粘膜.
- 食道胃粘膜接合部の口側 7 時方向に，扁平上皮に囲まれた孤立性の発赤した陥凹面を認め，胃粘膜と同様の発赤を呈することが特徴である．
- FICE では境界明瞭な brownish area を示し，ヨード染色では境界鮮明な不染となる．

食道カンジダ

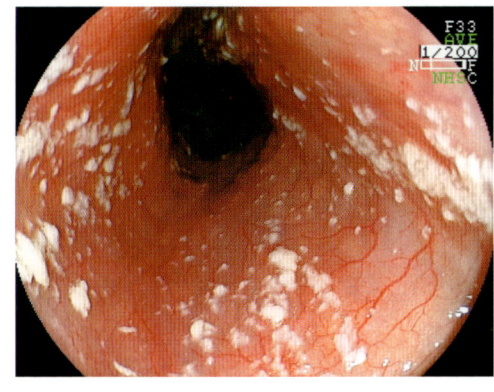

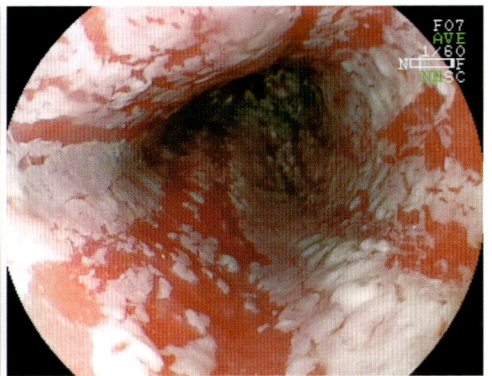

(特徴的所見)
- 大小のカンジダのコロニーが，不規則な白色付着物として食道全長に付着している．
- 重度になると，右図のように分厚くシート状に付着することが多い．

Ⅱ．診断のプロセス ［食道］

逆流性食道炎（色調変化型食道炎）

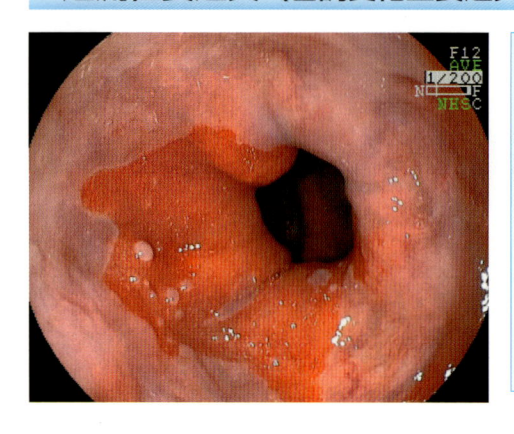

（特徴的所見）
- 食道裂孔ヘルニアがあり，挙上円柱上皮が認められるが，逆流性食道炎のため扁平上皮は肥厚・白色混濁し，血管透見が消失している．
- 口側の円柱上皮内の後壁側には白色の扁平上皮島が認められることから，Barrett食道であることが証明できる．
- 白色混濁した食道粘膜では，実際には粘膜内の乳頭内血管は伸長し，血管径は拡張して増生しているが，細胞浸潤や浮腫のために粘膜が不透過となり，血管透見像が観察されなくなって白濁して観察される．

逆流性食道炎（縦走びらん）

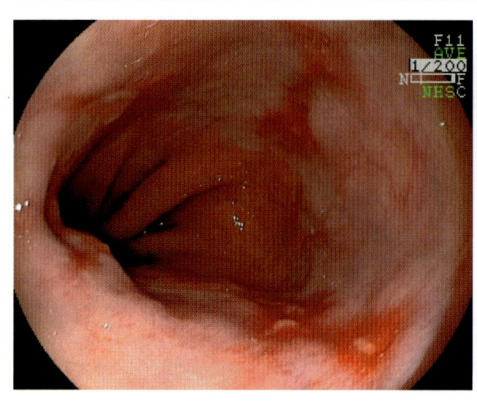

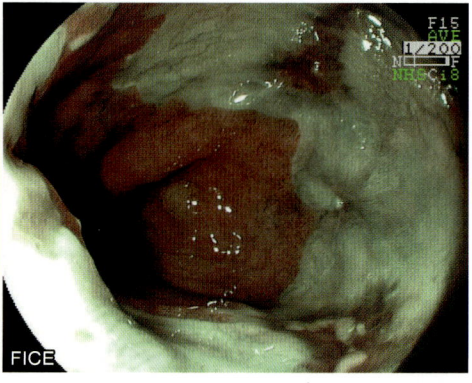

（特徴的所見）
- 食道裂孔ヘルニアと，口側の食道粘膜には血管透見像が消失した白色混濁が認められるなか，1時，4時，8時，11時と4条の縦走発赤と，その中に白苔を伴うびらんが観察される．
- FICEでは発赤びらん面のコントラストが強調されて観察される．

Barrett 食道（Long segment Barrett's esophagus : LSBE）

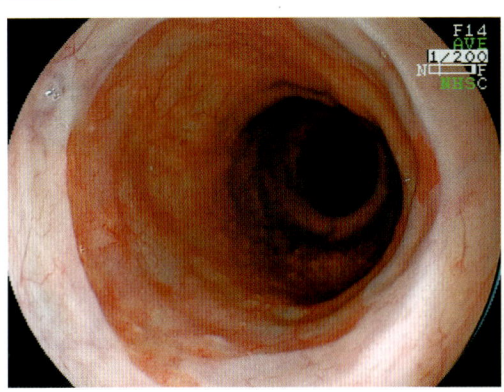

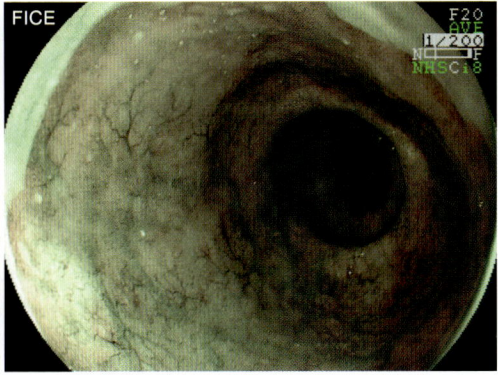

（特徴的所見）
- もともとの EGJ から口側に，約 5 cm に及ぶ LSBE である．
- 血管透見像は Barrett 食道の上端で中断し，食道粘膜との境界は明瞭である．
- Barrett 食道は光沢を失ったビロード状の発赤面として観察される．
- FICE でも Barrett 食道は brownish area として観察され，境界が鮮明である．
- Barrett 粘膜は扁平上皮が円柱上皮に置換された状態であるため，内部には胃粘膜に類似した小溝模様が観察される．

Barrett 食道（Short segment Barrett's esophagus : SSBE）

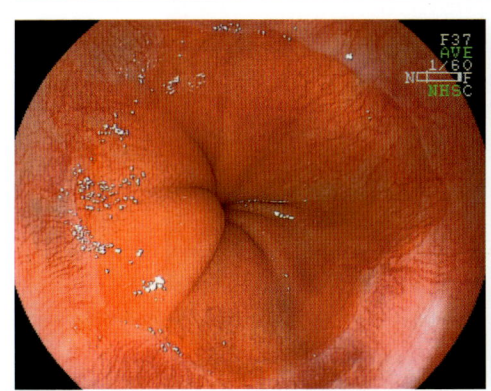

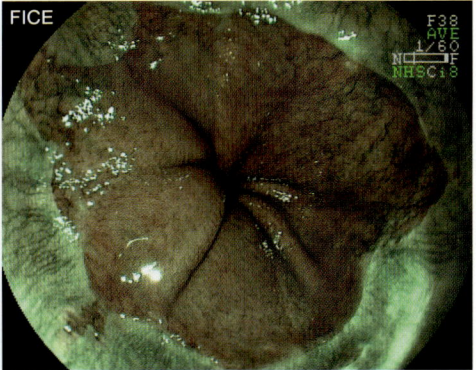

（特徴的所見）
- 食道裂孔ヘルニアを伴い，食道側に発赤調の円柱上皮の伸展を認める．
- 挙上円柱上皮の口側には，柵状血管が透見され，胃から連続する皺襞は柵状血管の手前で中断していることから，Barrett 食道と診断できる．
- FICE では扁平上皮と円柱上皮のコントラストが強調されている．
  - ◆炎症の強い症例では血管透見が不明瞭となって，観察されないことも多い．

糖原過形成（Glycogenic acanthosis）

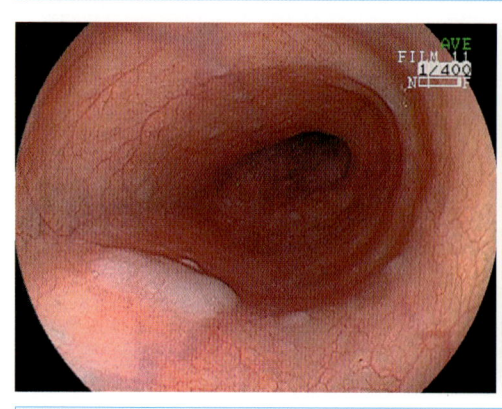

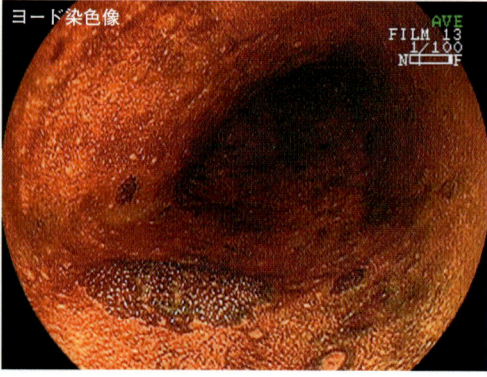

（特徴的所見）
- 7時方向にわずかに隆起した，白色扁平で不透明な粘膜変化として観察される．
- ヨード染色で濃染し，組織学的には限局性の過形成性病変である（右図）．
  ◆ 上皮の肥厚によってlpm層の透見が不良となるため，血管透見像は観察されなくなる．
  ◆ 多発することが多い．

食道異所性脂腺（Sebaceous gland）

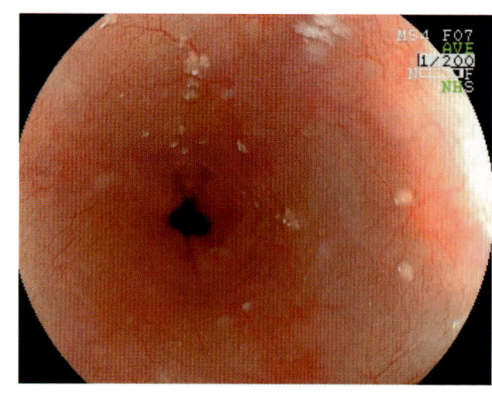

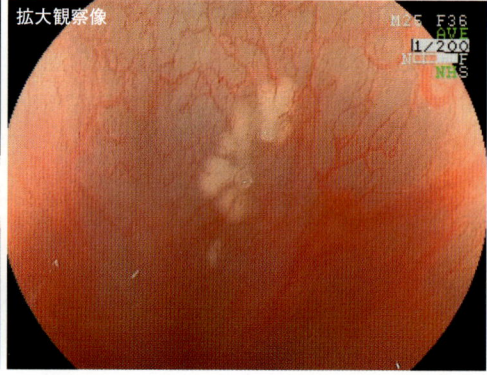

（特徴的所見）
- 皮脂腺と同様の腺組織がlpm層にみられるもので，内視鏡では小さな黄白色の顆粒の集簇として観察される．
- 扁平で分葉した菊花状の隆起の表面に，脂腺の導管が非常に小さな黄白色顆粒として認められるのが特徴で，キサントーマとの鑑別点である．
- 脂腺組織の主座はlpm層にあるが上皮を圧排し，その下面の透過性が不良となるため，血管透見像は観察されない．
- 拡大観察像（右図）では，中央に小さな黄白色顆粒（導管）が認められる．
  ◆ 単発のこともあるが，多発してみられることが多い．

キサントーマ（Xanthoma）

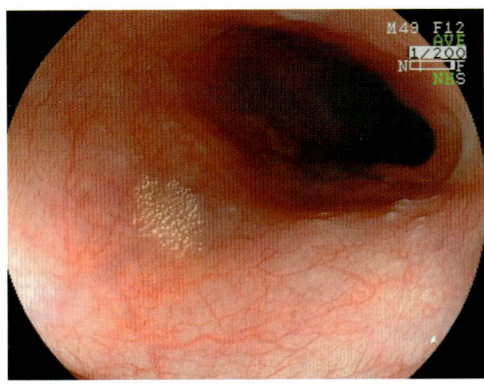

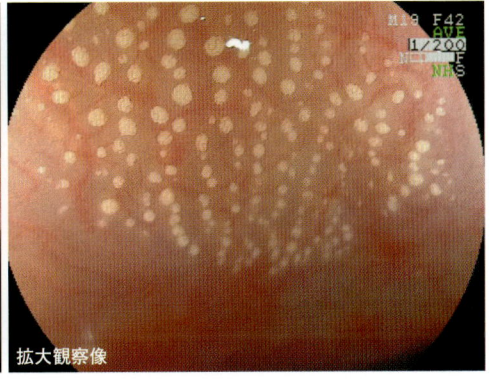

- 小さな黄白色の顆粒の集簇として観察されるが，異所性脂腺と比べて無構造で，導管の小顆粒が認められないのが特徴である．
- 表層は薄い角質層が覆っているが，キサントーマ組織は上皮内に存在するため，血管透見像は観察されない．

食道粘膜下腫瘍（固有筋層由来）

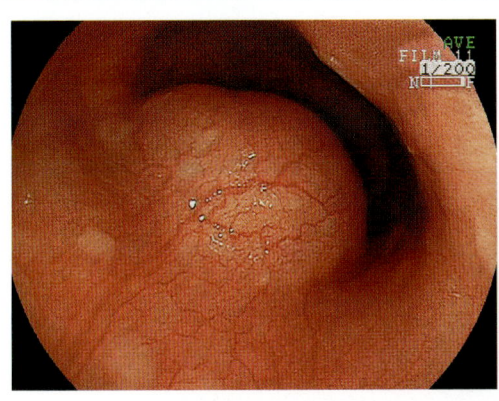

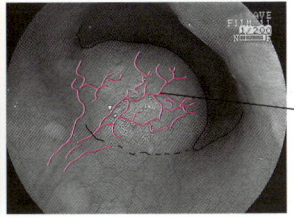

（特徴的所見）
- 固有筋層（MP層）由来の平滑筋腫
- MP層由来のため，腫瘍表面には健常粘膜と同様に血管透見像が観察される．

腫瘍表面に血管透見像を認める

食道粘膜下腫瘍（粘膜筋板由来）

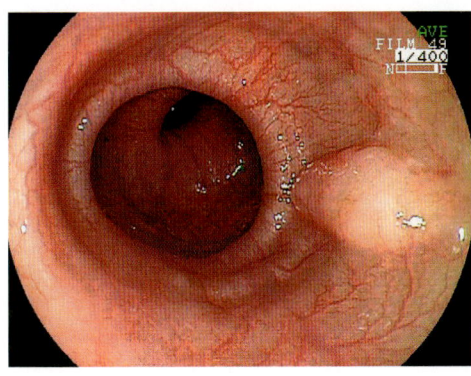

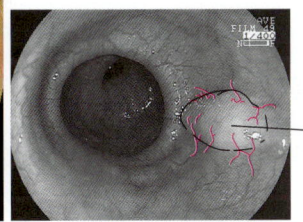

（特徴的所見）
- 粘膜筋板（MM）由来の平滑筋腫
- 腫瘍がMMに存在するため，上皮が圧排されて血管透見像が不明瞭となる．

腫瘍表面の血管透見像が不明瞭となる

Ⅱ．診断のプロセス ［食道］

0-Ⅱa 型食道癌（T1a-EP）

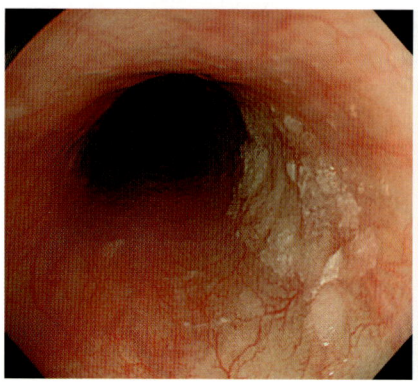

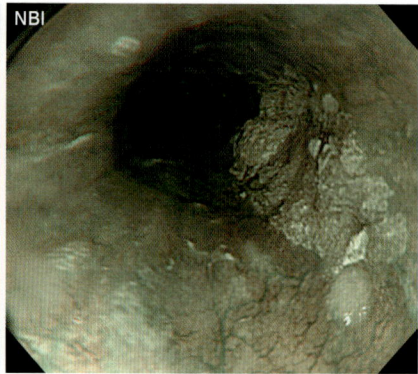

（特徴的所見）
- 胸部上部食道，右側壁の白色調の 0-Ⅱa 型食道癌である．
- 白濁を伴うわずかに肥厚した病変で，血管透見像は病変周囲で中断し，表面構造は不整で光沢がなく，肥厚面の厚さも不規則である．
- NBI でも病変は白色肥厚として観察される．

  ◆ 白色の病変は角化傾向の強い，分化度の良い癌で認められることが多い．
  ◆ 鑑別するべき病変として，glycogenic acanthosis, hyperkeratosis などがある．

0-Ⅱb 型食道癌（T1a-EP）

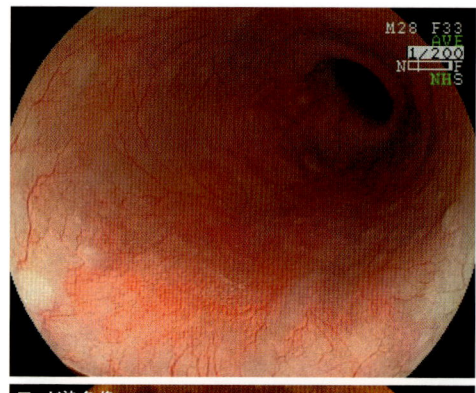

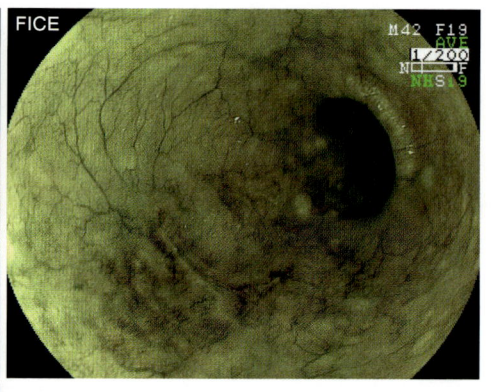

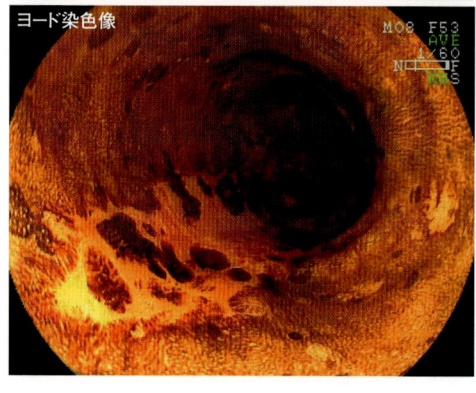

（特徴的所見）
- 胸部中部食道，後壁側の 0-Ⅱb 型食道癌で，わずかな淡い発赤で発見した病変である．
- 周囲粘膜との高低差がない平坦な病変で，淡発赤の周囲で血管透見像が中断しているところもあるが，病変内に血管透見が観察される部分も認められる．
- FICE では，病変内はまだらな brownish area を呈した．
- ヨード染色では境界明瞭な不染域となり，病変内部に不整形の正染域を認めた．

0-IIc型食道癌（T1a-EP）

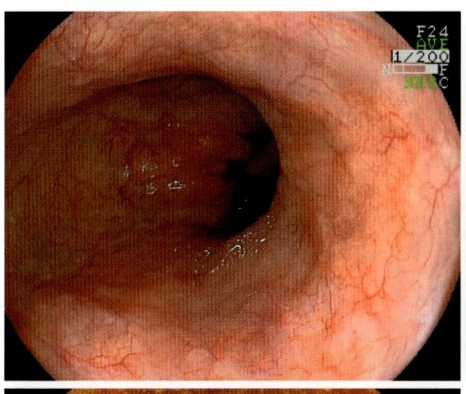

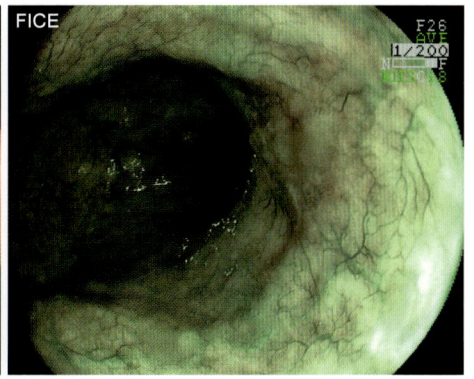

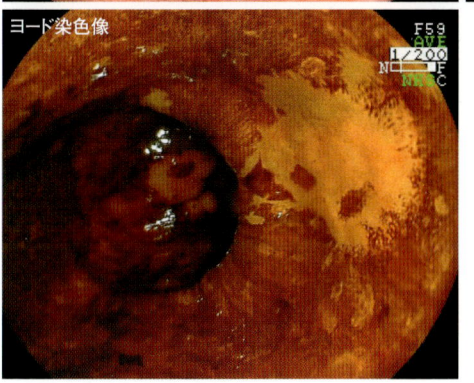

（特徴的所見）
- 胸部下部食道，右側壁の病変で，血管透見像が消失し，光沢が失われた非常に浅い陥凹面として認識できる．
- わずかな発赤を伴い，陥凹面内は平滑で，FICEでは淡いbrownish areaとなった．
- ヨード染色では境界明瞭な不染域を呈した．

0-IIc型食道癌（T1a-EP）

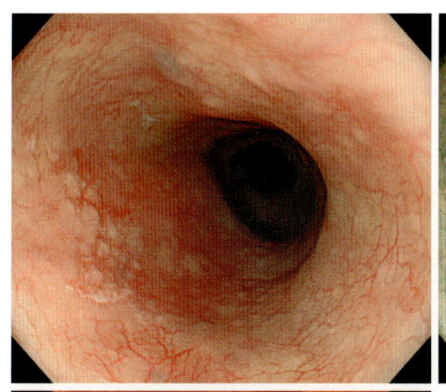

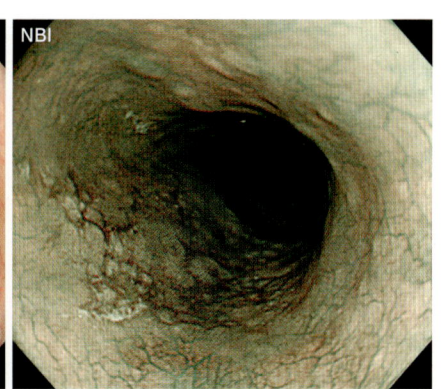

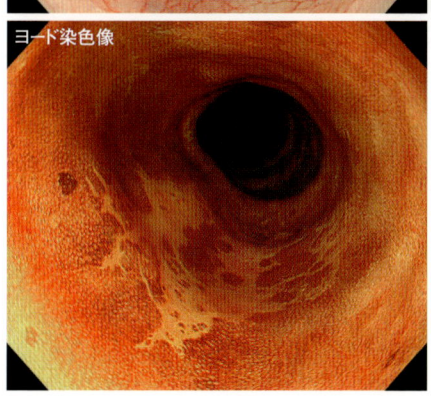

（特徴的所見）
- 胸部上部食道，後壁側の発赤を伴う，浅い陥凹面が観察される．
- 陥凹面は浅く，血管透見像の途絶した領域として認識される．
- NBIではbrownish areaとなり，ヨード染色では不染となった．

II. 診断のプロセス ［食道］

進行食道癌の副病巣（上皮内進展）

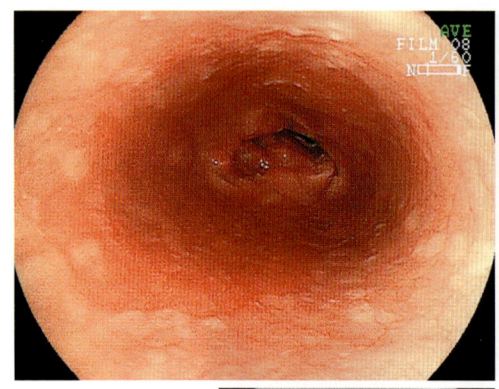

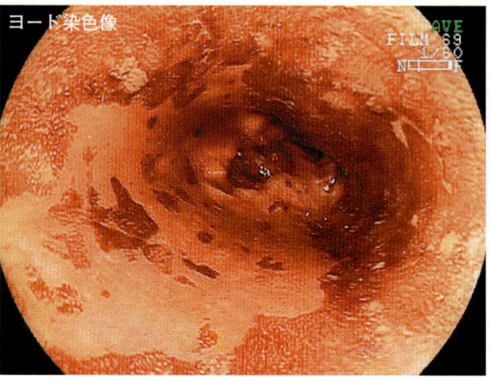

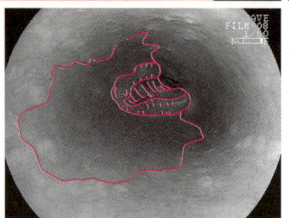

ヨード染色像

2型進行癌と発赤面

〔特徴的所見〕
- 2型進行食道癌の口側に，血管透見像の消失した淡い発赤面が観察される．
- 0-Ⅱc型の上皮内癌の拡がりを認めるものである．
  ◆上皮内進展は非常に広範囲に及ぶこともまれではない．手術例においては，とくに口側の拡がりの診断が重要となる．

Column

コラム

EMR/ESDの適応病変（食道）

　表在食道癌に対するEMR/ESDの絶対適応病変は，深達度T1a-EP・LPM，長径4cm，2/3周性，病巣数3～4個である．最近では深達度T1a-MM・SM1，長径4cm以上，周在性2/3～全周性などの相対適応病変にもEMR/ESDを適応拡大することも多いが，リンパ節再発の定期的なチェックや狭窄への対処が必要である．

　T1a-EP・LPMの特徴はごく軽度の陥凹からなる0-Ⅱc型，丈が低く辺縁の立ち上がりが明瞭な0-Ⅱa型および0-Ⅱb型である．0-Ⅱb型は明らかな陥凹や肥厚を示さず，わずかな発赤を示す程度の病変を指す（図1）．色調変化や血管透見像に変化を示さない場合もあり，ヨード染色で初めて認識される病変もある．0-Ⅱc型は陥凹内が平滑か微細顆粒が少数存在する程度の病変である（図2，

3）．ごく軽度の陥凹とは，空気を抜いて収縮させた状態では陥凹が認識されるものの，送気して内腔を伸展させると，ほとんど段差が認識できなくなるような陥凹を指している．

　T1a-MM・SM1では，陥凹内に顆粒状隆起がみられたり，厚みをもって褪色した一段深い陥凹を伴ったりと，凹凸の所見が現れる（図4）．リンパ節転移のリスクが高い病変の特徴は，立ち上がりが不明瞭な0-Ⅰ型，辺縁隆起を伴い厚みを有する0-Ⅱc＋Ⅱa型である（図5）．これらの病変は小さくても分化度が低く，INFcを示し，脈管侵襲が高度であることが多い．一見平坦に見えても吸気して内腔の緊張を取ると，病巣全体が粘膜下腫瘍状に肥厚して見えることがあり，真の病変の厚みを把握する必要がある．

（有馬美和子，多田正弘）

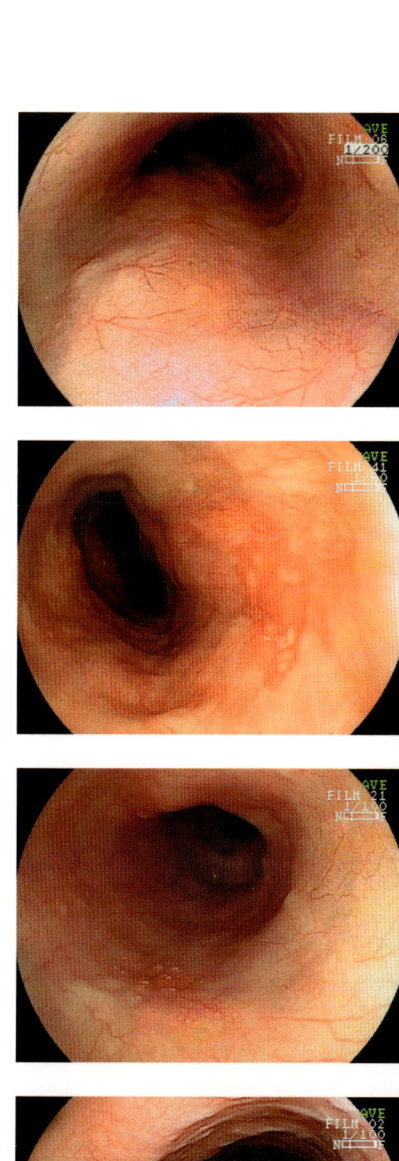

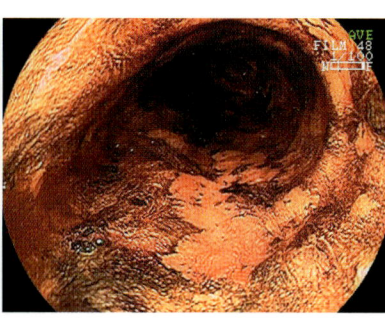

図1 胸部下部食道，後壁側の0-Ⅱb型食道癌〔T1a-EP〕
血管透見像の中断とわずかな発赤で発見した病変．

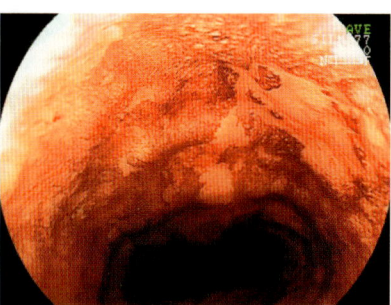

図2 頸部食道，右側前壁の0-Ⅱc型食道癌〔T1a-EP〕
淡い発赤を伴うわずかな陥凹で，陥凹面内には扁平上皮の取り残しが認められる．

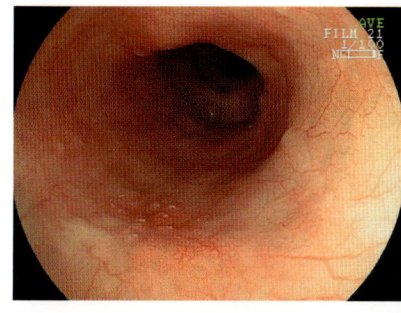

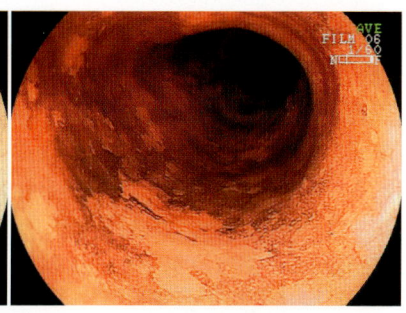

図3 胸部中部食道，後壁側の0-Ⅱc型食道癌〔T1a-LPM〕
陥凹内には微細顆粒が観察される．

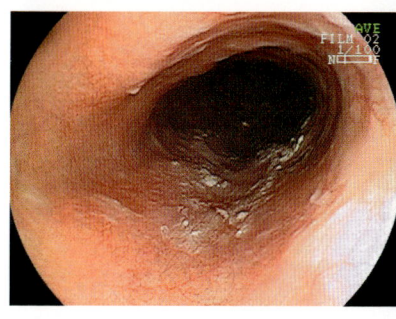

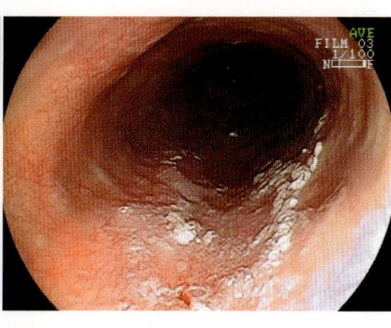

図4 胸部中部食道，後壁側の白色調の0-Ⅱa型食道癌〔T1a-MM〕
白色調の病変で，EMRした結果，ごく一部で粘膜筋板に浸潤する高分化型癌であった．

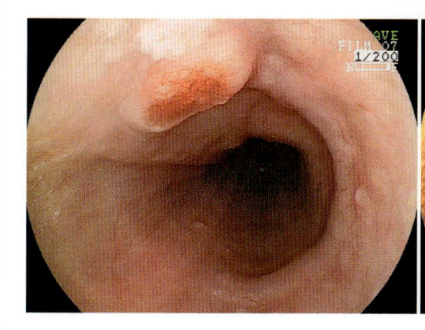

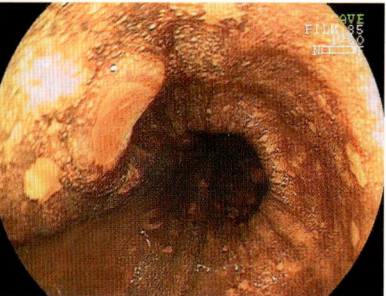

図5 胸部中部食道，左壁側の0-Ⅱc＋Ⅱa型食道癌（SM2）
1cm大の小さな病変であるが，辺縁隆起を伴い台状に盛り上がっている．

Ⅱ．診断のプロセス　［食道］

変形・狭窄　［食道］

島田英雄，幕内博康，千野　修

　食道の変形や狭窄に関する客観性のある定義はないものと思われる．変形と狭窄は，両者が併存する状況であることが多い．また機能性疾患に伴う変化を内視鏡所見のみで十分に評価することは困難である．本稿では，どのような疾患で食道の変形や狭窄が発症し，これらの診断がどのようになされているか実例を呈示し解説する．

食道の変形（表）

　食道の変形に関しては，実際，どのような内視鏡所見をもって食道変形とするか明示するものはない．しかし，正常な食道形態から著しく逸脱する症例で，食道腫瘍による変化を除くものとする．

表　食道変形・狭窄のおもな原因

悪性疾患	食道癌性狭窄・変形
炎症性疾患	逆流性食道炎，腐食性食道炎，その他
機能性疾患	食道アカラシア，その他
壁外圧排	大動脈，転移リンパ節
食道壁変化	食道憩室症
治療後狭窄	EMR後狭窄，化学放射線療法後狭窄
先天性疾患	先天性食道狭窄症

1．食道壁変化に起因する食道変形

　食道壁の変化に起因する食道変形として食道憩室症が挙げられ，先天性憩室と後天性憩室に分類される．後者ではその成因から圧出性憩室と牽引性憩室に分けられる．憩室の発生部位に関しては，口側より①Zenker憩室，②気管分岐部憩室（Rokitansky憩室），③横隔膜上憩室（epiphrenic憩室）が挙げられる．

2．食道機能障害に起因する食道変形

　食道アカラシアは，第一次蠕動波が消失し，下部食道括約筋の弛緩不全により，食道の異常な拡張と下部食道の狭窄性変化を認める疾患である．食道アカラシアの特徴的な内視鏡所見は，①食道内腔の拡張，②食物残渣の停滞，③食道胃接合部の狭窄，④異常収縮波の出現，⑤食道粘膜の白濁肥厚，が挙げられる．

　X線分類から，拡張型と拡張度に関する規約では，S字状型でⅢ度の症例がもっとも変形の目立つ症例である．

食道狭窄

　食道狭窄の分類にはいくつか報告があるが，実際の臨床で遭遇する機会の多いものについて病因別に分類する．

1．食道悪性疾患および治療に伴う食道狭窄

　食道癌性狭窄が，臨床で遭遇する機会のもっとも多い食道狭窄である．高度狭窄例では，食物残渣が停滞し嚥下性肺炎の要因ともなる．また高度進行癌症例に対する化学放射線療法では，PR（partial response）以上の治療効果が得られても瘢痕狭窄により，かえって嚥下障害が増強する症例も経験する．このような症例では，内視鏡所見からの治療効果判定

のみならず，狭窄状況の把握が必要である．

2．炎症性疾患に伴う食道狭窄

食道の炎症性変化に伴う食道狭窄は大きく二分される．逆流性食道炎による変化ではロサンゼルス分類の grade D に相当する症例である．

もう一つは，誤飲や自殺企図での，酸やアルカリ性化学薬品による腐食性食道炎であり，臨床経過より，①急性期，②潰瘍・肉芽形成期，③瘢痕・狭窄期に分類される．

各時期における内視鏡所見（炎症や狭窄状況）より，状態に即した処置が必要となる．

3．機能性疾患での食道狭窄

食道アカラシアが代表として挙げられる．とくに造影所見での下部食道の狭窄所見は目立つが，食道の生理的狭窄部もあるために，捉え難いこともある．食道胃接合部では，内視鏡による送気によっても開大は認めないが，軽く押し進めると胃内へ挿入される．

4．壁外性圧迫による食道狭窄

食道を取り囲むように発育する大きな粘膜下腫瘍や食道隣接臓器の圧迫（先天性血管異常，転移リンパ節腫大）により食道狭窄を認めることがある．

5．内視鏡治療（EMR，ESD）後の食道狭窄

今日の食道癌に対する内視鏡治療の適応拡大から，周在性や腫瘍長径など大きな病巣に対しても行われている．全周切除では高度の狭窄となり，3/4周以上の粘膜切除から内視鏡所見でも明らかな狭窄が確認されるようになる[1]．広範囲切除例においては高度狭窄をきたす前の，内視鏡による予防的拡張術またはステロイド投与（局注，内服）が狭窄予防に効果があると報告されている[2,3]．

6．術後狭窄

吻合部狭窄は術後の QOL をきわめて低下させる．食道領域では胃全摘術後の食道空腸吻合部狭窄や食道術後の胃管食道吻合部狭窄が挙げられる．細径自動吻合器での吻合や，とくに術後縫合不全併発例が，難治性吻合部狭窄となる．食道用バルーンカテーテルによる拡張術が行われるが，瘢痕狭窄で屈曲が強い症例では拡張術に難渋する症例も多い．

7．その他の食道狭窄

食道弁状狭窄（食道 web）は，頸部食道が好発部位である．後天性では本疾患を合併する症候群として Plummer-Vinson 症候群があり，①鉄欠乏性貧血，②舌炎，③食道 web を3主徴とする．そのほか，先天性食道狭窄症などが挙げられる．

文　献

1) Ezoe Y, Muto M, Horimatsu T, et al：Efficacy of preventive endoscopic balloon dilatation for esophageal stricture after endoscopic resection. J Clin Gastroenterol　2011；45：222-227
2) Oyama T, Kitamura Y：The prevention of stricture after circumferential esophageal endoscopic submucosal dissection—Can steroid injection reduce the number of balloon dilatation? Gastrointestinal Endosc 2009；69：AB 359
3) Yamaguchi N, Isomoto H, Nakayama T, et al：Usefulness of oral prednisolone in the treatment of esophageal stricture after endoscopic submucosal dissection for superficial esophageal squamous cell carcinoma. Gastrointest Endosc　2011；73：1115-1121

Ⅱ．診断のプロセス　[食道]

食道憩室

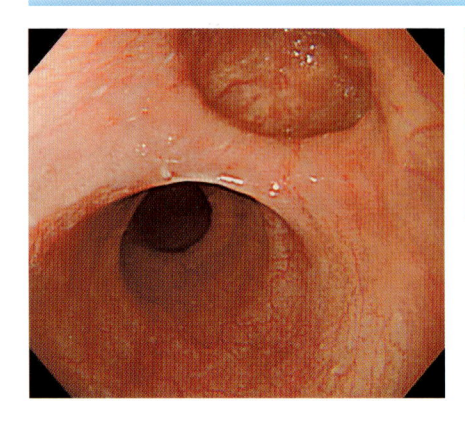

(特徴的所見)
- 下部食道に認めた食道憩室であり，食道内腔から囊状に突出する憩室が観察される．
- 憩室内には食物残渣も貯留しやすく，貯留内容を洗浄してから観察する．

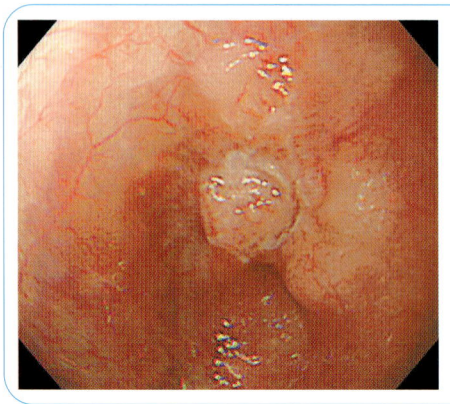

参考症例

食道憩室内癌

憩室内に食道癌を認めた症例である．食道憩室の粘膜切除は食道穿孔の高危険群でもある．
本例は外科切除を選択した．

食道アカラシア（変形）

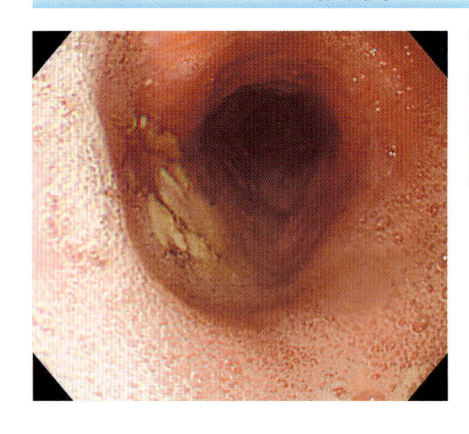

(特徴的所見)
- 食道アカラシアにおける内腔拡張程度は，拡張感としては認識しても，その程度の評価は困難なことも多い．
- 食道拡張と粘液や食物残渣の停滞を認める．

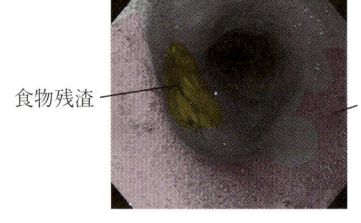

食物残渣　　　粘液

食道アカラシア（異常収縮波）

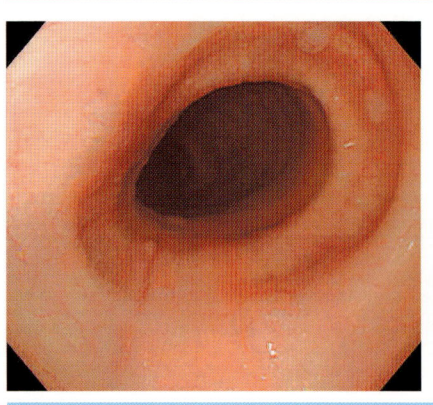

(特徴的所見)
- ブスコパン未使用で検査を施行すると，同期性の異常収縮波（矢印）を観察できる．

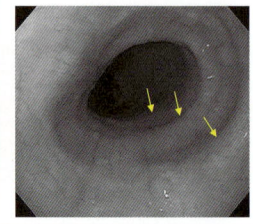

食道アカラシア（食道粘膜の白濁と肥厚）

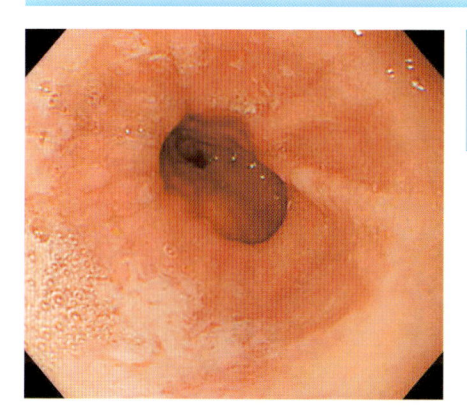

（特徴的所見）
- 食残渣停滞も高度で経過年数が長い症例では，食道粘膜自体が白濁し肥厚する所見が認められる．

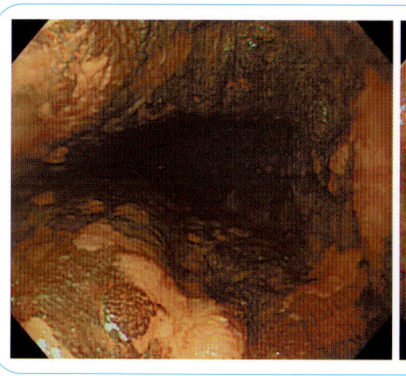

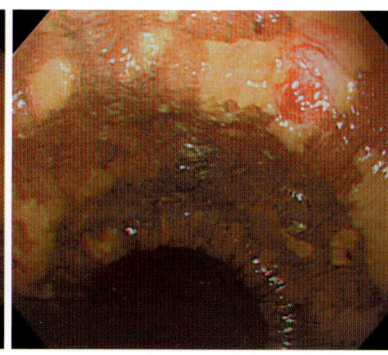

参考症例

食道アカラシアのヨード染色所見

食道アカラシアは食道癌を合併しやすい食道疾患としても知られている．まずは，十分な洗浄後に観察を行い，続いてヨード染色を併用しての検査を行う．
多発する小不染病巣を認めた．

癌性狭窄症例（4型食道癌，深達度T4）

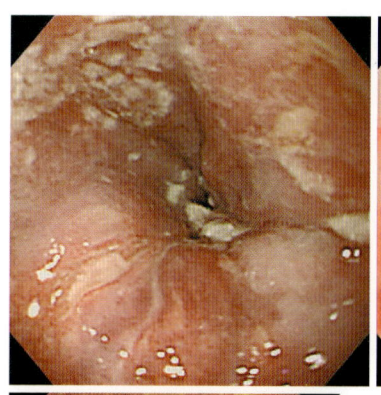

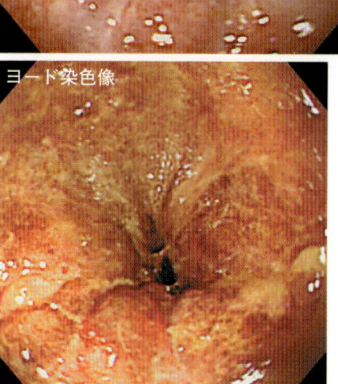

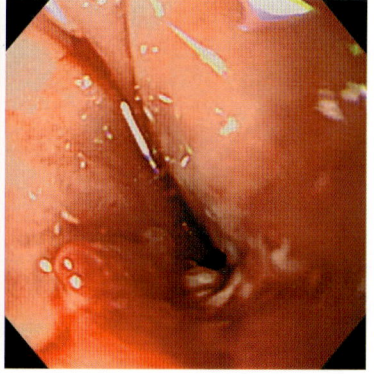

（特徴的所見）
- 胸部中部で著明な癌性狭窄を認め，経口摂取は，ほとんど困難な状況であった．
- 口側食道の軽度拡張と残渣停滞に伴う粘膜の白濁肥厚の所見を認める（左図）．
- TTS（through-the-scope）で内視鏡的バルーン拡張後，内視鏡挿入を試みたが，強い抵抗感と易出血性であり断念した（右図）．
- ヨード染色所見では，狭窄部口側は境界明瞭な不染域とはならなかった（下図）．
  - ◆胸部CTでは左主気管支を圧迫し一塊となる縦隔リンパ節転移を認めた．

ヨード染色像

食道　変形・狭窄

食道進行癌（CRT での狭窄例）

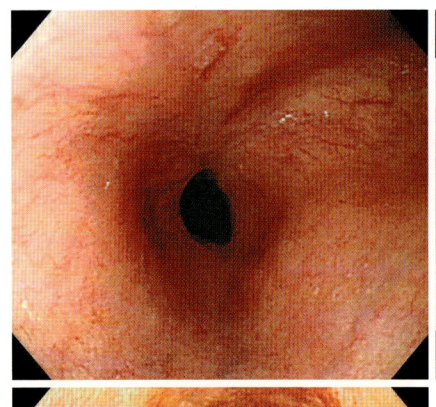

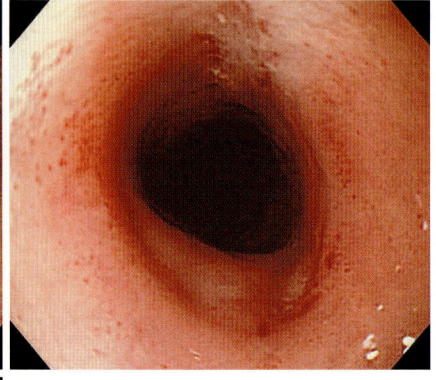

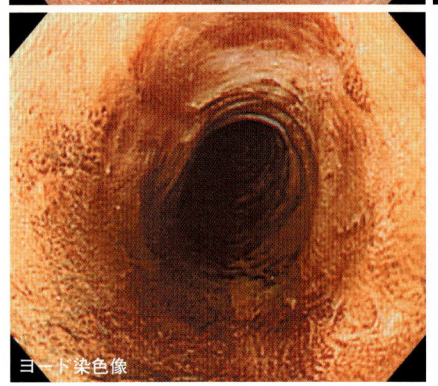

（特徴的所見）
- 3型病巣に対する化学放射線治療後の所見である．病巣は消失しているが，著明な狭窄所見を認める（左図）．
- 前壁側に存在した深い潰瘍底部に一致して白色，無構造の瘢痕性ひきつれを認める（右図）．
- ヨード染色では明らかな不染部は認めず，通常観察で白色瘢痕の目立った領域は淡染色となる（下図）．

ヨード染色像

食道アカラシアによる狭窄

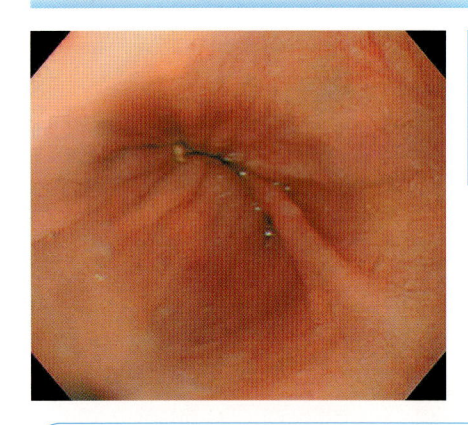

（特徴的所見）
- 食道内腔の拡張が認識される．食道胃接合部に近づくと癌性狭窄とは異なり，なだらかな狭窄所見を認める．
- スコープの胃内挿入も軽い抵抗はあるが可能である．

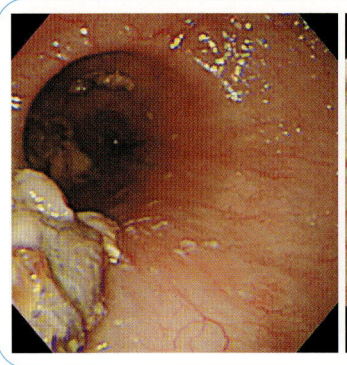

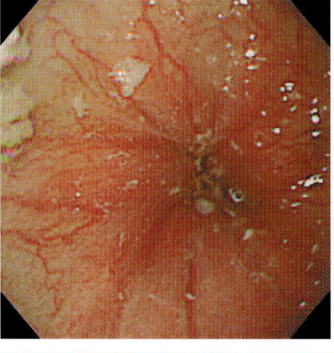

参考症例

食道アカラシア

　食道は拡張し食物残渣を認める．しかし，樹枝状血管網も透見でき，粘膜肥厚所見は目立たない（左図）．
　食道胃接合部では狭窄所見を認める．柵状血管網が透見でき粘膜の白濁，肥厚所見は目立たない（右図）．

逆流性食道炎狭窄例（高度粘膜傷害例）

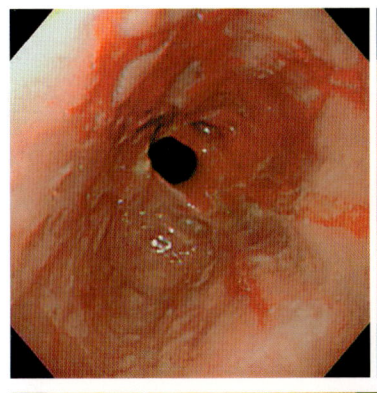

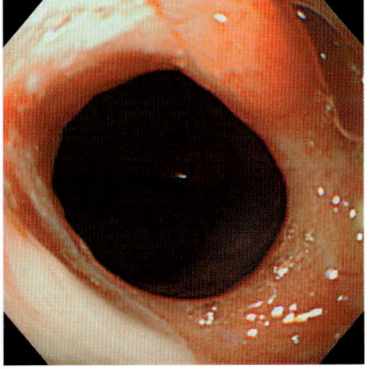

（特徴的所見）
- 高度の食道裂孔ヘルニアとその口側食道の著明な狭窄，さらに口側には連続する亜全周性の高度な粘膜傷害を認め，粘膜傷害の口側端は狭窄部より約4cmに及んでいた（左図）．
- 狭窄部の近接像では，硬く瘢痕化した所見が認められる．内視鏡挿入にも抵抗がある（右図）．

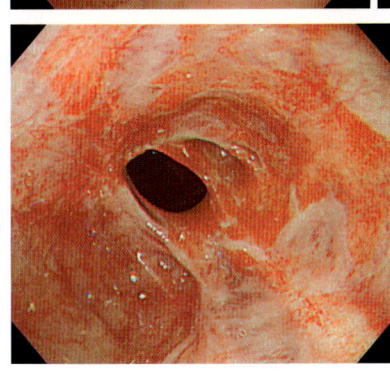

同一症例（PPI 投与2週間後）
◆ プロトンポンプ阻害薬（PPI）を投与して2週間後の内視鏡所見では，粘膜傷害の改善を認めるも，狭窄状況に変化は認めない．

逆流性食道炎狭窄例（軽度粘膜傷害例）

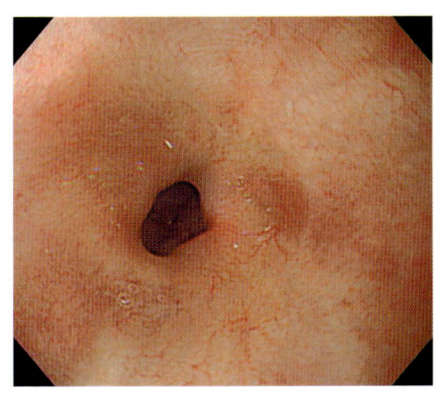

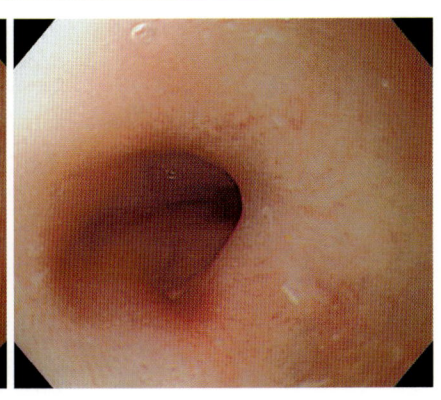

近接像

（特徴的所見）
- 下部食道に狭窄像を認め，5時方向に軽度のひきつれの所見を認める．周辺粘膜の性状は比較的炎症に乏しい，きれいな粘膜である（左図）．
- 狭窄は強く内視鏡挿入は困難であった．
- 近接すると grade A の粘膜傷害を認める（右図）．
- 狭窄とともに，同部が変形している所見も観察される．

食道　変形・狭窄

II. 診断のプロセス ［食道］

腐食性食道炎

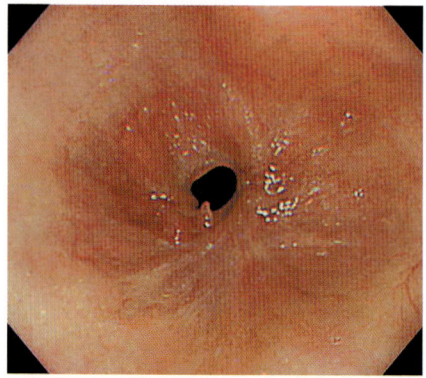

（特徴的所見）
- 胸部中部に高度の食道狭窄を認める．狭窄部の周囲にびらん性変化を認めるが，軽度である．
- 数十年にわたり，流動物を中心に摂取していた．内視鏡的バルーン拡張やタングステンブジーを繰り返しても，改善が得られず食道ステントを挿入し経口摂取の改善をはかった．

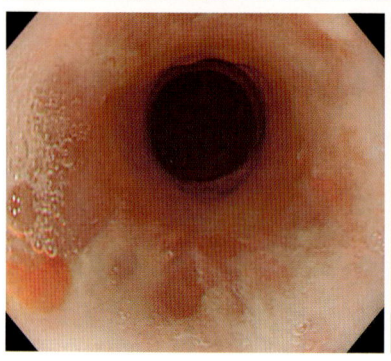

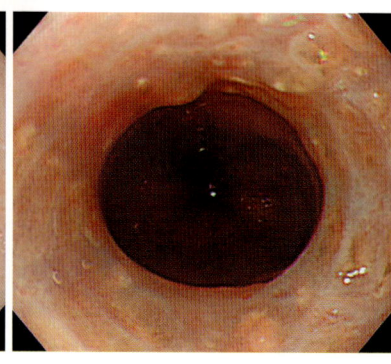

同一症例
- 1カ月後に self expandable metallic stent を抜去し，経口摂取が可能になった．狭窄部は，十分に拡張することができた（左図）．
- しかし，bare 部の肉芽による軽度狭窄の所見が観察される（右図）．

右側大動脈による壁外圧排

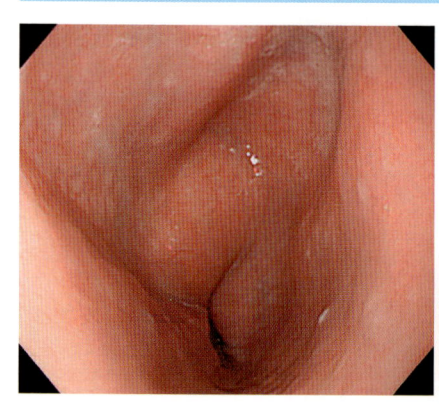

（特徴的所見）
- 上切歯列から約 26 cm の部位で，右側からの著明な壁外性圧迫による食道狭窄を認めた．
- 粘膜性状に変化は認めず，内視鏡のみでは診断できず，続いて施行された胸部 CT 検査で右側大動脈弓による所見と診断できた．

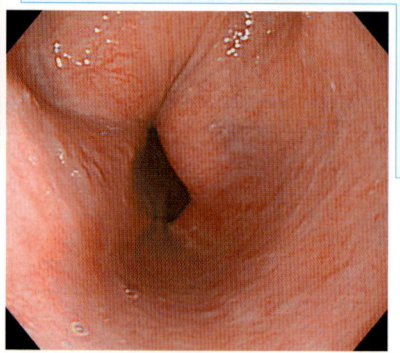

- 近接所見を示す（右図）．内視鏡は容易に通過するが，経口摂取時の狭窄感の訴えは強い．

近接所見

転移リンパ節による壁外圧排

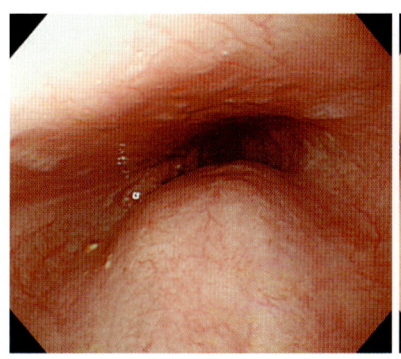

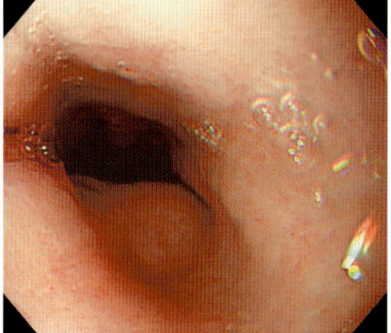

（特徴的所見）
- 下部食道の進行癌症例であり，転移リンパ節が食道壁を圧迫し，狭窄所見を呈している．
- 食道粘膜の表面性状には変化を認めない．
  - ◆粘膜腫瘍様の変化を呈しており，壁内転移も疑われた．
  - ◆EUS の所見から外膜側より圧迫するリンパ節と診断した．

EMR 後狭窄

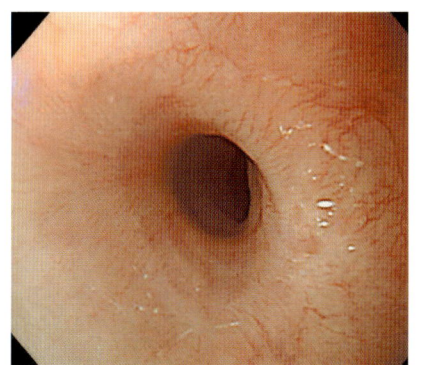

（特徴的所見）
- 全周性病変に対する EMR 後の著明な狭窄所見を認める．EMR 後 3 カ月目の所見で，瘢痕に向かう直線化した血管網が特徴的である．
- 白苔を伴う領域はなく，瘢痕，上皮化されている．

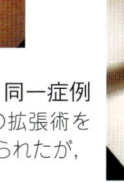

同一症例
- ◆through-the-scope にての拡張術を施行し，軽度の拡張は認められたが，内視鏡挿入は困難であった．
- ◆透視下での拡張術が安全である．

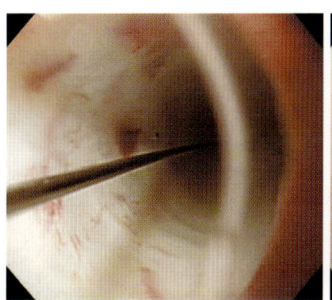

TTS 拡張術 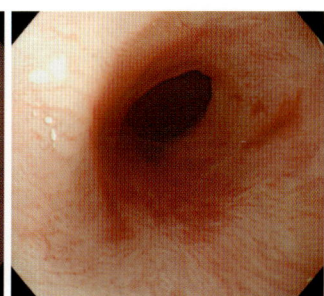　　　術後所見

Ⅱ. 診断のプロセス ［食道］

ESD 後狭窄

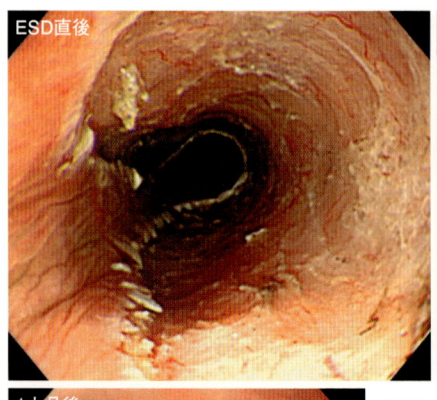

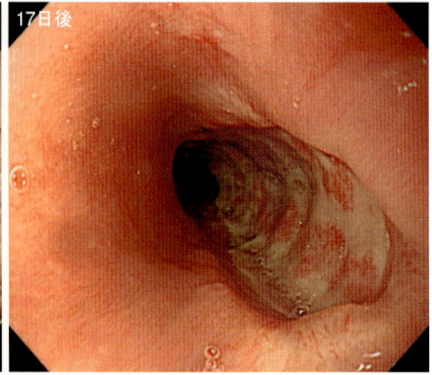

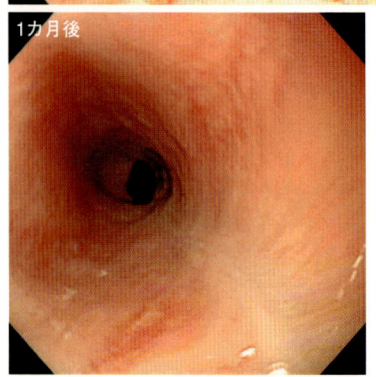

（特徴的所見）
- 亜全周性病変に対して ESD 施行した．健常粘膜が一部残存する（上左）．
- 17 日後には ESD 後の人工潰瘍の縮小を認めるとともに狭窄傾向を認める（上右）．
- 1 カ月後には人工潰瘍も消失したが瘢痕狭窄が顕著となる（下左）．

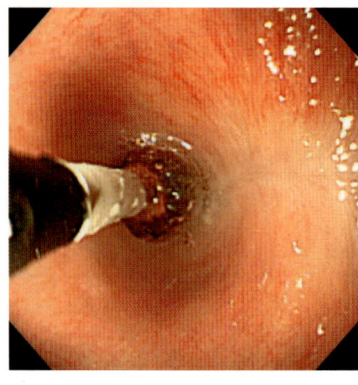

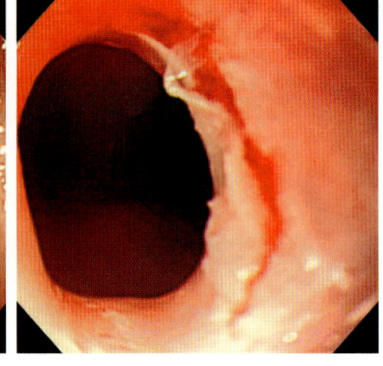

同一症例
◆食道用バルーンカテーテルを用いて拡張術を行った．4 カ月間にわたり定期的な拡張術が必要であった．

食道胃管吻合部狭窄

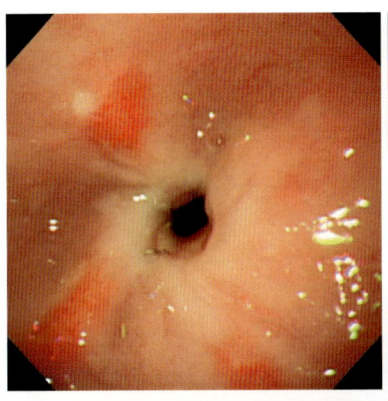

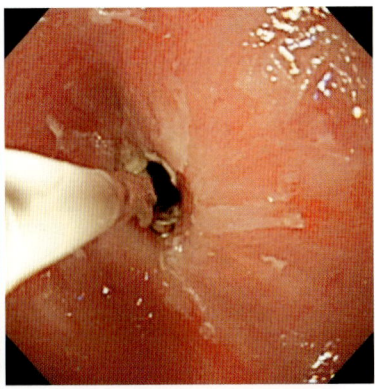

（特徴的所見）
- 自動吻合器による食道胃管吻合部の狭窄で嚥下障害を認め，内視鏡の通過は困難である．
- 瘢痕により白色調を呈している．
- 通過障害に伴う食物残渣の停滞で炎症性変化を伴う．

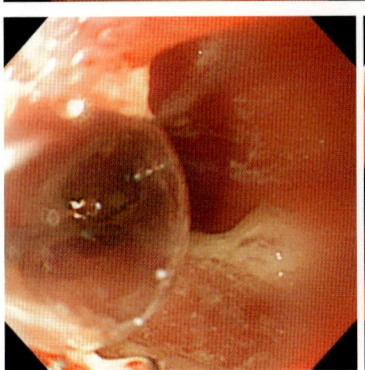

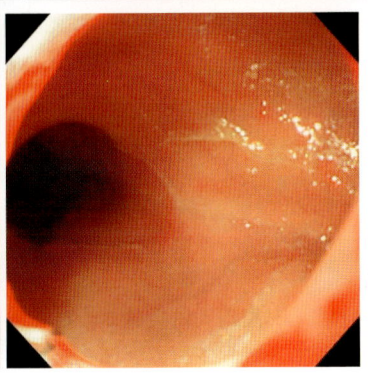

同一症例
◆ 食道用バルーンカテーテルを用いて拡張術を行った．狭窄距離が短いため拡張は比較的に容易であった．胃管内への挿入が可能となった．

Web 狭窄

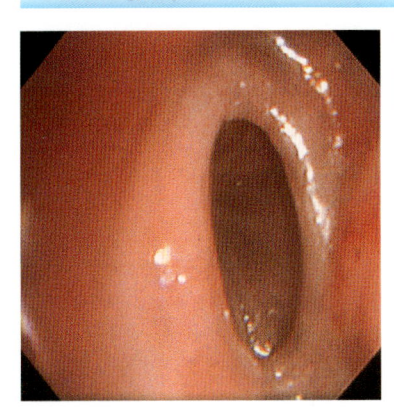

（特徴的所見）
- 食道 web による膜様狭窄の所見である．内視鏡挿入は困難であり through-the-scope での拡張術を施行した．

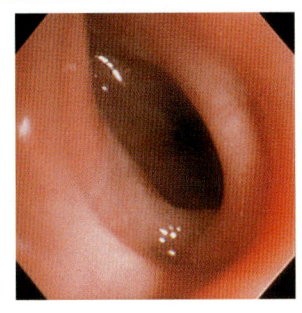

同一症例（TTS 拡張術後所見）
◆ 拡張後は内視鏡挿入も可能となり，経口摂取も良好になった．

食道　変形・狭窄

隆　起　［胃］

豊泉博史，貝瀬　満，田尻久雄

良性か悪性か？

　胃隆起病変の存在診断は比較的容易であるが，その質的診断，確定診断は困難な場合も多い．胃隆起病変の内視鏡診断の first step は，隆起を呈する病変が上皮性か非上皮性かの判別である．上皮性と非上皮性の鑑別によって，隆起病変の診断は大きく絞り込まれる（**表1**）．そのためには，隆起病変の形状，大きさ，色調，硬さ，個数，分布などを十分観察する必要があるが，とくに粘膜性状と形態の観察が重要である．すなわち，隆起病変が周囲と同様の粘膜ですべて覆われていれば非上皮性，周囲粘膜とは異なる不整な粘膜で覆われていれば上皮性の可能性が高い．

　上皮性病変では形態，色調，硬さ，大きさ，個数などの観察とともに，さらに色素内視鏡や拡大内視鏡によって粘膜微細模様や微小血管を観察し，腫瘍か非腫瘍かの質的診断を行う．上皮性病変であれば，内視鏡下生検による病理診断が確定診断をもたらす．

　非上皮性病変では形態，硬さ，色調のみでは質的診断が困難なことが多い．比較的大きな病変では治療方針を決定するために，超音波内視鏡（EUS），さらに吸引生検（fine needle

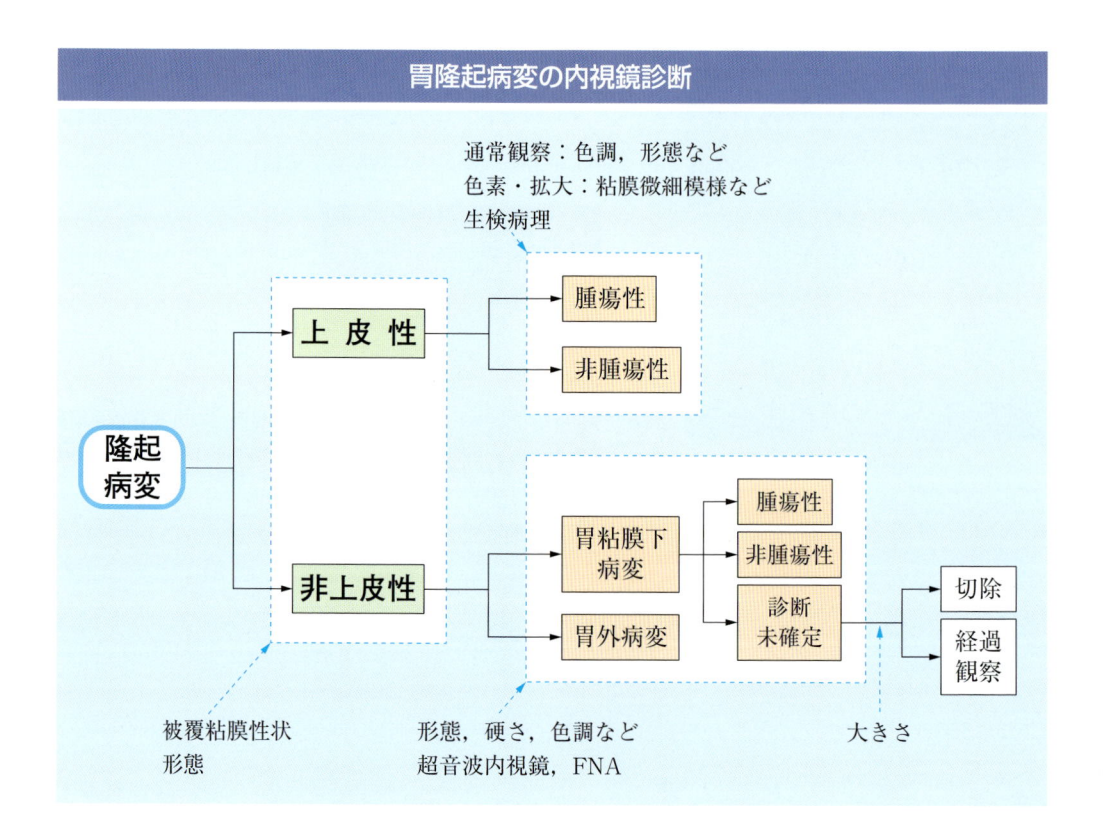

表1　胃隆起病変の種類

上皮性隆起病変	非腫瘍性	過形成性ポリープ 胃底腺ポリープ 黄色腫 疣状胃炎 炎症性線維性ポリープ 囊胞性胃炎
	腫瘍性	早期胃癌（0-Ⅰ型，0-Ⅱa，0-Ⅱa+Ⅱc） 進行胃癌（1型） 腺腫 カルチノイド腫瘍
非上皮性隆起病変	非腫瘍性	迷入膵 囊胞 粘膜下異所性腺管 胃静脈瘤
	腫瘍性	間葉系腫瘍（GIMT） 悪性リンパ腫 脂肪腫 カポジ肉腫 顆粒細胞腫 過誤腫性ポリープ 転移性腫瘍
胃外圧迫		

aspiration；FNA）による病理診断を行うが，確定診断に至らないことも多い．確定診断が得られない非上皮性病変では，胃外圧迫を除外したうえで，経過観察，外科的切除術のいずれかを選択する必要がある．この際，病変の大きさがもっとも重要な判断材料となる．確定診断が得られないものの，消化管間葉系腫瘍〔GIMT：gastrointestinal mesenchymal tumor，狭義の gastrointestinal stromal tumor（GIST）や平滑筋腫，神経鞘腫を含む概念〕が疑われれば，2 cm 以下では経過観察，3 cm 以上であれば切除を選択することが多い．2〜3 cm は境界病変であるが，2 cm 以上を切除適応とする考え方もある．

上皮性病変と非上皮性病変の鑑別

　隆起病変が上皮性か非上皮性であるのかを鑑別するうえで，被覆粘膜の観察が重要である．すなわち，隆起病変が周囲と同様の粘膜ですべて覆われていれば非上皮性隆起病変，周囲粘膜とは異なる不整な粘膜で覆われていれば上皮性隆起病変の可能性が高い．したがって，隆起病変を見つけたら，病変をよく洗浄して色素散布し，粘膜面を十分観察する必要がある．隆起の形態，とくに病変の立ち上がり方も上皮性・非上皮性の判別に有用である．非上皮性隆起病変では山田Ⅰ型，上皮性隆起病変では山田Ⅲ〜Ⅳ型であることが多い．

　しかし，粘膜性状と形態による鑑別には，例外も多いので注意する．小さな胃底腺ポリープはほぼ正常な胃底腺粘膜で覆われていることが多く，H. pylori 感染がなく萎縮のない胃底腺領域に局在することがその診断根拠となる．逆に，非上皮性病変の被覆粘膜が炎症によっ

表2 胃隆起病変の鑑別

			頻度順
周囲と同様の粘膜で完全に覆われた隆起病変	山田Ⅰ～Ⅱ型	硬さのある充実性病変	胃壁外圧迫（脾臓，肝臓，肝臓・膵腫瘍性病変） 胃間葉系腫瘍（GIST，平滑筋腫，神経原性腫瘍） 迷入膵 カルチノイド腫瘍 悪性リンパ腫 まれな粘膜下腫瘍（顆粒細胞腫，グロームス腫瘍など）
		柔らかい病変	胃壁外圧迫（大腸，胆嚢など） 嚢胞 静脈瘤 脂肪腫 血管腫
	山田Ⅲ～Ⅳ型隆起	硬さのある充実性病変	胃底腺ポリープ 過誤腫性ポリープ カルチノイド腫瘍 炎症性線維性ポリープ 有茎化した粘膜下腫瘍
周囲と異なる粘膜で全体が覆われた隆起病変	山田Ⅰ～Ⅱ型	発赤調	過形成性ポリープ 疣状胃炎 胃癌（1型進行癌，0-Ⅰ，0-Ⅱa型早期癌） ポリープ状嚢胞性胃炎 カルチノイド腫瘍 カポジ肉腫 炎症性粘膜変化を伴う粘膜下腫瘍
		褪色調・正色調	胃底腺ポリープ 疣状胃炎 過形成性ポリープ 胃腺腫
		黄色調	黄色腫
	山田Ⅲ～Ⅳ型隆起	発赤調	過形成性ポリープ 胃癌（1型進行癌，0-Ⅰ型早期癌） 炎症性粘膜変化を伴う粘膜下腫瘍
一部が不整な粘膜に覆われた陥凹や潰瘍を有する隆起病変	径1cm前後の病変		疣状胃炎 胃癌（0-Ⅱa＋Ⅱc型早期癌） 胃腺腫（陥凹型） 悪性リンパ腫 カルチノイド腫瘍
	径2～3cmを超える病変		GIMT（悪性） 悪性リンパ腫 胃癌（2型進行癌，0-Ⅱa＋Ⅱc型早期癌） カルチノイド腫瘍

て不整な粘膜となっていることもある．十二指腸側へ逸脱を繰り返す管腔発育型胃粘膜下腫瘍はその一例である．

また被覆粘膜の一部のみに不整な粘膜や潰瘍を伴っている場合，上皮性と非上皮性の鑑別が難しい場合もある．

上皮性病変の内視鏡診断

周囲粘膜とは異なる不整粘膜で隆起が被覆されている場合，上皮性病変である可能性が高いが，病変の形態，色調なども加味して質的診断を行う（表2）．

さらに上皮性病変であれば，色素内視鏡や拡大内視鏡によって得られる粘膜微細模様や微小血管模様が，腫瘍か非腫瘍かの質的診断に重要な情報をもたらす．過形成性ポリープでは被蓋上皮が過形成となるため，粘膜模様が粗大となることが多い．腺腫では粘膜模様が小さい円形・楕円形から管状を呈することが多い．隆起型胃癌の多くは分化型腺癌であり，粘膜模様が見られるが大小不同で不整な形態であることが多い．拡大観察によって不整な微小血管模様を認めれば，胃癌である可能性が高い．

非上皮性病変の内視鏡診断

周囲粘膜と同様な粘膜で被覆されている隆起は，非上皮性病変である可能性が高いが，さらに病変の形態，色調，硬さなどから質的診断を行う（表2）．

非上皮性病変と判断した場合，臨床上はまず胃外圧迫と粘膜下病変の鑑別が重要である．一般に胃外圧迫では胃内空気量の増減や体位変換で不明となることが多いが，粘膜下病変でも同様な傾向を呈することがある．大腸圧迫では鉗子で押すと容易に陥凹して大腸による圧迫であることが判明する．肝臓の圧迫の多くは左葉によるもので，胃体中部から上部の後壁の圧迫像となり，体位変換で容易に消失する．胆囊の圧迫は胃前庭部から胃角部前壁の軟らかな圧迫であり，認識しやすい．症例によっては胃外圧迫と粘膜下病変の鑑別が容易でないことがあり，EUSによる診断が必要となる．EUSでの鑑別の要点は胃壁構造上の存在部位とエコー像である（図，表3）．比較的大きな粘膜下病変では治療方針を決定するために，さらにFNAによる病理診断を行うことも可能であるが，確定診断に至らないことも多い．確定診断できない粘膜下腫瘍では，病変の大きさがもっとも重要な判断材料となる．迷入膵や囊胞，脂肪腫など以外のGIMTであれば，2 cm以下では経過観察，3 cm以上であれば悪性病変である可能性が高くなり切除を選択することが多い．2〜3 cmは境界病変であるが，2 cm以上を切除適応とする考え方もある．

Ⅱ. 診断のプロセス ［胃］

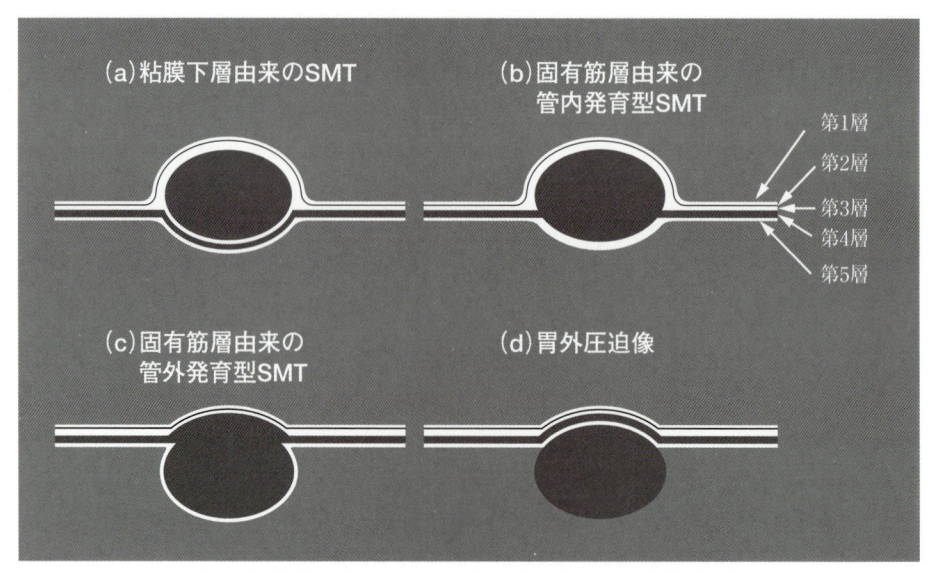

図　胃粘膜下病変および胃外圧迫の超音波内視鏡診断
症例は p.198～201 参照.

表3　EUS所見一覧

	EUS存在部位	エコーレベル
GIST	第4層が主，第2，3層もある	良性では均一低エコー，悪性度の高いものでは混合エコー
迷入膵	第3層が主，第4層もある	低～混合エコー，導管や嚢胞状変化を示唆する無エコーあり
脂肪腫	第3層	高エコー
嚢胞	第3層	無エコー
カルチノイド	第2～3層	低エコー，大きなものは混合エコー
悪性リンパ腫	第2～4層	低エコー

0-Ⅰ型早期胃癌，分化型，M癌

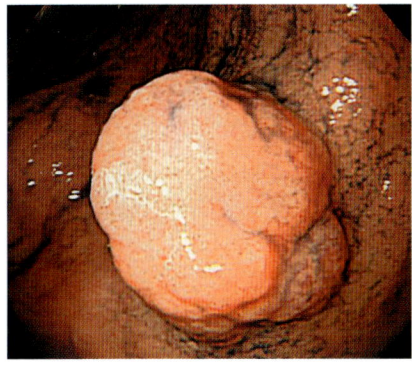

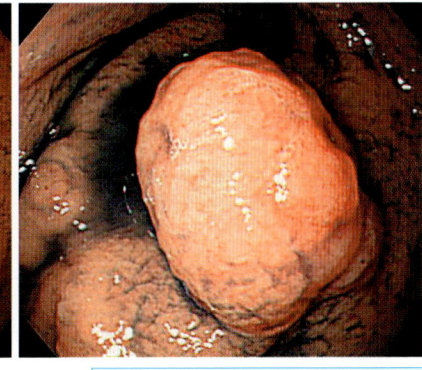

◆病理学的には tub1，M の 0-Ⅰ型早期癌であった．

(特徴的所見)
- 胃体上部大弯の径 2.5 cm の山田Ⅲ型の隆起病変．
- 表面は一見平滑であるが，不揃いでなだらかな結節傾向を呈し，粘膜模様は過形成性ポリープに比して小さい．
- 送気（左図）と脱気（右図）で比較すると，基部の硬さは乏しく，深部への浸潤はないと推測できる．

0-Ⅰ型早期胃癌，分化型，M癌

NBI・弱拡大　　NBI・強拡大

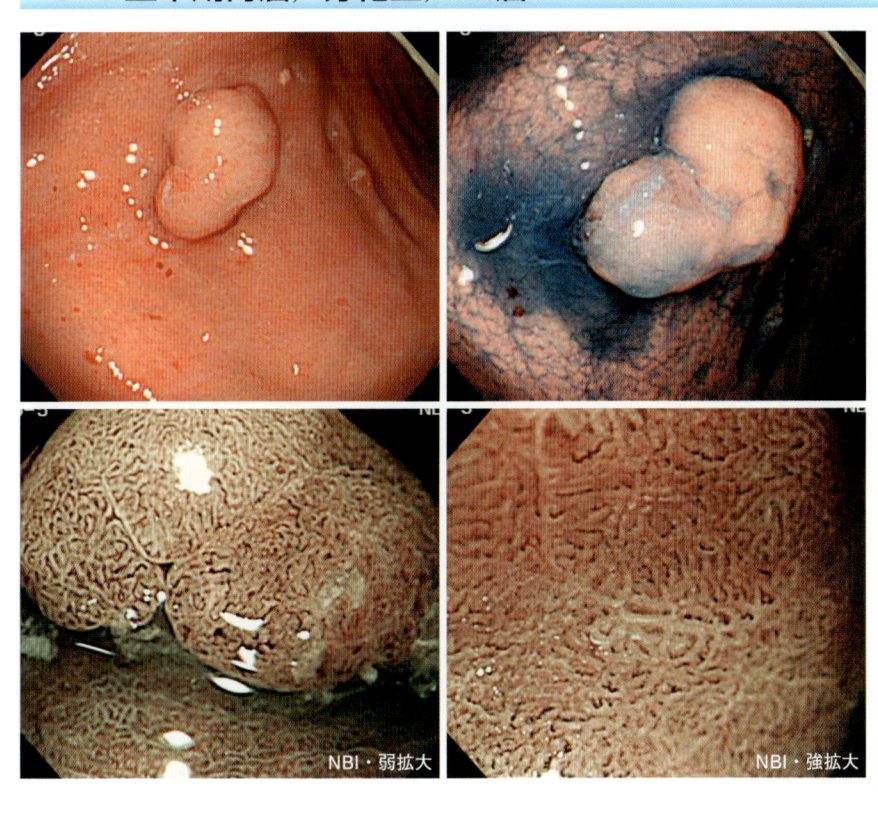

(特徴的所見)
- 体中部前壁の径 20 mm の 0-Ⅰ型早期胃癌である．
- 通常光および色素散布像ではやや褪色調の隆起性病変で分葉状である．

(画像強調・拡大所見)
- NBI 併用拡大内視鏡像において弱拡大および強拡大ともに，粘膜微細模様の異常（不均一化）を認め，異常微小血管（口径不同・拡張・蛇行・形状不均一）を一面に認める．

◆病理学的には tu1 の M の 0-Ⅰ型早期胃癌であった．

胃 隆起

Ⅱ. 診断のプロセス ［胃］

0-Ⅰ型早期胃癌，未分化型，SM1 癌

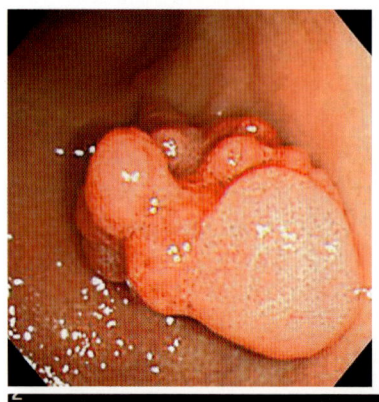

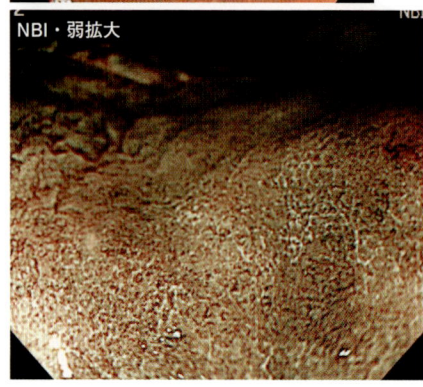

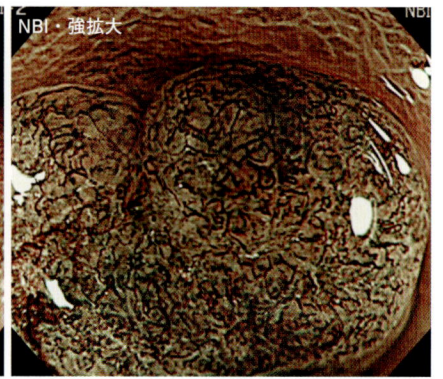

（特徴的所見）
- 胃体下部大弯に径 2.5 cm の山田Ⅳ型の八頭状隆起病変．緊満感のない有茎性ポリープであり，一見過形成性ポリープのようにみえるが，頂部の粘膜模様は小さく，不整な陥凹局面を呈している．

（画像強調・拡大所見）
- NBI 併用拡大内視鏡像において，弱拡大では粘膜微細模様の異常（粘膜模様の不均一化・微小化，消失）を，強拡大では非常に密に不整な異常微小血管（口径不同・拡張・蛇行・形状不均一）を認める．
    ◆ 本例はポリペクトミーの標本で，分化度の低い腺癌が SM1 へ浸潤し，リンパ管浸潤がみられたため，追加胃切除したところ 1 群リンパ節転移がみられた．
    ◆ 大きな過形成性ポリープには腺癌を合併するものがあり，注意を要する．

0-IIa 型早期胃癌，分化型，M 癌

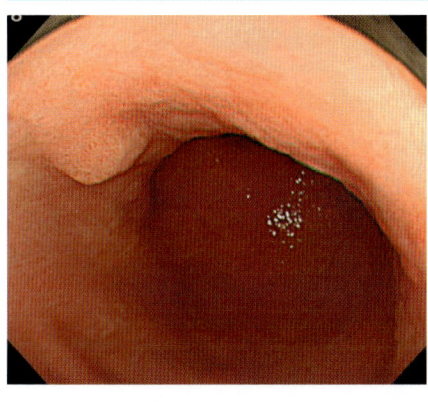

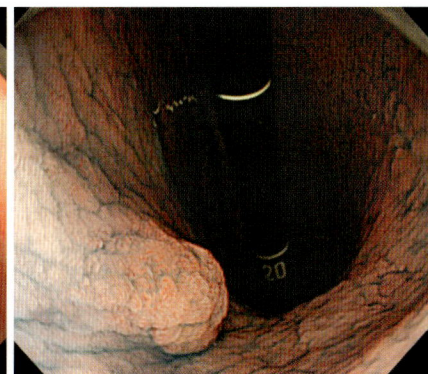

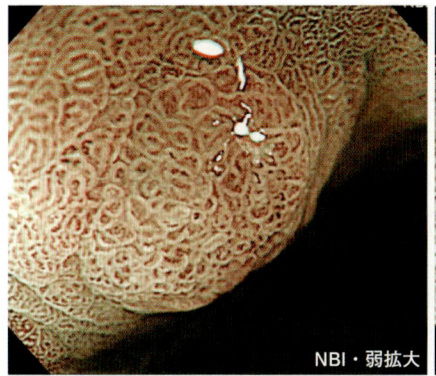

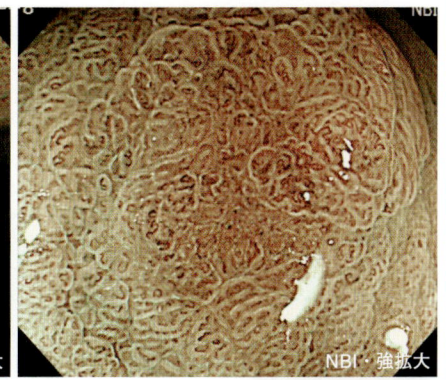

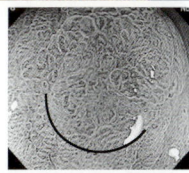

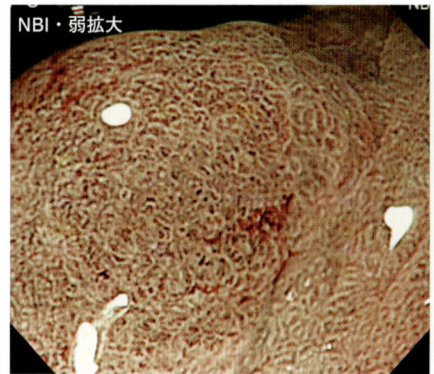

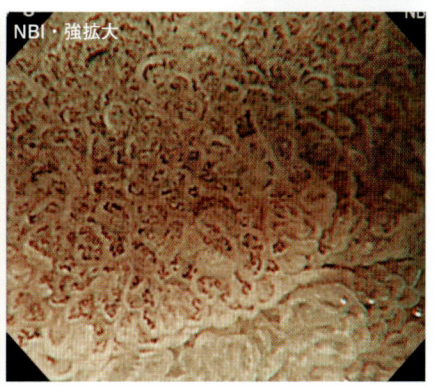

〈特徴的所見〉
- 胃体下部前壁の径 12 mm 大の褪色調の分化型の 0-IIa 型早期胃癌である．
- 境界はやや不明瞭だが，色素散布にて明瞭化している．

〈画像強調・拡大所見〉
- （上）NBI 併用拡大内視鏡像において，弱拡大では粘膜微細模様の異常（不均一化・微小化）および粘膜模様内部の異常な微小血管である ISIV（intrastructural irregular vessel, 構造内不整血管）を認め，質的診断が容易になる．強拡大では通常および色素内視鏡像で境界が不明瞭であった部位が明瞭に観察でき，範囲診断（曲線部）が可能となっている．
- （下）NBI 併用拡大内視鏡像において，弱拡大では粘膜微細模様の異常（不均一化・微小化）を，強拡大ではを異常微小血管(ISIV)を認める．

- ◆ 病理学的には tub1, M の 0-IIa 型早期胃癌であった．
- ◆ 0-IIa 型早期胃癌と胃腺腫は形態上は類似し，鑑別が困難な症例もあるが，0-IIa 型早期胃癌は発赤調で粘膜粗糙，胃腺腫は褪色調で粘膜平滑であることが多い．

胃 隆起

0-Ⅱa型早期胃癌（結節集簇型），分化型，SM1癌

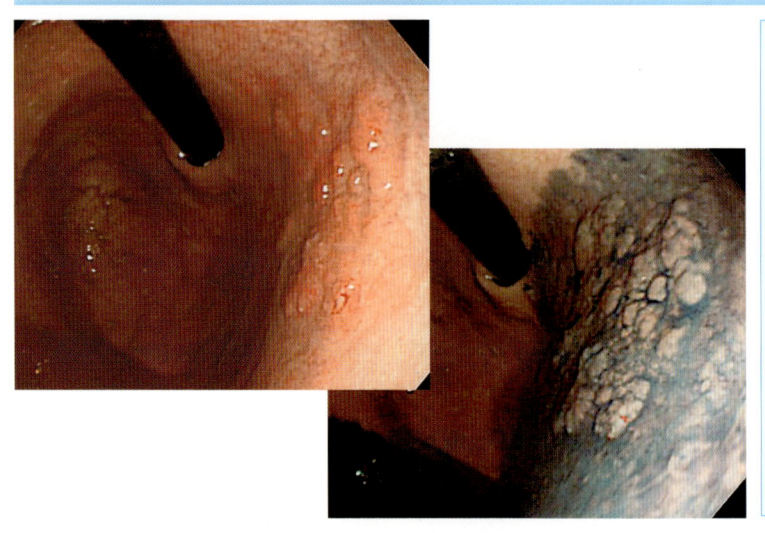

(特徴的所見)
- 胃体上部前壁に約4〜5cmの範囲に，大小不同のやや発赤した小隆起が密集している．
- インジゴカルミン色素内視鏡によって大小不同な隆起の集簇が明瞭となり，粘膜面は不整である．
- いわゆる0-Ⅱa結節集簇型早期癌である．
  ◆ 病理学的にはほとんどの部位でtub1，Mであったが，腫瘍中心部のごく一部でSM1（300μm）の浸潤を認めた．本例ではSM浸潤を内視鏡で診断することは困難である．

0-Ⅱa＋Ⅱc型早期胃癌，分化型，M癌

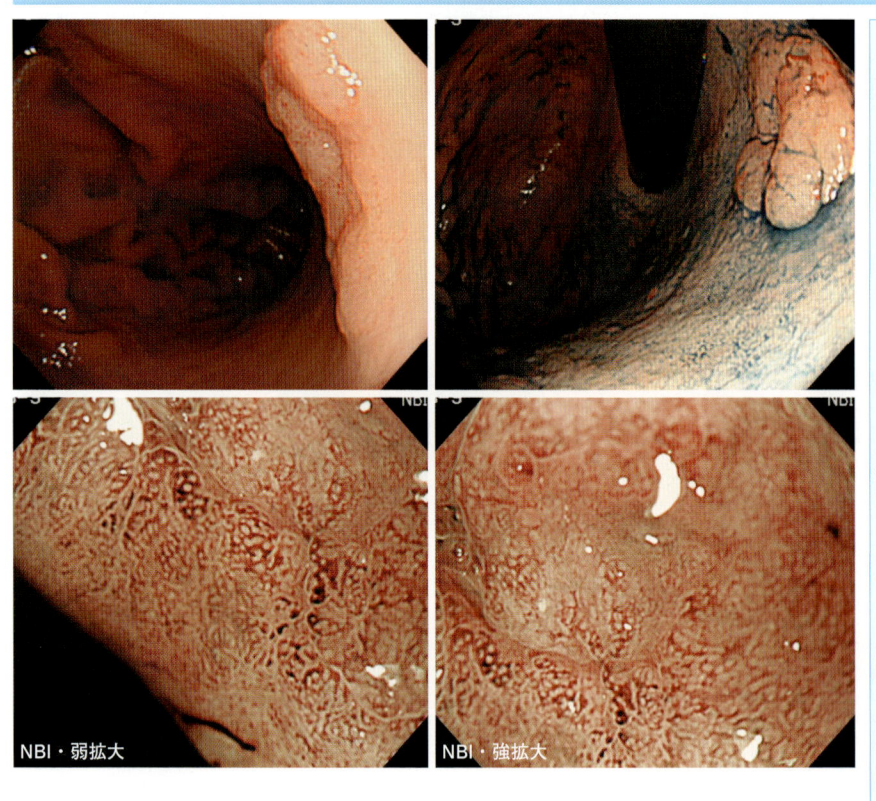

NBI・弱拡大　　NBI・強拡大

(特徴的所見)
- 胃体上部小弯の径20mm大の丈の低い隆起病変の認め，中心部に不整な陥凹を伴っている．
- 色素散布にて病変の表面性状や境界が明瞭となる．

(画像強調・拡大所見)
- NBI併用拡大内視鏡像において，周囲のⅡa隆起部では，0-Ⅱa型早期胃癌と同様の粘膜微細模様や異常微小血管が観察されるが，中心の陥凹面（Ⅱc部）では粘膜模様の微小化や不明瞭化が認められる．
  ◆ 病理学的にはtub1，Mの0-Ⅱa＋Ⅱc型早期胃癌であった．

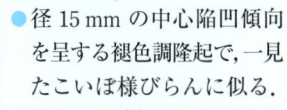

0-Ⅱa＋Ⅱc型早期胃癌，分化型，M癌

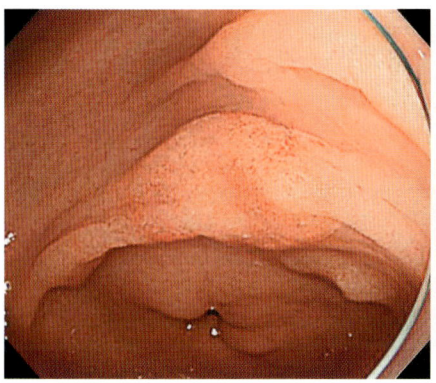

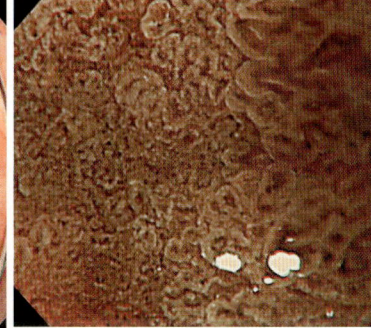

（特徴的所見）
- 径15 mmの中心陥凹傾向を呈する褪色調隆起で，一見たこいぼ様びらんに似る．
- たこいぼ様びらんでは中心びらん面は発赤するか，白苔を有することが多い．
- 拡大NBI内視鏡（右図）では，陥凹部の粘膜模様は微小化し，血管網が目立ち，腫瘍性粘膜と考えられる．
  - ◆病理学的にはtub1，Mの0-Ⅱa＋Ⅱc型早期胃癌であった．

0-Ⅱa＋Ⅱc型早期胃癌，分化型，SM1癌

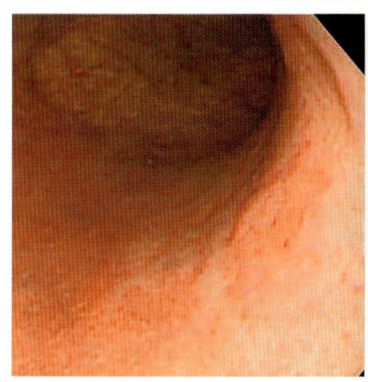

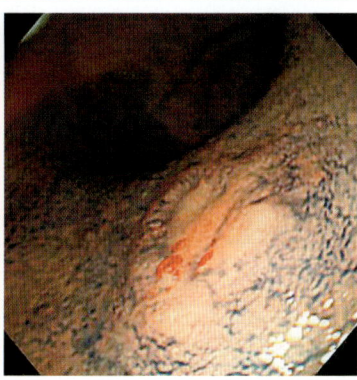

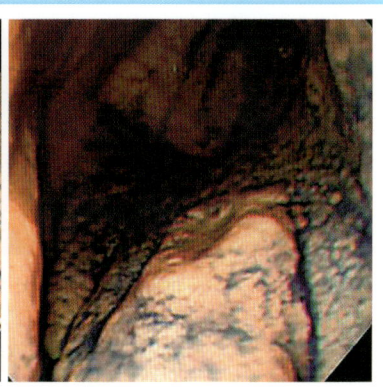

（特徴的所見）
- 胃体下部後壁に径20 mmの丈の低い発赤調の隆起病変を認める．
- インジゴカルミン色素散布によって，中心部の不整な陥凹が明瞭となる（中図）．
- 胃内空気を吸引すると（右図），陥凹面はより明瞭となり，かつ硬さを感じさせるため，粘膜下層への浸潤が疑われる．
  - ◆病理学的にはtub1，SM1の0-Ⅱa＋Ⅱc型早期癌であった．病変の深達度を判断する際，胃の空気量を増減させ，病変の硬さ・変形の恒常性などを加味する必要がある．

胃　隆起

1型進行胃癌，分化型，SS癌

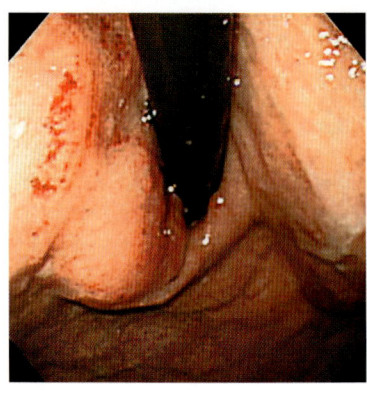

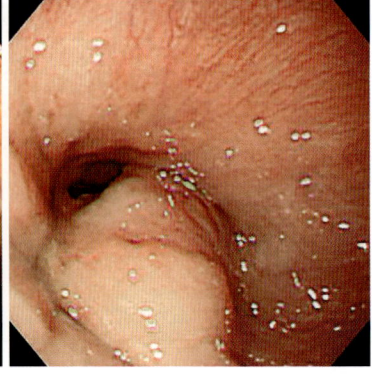

(特徴的所見)
- 噴門部の3cmほどの隆起病変．
- 一見粘膜面の不整さが乏しいが，病変の厚み・硬さが明瞭であり，右図のように食道側には粘膜下以深への浸潤を示す明瞭な隆起を形成しており，1型の進行癌と診断できる．
  - ◆本例は深達度SS，tub2の癌であった．

胃悪性リンパ腫　①

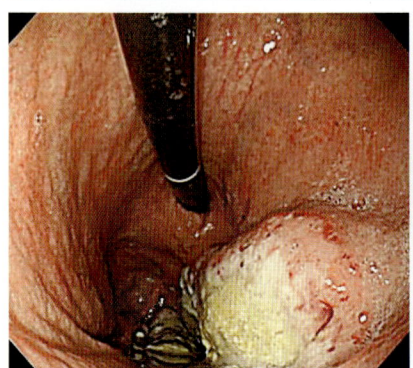

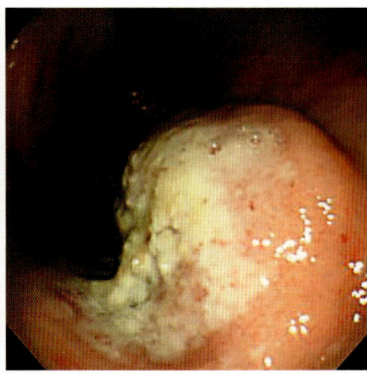

(特徴的所見)
- 胃体上部大弯から前壁に広がる4cm大の大きな隆起病変．
- 白苔を伴い粘膜面は不整で1型進行胃癌が疑われるが，右図のように隆起の前壁側は正常な粘膜で覆われており，SMTの性格を有する病変であることがわかる．
  - ◆隆起型の胃悪性リンパ腫では，程度の差はあるが，SMTの所見を伴っている．

胃腺腫 ①

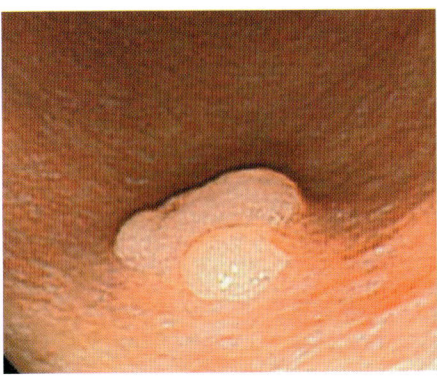

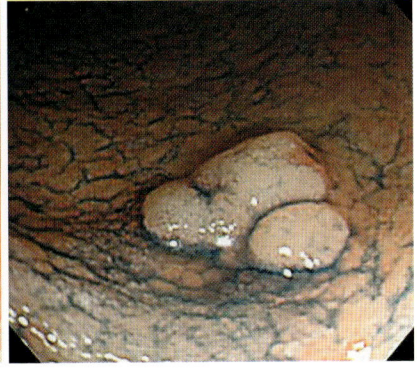

〔特徴的所見〕
- 胃角部大弯径 10 mm の胃腺腫.
- 表面は平滑,褪色調の平盤状隆起であり,胃腺腫の特徴を備えている.
    ◆病理学的には中等度異型を伴う管状腺腫であった.

胃腺腫 ②

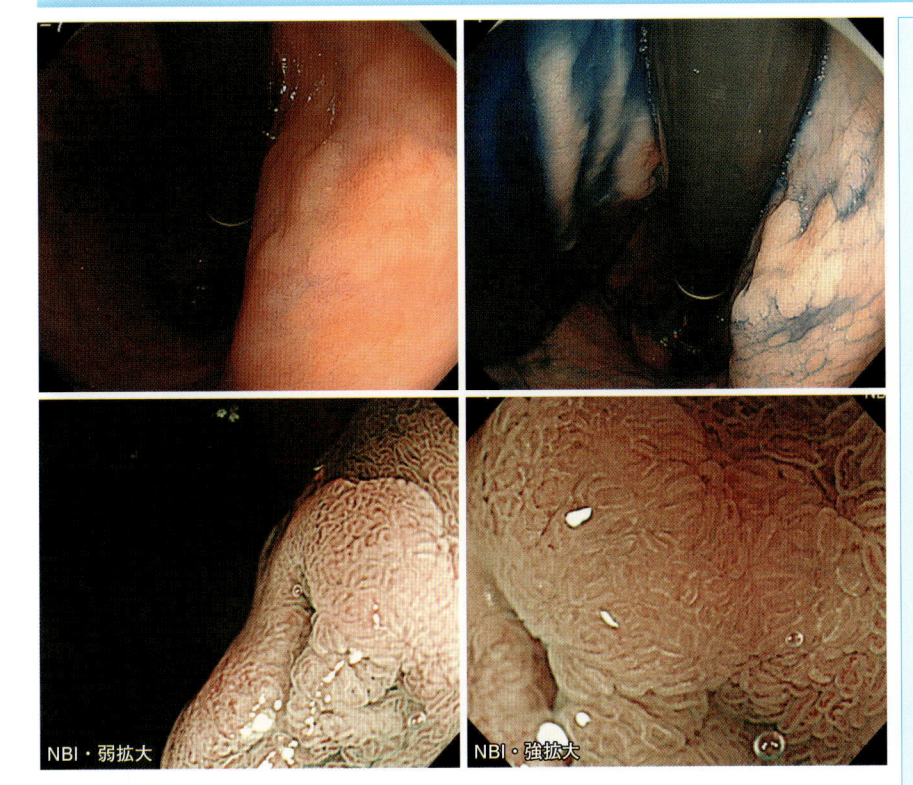

NBI・弱拡大

NBI・強拡大

〔特徴的所見〕
- 胃体中部後壁に注意しないと見逃しそうな,径 15 mm の褪色調の丈の低い平坦な隆起である.
- 色素散布にて腺腫の存在と境界が明瞭化する.

〔画像強調・拡大所見〕
- NBI 併用拡大内視鏡像において,弱拡大および強拡大で粘膜微細模様は"小円形より大きい類円形 round or oval"および"規則的な管状 tubular"パターンであり,微小血管は認められず,境界は明瞭である.
    ◆病理学的には中等度異型を伴う管状腺腫であった.

胃 隆 起

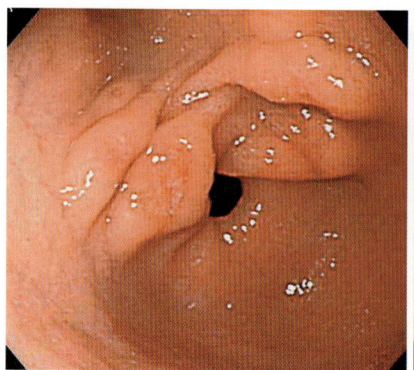

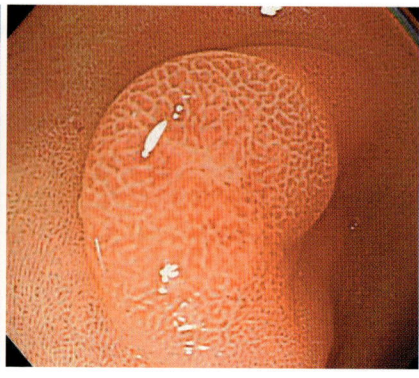

疣状胃炎

（特徴的所見）
- 幽門輪前部に多発し，中心に発赤やびらんを有する隆起病変．近接（右図）すると粗大な粘膜模様を認め，中心陥凹は小びらん面である．

◆疣状胃炎は慢性胃炎の一つで，前庭部に多発することが多い．

◆隆起面は被蓋上皮の過形成で，中心部はびらんがあり，0-Ⅱa＋Ⅱc（p.188～189）とは異なる．

疣状胃炎（胃体部型）

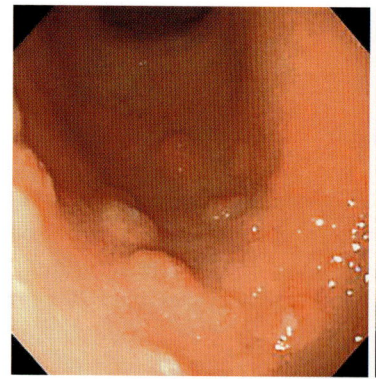

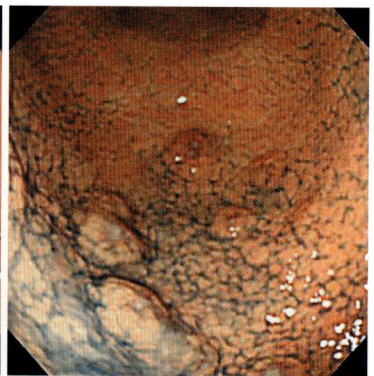

（特徴的所見）
- 胃体下部大弯にびらんを有する隆起病変が多発している．隆起した粘膜面は過形成を呈し，胃カルチノイドとは異なる．

◆疣状胃炎の多くは幽門輪前部にみられるが，胃体部のとくに腺境界部に疣状胃炎を呈する場合がある．この場合も幽門輪前部の疣状胃炎と同様に，たこいぼ様びらんが多発する．

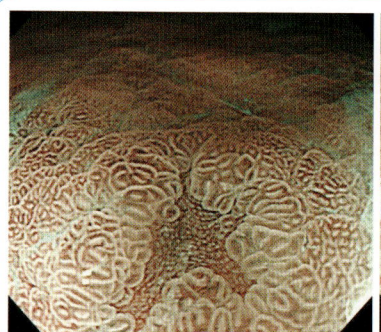

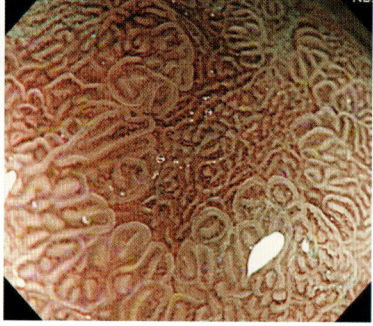

NBI（弱拡大）　　NBI（強拡大）

参考症例

疣状胃炎

NBI併用拡大内視鏡像において，病変の隆起部の粘膜模様は周囲正常粘膜と比較しやや大型化し，陥凹面との境界は陥凹型早期胃癌と違い平滑である．病変の陥凹面の粘膜模様は微小化しているが全体に均一であり，微小血管は周囲よりも豊富に観察される．

黄色腫

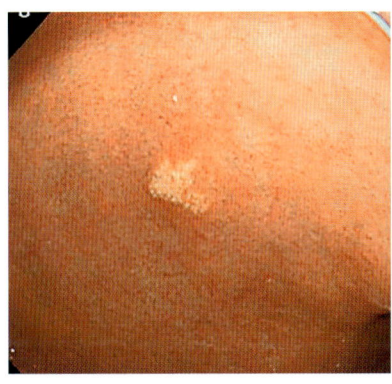

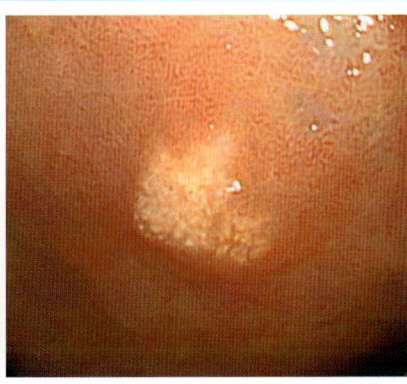

(特徴的所見)
- 黄色腫は，その名のごとく黄色調の丈の低い隆起としてみられることが多い．
- 近接して観察すると，黄色調の小顆粒が集簇する（右図）．
- ほとんどの黄色腫は，萎縮を伴うような慢性胃炎粘膜にみられる．

参考症例

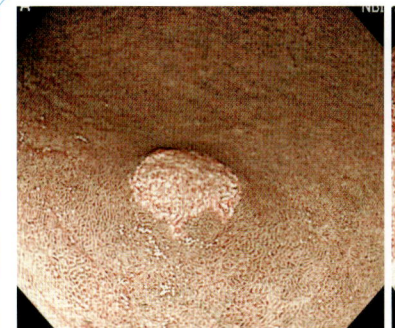

NBI（弱拡大） 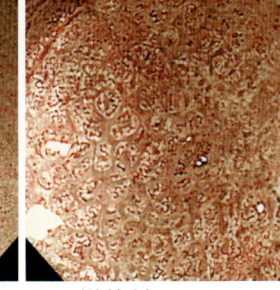　　NBI（強拡大）

黄色腫
　NBI併用拡大内視鏡像において，弱拡大では一面に白色調の平坦な小隆起として観察される．強拡大では白色部は濃淡が明瞭で，濃い白色部位に一致して微小血管が観察される．

胃隆起

Ⅱ．診断のプロセス　［胃］

胃底腺ポリープ　①

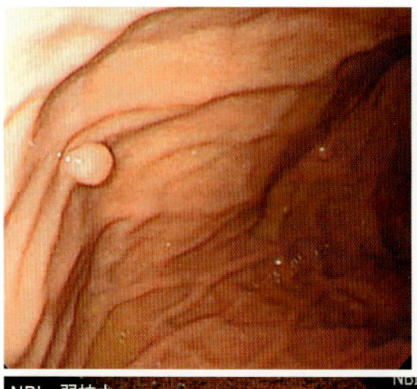

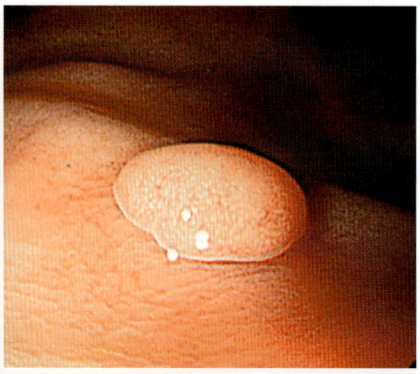

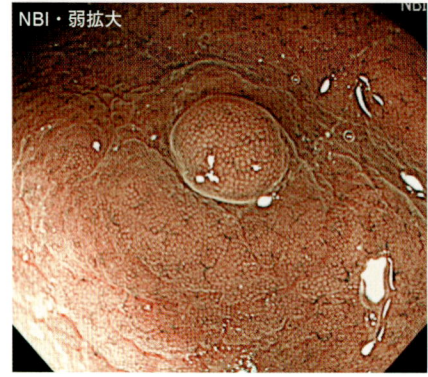

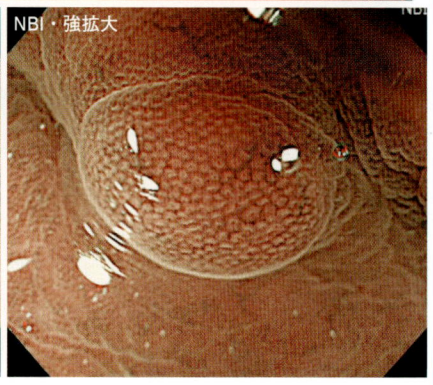

（特徴的所見）
- 胃体部大弯を中心に多発する山田Ⅲ型小隆起病変．
- 表面は平滑で，近接すると正常な集合血管と円形開口部を有する胃底腺粘膜模様がみられる（右図）．
- 胃底腺ポリープは *H. pylori* 感染がなく，萎縮のないきれいな胃体部（胃底腺領域）に多発するのが特徴である．

（画像強調・拡大観察）
- NBI併用拡大内視鏡像において，弱拡大では周囲の粘膜模様と大きな変化はなく観察され，強拡大で明瞭な円形開口部を有する胃底腺粘膜模様を認め，粘膜周囲を均一な微小血管が取り巻いている．

胃底腺ポリープ　②

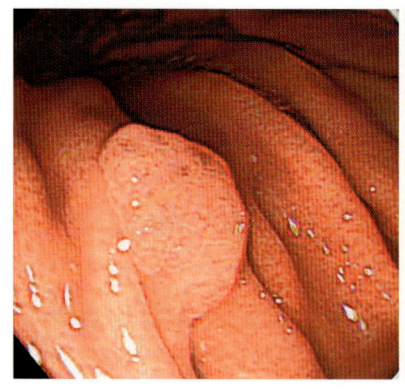

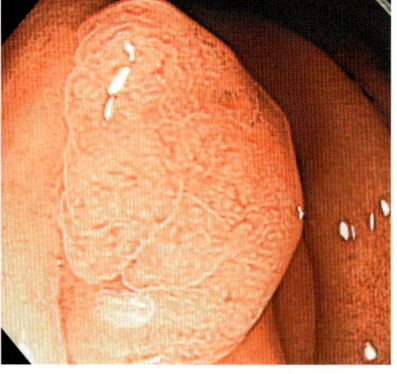

（特徴的所見）
- 胃体部大弯の10 mm大の山田Ⅲ型隆起病変．
- 胃底腺ポリープとしては大きいが，表面は平滑で，近接すると正常な集合血管と円形開口部を有する胃底腺粘膜模様がみられ，胃底腺ポリープと診断できる．

過形成性ポリープ ①

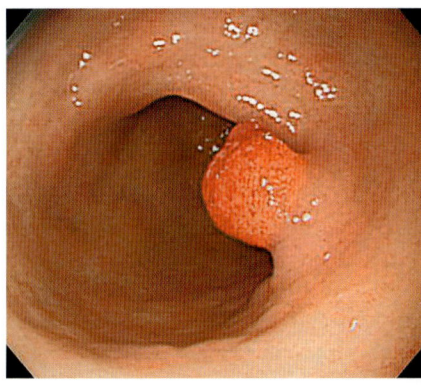

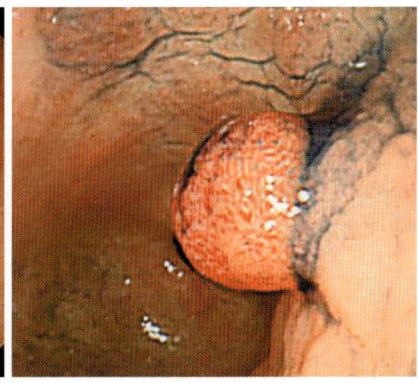

(特徴的所見)
- 胃前庭部の1cm大の発赤した山田Ⅲ型ポリープ.
- 色素散布して近接すると,過形成性ポリープに特徴的な長く延長し,粗大な粘膜模様がみられる(右図).

参考症例

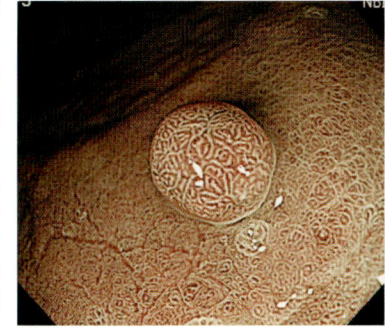

NBI(弱拡大) 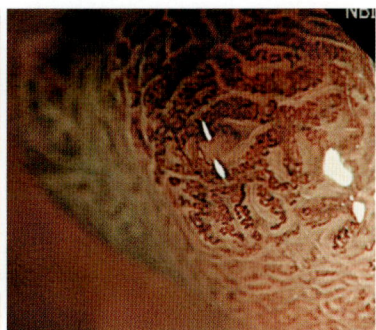　NBI(強拡大)

過形成性ポリープ
　NBI併用拡大内視鏡像において,弱拡大では粘膜模様は周囲正常粘膜よりも大型化し,脳回状である.強拡大では粘膜模様内に拡張・蛇行したコイル状の微小血管を認める.

胃 隆起

Ⅱ．診断のプロセス　［胃］

過形成性ポリープ　②

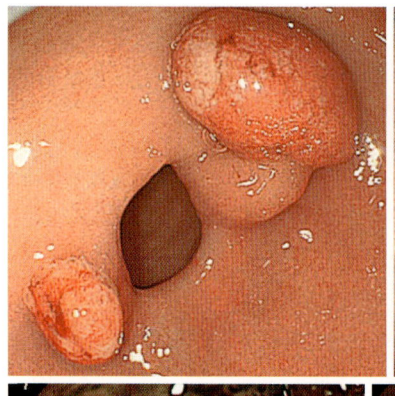

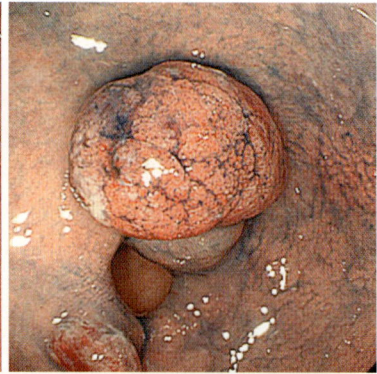

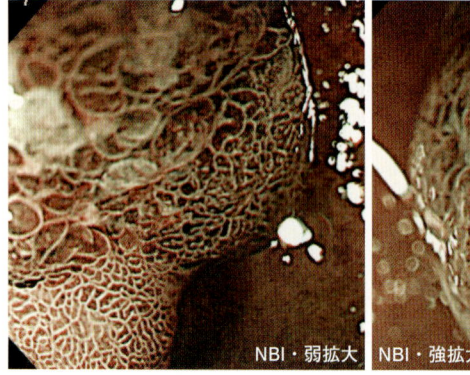

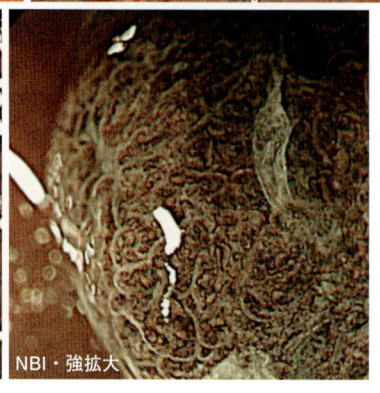

NBI・弱拡大　NBI・強拡大

（特徴的所見）
- 胃前庭部に多発する過形成性ポリープである．
- 幽門輪直上の径 15 mm 大のポリープには表面に陥凹面を伴っている．
- 色素散布にて表面性状がより明瞭になる．

（画像強調・拡大所見）
- 癌を合併した過形成性ポリープの NBI 併用拡大内視鏡像は，癌併存部に一致して微小・不均一な粘膜模様を認め，同部で拡張・蛇行・口径不同した微小血管を認める．

◆ 大きさが 10 mm 以上の過形成性ポリープでは癌を合併することがあり，注意を要する．

過誤腫性ポリープ

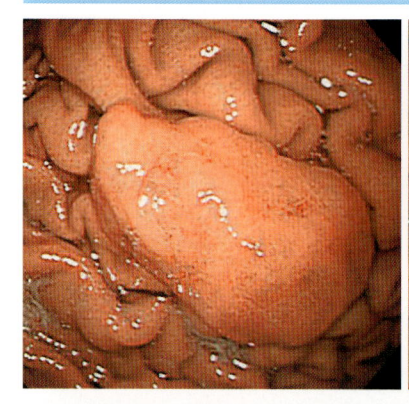

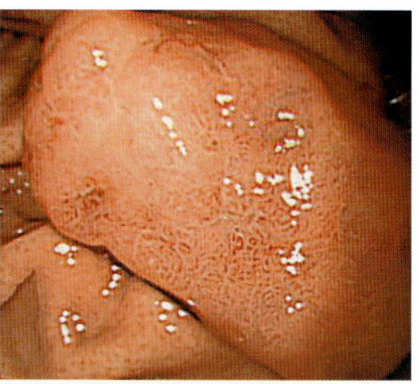

NBI（弱拡大）　NBI（強拡大）

（特徴的所見）
- 胃体部大弯の 3×4 cm 大の山田Ⅳ型ポリープ．
- 表面は平滑で，発赤をところどころに認めるが，周囲胃底腺粘膜とほぼ同様の粘膜を呈し，粘膜模様は過形成性ポリープや癌とは明らかに異なる．
- 過誤腫性ポリープはほぼ正常な粘膜で覆われていることが多いのが特徴である．

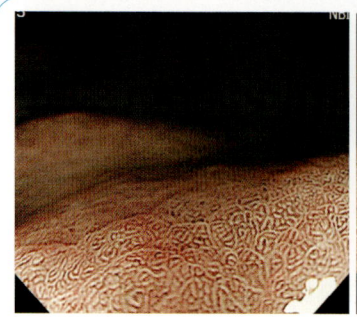

参考症例

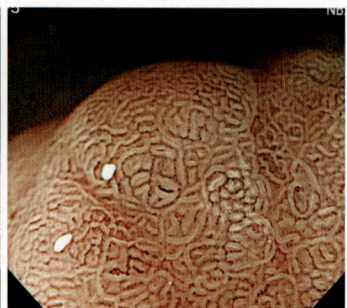

過誤腫性ポリープ
過誤腫性ポリープは，ほぼ正常な粘膜で覆われていることが多いため，NBI 併用拡大内視鏡像では正常粘膜と大きな変化はなく，特徴的な所見は認めない．

胃カルチノイド

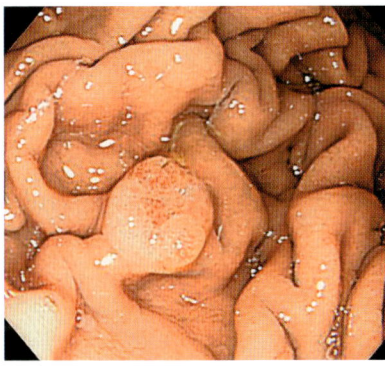

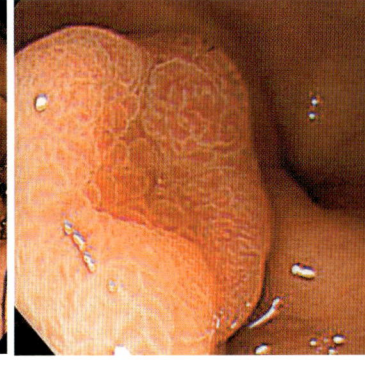

(特徴的所見)
- 胃体中部大弯, 1.5 cm大の中心陥凹を伴う隆起病変.
- 一見疣状胃炎にみえるが, 正常な胃底腺粘膜に疣状胃炎が局在することはない.
- 隆起に緊満感がある.
- 近接すると表面粘膜は粗大な胃底腺粘膜であり, 粘膜下に病変の首座があることを示唆し, 内視鏡所見上, 胃カルチノイドが疑われる (右図).

多発性胃カルチノイド

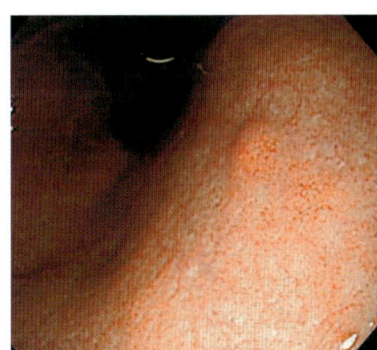

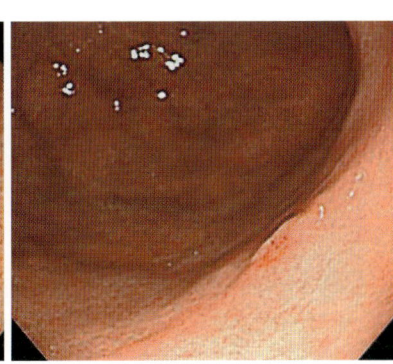

(特徴的所見)
- 胃体部を中心に多発するなだらかな小隆起病変.
- 左図の病変の立ち上がりは山田Ⅰ型であり, やや黄色調である.
- 右図の病変は中心が発赤陥凹し, 疣状胃炎様である.
  - ◆高ガストリン血症を伴うA型胃炎を背景粘膜に発生する胃カルチノイドは, 萎縮した胃底腺領域に1 cm以下の軽度な隆起が多発することが多い.

胃悪性リンパ腫 ②

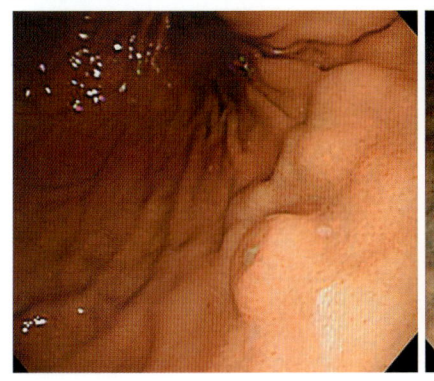

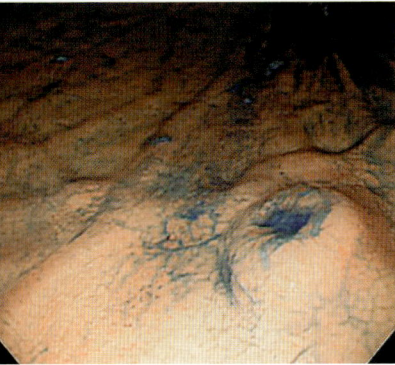

(特徴的所見)
- 胃体中部大弯の径1.5 cm大の隆起病変.
- 粘膜面は周囲粘膜と同様であり, SMTの所見であるが, 中心部にわずかに白苔を伴う浅い陥凹面を認める.
  - ◆内視鏡所見上は, 胃カルチノイドとの鑑別を要するが, 本症例は diffuse, large cell type の胃悪性リンパ腫であった.

胃 隆 起

II. 診断のプロセス ［胃］

胃 GIST ①

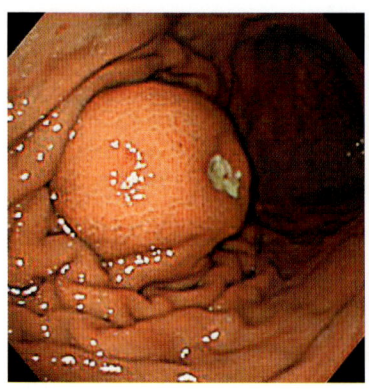

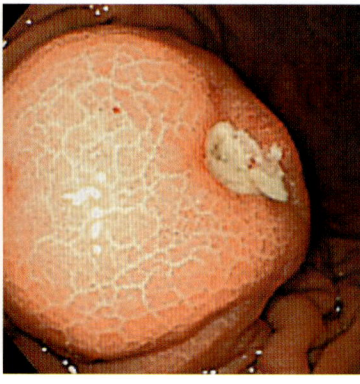

（特徴的所見）
- 胃体下部大弯の山田II型の立ち上がりを呈する径 3.5 cm 大の隆起病変．
- 中心に白苔を伴う潰瘍を認め，被覆粘膜は平滑であり，胃 SMT と考えられる．

胃 GIST ②

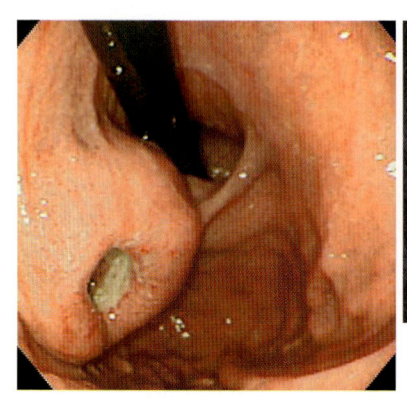

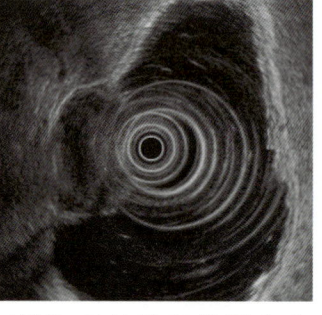

◆EUS では固有筋層由来（p.184，図 b）の低エコーの腫瘤で，GIST に一致する所見である．

（特徴的所見）
- 噴門部後壁に，山田I型の立ち上がりを呈する径 3.5 cm の隆起病変を認める．
- 頂部に白苔を伴う深い潰瘍を認め，潰瘍面以外の被覆粘膜は平滑な正常粘膜であり，胃 SMT と考えられる．
- 頂部の潰瘍形成，大きさ，局在から内視鏡上では GIST が疑われる．

胃 GIST ③

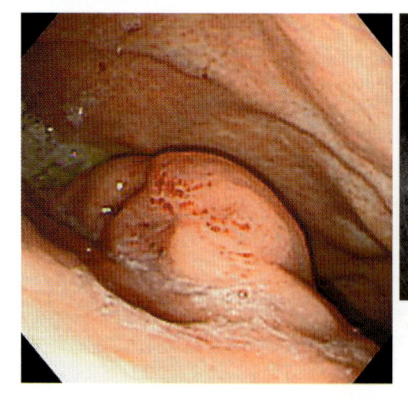

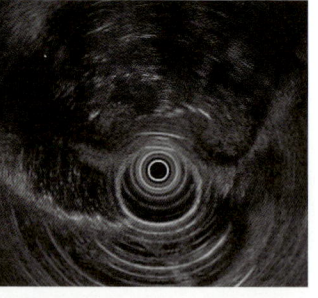

◆胃内腔側は 3〜4 cm 大だが，EUS では内部エコーが不均一で aechoic area を有する巨大な腫瘤が管腔外に広がっている（p.184，図 c）．悪性度の高い GIST であった．

（特徴的所見）
- 胃体上部のなだらかな立ち上がりを呈する隆起病変で，被覆粘膜は平滑で，胃 SMT と考えられる．

胃平滑筋腫

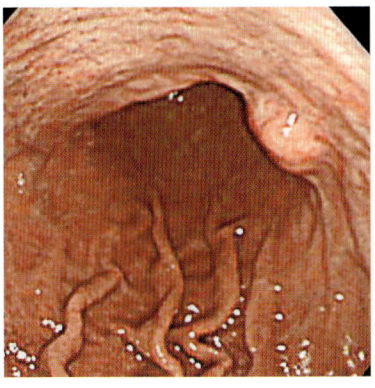

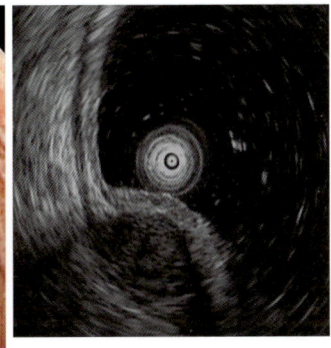

（特徴的所見）
- 胃体下部後壁に山田Ⅰ型の立ち上がりを呈する径 2 cm 大の隆起病変．被覆粘膜は周囲粘膜と同様であり，SMT と考えられる．

◆切除病理上，本例は平滑筋腫であった．

◆EUS では固有筋層由来の均一な低エコーの腫瘤であり，間葉系腫瘍と考えられる．平滑筋腫と GIST の鑑別は EUS では困難である．

胃迷入膵 ①

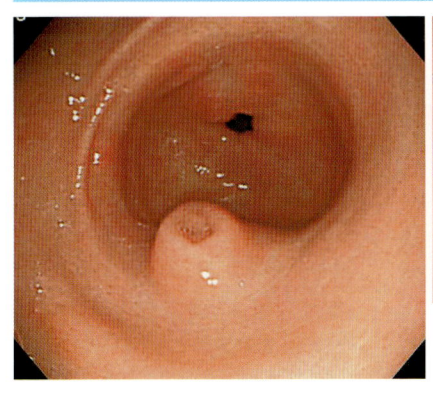

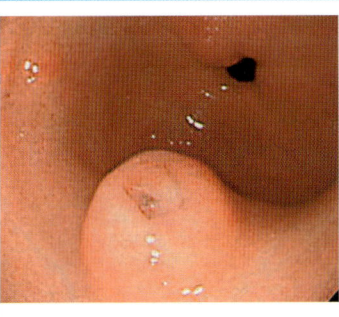

（特徴的所見）
- 胃前庭部大弯に山田Ⅰ型の立ち上がりを呈する径 1.5 cm 大の隆起病変．
- 被覆粘膜は平滑であり，胃 SMT と考えられる．
- 頂部には陥凹を認めるが，陥凹部も胃粘膜で覆われており，潰瘍ではない．

◆迷入膵は胃前庭部に多く，頂部に陥凹した開口部を呈することがある．

胃迷入膵 ②

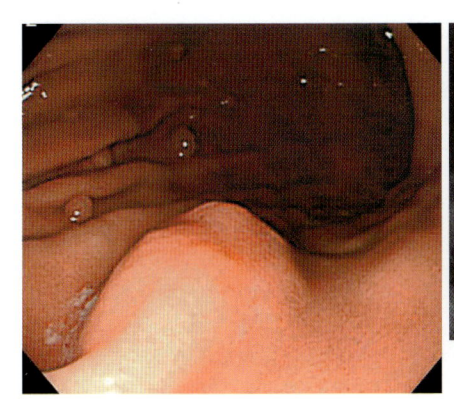

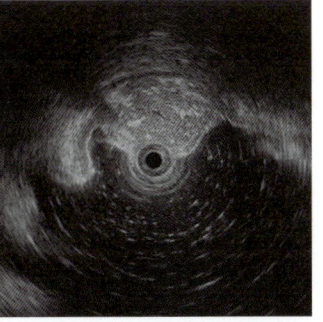

（特徴的所見）
- 胃体下部大弯に山田Ⅰ型の立ち上がりを呈する径 2 cm 大の隆起病変．
- 被覆粘膜は平滑であり，胃 SMT と考えられる．頂部はやや陥凹しているが，明瞭な潰瘍や開口はみられない．

◆EUS では粘膜下層に低エコーな病変があり（p.184, 図 a），導管を示唆する aechoic lesion を認め，迷入膵と考えられる．

胃　隆起

胃迷入膵 ③

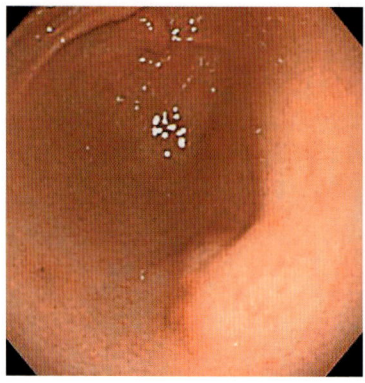

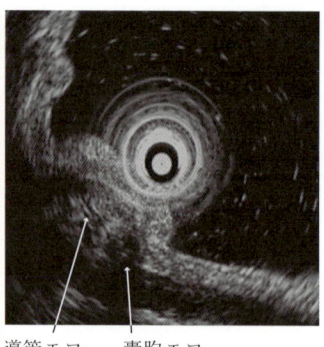

（特徴的所見）
- 胃前庭部大弯に山田Ⅰ型の立ち上がりを呈する径2cm大の隆起病変.
- 被覆粘膜は平滑であり，胃SMTと考えられる.
- 頂部には明瞭な潰瘍や開口はみられない.

導管エコー　囊胞エコー

◆ EUSでは粘膜下層に病変の首座があり（p.184, 図a），導管を示唆する管状 aechoic lesion や，囊胞を示唆する aechoic lesion を認め，迷入膵と考えられる.
◆ EUS上，迷入膵は第3～4層に存在する低～高エコー像として描出され，導管や囊胞による無エコー構造が特徴的である.

カポジ肉腫

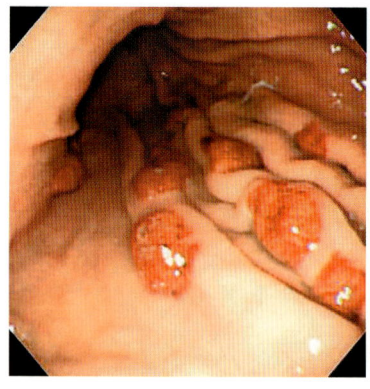

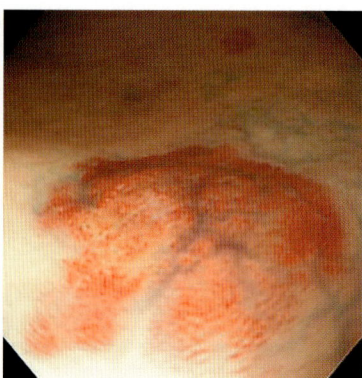

（特徴的所見）
- 濃い赤色調のなだらかな隆起病変が胃内に多発している.
- 近接すると胃底腺粘膜の円形pitが観察でき，表面の粘膜構造は保たれている（右図）.

◆ 病変の主体は粘膜下層にあると判断できる．AIDS患者にみられたカポジ肉腫の典型的症例である.

胃 囊 胞

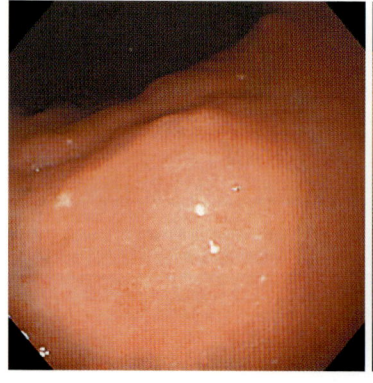

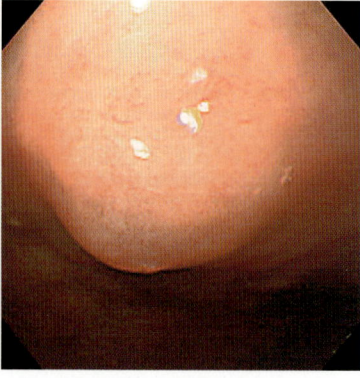

（特徴的所見）
- 胃角部小弯のなだらかな立ち上がりを呈する径2cmほどの隆起.
- 頂部は粘膜が菲薄で液体が透けてみえる様子がうかがえる（右図）.
- 鉗子で圧排すると容易につぶれ，胃囊胞であることが内視鏡上判明する.

胃外圧迫（肝外発育型血管腫）

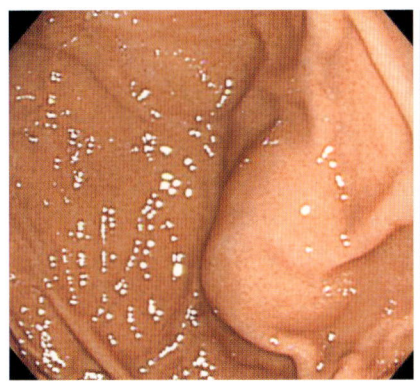

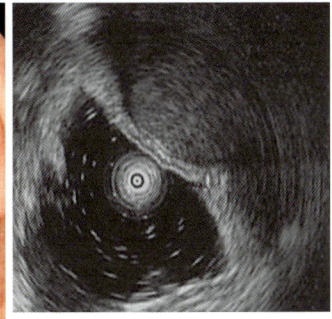

（特徴的所見）
- 胃穹隆部のなだらかな立ち上がりを呈する径2～2.5 cmほどの隆起．内視鏡上は胃SMTが疑われた．

◆EUSでは筋層との連続性はなく，胃外病変が考えられた（p.184, 図d）．本例は肝外発育型の肝血管腫であった．

胃外圧迫（脾腫）

（特徴的所見）
- 胃体上部大弯から後壁にかけてのなだらかな立ち上がりを呈する径3 cmほどの隆起病変を認める．
- 隆起全体が正常粘膜で覆われており，胃SMTか胃外圧迫が疑われた．

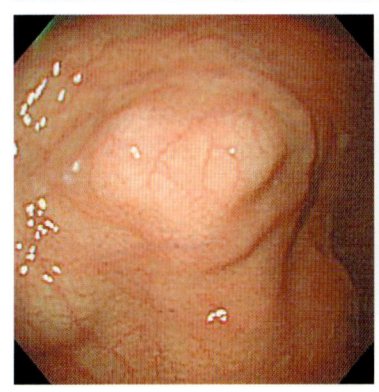

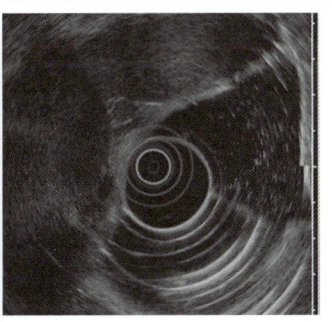

◆EUSでは脾腫による圧排像であることが判明した．

胃静脈瘤

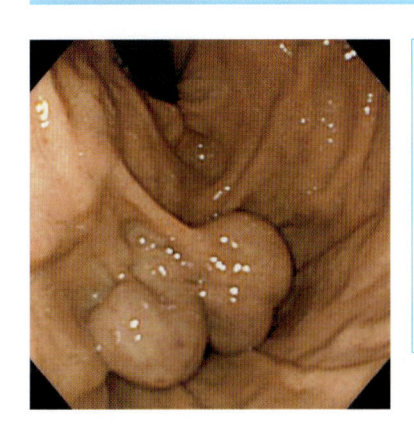

（特徴的所見）
- 穹隆部に正常な粘膜に被覆された隆起病変を認める．
- やや青みがかった柔らかい隆起であり，胃静脈瘤が考えられる．
  ◆直線状または数珠状に連なる食道静脈瘤と異なり，穹窿部胃静脈瘤は結節状ないし半球状隆起となることがあり，食道や噴門部に静脈瘤がないと胃SMTと捉えてしまう可能性がある．
  ◆静脈瘤と思わずに生検すると大出血をきたす可能性があり，注意を要する．

胃隆起

ひだ　[胃]

細川　治

　粘膜萎縮が少ない胃では，穹窿部から胃角部までの大弯を中心に十数条の縦方向に走るひだが認められる．ひだは，組織学的に粘膜筋板，粘膜下層を伴って粘膜が胃内腔に突出している状態で，固有筋層の面積よりも粘膜の面積が広いことがその理由であるが，固有筋層に収縮拡張する柔軟性があるにもかかわらず，粘膜および粘膜筋板には柔軟性が少ないことから，胃の運動や柔軟性を保持するためにもひだが必要である．粘膜萎縮が少なく，胃の分泌機構が盛んな胃においては細いひだが縦軸方向に多数認められるが，粘膜萎縮が進行するとともに減少し，残ったひだは代償的に肥厚する．病変のない胃におけるひだの高さは平均7mm，幅は平均3mmと報告されており，内視鏡的に高さを測定するのは難しいが，ひだの幅が8mmを超える場合は異常所見として捉えるべきであり，10mmを超える場合は病的とされる（表1）．

　通常のひだは縦軸方向の走行を示すが，粘膜筋板の障害をきたした病巣にはひだの集中がみられ，胃軸に対して斜め，あるいは横方向に走行し，通常はひだが少ない体部小弯や前庭部にも発生する．この場合のひだは粘膜筋板の欠損修復過程で病巣が縮むことや，固有筋層と粘膜筋板が融合することから起こる．

表1　胃のひだ肥厚をきたすおもな疾患

疾患名	内視鏡的所見	ひだ肥厚の主座
急性胃粘膜病変（AGML）	多数の出血びらんを伴い，浮腫が主体であるため肥厚したひだは軟らかい	粘膜
胃アニサキス症	ひだ肥厚の主体は浮腫で，アニサキス虫体刺入部を中心に観察される	粘膜
肥厚性胃炎（Ménétrier病）	白色粘液が付着し，粗い小区模様を呈し，迂曲蛇行し，時に脳回転状を示す	粘膜
吻合部ポリープ状肥厚性胃炎（GCP）	Billroth II法残胃大弯側のひだが肥厚し，吻合部で芋虫様隆起を呈する	粘膜
Cronkhite-Canada症候群	ひだ上にポリープが連山状を呈して，巨大皺襞が形成される	粘膜
スキルス胃癌（Linitis plastica型胃癌）	粘膜下層より深部の線維化を伴い，胃壁の伸展性が悪く，縮緬状の小区模様を呈し，原発巣の陥凹病変を伴う	粘膜，粘膜下層
胃悪性リンパ腫	やや褪色し，光沢を保ったひだが肥厚する	粘膜，粘膜下層
胃静脈瘤	穹窿部から噴門にかけて光沢のある軟らかなひだ肥厚所見を示す	粘膜下層
膵炎の胃波及	壁の伸展不良に，立ち上がりのなだらかに肥厚したひだを伴う	粘膜下層
他臓器癌の波及	膵，横行結腸の癌に多く，これらの臓器に接する部位に発生	粘膜下層

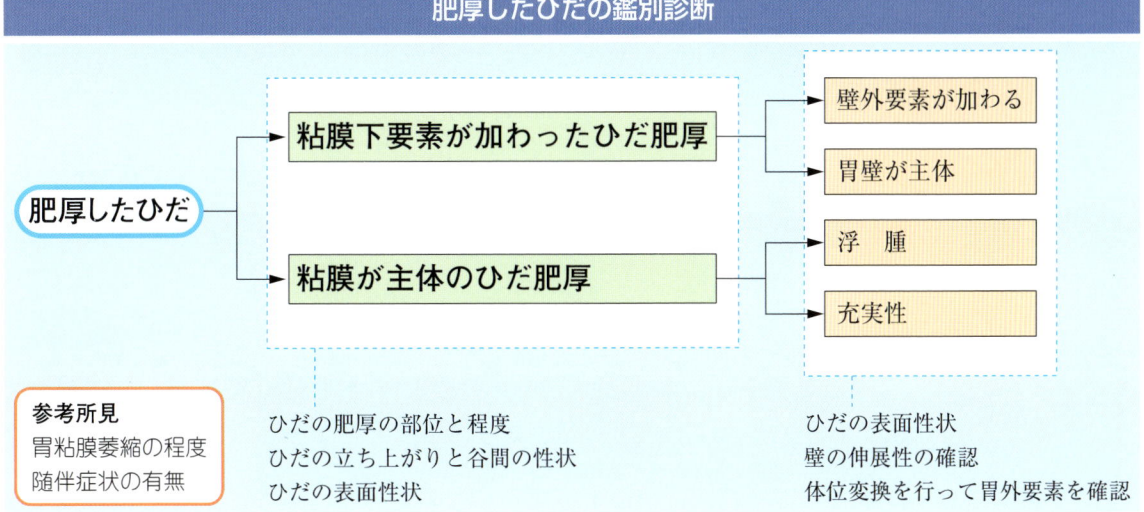

肥厚したひだの鑑別診断

```
肥厚したひだ ─┬─ 粘膜下要素が加わったひだ肥厚 ─┬─ 壁外要素が加わる
              │                                  └─ 胃壁が主体
              └─ 粘膜が主体のひだ肥厚 ─┬─ 浮腫
                                       └─ 充実性
```

参考所見
胃粘膜萎縮の程度
随伴症状の有無

ひだの肥厚の部位と程度　　　　　　ひだの表面性状
ひだの立ち上がりと谷間の性状　　　壁の伸展性の確認
ひだの表面性状　　　　　　　　　　体位変換を行って胃外要素を確認

肥厚したひだの鑑別

　肥厚したひだを胃内に見つけた場合，ひだを構成する要素が何かを読み取ることが必要である．粘膜が主体のひだ肥厚の場合は胃壁の伸展性が比較的保たれており，空気量の変化や被検者の体位変換により粘膜下要素の存在を容易に否定できる．粘膜下層より深部の要素が多くなるほど伸展性が失われ，ひだは硬くごつごつした直線的な外観を呈し，立ち上がりが鈍となって，隣り合うひだとの谷間が開かなくなる．これらの鑑別には空気量を変えることも重要であり，やや遠景として少量空気から徐々に増す，あるいは，多量空気から少しずつ減らして，壁の硬さやひだの伸展性を比較観察する．

　次に，ひだ上の小区構造を観察する．粘膜が主体のひだ肥厚では，構成要素が浮腫などの軟らかいものなのか，細胞成分に富むものなのかを推定する．ひだの表面は浮腫の場合は平滑で発赤しているが，細胞成分に富む場合は明瞭な小区構造を呈する．粘膜下要素が加わったひだ肥厚の場合も粘膜面の性状を観察し，腫瘍性病変か非腫瘍性病変かを見極めることが重要である．固有筋層や壁外の病変を伴う場合はひだ肥厚以外の要素も加わり，壁の伸展性は高度に失われるが，粘膜構造の変化は逆に軽微となる．

病巣に集中するひだの先端の変化（表2）

　病巣に集中するひだを認めた場合，ひだの先端に病巣の性状と深達度が示される．ひだが病巣に向かってスムーズに集中する場合は良性の潰瘍病巣と診断されるが，陥凹型胃癌の悪性所見である蚕食像がひだと交差すると，ひだの先端に先細り像や中断所見が出現する．さらに粘膜下層に癌浸潤がはじまり，病巣周囲の隆起が形成されるようになると，棍棒状肥大から融合に進み，深部浸潤が高度になると周堤となって帰結する．周堤の非癌部の境界の蚕食像を見落としてはならない．

　特殊なひだとして架橋ひだ（bridging fold）がある．胃粘膜下腫瘍（SMT）がひだの多い領域に発生した場合，ひだが腫瘍にかかる際に途絶せずに bridging fold を形成する．上

II. 診断のプロセス ［胃］

表2 陥凹病巣に集中するひだ所見のとらえ方

所見	集中	先細り	中断	棍棒状肥大	融合
所見の意義	UI-Ⅲ以上の治癒期から瘢痕期の潰瘍	胃癌			
所見の説明	ひだは陥凹面になだらかに移行し，先端は一点に集中する	ひだが陥凹病巣辺縁で急に細くなる	ひだの先端が陥凹辺縁で急に途切れる	ひだ集中を有する病巣周辺部の隆起を示す／蚕食像がみられる場合は胃癌の粘膜下層への相当量の浸潤を表す	棍棒状肥大からさらに粘膜下層の要素が多くなると，隣り合うひだの境界が失われ，融合する／浸潤の高度化に伴い，陥凹病巣周囲の全周性の融合から周堤形成に進展する

皮性腫瘍と非上皮性腫瘍を鑑別する大事な所見であるが，粘膜下腫瘍様に発育した胃癌においても観察される．

ひだの消失（図）

体部大弯のひだが消失している場合には，高度の萎縮性胃炎と自己免疫的機序で発症するA型胃炎の場合が考えられる．鑑別としては，前者では前庭部粘膜まで広範囲に萎縮しているが，後者では前庭部粘膜は光沢のあるorange-redと呼ばれる色調を保っており，萎縮していない（p.210 参照）．

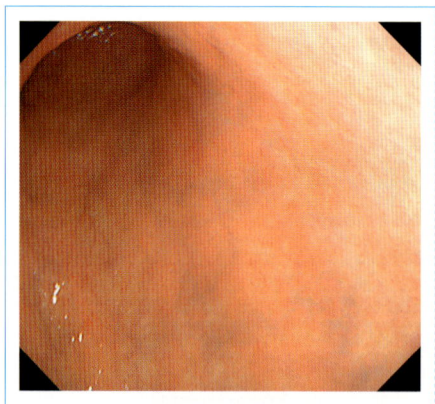

萎縮した体部
体部大弯のひだが消失し，褪色調の粘膜で覆われている．

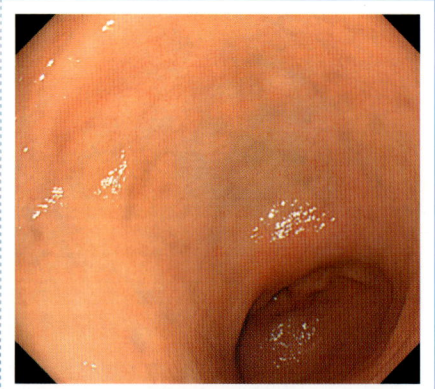

萎縮した前庭部
前庭部粘膜も萎縮した褪色調の粘膜で覆われている．

図 ひだの消失

4型進行胃癌，未分化型，SE癌（スキルス胃癌，Linitis plastica 型胃癌）

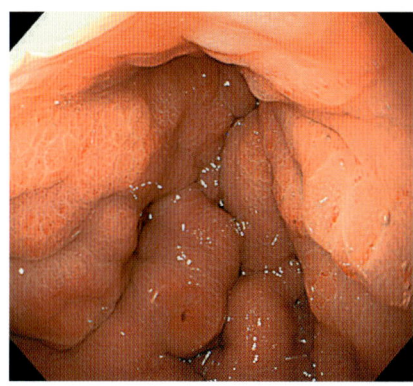

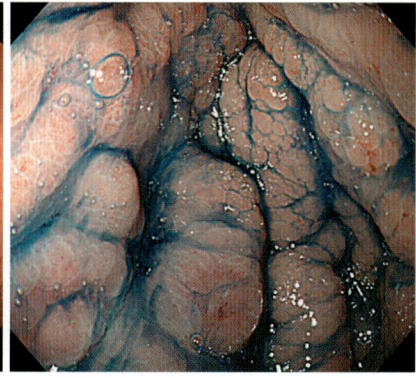

胃ひだ

（特徴的所見）
- ごつごつした直線的に肥厚したひだ上に発赤やびらんが散在する．
- ひだ上の小区は大きさを増しており，一様ではない．
- ひだの立ち上がりは鈍で，隣り合うひだとの谷間が浅く不明瞭となる．
- ひだの周辺に原発巣である陥凹病変を発見すれば，診断が確実となる．
- 色素を散布すると，ひだ表面の小区が腫大しているが整っており，非癌上皮で覆われていることがわかる．

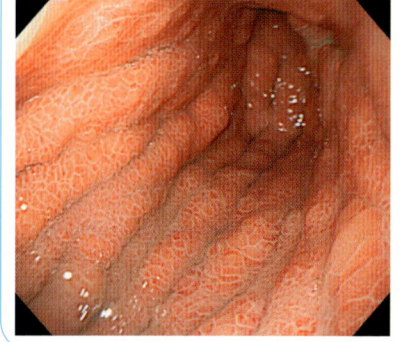

参考症例

4型進行胃癌（スキルス胃癌）

　胃体上中部の伸展性は保たれているが，ひだは全体に太まって，凹凸蛇行を呈し，発赤している．粘膜面の胃小区の辺縁は白色調であり，赤と白の奇妙な地図状模様が広がっている．

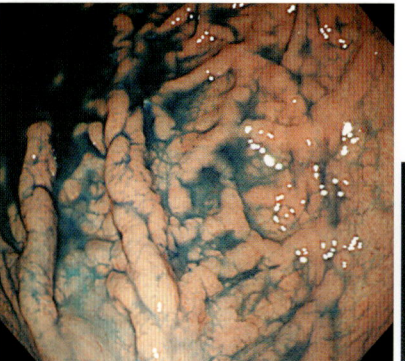

参考症例

潜在性スキルス胃癌

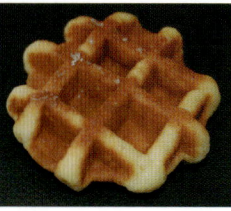

ベルギーワッフル

　濱田ら（胃と腸 2010；40：421）が指摘したように潜在性スキルスの段階では横軸方向のひだが現れ，ベルギーワッフル様の形状を呈する場合がある．

205

転移性胃癌，小葉癌（乳癌，4型胃癌類似所見）

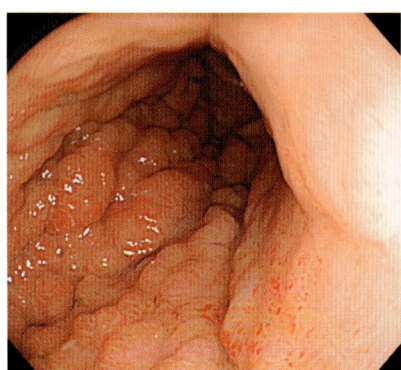

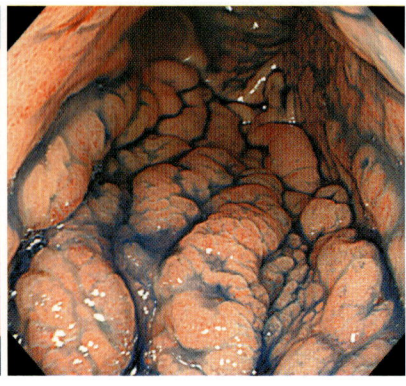

(特徴的所見)
- 転移性胃癌のうち，乳癌原発の場合に4型胃癌類似の巨大皺襞を呈するものがある．
- 凹凸のある肥厚したひだは4型胃癌と画像上区別することは難しい．
- 4型胃癌と異なり，ひだ上の粘膜から生検した場合にも腫瘍細胞が得られることが多い．

Cronkhite-Canada 症候群

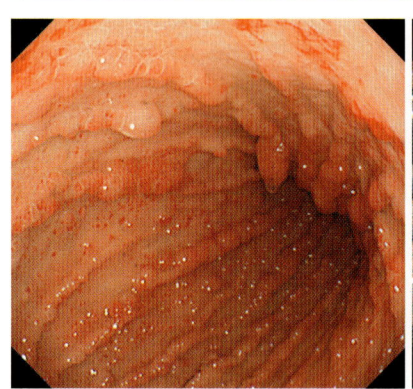

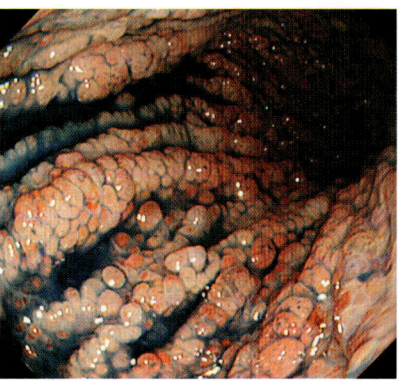

(特徴的所見)
- 遺伝的背景がなく，胃から大腸にかけての消化管に多数のポリープがみられる．胃ではひだ上に連山状を呈する．
- 消化管以外では背中や手掌，足底などに色素沈着や脱毛が認められる．
- ポリープ内で腺組織が囊胞状に拡張し分泌亢進をきたす結果，下痢や蛋白漏出性胃腸症に至る．

胃悪性リンパ腫

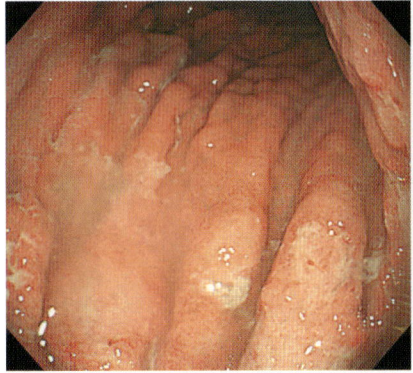

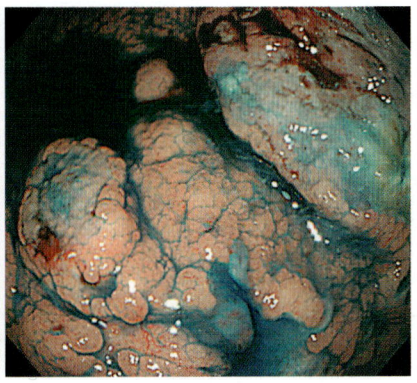

(特徴的所見)
- 線維成分が少ないことから,軟らかな印象をもつひだが肥厚している.
- ひだには白色調を呈する部分があり,洗浄しても剝がれにくい粒状の粘液が付着し,ところどころに白苔を有する.
- 色素を散布すると,ひだ状の溝が不整であることが明らかとなる.

肥厚性胃炎

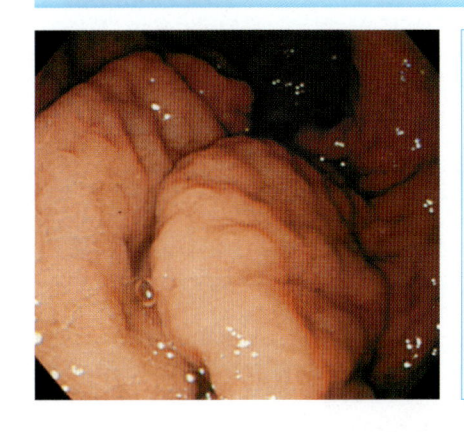

(特徴的所見)
- 軟らかく,うねるようなひだの様相を呈し,高度となると脳回転状となる.
- ひだの立ち上がりは急峻で,表面には発赤やびらんを伴うことは少なく,光沢を有する.
- 萎縮性胃炎においても大弯に残った1〜2条のひだが代償性に太くなることがあるが,肥厚性胃炎では胃底腺の萎縮が比較的軽度でありながら広い範囲でひだが腫大する.

◆病巣の硬さを表現するには,空気量を変える,体位を変換する,処置具で病巣を押すなどの手段を講じて画像に現す.

参考症例

高ガストリン血症によるひだ肥厚　　限局した肥厚性胃炎

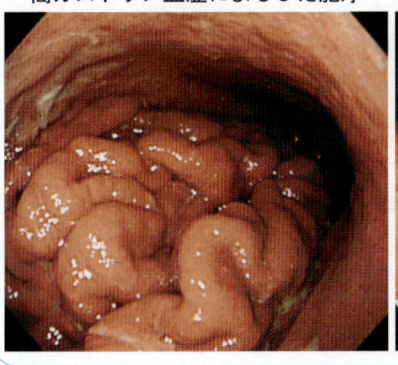

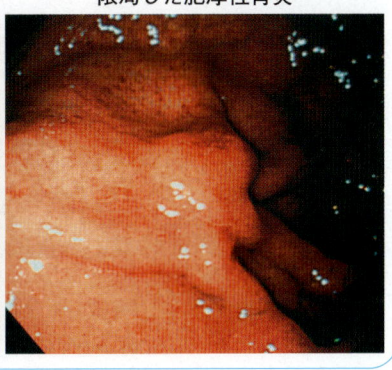

胃　ひだ

急性胃粘膜病変（AGML）

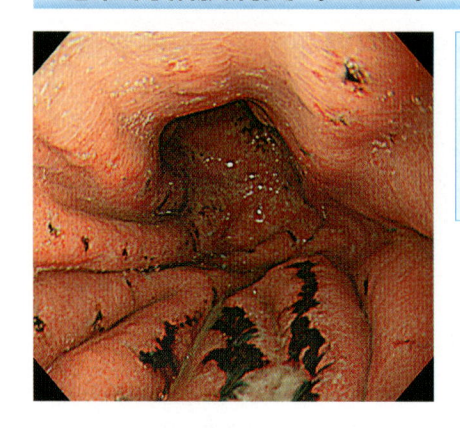

（特徴的所見）
- 体部のひだが肥厚し，凝血塊が付着した不整形のびらんが観察される．
- 肥厚したひだは浮腫状で比較的軟らかく，発赤し，立ち上がりは比較的明瞭である．

胃アニサキス症

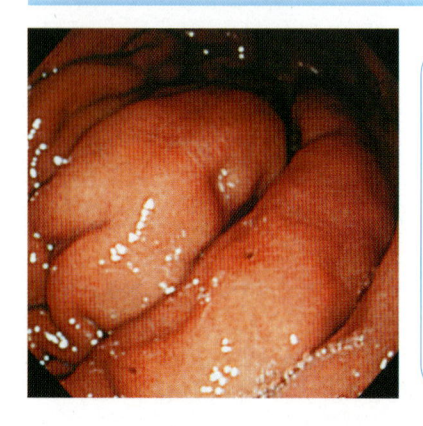

参考症例

アニサキス（矢印）を探し当てた画像

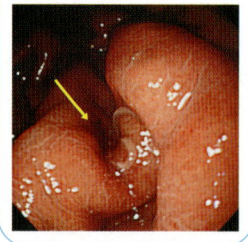

（特徴的所見）
- アニサキスが胃粘膜に食い込んだ部位を中心に，ひだの肥厚がみられる．
- ひだは発赤して，浮腫状であり，変化が胃全周に及ぶことはまれである．
  ◆ 虫体を確認すれば診断は容易である．

吻合部ポリープ状肥厚性胃炎（GCP）

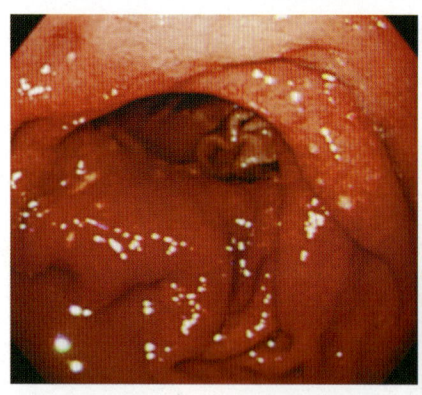

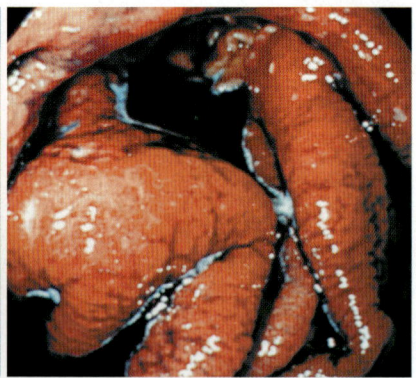

（特徴的所見）
- 胃切除後10年以上を経た患者の残胃空腸吻合部にみられる．
- 残胃大弯の粘膜ひだがBillroth Ⅱ法吻合部に到達して，発赤腫大し，大弯側吻合部を取り囲むような芋虫様隆起形態を呈する．
- ひだ上の小区は拡張している．
- 色素散布を行うと，ひだの発赤と拡張した胃小区像が明瞭となる．

胃静脈瘤

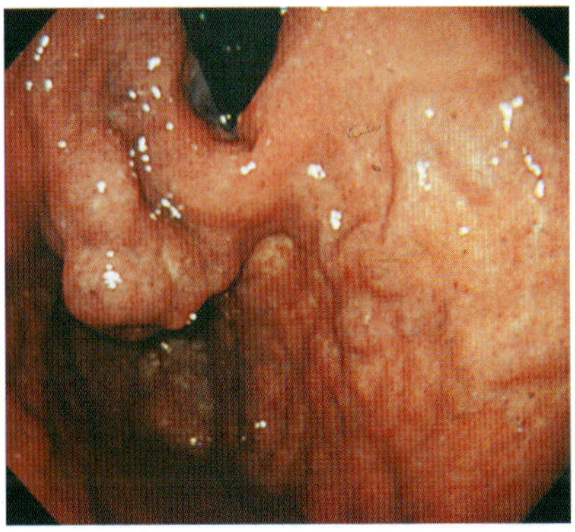

（特徴的所見）
- 噴門後壁から穹窿部にかけてのひだが限局的に肥厚する．
- ひだには光沢と緊満感が認められ，近接して観察すると青色が透けて見えることが多い．
  - ◆食道静脈瘤を伴っている場合は診断が容易であるが，胃静脈瘤単独の場合は迷う場合もある．
  - ◆この領域に限局したひだ腫大を生検する前には，鉗子で軽く押して静脈瘤でないことを確認すべきである．

参考症例
膵癌の胃浸潤

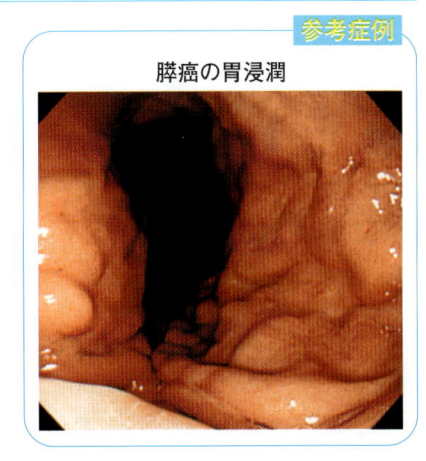

胃粘膜下腫瘍（SMT）

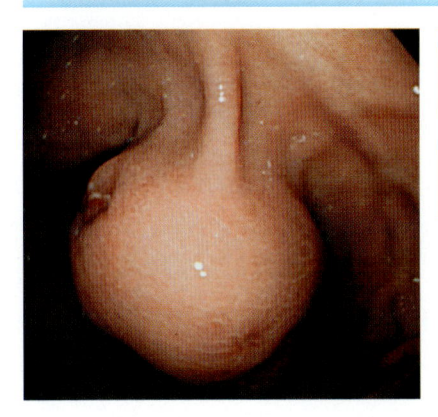

（特徴的所見）
- 粘膜下腫瘍周囲からのひだが，橋がかかるように途絶せずに隆起にかかる場合を架橋ひだ（bridging fold）と呼ぶ．
- 上皮性発育と非上皮性発育との鑑別に重要であり，粘膜下腫瘍様に発育をした胃癌の場合にも出現する．

参考症例 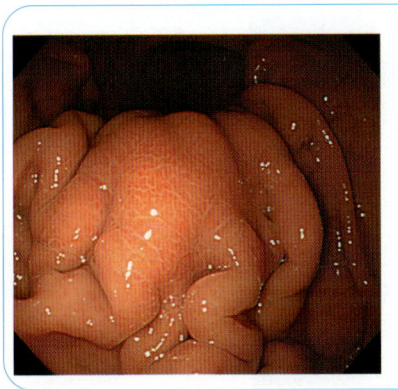
粘膜下腫瘍様に発育した胃癌

粘膜下を主体に発育した胃癌の場合は，架橋ひだを有する場合もある．

A型胃炎

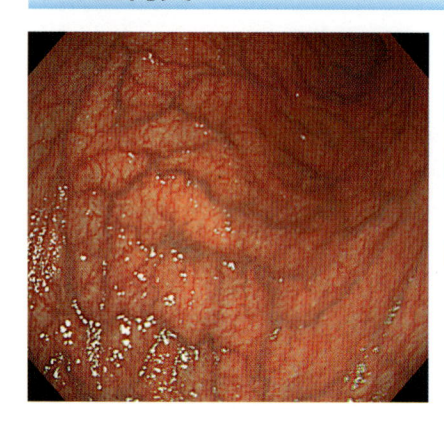

(特徴的所見)
- 胃底腺に対する自己免疫的機序で発生するA型胃炎では胃底腺粘膜萎縮が高度であり，体部のひだが消失し，菲薄化した粘膜下に血管が透見される．
- これに対して幽門腺萎縮は軽度である．
  - ◆胃底腺領域に多発するカルチノイドの発生が知られている．

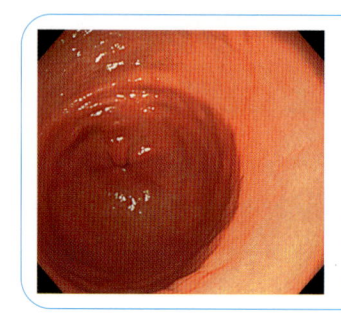

参考症例

A型胃炎の前庭部像

前庭部粘膜は光沢のあるorange-redと呼ばれる色調を保っている．

胃潰瘍瘢痕

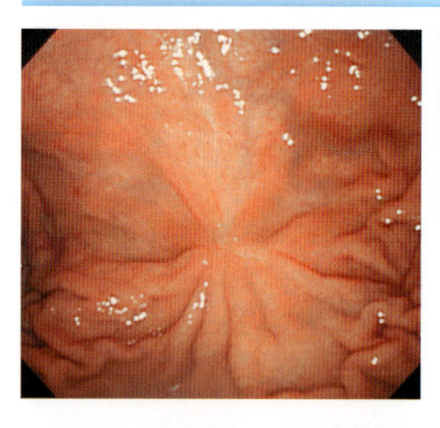

(特徴的所見)
- 良性の胃潰瘍瘢痕に集中するひだには，やせ，先細り，中断，棍棒状肥大，融合などの悪性所見を示すことはない．
- ひだの走行は胃の長軸方向でない場合も多く，その結果，病巣の局在が明瞭となる．

0-Ⅱc型胃癌，未分化型，M癌

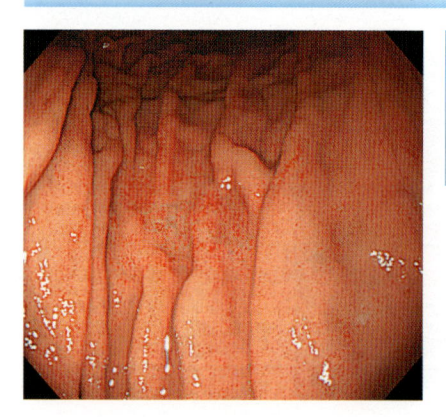

(特徴的所見)
- 印環細胞を主体とした胃体上部大弯の未分化型胃癌．口側からのひだは陥凹の辺縁で急激に消失しており，空気を少なくすると陥凹底をわずかに走るようにみえる．

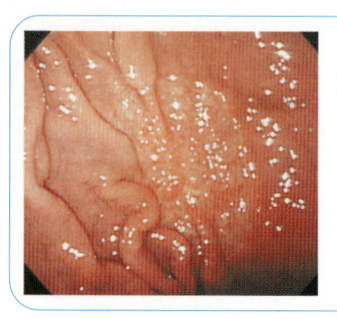

参考症例

ひだの先細りを呈するM癌

同様のM癌で，ひだの先細り像が明瞭となる場合もみられる．

0-Ⅱc 型胃癌，未分化型，SM 癌

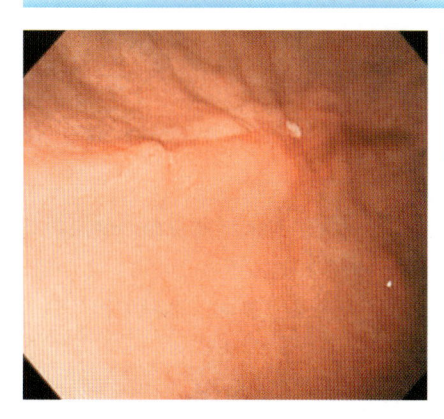

(特徴的所見)
- 口側からのひだが急激に細まり，やせの所見を呈する．
- 陥凹病巣であるが，全体に隆起している．

参考症例

ひだの棍棒状肥大を呈する SM 癌　　ひだの融合を呈する SM 癌

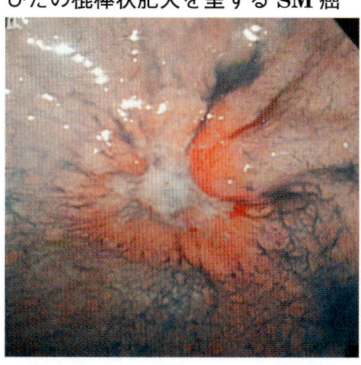

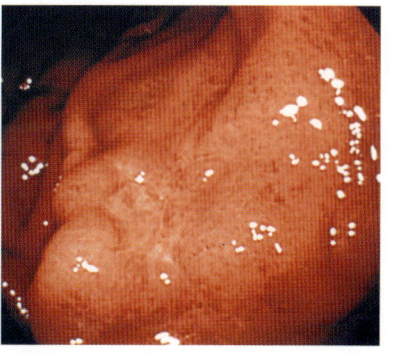

◆同様の SM 癌であっても粘膜下層の癌量や癌の存在する位置に応じて，棍棒状肥大や融合所見を呈する．

胃　ひだ

陥凹 ［胃］

中原慶太, 鶴田 修

陥凹を主体とする胃病変はほとんどが上皮性疾患である（**表1**）. 早期胃癌の肉眼型でもっとも頻度が高いのはⅡcであり, その質診断は臨床的にきわめて重要となる. この際, 癌組織型別の違いを把握しておくと質診断がより求めやすくなる（**表2**）. 本稿では, 陥凹の存在診断から質診断までのプロセスを解説する.

表1 陥凹を主体とした胃病変

Ⅰ. 限局性・単発
非腫瘍：びらん, 消化性潰瘍（活動期, 治癒期, 瘢痕期）, 憩室
腫　瘍：癌（分化型・未分化型, 早期・進行）
Ⅱ. びまん性・多発
非腫瘍：びらん, 消化性潰瘍（活動期, 治癒期, 瘢痕期）
急性胃粘膜病変；薬剤性, 放射線性, 腐蝕性胃炎, 蜂窩織炎など
感染症；梅毒, 結核, 真菌, HIV, サイトメガロウイルスなど
炎症性腸疾患の胃病変；クローン病, 潰瘍性大腸炎
その他；好酸球性胃腸炎, 全身性疾患（血管炎など）に伴う胃病変
腫　瘍：リンパ増殖性疾患（MALTリンパ腫, 悪性リンパ腫など）
多臓器からの胃転移, スキルス型進行癌

表2 早期胃癌の組織型別にみた臨床病理学的事項

癌組織型	未分化型癌 （低分化腺癌, 印環細胞癌）	分化型癌 （管状腺癌, 乳頭腺癌）
背景粘膜	腸上皮化生に乏しい非萎縮粘膜	腸上皮化生著明な萎縮粘膜
浸潤形式	浸潤性（非連続性発育）	膨張性・置換性（連続性発育）
主肉眼型	ほとんどが陥凹型	隆起型と陥凹型
陥凹境界	鋸歯状, 断崖状	棘状, なだらか
陥凹辺縁	辺縁隆起なし, あっても軽度	紡錘形の辺縁隆起
陥凹面	大小不同の顆粒多数	平滑, 顆粒1〜2個
陥凹の色調	褪色調	発赤調
ひだ先端	急な中断・やせ	なだらかな太まり・やせ

存在診断

陥凹を主体とする病変は, 明瞭なものから不明瞭なものまでさまざまである. 深い陥凹や明瞭な隆起を伴う陥凹, はっきりした色調の病変はすぐに認識可能であるが, 浅い陥凹は認識しづらい. したがって, 表面粘膜を観察する際, わずかな凹凸変化や色調の差, 血管透見, 光沢の違いなどに注意し, さまざまな角度や方向, 距離の調整, 空気量の微増減

を行いながら検査を行う．

質 診 断

1．陥凹の深さ：浅いか，深いか？

　　深い陥凹は，陥凹面に白苔を伴う場合，組織学的に粘膜筋板以深の欠損を示すような潰瘍性変化を考える．潰瘍底が汚く凹凸不整を示す場合，癌性潰瘍を疑う．陥凹面の性状が周囲粘膜と同じ場合，胃壁外側に突出した憩室である．

　　浅い陥凹は，周囲粘膜と比べてやや低い状態で，粘膜層におけるびらん性変化，あるいは萎縮性変化を考える．

　　いずれも良悪性の鑑別が必要である．

2．陥凹の数・分布：限局性・単発か，びまん性・多発か？

　　びまん性・多発する陥凹は，非腫瘍で炎症を主体とした疾患が多い．

　　非上皮性腫瘍であるMALT（mucosa associated lymphoid tissue）リンパ腫は多発しやすい．

　　限局性・単発の陥凹は，上皮性悪性腫瘍である癌との鑑別が必要である．

3．陥凹の形・輪郭：類円形・平滑か，星芒状・不整形か？

　　類円形・平滑な陥凹は，良性疾患（びらん・潰瘍）が多い．

　　星芒状・不整形を呈する陥凹は，悪性腫瘍を疑う．

4．陥凹境界：明瞭か不明瞭か，鋸歯状か棘状か？

　　一般的に境界が不明瞭な陥凹ほど，正確な質診断が難しくなる．

　　悪性腫瘍は無秩序な増殖発育を放射状に示すため，周囲粘膜との境界に不均一・不規則な所見が現れやすい．

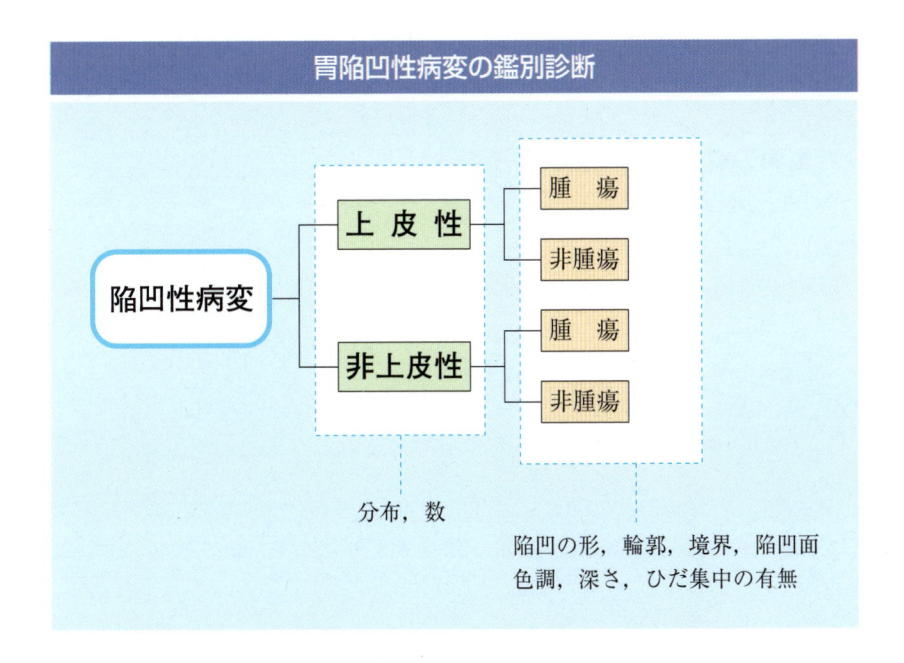

胃陥凹性病変の鑑別診断

陥凹性病変
- 上皮性
  - 腫瘍
  - 非腫瘍
- 非上皮性
  - 腫瘍
  - 非腫瘍

分布，数

陥凹の形，輪郭，境界，陥凹面色調，深さ，ひだ集中の有無

境界不明瞭な陥凹は，組織割面像で見ると正常粘膜からなだらかに移行しているものが多い．境界がギザギザした棘状を呈している場合，膨張性・置換性発育する分化型癌を疑う．

　境界明瞭な陥凹は，断崖状を呈しているものが多い．境界が鋭利で直線的，あるいはノコギリのような鋸歯状を呈している場合，間質を浸潤性発育する未分化型癌を疑う．

　部分的に境界不明瞭な陥凹は，表層上皮が比較的保たれ粘膜筋板上下を主体に発育するMALTリンパ腫を疑う．

5．陥凹辺縁：辺縁隆起の有無と質

　境界不明瞭な辺縁隆起を認める場合，隆起の表面性状が背景胃粘膜と同様で光沢のあるものは，炎症性浮腫に起因する良性疾患（びらん・潰瘍）が多い．

　上記に類似するが比較的境界明瞭で紡錘形の辺縁隆起の場合，分化型癌の膨張性発育に伴う反応性隆起を考える．

　明瞭な辺縁隆起を認めない場合は，未分化型癌やMALTリンパ腫を疑う．

6．陥凹面：平滑か凹凸不整か？ ― 顆粒の有無と質

　凹凸不整で顆粒が目立つ場合，悪性腫瘍を疑う．

　大小不同の発赤した顆粒所見が多数認められる場合，未分化型癌に特徴的とされる再生上皮変化（インゼル，聖域，島状粘膜残存と呼ばれている）を疑う．

　顆粒が目立つものの配列がより規則的で，正常胃粘膜に類似した類円形の場合，浸潤形式が類似したMALTリンパ腫を疑う．

　平滑で顆粒が目立たない場合，分化型癌を疑う．

7．色調：発赤主体か，褪色主体か？

　別項 p.244 参照

8．潰瘍の有無：潰瘍底，潰瘍周囲の所見

　別項 p.234 参照

9．ひだ集中の有無：ひだ先端の所見

　別項 p.202 参照

　以上のような所見を総合的に捉え，診断を進めていくことが大切である．

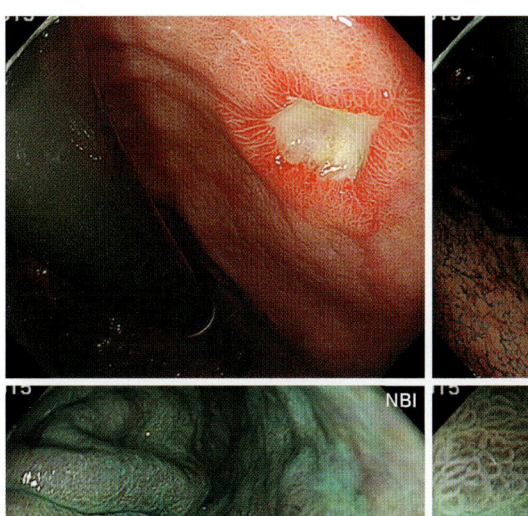

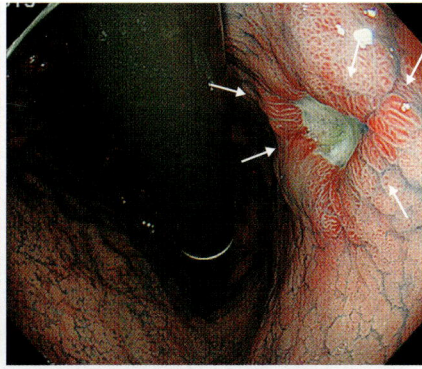

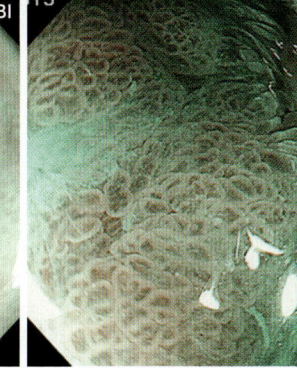

消化性潰瘍

（特徴的所見）
- 胃体下部後壁に深い陥凹を認める．
- 陥凹面は均一な白苔に覆われている．
- 陥凹周囲に規則的に柵状配列した鮮明な発赤模様（矢印）を認め，非腫瘍性の再生上皮が示唆され，消化性潰瘍と診断．

（画像強調・拡大所見）
- 陥凹部は，腺管模様が消失している．
- 周囲の発赤模様部は背景粘膜に類似した顆粒状～縞状の腺管模様を呈している．
- 周囲に不整な微小血管は視認されない．

胃 陥 凹

2型進行胃癌，分化型，SE癌，60mm

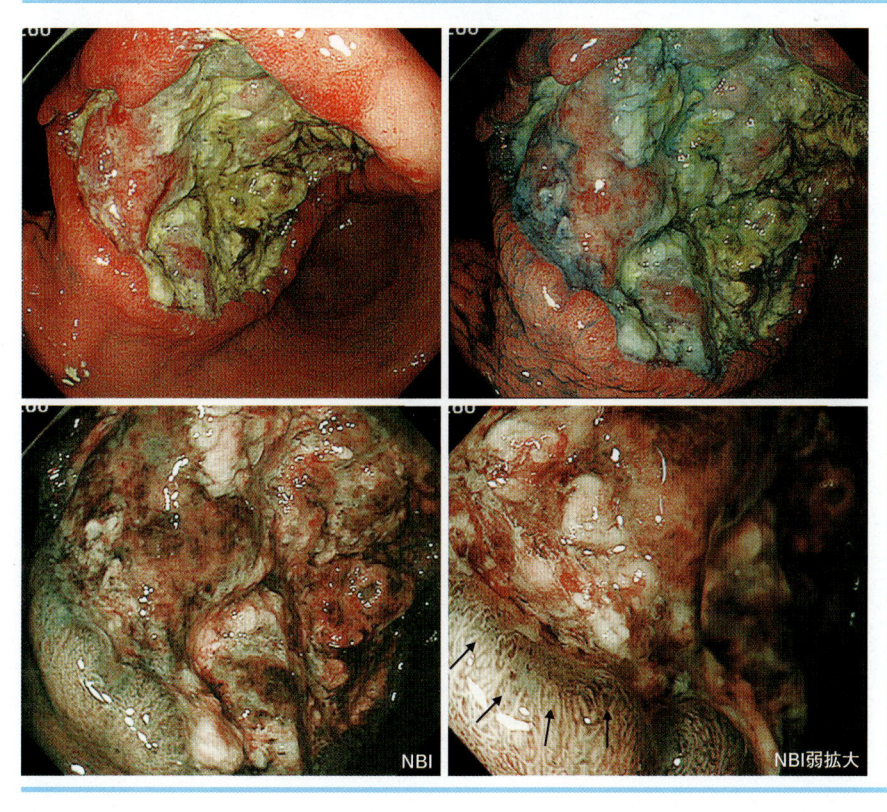

（特徴的所見）
- 胃角部小弯に不整形の深い陥凹を認める．
- 陥凹面に汚い白苔がみられ，不規則な凹凸変化が目立つ．
- 陥凹周囲に再生上皮は認められず周堤状を呈しており，2型進行胃癌と診断．

（画像強調・拡大所見）
- 周堤内側にわずかな浅い陥凹がみられ，小型で不整な腺管模様を認めることから，腺管形成する上皮性腫瘍が示唆される．
- 陥凹内の凹凸部は腺管模様が消失しており，不均一な褐色域が混在している．

Ⅱ．診断のプロセス　［胃］

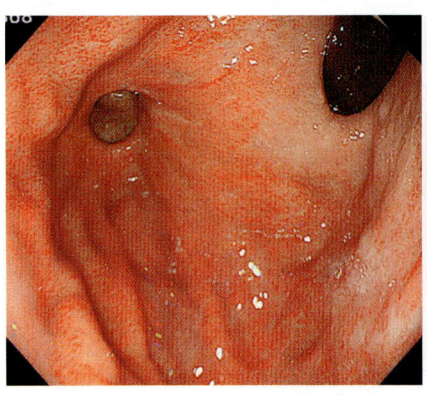

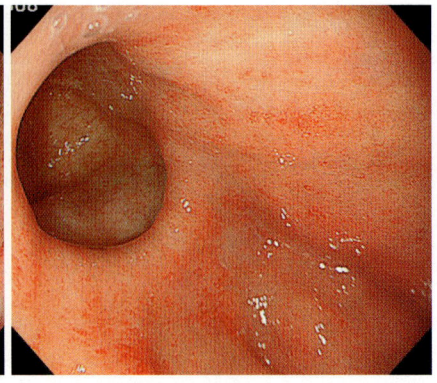

憩　室

（特徴的所見）
- 胃穹窿部大弯に類円形の深い陥凹を認める．
- 陥凹内部は背景粘膜と同じ性状を示し，胃壁外に突出したような形態を呈している．

びらん

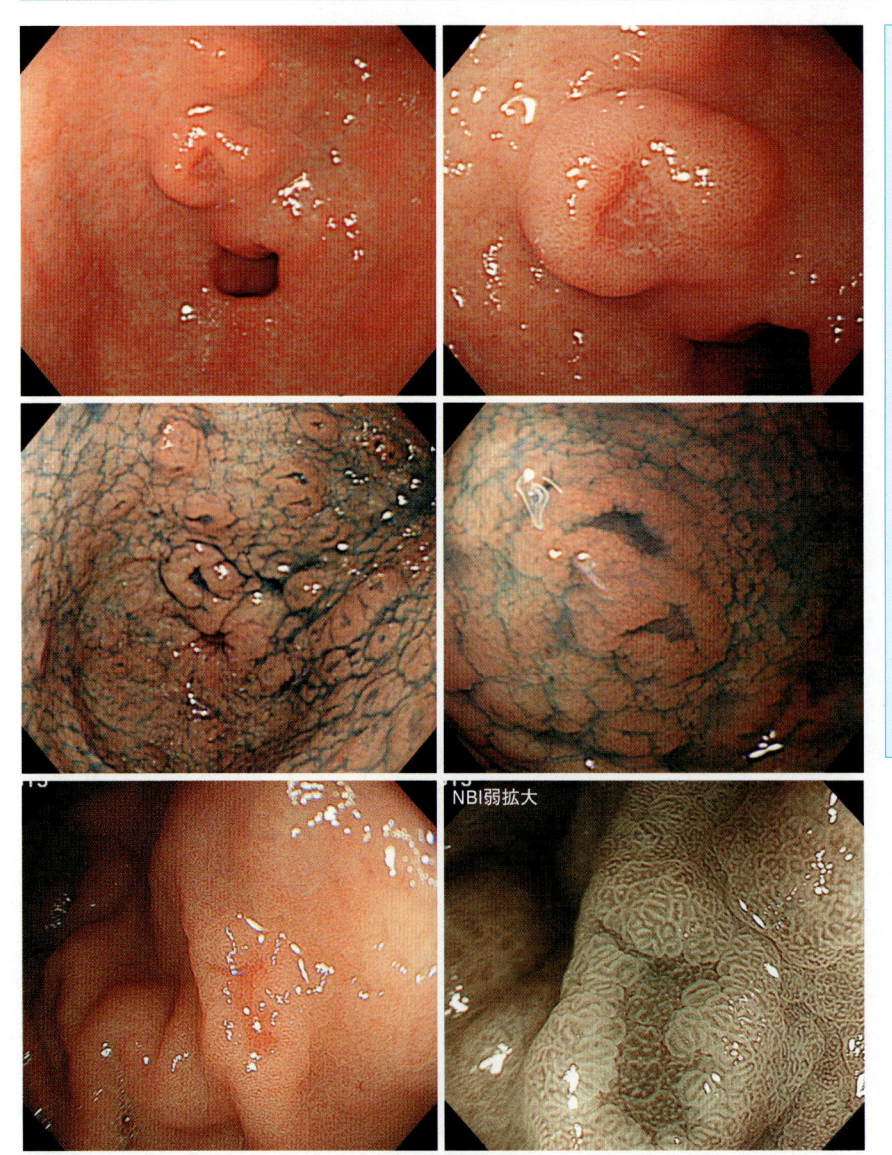

（特徴的所見）
- 胃前庭部に星芒状の浅い陥凹を認める．
- 陥凹周囲に平滑な浮腫状隆起を伴っており，陥凹境界に不整な棘状変化は認めない．
- 同様の陥凹が多発性に分布している．

（画像強調・拡大所見）
- 単発の発赤陥凹で，腫瘍・非腫瘍の鑑別が必要である．
- 陥凹内部は，背景粘膜に類似した顆粒状の腺管模様を呈している．
- 腺管模様内に不整な微小血管は視認されず，非腫瘍と診断．

NBI弱拡大

216

0-Ⅱc型早期胃癌，分化型，M癌，5 mm

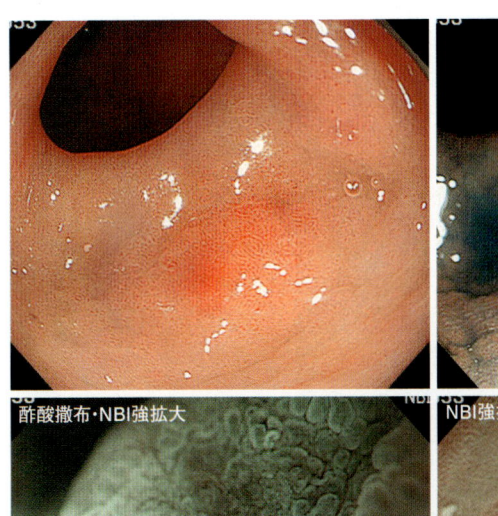

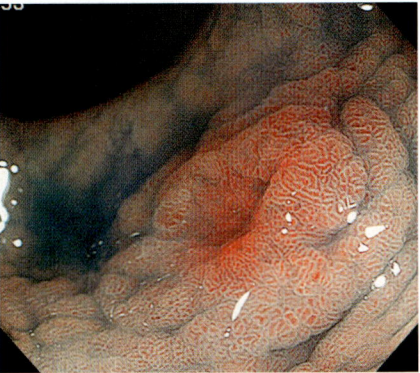

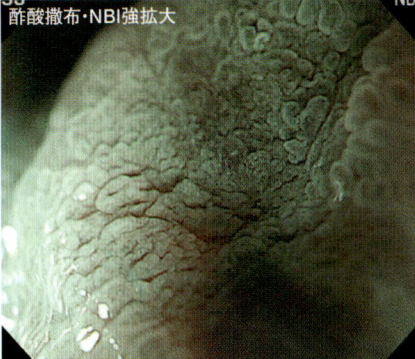

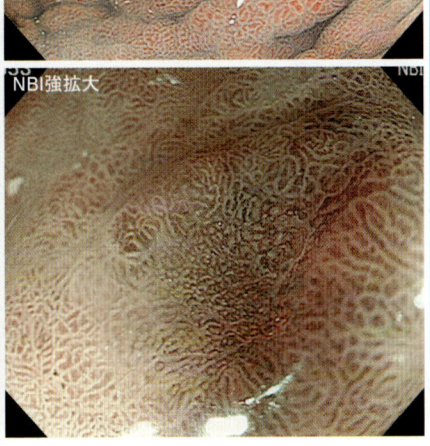

（特徴的所見）
- 胃幽門部大弯に発赤調の小さな浅い陥凹を認める．
- 陥凹面は平滑で，陥凹境界にギザギザした棘状変化は目立たない．
- 発赤にわずかな濃淡差がみられる．

（画像強調・拡大所見）
- 酢酸撒布では，陥凹部に背景粘膜と異なる小型の不整な腺管模様を認め，腺管形成する腫瘍が示唆される．
- 同部位の血管模様は，腺管模様を取り巻くように連結する不整な網目状パターンを呈しており，分化型癌に特徴的と報告されている．

0-Ⅱc型早期胃癌，分化型，M癌，25 mm

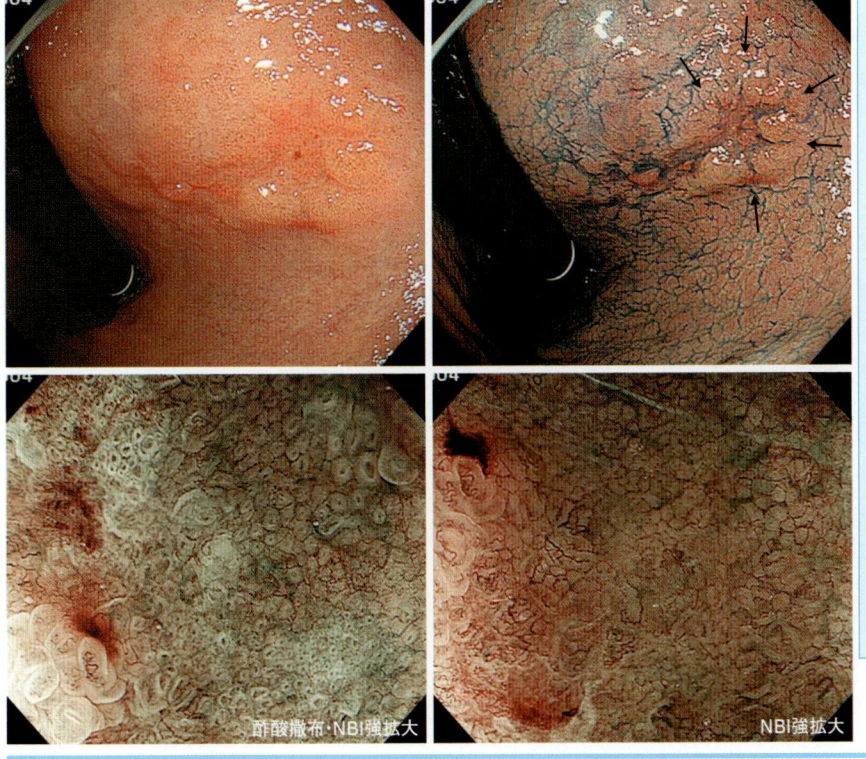

（特徴的所見）
- 胃体下部後壁に発赤調の浅い陥凹を認める．
- 陥凹面は比較的平滑で大小の顆粒は目立たない．
- 陥凹境界にギザギザした棘状変化（矢印）と辺縁隆起を認め，典型的な分化型癌と診断．

（画像強調・拡大所見）
- 酢酸撒布では，陥凹部に背景粘膜と異なる小型の不整な腺管模様を認め，腺管形成する腫瘍が示唆される．
- 腺管模様を取り巻くように不整な網目状微小血管がみられる．

Ⅱ. 診断のプロセス ［胃］

潰瘍瘢痕

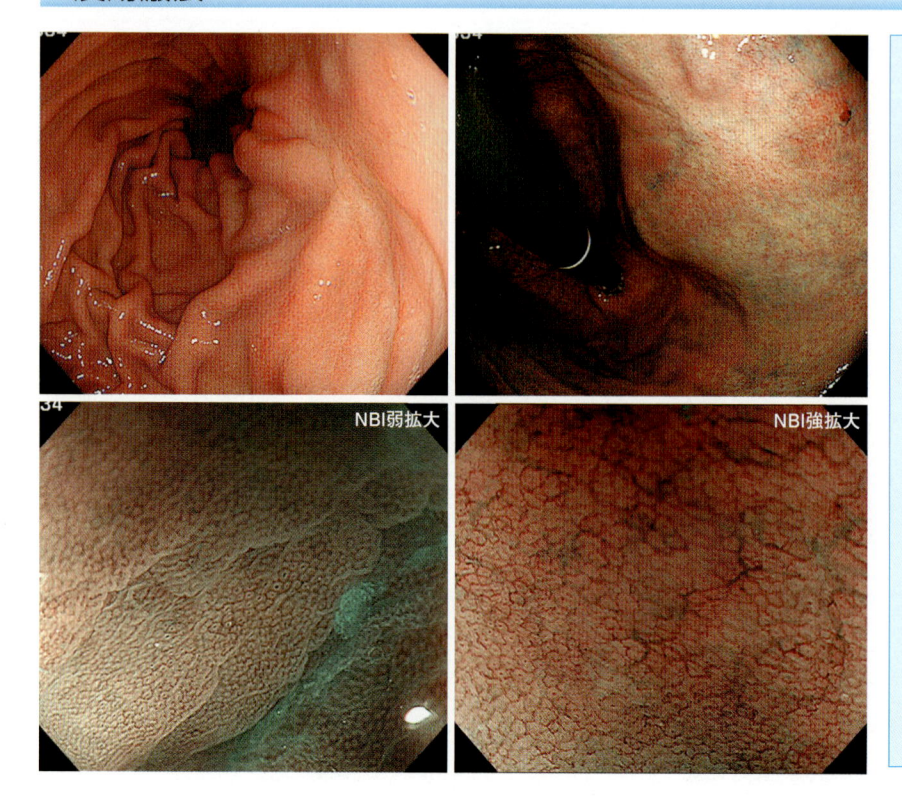

〈特徴的所見〉
- 胃体中部後壁にひだ集中を伴う褪色調の浅い陥凹を認める．
- ひだ先端にやせや中断は認められない．
- 陥凹境界は不明瞭で，棘状変化や断崖状の悪性所見に乏しい．

〈画像強調・拡大所見〉
- 陥凹部は背景粘膜とほぼ変わらない規則的に配列する腺管模様を呈している．
- 同部位の血管模様は，網目状パターンを呈しているが，口径不同や連結の中断といった不整さに乏しく，非腫瘍性の治癒期瘢痕と診断．

0-Ⅱc型早期胃癌，分化型，M癌，15 mm，Ul-Ⅱs

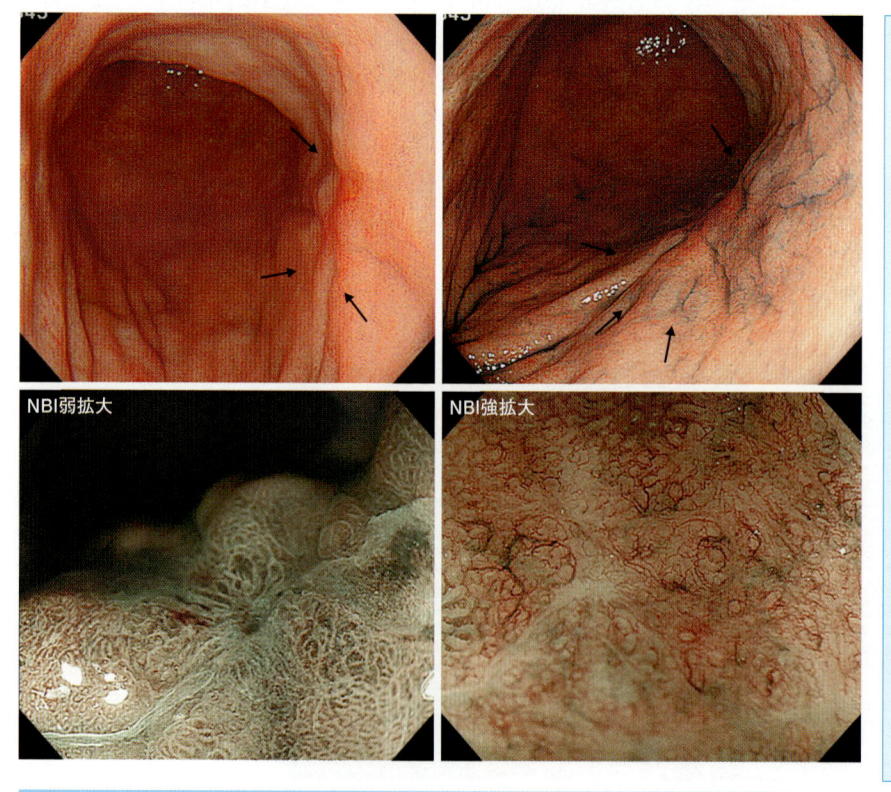

〈特徴的所見〉
- 胃体下部後壁にひだ集中を伴う発赤調の浅い陥凹を認める．
- ひだ先端にやせや走行異常（矢印）が認められる．
- 陥凹境界は不明瞭で，棘状変化といった悪性所見に乏しいが，不規則な辺縁隆起を伴っている．

〈画像強調・拡大所見〉
- 陥凹部に背景粘膜と異なる小型で不整な腺管模様を認め，腺管形成する腫瘍が示唆される．
- 同部位に多様性を示す不整な微小血管を認め，分化型癌と診断．

0-Ⅱc型早期胃癌，未分化型，SM1癌，20 mm，Ul-Ⅱs

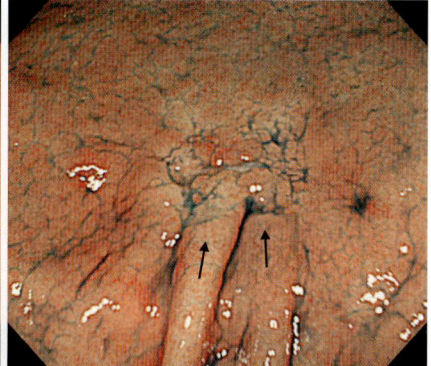

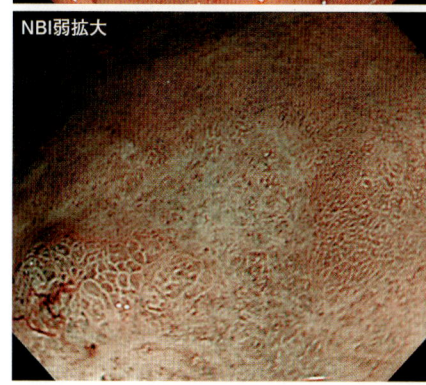

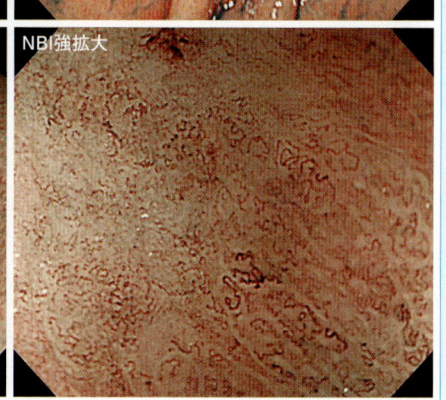

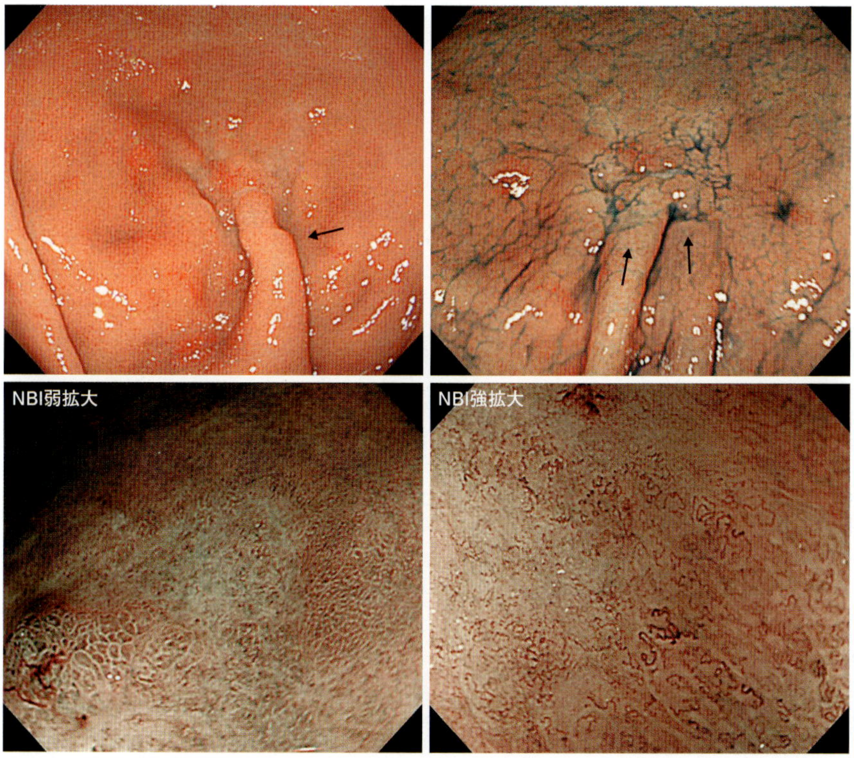

〈特徴的所見〉
- 胃角部大弯にひだ集中を伴う褪色調の浅い陥凹を認める．
- ひだ先端に急なやせ・中断（矢印）を認める．
- 陥凹境界は直線的な性状を呈し陥凹面に大小の顆粒を多数伴っている．

〈画像強調・拡大所見〉
- 陥凹面は，背景粘膜と比べて腺管模様が不明瞭化しており，腺管形成に乏しい腫瘍性病変が示唆される．
- 腺管模様が不明瞭化した領域に，縮緬状の不規則な走行を示す微小血管を認め，未分化型癌に特徴的な血管模様と報告されている．

0-Ⅱc型早期胃癌，未分化型，M癌，50 mm，Ul-Ⅱs

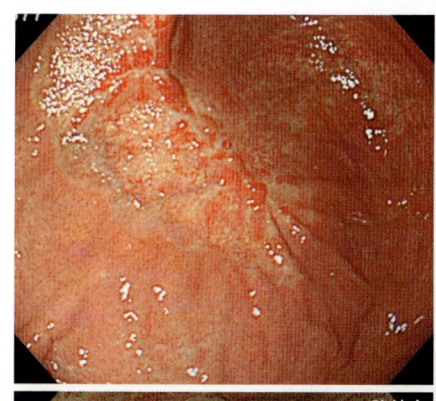

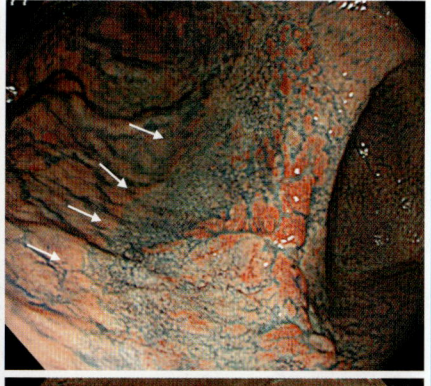

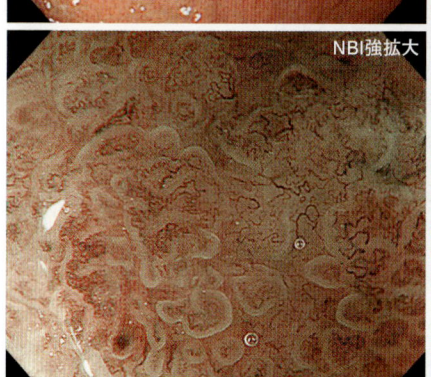

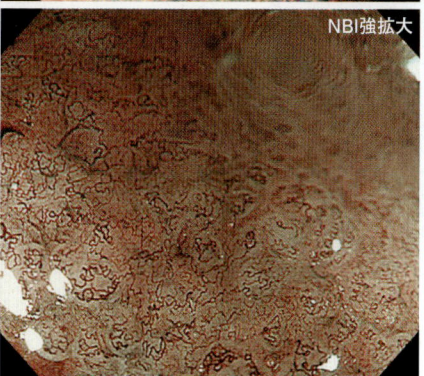

〈特徴的所見〉
- 胃角部前壁主体に褪色調の浅い陥凹が拡がっている．
- 陥凹境界は直線的な断崖状（矢印）を呈している．
- 陥凹面に大小の発赤した顆粒が目立つことから，典型的な未分化型癌と診断．

〈画像強調・拡大所見〉
- 発赤顆粒部には，背景粘膜に類似した類円形の腺管模様を認める．
- 陥凹面に縮緬状の不規則な走行を示す微小血管を認める．

胃　陥凹

Ⅱ. 診断のプロセス ［胃］

MALT リンパ腫

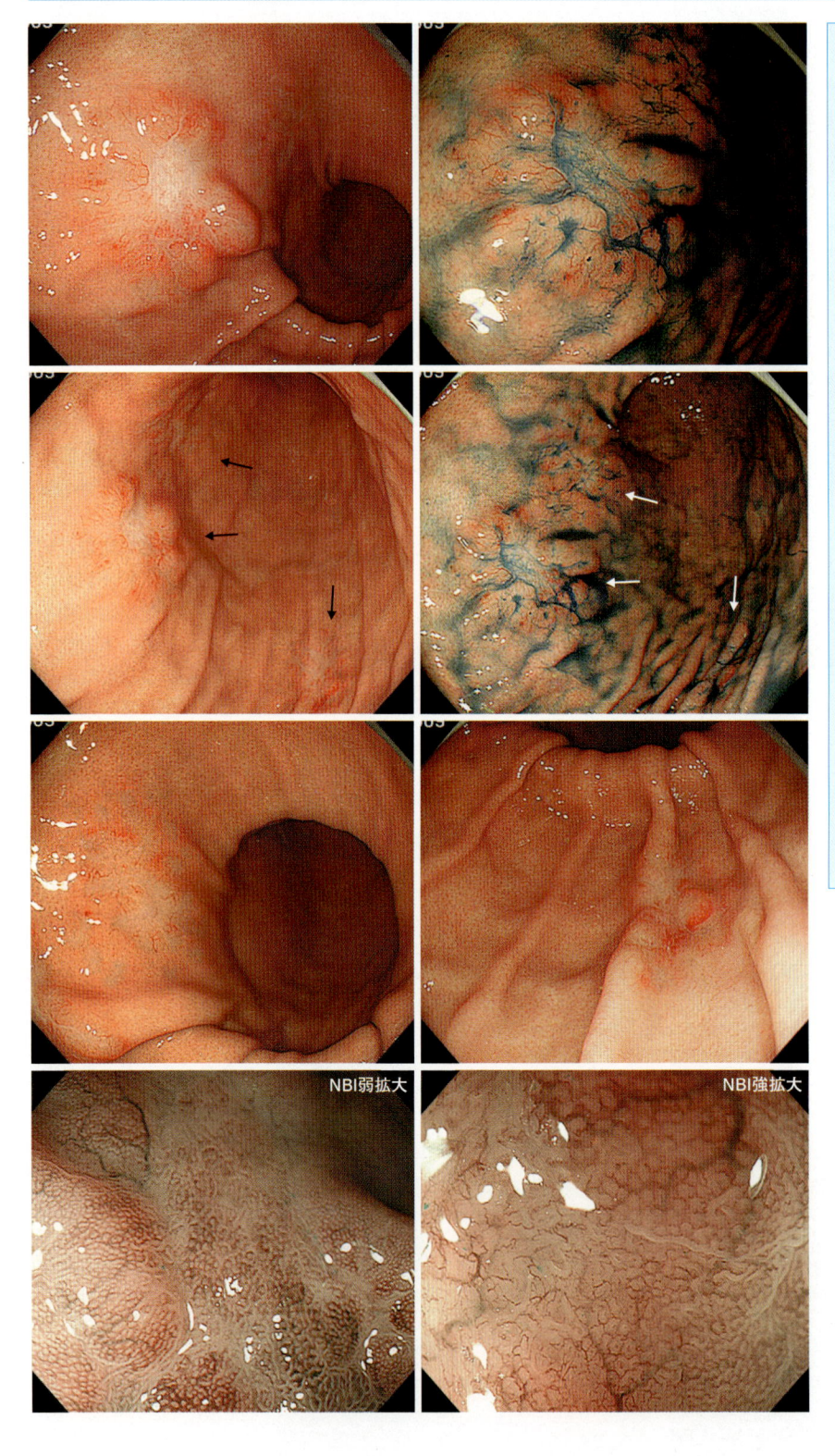

〈特徴的所見〉
- 胃体下部前壁に褪色調の不整な陥凹を認める．
- 部分的に粘膜下腫瘍様に隆起した領域や，不規則な血管模様，発赤顆粒を伴っている．
- 主病巣の肛門側，および大弯側にも浅い陥凹を認め，病変が胃内に多発している（矢印）ことから，非上皮性腫瘍のMALTリンパ腫と診断．

〈画像強調・拡大所見〉
- 発赤顆粒部には，背景粘膜に類似した類円形の腺管模様を認め，非腫瘍性上皮の残存が示唆される．
- 褪色した陥凹面には，不整な走行を示す微小血管を認める．

NBI弱拡大　　NBI強拡大

Column

コラム　生検すべき場所（胃・陥凹）

　胃の陥凹性病変を認め，生検を行う際には，まず正確な内視鏡診断を行い，病変に応じて採取部位の決定を行う必要がある．生検を行うか否かは悪性所見の有無が一番重要になるが，明らかな悪性病変でも部位によっては生検で癌の診断が得られないこともあるため，病変の存在部位（背景粘膜）や組織型など病変の特徴を十分に考慮し，適切な生検部位を決定する必要がある．また悪性所見が乏しい病変や内視鏡的に良悪性の鑑別が困難な病変の存在を考慮し，疑わしいものには積極的に生検を行い診断を確定する必要がある．

　とくに前庭部に存在する分化型の小さな癌では悪性所見に乏しく，また同部位は炎症による修飾がかかりやすいところでもあり，内視鏡診断が困難な場合がある．単発のびらん，局面をもった病変，他の炎症と様相が異なる部位は積極的に生検をすべきである．また噴門部癌でもその初期病変は肉眼型に乏しいものが多く，わずかな色調の変化やくすみ，ハレーションの不規則さなどを認めた場合，生検を行う．また未分化型癌の初期病変では，一般に言われているように辺縁境界がはっきりせず萎縮粘膜と同様な所見を呈することがあるので，限局性の萎縮像（褪色調の粘膜像，図）を認めた場合は生検をすべきである．

　いずれにせよ，むやみやたらに生検をするべきではなく，内視鏡診断に基づいた正確な診断と的確な部位を生検できる内視鏡技術が必要なのはいうまでもない．あくまでも内視鏡での形態診断学であり，生検診断学ではないということをしっかりと認識すべきである．

（長浜隆司）

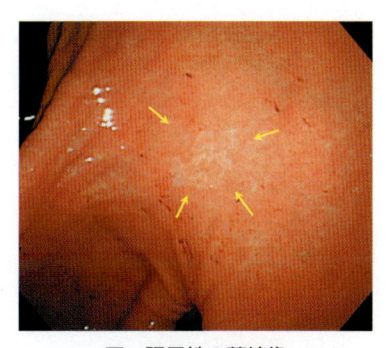

図　限局性の萎縮像
生検の結果，signet-ring cell carcinomaであった．

びらん [胃]

八木一芳，中村厚夫，関根厚雄

腫瘍性病変か，非腫瘍性病変か？

　消化管は粘膜筋板を有するが，粘膜筋板を越えない浅い粘膜の組織欠損をびらんと称する．胃粘膜におけるびらん性病変は**表**のようなものが存在するが内視鏡施行時にびらん性病変を観察した場合，腫瘍性病変か否かの鑑別がもっとも重要である．多発病変か否か，びらんの形態，びらんと周囲との境界の形状，びらん周囲の所見などから質的診断に迫ることができる．その鑑別のポイントは以下のとおりである．

表　胃粘膜のびらんを呈する疾患

腫瘍性病変	非腫瘍性病変
胃癌 　陥凹型分化型胃癌 　陥凹型未分化型胃癌 悪性リンパ腫 MALTリンパ腫	良性びらん 　たこいぼびらん（症状胃炎） 　びらん性胃炎 　単発びらん 　多発びらん 薬剤性びらん 　NSAIDs起因性びらん 胃クローン病 胃サルコイドーシス 胃梅毒

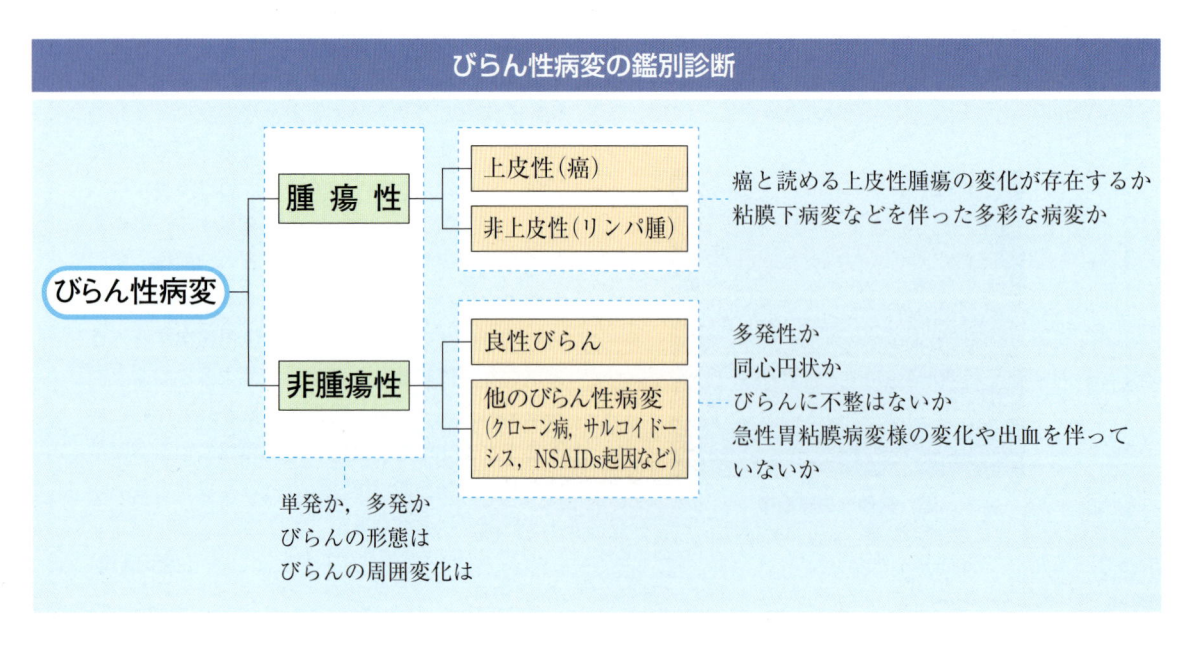

びらん性病変の鑑別診断

びらん性病変
- 腫瘍性
  - 上皮性（癌）
  - 非上皮性（リンパ腫）

  癌と読める上皮性腫瘍の変化が存在するか
  粘膜下病変などを伴った多彩な病変か

- 非腫瘍性
  - 良性びらん
  - 他のびらん性病変（クローン病，サルコイドーシス，NSAIDs起因など）

  多発性か
  同心円状か
  びらんに不整はないか
  急性胃粘膜病変様の変化や出血を伴っていないか

単発か，多発か
びらんの形態は
びらんの周囲変化は

1. 腫瘍性病変

びらんを形成する腫瘍性病変でもっとも多いのは胃癌[1]である．他には MALT（mucosa associated lymphoid tissue）リンパ腫[2]が鑑別に挙げられる．

1）胃　癌

びらんが単発性に存在した場合は，癌を疑い不整な辺縁隆起，不均一な形状などがないかを確認することが必要である．その際にインジゴカルミンによる色素散布は必要不可欠である．とくにびらんが単発でなく多発性に存在する場合に，そのなかから癌を見つけ出すことは簡単ではない．それゆえ微小・小型陥凹型分化型胃癌と良性びらんとの鑑別は重要である．長南らは陥凹型分化型胃癌の特徴として，

① area 状の周辺隆起を伴う星芒状陥凹
② 平滑な周囲隆起を伴う小不整陥凹
③ 周囲隆起を伴わない小不整陥凹

の３点にまとめている[1]（図）．

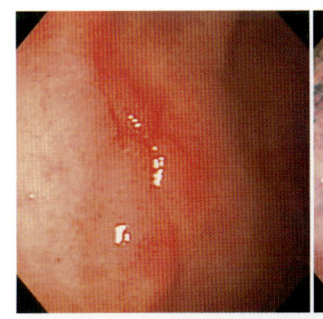

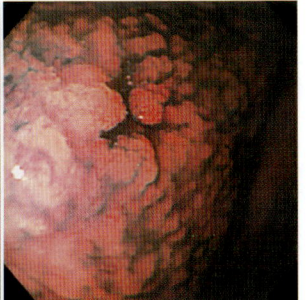

図　微小・小型陥凹型分化型胃癌の特徴（長南ら）[1]

(1) area 状の周囲隆起を伴う星芒状陥凹

健常な胃小区よりやや大きい area が陥凹の周囲を取り囲み，area の隆起の中ほどに蚕食を伴う段差を認め，area と area の間の溝に沿って，癌は棘状に延び出している．

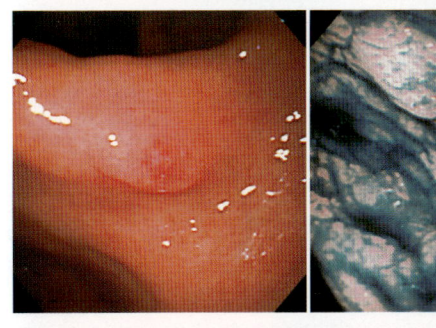

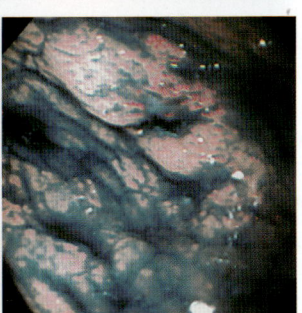

(2) 平滑な周囲隆起を伴う小不整陥凹

周囲隆起が area 状を呈さず平滑で，頂上部の不整発赤びらんとしてみられる．
活動期のびらんとの鑑別：単発性，びらんが不整形，びらんが隆起中央から偏位している．出血を伴っていることがある．

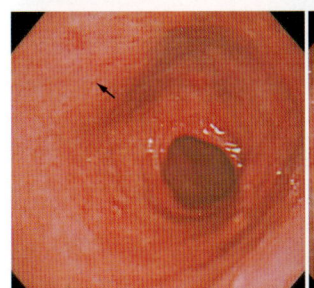

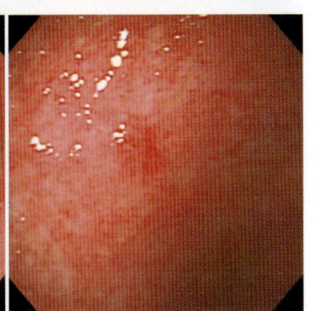

(3) 周囲隆起を伴わない小不整陥凹

境界明瞭な不整びらんとしてみられる．
治癒期のびらんとの鑑別：治癒期のびらんは同心円状で発赤の辺縁が不鮮明である．

2）悪性リンパ腫

不整びらんの周囲に耳たぶ状の隆起を伴うことが多い．また粘膜下腫瘍の要素を有する隆起の存在も重要である．

3）MALTリンパ腫

びらんのほかにIIc様陥凹，限局性の褪色調粘膜，発赤調の顆粒状病変，敷石状粘膜，腫瘤など多彩な所見が複合している病変はMALTリンパ腫を考える[2]．

2．非腫瘍性病変

1）良性びらん

前庭部には多発してみられる．*Helicobacter pylori*（*H. pylori*）非感染症例にもみられ，炎症性変化とは別に考えるべきである．とくに*H. pylori*除菌後に目立ってくることはまれでない．注意点は微小癌との鑑別であり，びらん性変化の中に癌の要素が存在するか否かを内視鏡でよく観察することが重要である．たこいぼ状の形状を示すたこいぼびらん，白苔を伴った活動性びらん，頂点にわずかな陥凹を残した治癒期びらんなどに分類されている．

2）NSAIDsによる急性びらん

白苔の付いた不整な大小不同なびらんが多発性に存在する際には，非ステロイド抗炎症薬（NSAIDs）による急性びらんを疑う．

3）胃クローン病

中心が陥凹し周囲に紅暈を伴うアフタ様病変の多発が報告されている[3]．

4）胃サルコイドーシス

びらんのほか，結節性隆起病変が報告されている[4]．

5）胃梅毒

幽門前庭部に好発し，病変は全周性に存在し，融合傾向のある不整形の多発潰瘍・びらんからなる．周囲の介在粘膜は浮腫状の凹凸不整を呈する[5]．

文　献

1) 長南明道，三島利之，安藤正夫，他：早期胃癌診断の実際―微小胃癌・小胃癌：内視鏡所見．胃と腸　2000；35：111-118
2) 大楽尚弘，加藤勝章，大原秀一，他：胃MALTリンパ腫除菌後の長期経過と予後―内視鏡像を中心に．胃と腸　2004；39：277-283
3) 古賀秀樹，清水香代子，垂水研一，他：抗TNF-α抗体療法により胃アフタ様病変が著明改善したCrohn病の1例．胃と腸　2004；39：221-227
4) 稲葉良彦，高橋　寛，千野晶子，他：消化管サルコイドーシス．胃と腸　2003；38：634-638
5) 小林広幸，渕上忠彦：消化管梅毒．胃と腸　2002；37：379-384
6) Nonaka K, Ishikawa K, Shimizu M, et al：Education and Imaging. Gastrointestinal：gastric mucosa-associated lymphoma presented with unique vascular features on magnified endoscopy combined with narrow-band imaging. J Gastroenterol Hepatol　2009；24：1697
7) Nonaka K, Ishikawa K, Arai S, et al：Magnifying endoscopic observation of mantle cell lymphoma in the stomach using the narrow-band imaging system. Endoscopy　2010；42：E94-E95

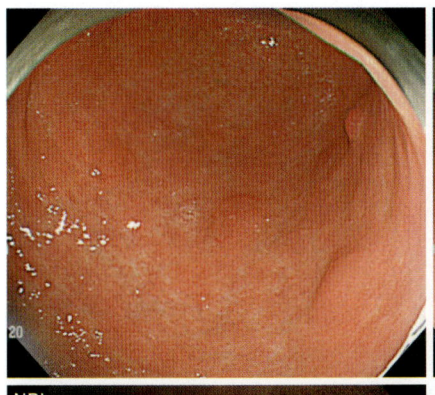

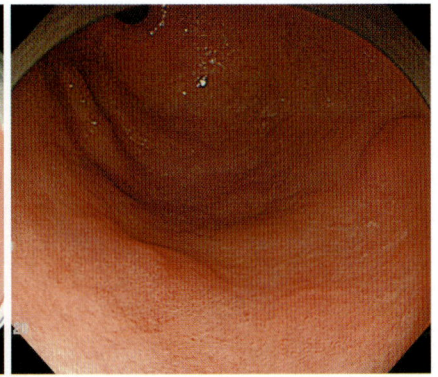

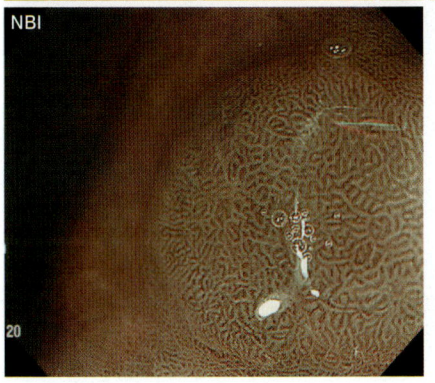

多発のたこいぼびらん

(特徴的所見)
- 上左：胃前庭部に多発のたこいぼびらんを認める．
- 上右：びらんはたこ足の吸盤のような形態をしている．陥凹は発赤を伴っているが同心円状で，癌と診断する蚕食像などの所見は認めない．

(NBI拡大所見)
- 下：white zone からなる模様も透見される血管も周囲の胃炎粘膜と同様で癌と読める所見はない．

びらん（治癒期，単発）

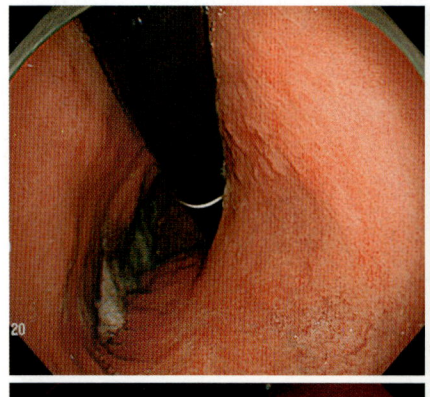

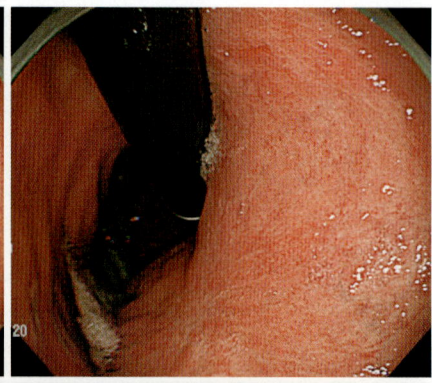

〈特徴的所見〉
- 上左：胃体中部小弯に中心陥凹を伴った発赤病変を認める．後壁には潰瘍瘢痕を認める．
- 上右：発赤面の小弯側は不鮮明であるが大弯側は鮮明である．

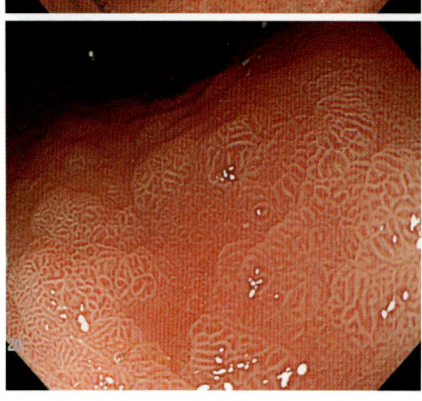

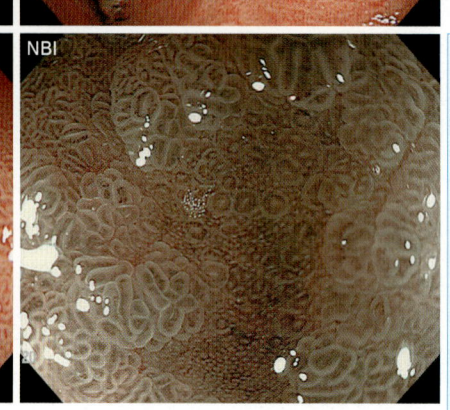

〈白色光拡大所見〉
- 下左：周囲とは粘膜模様が異なり円形のpitからなる比較的密度の高い腺管形成した所見である．

〈NBI拡大所見〉
- 下右：white zoneからなる円形pitの配列は規則的であり血管もその周囲を規則的に走行している．癌と診断する所見はない．

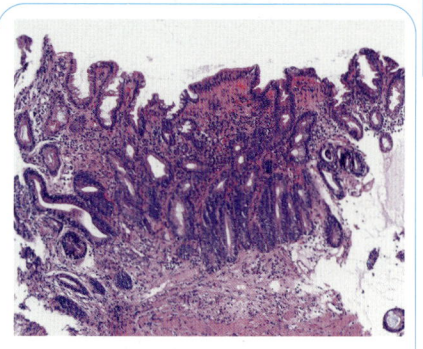

◆生検組織像．一部に杯細胞を伴った胃炎組織である．

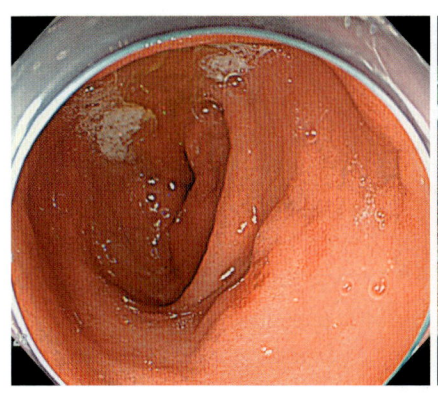

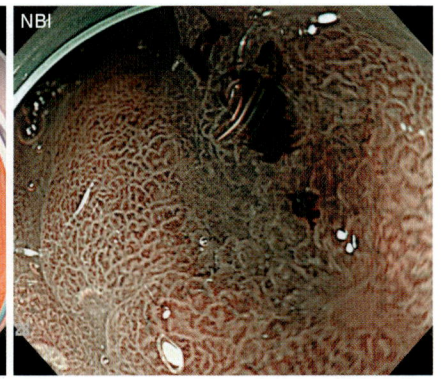

びらん（治癒期，多発）

（特徴的所見）
- 左：胃前庭部に発赤を伴った中心陥凹と周囲に隆起を認める病変が散在している．同心円状で発赤陥凹の境界は不鮮明で良性びらんと診断できる．

（NBI 拡大所見）
- 右：white zone からなる粘膜模様は一部不鮮明化しているが，周囲と基本的に類似している．血管像は視認できない．境界は不鮮明であり癌と診断できる所見はない．

びらん（活動期，単発）

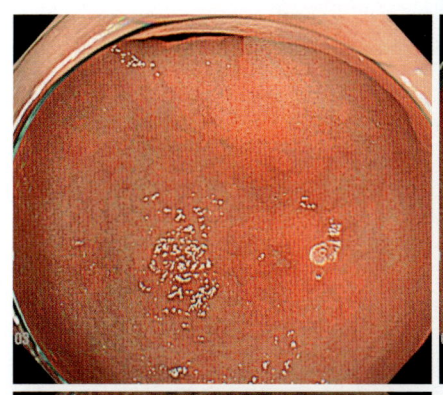

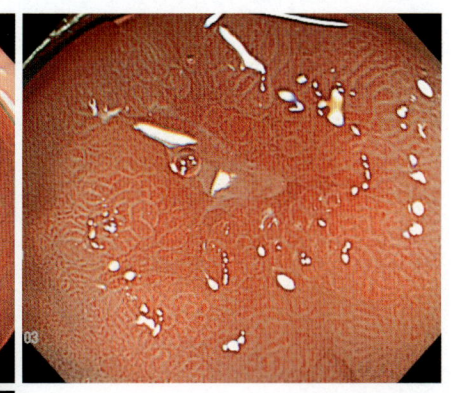

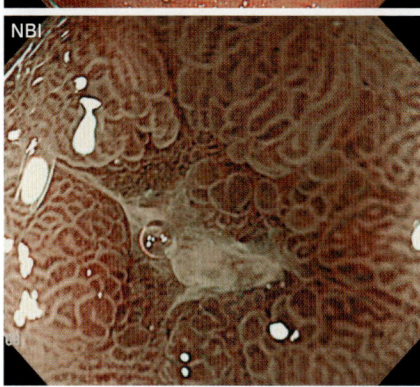

（特徴的所見）
- 上左：胃前庭部に単発の白苔を伴い，その周囲には発赤陥凹部，その周りに隆起を伴う病変を認める．
- 上右：近接観察にて隆起は周りの胃炎と同様の模様を呈している．発赤陥凹部の粘膜模様は窩間部の幅が異なっているが漸次的に変化している．癌としての境界はなく良性びらんと診断できる．

（NBI 拡大所見）
- 下：発赤陥凹部の white zone からなる模様は密な腺管開口部の部分，窩間部の広い部分が混在しているが漸次的に変化しており，粘膜の方向性（粘膜模様の縦軸のベクトル方向）に不同はない．また異常血管も観察されない．良性びらんと診断できる．

胃

びらん

II. 診断のプロセス ［胃］

NSAIDs 起因性びらん

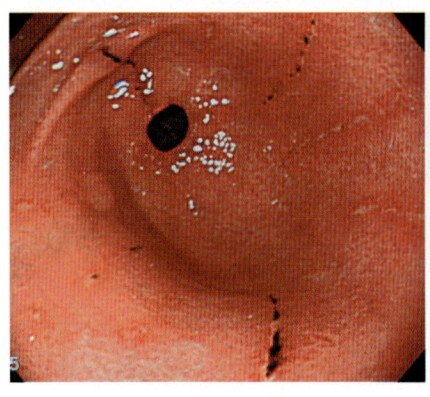

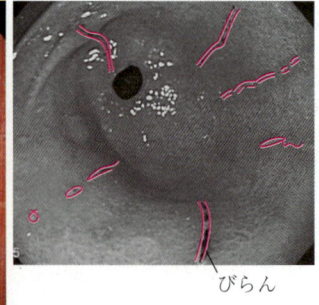

（特徴的所見）
- 胃前庭部に白苔と一部出血を伴った細長いびらんを認める．
- 通常認める円形のびらんとは異なっている．
- びらん周囲には発赤を伴い，急性びらんによる反応性の胃粘膜所見が観察される．

◆ 内視鏡検査後，問診でNSAIDsの内服が確認された．

びらん

0-Ⅱc 型早期胃癌

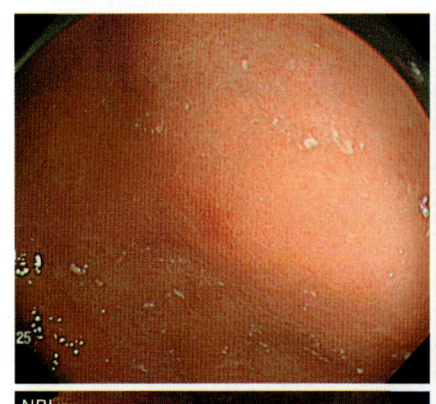

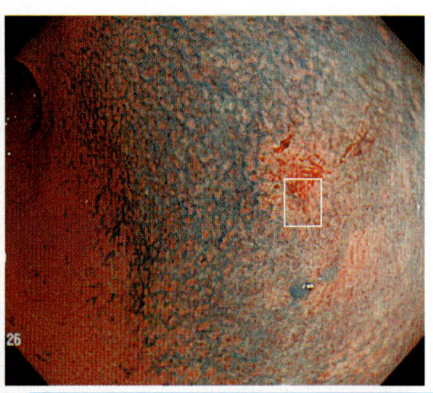

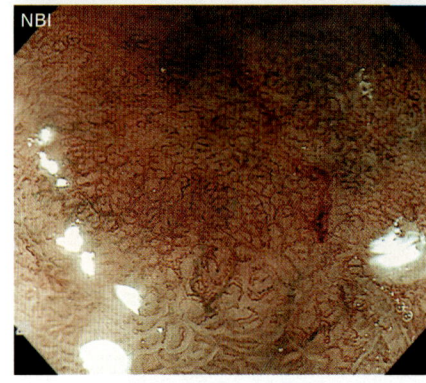

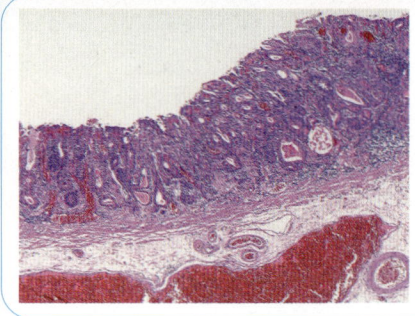

◆ 組織像．粘膜内中分化管状腺癌であった．

（特徴的所見）
- 上左：胃前庭部後壁に単発の発赤を認める治癒期のびらんに類似しているが発赤が同心円状でなく蚕食像や棘状の延び出しも認める．分化型粘膜内癌を疑う所見である．
- 上右：インジゴカルミン散布像では陥凹周囲の軽度隆起も出現し，陥凹型粘膜内癌を強く疑う像である．□部の拡大を下に示す．

（NBI 拡大所見）
- 下：陥凹内は途絶などを伴った網目状の血管を認める．irregular mesh pattern であり，中分化管状腺癌と診断できる．

0-Ⅱc+Ⅱa型早期胃癌

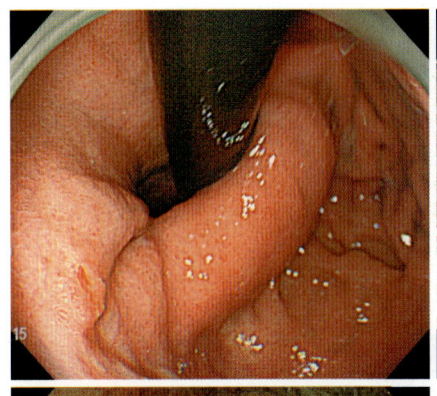

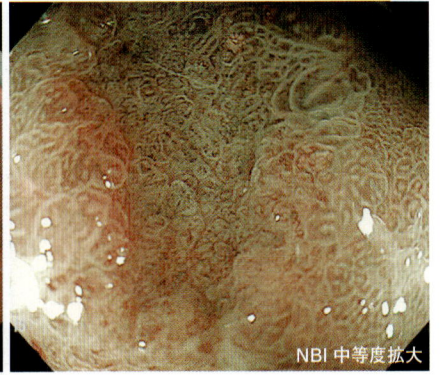

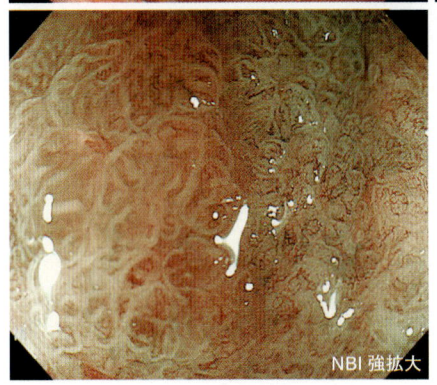

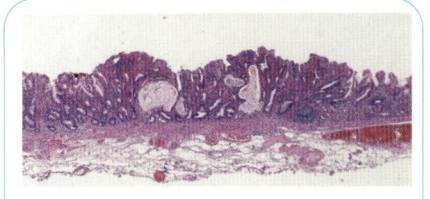

NBI 中等度拡大

NBI 強拡大

◆組織像．粘膜内高分化管状腺癌であった．

（特徴的所見）
- 上左：胃体上部後壁に周囲に隆起を伴う単発の陥凹発赤を認める．いぼ状びらんに類似しているが周囲の隆起の高さと幅が均一でなく，硬さも認める．また発赤もくすんだ発赤であり，びらんより分化型粘膜内癌を疑う所見である．

（**NBI 拡大所見**）
- 上右，下：陥凹内は white zone からなる顆粒状粘膜模様であるが形状不均一と方向性不同を認める．血管の口径不同と走行不整も認める．分化型胃癌の所見である．

胃　びらん

Ⅱ．診断のプロセス ［胃］

0-Ⅱc＋Ⅱa型早期胃癌

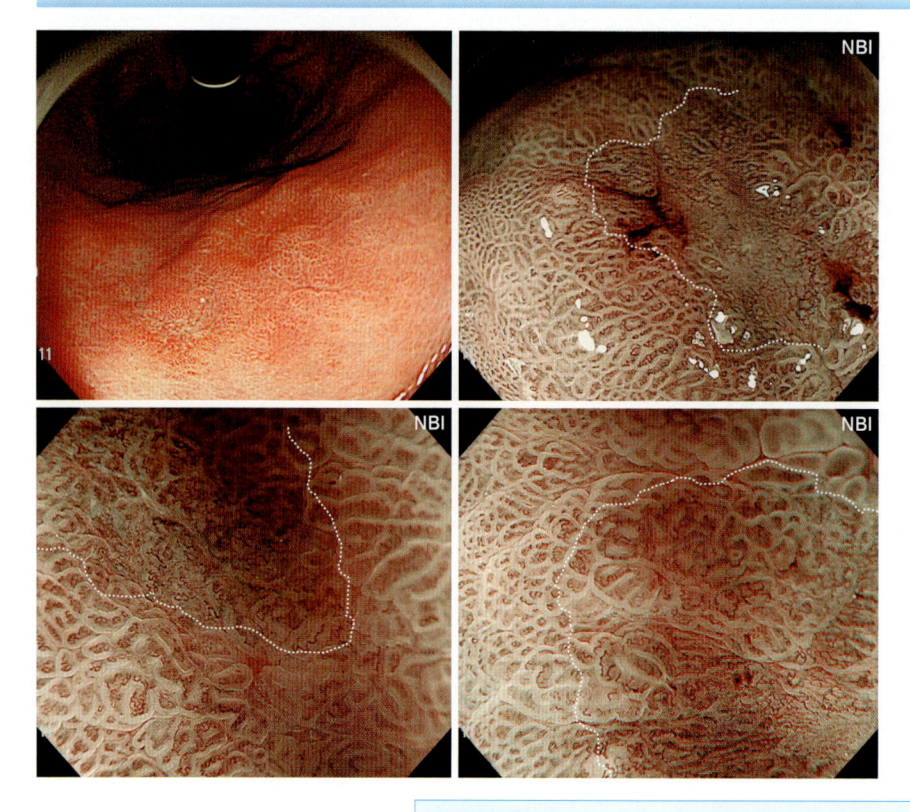

〔特徴的所見〕
- 上左：胃体下部小弯に周囲に隆起を伴う単発の陥凹発赤を認める．治癒期のびらんに類似した形であるが，大きい点，陥凹面が同心円状でなく不整な形をしている点，周囲隆起の幅と形が一定でない点から分化型の早期胃癌を考える所見である．

〔**NBI**拡大所見〕
- 上右：陥凹内は white zone が視認されず，途絶や細まり消失を伴った不整な網目状血管が観察される．irregular mesh pattern であり，中分化管状腺癌を考える．白点線より右側が癌である．
- 下：病変の周囲隆起を観察すると white zone からなる粘膜模様が観察され，その内部に不整な血管が観察される．表層は窩間部と腺窩からなる構造をもった分化型癌であるが，粘膜中層で中分化管状腺癌の進展を疑う所見である．左下：白点線より上が癌である．右下：白点線より下が癌である．

0-Ⅱa 型早期胃癌

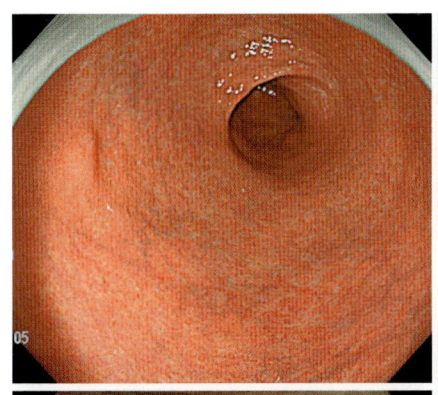

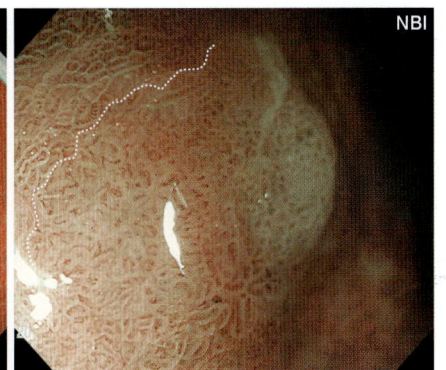

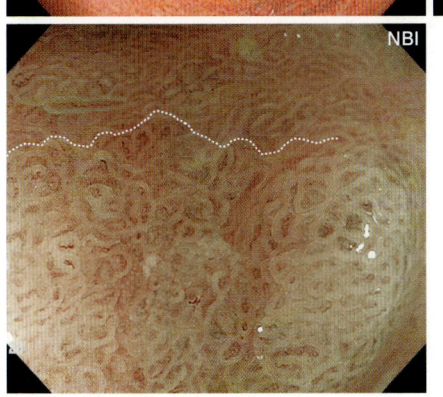

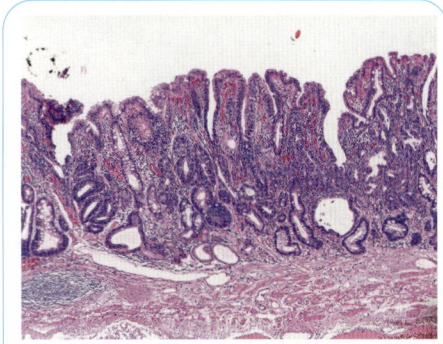

◆ESD 切除標本．表層は腺窩と窩間部からなる構造を保った分化度の高い腺癌であったが，粘膜中層を中分化管状腺癌が側方に進展するタイプの癌であった．

(特徴的所見)
- 上左：胃前庭部前壁に隆起を認める．色調は周囲粘膜と同様で治癒期のびらんと類似している．しかし単発であり形状も非対称で腫瘍性病変も否定できない．

(NBI 拡大所見)
- 上右：隆起部を NBI 拡大観察すると white zone からなる模様の形状不均一とともに方向性不同を強く認める．方向性不同とは粘膜模様の長軸方向にベクトルを引くとそのベクトルの方向に統一性がない，という意味である．胃炎ではベクトルの方向に統一性が保たれている．白点線より下が癌である．
- 下：拡大を上げて観察すると white zone からなる模様内に走行不同な血管を認める．白点線より下が癌である．

◆以上の拡大所見より分化型癌を考え生検で中分化管状腺癌の診断を得た．

胃　びらん

Ⅱ．診断のプロセス　[胃]

0-Ⅱc 型早期胃癌

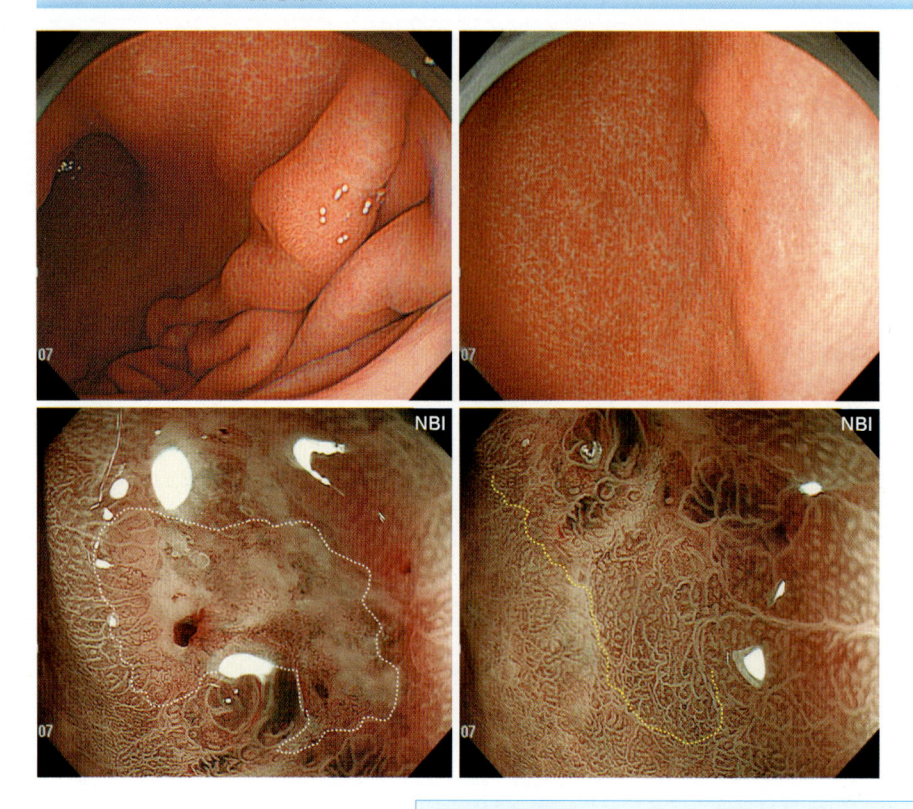

（特徴的所見）
- 上左：胃体下部大弯のひだ上にびらん様病変を認める．陥凹面の輪郭が不整であり，陥凹面の色調も褪色と発赤が混じており，悪性を疑う所見である．
- 上右：十分空気を入れるとひだは消失した．病変は萎縮境界付近に存在する．陥凹は鋭い輪郭で形成されており，良性びらんは考えにくい．

（NBI 拡大所見）
- 下左：陥凹内を拡大観察すると white zone が漸次的に消失しており，そこに未分化型胃癌に特徴的な wavy micro-vessels が粘膜に隠れながらも観察される．wavy micro-vessels とは「お互いに連結することなく，曲線や螺旋を描きながら細まり，先が追えなくなるように消失していく」像を描く血管である．wavy micro-vessels と解釈できる部分は白点線部分であるが，癌の領域はもちろんもっと広い．
- 下右：未分化型胃癌と診断した場合，範囲は表層に非癌上皮を残し，粘膜中層を進展している部分を意識して診断する必要がある．よって生検は必須である．この拡大像からは非癌上皮の窩間部が延長した所見を粘膜中層の癌浸潤と読む（黄色点線より上が癌）．

◆ESD で切除，粘膜内の印環細胞癌であった．

0-Ⅱc型早期胃癌，未分化型，M癌

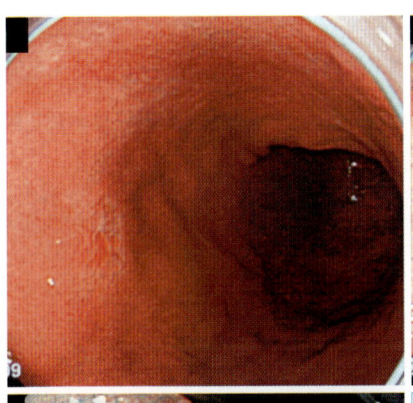

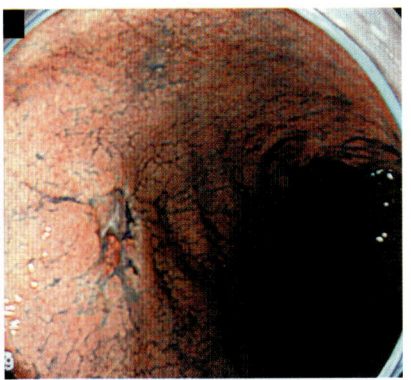

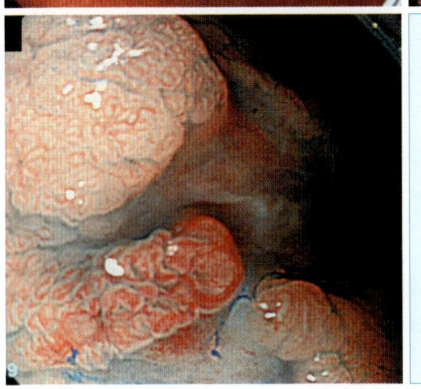

〔特徴的所見〕
- 上左：単発で不整な形態をしている陥凹性病変を認める．発赤が偏在しており，陥凹面も不整で周囲に褪色調の粘膜を認める．良性びらんとは異なる内視鏡像である．
- 上右：インジゴカルミン散布後では陥凹面は鮮明な境界をもった局面として認識できる．びらんでなく 0-Ⅱc 型胃癌と診断すべき像である．
- 下：上右図の拡大内視鏡写真．無構造な陥凹局面と下方には異常な血管透見を伴った結節状病変を認める．未分化型胃癌の拡大像である．

◆生検で印環細胞癌であった．

MALT リンパ腫

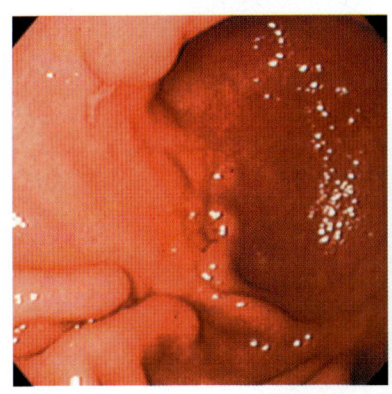

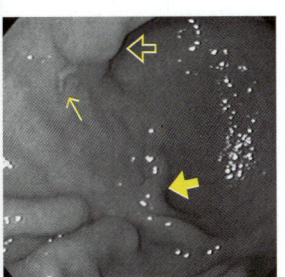

〔特徴的所見〕
- びらん（→）とともに，その小弯側には粘膜下腫瘍様（⇨）の病変を認める．
- さらに前壁から大弯には粘膜集中を伴った病変があり，その部位には敷石状所見（➡）を認める．

◆除菌治療によりこの病変は消失した．

参考画像

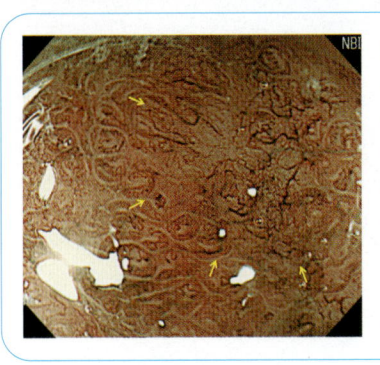

MALT リンパ腫における NBI 拡大像の特徴
lymphoepithelial lesions による腺上皮の腺窩構造が破壊されると white zone は不鮮明化する（→）．そこに MALT リンパ腫に特徴的な異常血管である tree like appearance（TLA）が観察される（→）[6),7)]．TLA とは腺構造が消失傾向を示した光沢を有する粘膜に観察され，木の幹からあたかも枝が分岐したような微小血管と Nonaka らは定義している[6),7)]．

潰 瘍 [胃]

大仁田賢，磯本　一，宿輪三郎

胃潰瘍とは

　胃潰瘍とは，胃粘膜下組織より深層に及ぶ胃粘膜の組織欠損と定義される．粘膜のみの欠損であるびらんも広義には潰瘍であるが，両者は区別され用いられている．

潰瘍性病変の鑑別

　胃の潰瘍性病変は以下のようなものがある（**表1**）が，まずは良性か悪性か，悪性であれば上皮性か非上皮性かを鑑別する必要がある．観察は遠景，中景，近景で行い，空気量

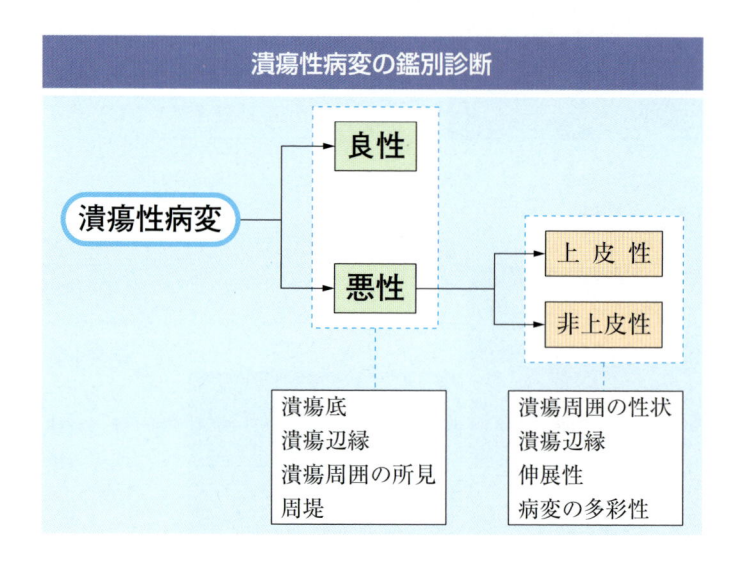

潰瘍性病変の鑑別診断

潰瘍性病変 → 良性
　　　　　→ 悪性 → 上皮性
　　　　　　　　→ 非上皮性

良性・悪性（上皮性）:
潰瘍底
潰瘍辺縁
潰瘍周囲の所見
周堤

悪性（非上皮性）:
潰瘍周囲の性状
潰瘍辺縁
伸展性
病変の多彩性

表1　胃の潰瘍性病変

良性	消化性潰瘍 急性胃粘膜病変
悪性	上皮性 　早期胃癌（0-Ⅱc＋Ⅲ型，0-Ⅲ＋Ⅱc型，0-Ⅲ型） 　進行胃癌（2型，3型） 非上皮性 　MALTリンパ腫 　悪性リンパ腫 　ATL 　GIST 　転移性腫瘍

を変えながら，正面，斜め方向，接線方向などさまざまな角度から観察し，病変の伸展性を評価する．鑑別のポイントとしては，以下の点に注目する．
・潰瘍底（白苔の均一性，凹凸，周囲粘膜との高さ）
・潰瘍辺縁（白苔のはみ出し，境界の明瞭さ，再生上皮の性状）
・周囲の所見（集中するひだの性状，粘膜の伸展性）
・周堤（表面の平滑さ，立ち上がり，硬さ，易出血性）

1．良性潰瘍と胃癌の鑑別（表2, 3）

良性潰瘍の場合は，潰瘍が円形，類円形であるのに対し，胃癌では不整形のことが多く，周囲に隆起を伴う場合も，良性潰瘍では浮腫状で硬さはなく，表面平滑，立ち上がりはなだらかであるのに対し，胃癌では易出血性で不均一，立ち上がりは急峻で境界明瞭である．

また，集中するひだも良性潰瘍では滑らかに次第に細くなり，一点に向かって集中するのに対し，胃癌ではひだの先細り，途絶，蚕食像，棍棒状肥大，癒合などを認める．

0-Ⅱc+Ⅲ型あるいは0-Ⅲ+Ⅱc型早期胃癌の場合はインジゴカルミン散布により潰瘍

表2　胃潰瘍と2型胃癌・3型胃癌との鑑別

	胃潰瘍	2型・3型胃癌
潰瘍底	平坦で滑らか 白苔は均一 周囲粘膜より低い	凹凸不整 汚い壊死物質や凝血塊が付着 周囲粘膜より高い
潰瘍辺縁	境界明瞭 時に白苔のはみ出し	不規則 白苔のはみ出しが多い
周囲の所見	粘膜の伸展性は保たれている 集中するひだは滑らかに次第に細くなる	送気により形態の変化なし 集中ひだは乏しい
周堤	浮腫状で硬さはない 表面平滑 立ち上がりはなだらか	結節状で不均一 易出血性 立ち上がりは急峻

表3　胃潰瘍と0-Ⅱc+Ⅲ型・0-Ⅲ+Ⅱc型早期胃癌との鑑別

	胃潰瘍	0-Ⅱc+Ⅲ型・0-Ⅲ+Ⅱc型胃癌
潰瘍底	白苔は均一	白苔は時に不均一 島状に粘膜の露出がみられることがある
潰瘍辺縁	境界明瞭	不整のことがある びらん，凹凸不整がみられることがある
周囲の所見	集中するひだは滑らかに次第に細くなる ひだは一点に向かって集中する 周囲粘膜からの段差はない	ひだの先細り，途絶，棍棒状肥大，癒合あり ひだの集中は一点に向かわない 周囲粘膜との間に段差がある

表4　進行胃癌と悪性リンパ腫の鑑別

	2型・3型胃癌	悪性リンパ腫
潰瘍底	凹凸不整	時に平坦
潰瘍辺縁	不規則 白苔のはみ出しが多い	境界明瞭 時に下掘れ状
周囲の所見	送気により形態の変化なし	胃壁の伸展性は比較的保たれている 多発病巣を伴う
周堤	凹凸不整 立ち上がりは急峻	平滑 立ち上がりはなだらか

辺縁のⅡc面をとらえやすくなる．また，NBI拡大観察により，胃癌に特徴的な表面構造，異常血管をとらえることも重要である．

2．上皮性腫瘍と非上皮性腫瘍の鑑別（表4）

上皮性か非上皮性かの鑑別については潰瘍周囲の性状，潰瘍辺縁，伸展性，病変の多彩性がポイントになる．

3．0-Ⅱc＋Ⅲ型，0-Ⅲ＋Ⅱc型早期胃癌とMALTリンパ腫の鑑別

早期胃癌では潰瘍周囲にⅡc面がみられ，境界は明瞭である．一方MALT（mucosa associated lymphoid tissue）リンパ腫ではⅡc類似の陥凹を呈するが，境界は不明瞭である．また，集中するひだの性状は早期胃癌では急激な先細り，蚕食像，途絶，棍棒状肥大，癒合を認めるが，MALTリンパ腫ではそのような所見は認めない．病変が多発し，形態が多彩であることもMALTリンパ腫の特徴である．

参考文献
1) 村上忠重, 鈴木武松：病理．内科シリーズNo.2 胃・十二指腸潰瘍のすべて．79-102, 南江堂, 東京, 1971
2) 﨑田隆夫, 三輪　剛：悪性腫瘍の内視鏡診断：早期診断のために．日消誌　1970；67：984-989

0-Ⅲ＋Ⅱc型早期胃癌，中分化型，SM癌

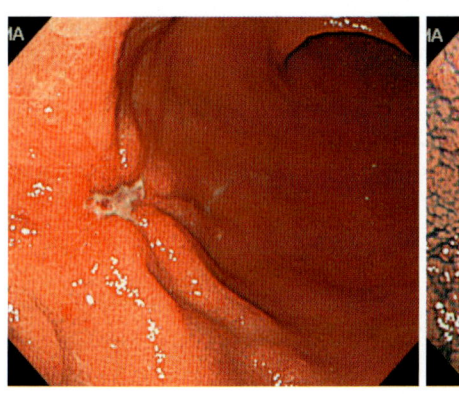

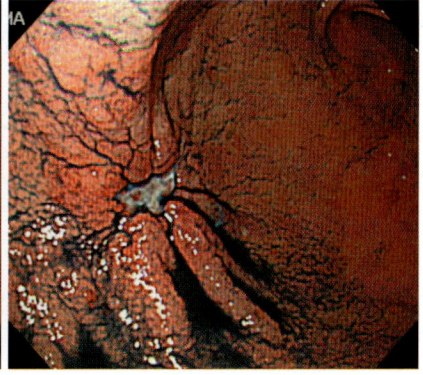

（特徴的所見）
- 胃角前壁に不整形の潰瘍を認める．
- ひだの集中を伴っており，ひだの先端は先細りと途絶を認める．
- インジゴカルミン色素散布では潰瘍辺縁にわずかにⅡc面を認める．

　◆潰瘍の辺縁にⅡc面としての陥凹の有無を注意深く観察する．
　◆良性の潰瘍の場合はひだが一点に向かって集中することが鑑別のポイントである．

0-Ⅱc＋Ⅲ型早期胃癌，中分化型，SM癌

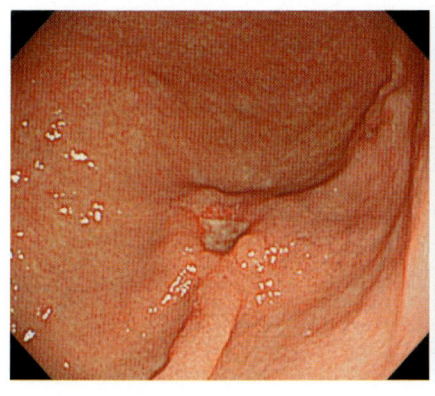

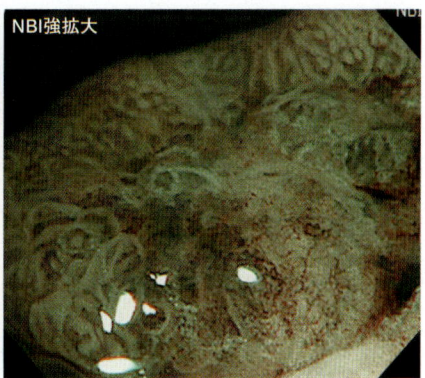

（特徴的所見）
- 胃体下部大弯に不整形の潰瘍を認める．
- ひだの集中を伴っており，ひだの先端は途絶を認める．
- 潰瘍辺縁は周堤様に隆起している．
- NBI拡大観察では潰瘍辺縁に，表面構造の不明瞭化，拡張，蛇行，口径不同の異常血管を認める．

　◆NBI拡大観察により潰瘍辺縁に胃癌に特徴的な所見を観察することが，良性潰瘍や悪性リンパ腫との鑑別に重要である．

3型胃癌，低分化型

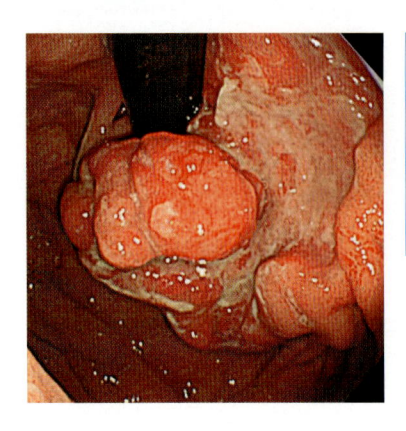

（特徴的所見）
- 胃噴門部に大きな不整形潰瘍を認め，白苔のはみ出しも認める．
- 潰瘍底は凹凸不整である．
- 周堤を形成しているが，周堤は結節状で，不均一である．

2型胃癌，中分化型

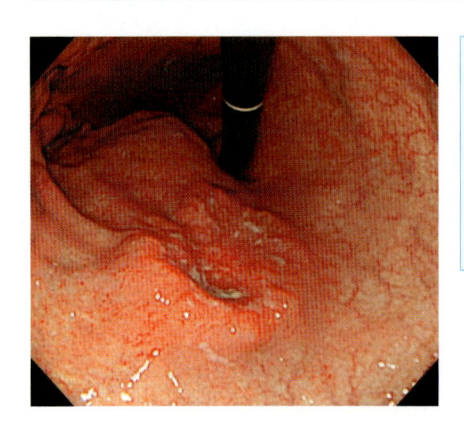

（特徴的所見）
- 胃体上部小弯に潰瘍性病変を認める．
- 潰瘍底は凹凸不整である．
- 周堤部分も不均一である．
- 潰瘍は限局している．

◆周堤の凹凸不整などから悪性リンパ腫と鑑別できる．

悪性リンパ腫 ① (Diffuse large B cell lymphoma)

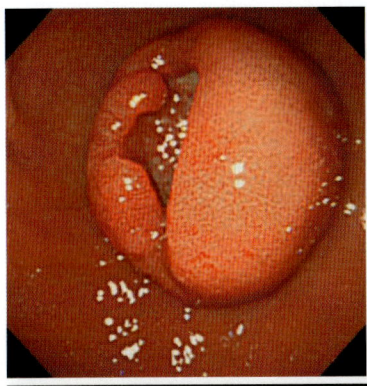

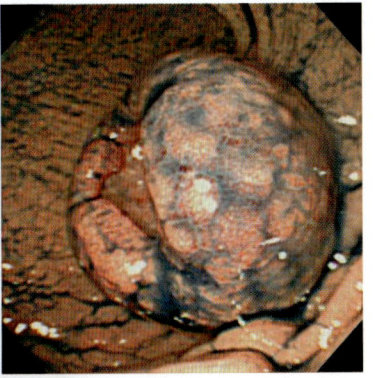

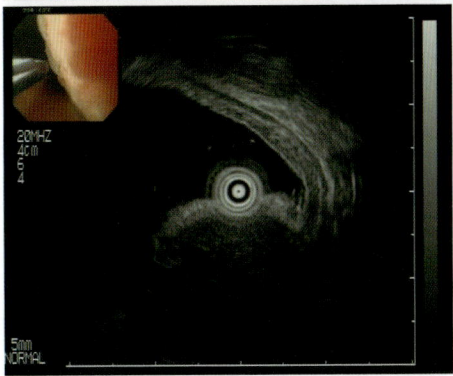

(特徴的所見)
- 胃角大弯に不整形潰瘍を伴った腫瘤を認める．
- 隆起部分の粘膜は周囲と同様の健常粘膜に覆われている．
- GIST との鑑別が問題となるが，EUS では第 2〜3 層由来の腫瘍である．

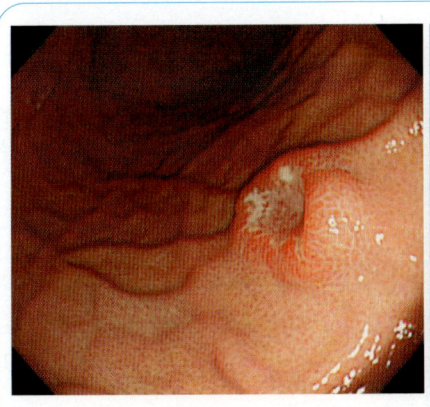

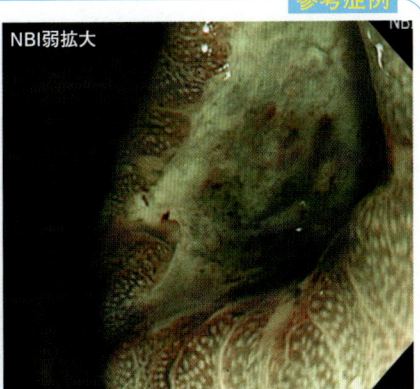

胃潰瘍

参考症例

NBI弱拡大

悪性リンパ腫（T 細胞性リンパ腫）

胃体部大弯後壁よりに周堤を伴った潰瘍性病変を認める．
周堤部分には bridging fold を伴っている．
一部白苔のはみ出しを認めるが，NBI 拡大観察では潰瘍辺縁に胃癌を思わせる変化は認めない．
生検では T 細胞性リンパ腫であった．内視鏡的には B 細胞性リンパ腫との鑑別は困難である．

悪性リンパ腫 ② (Diffuse large B cell lymphoma)

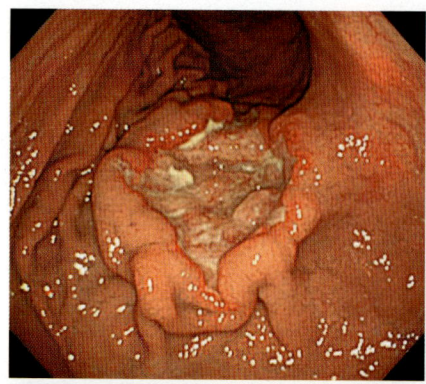

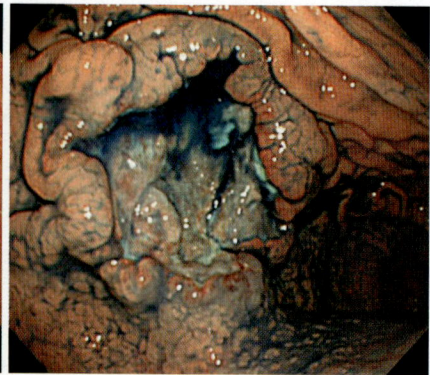

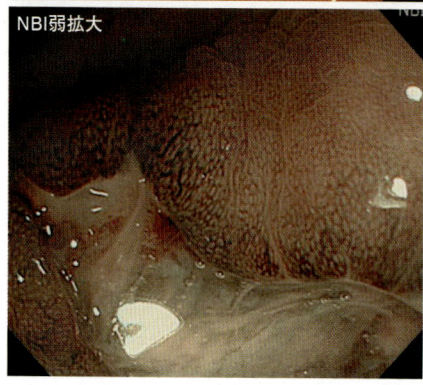

（特徴的所見）
- 胃体部大弯に周堤を有する潰瘍性病変を認める．
- 周堤の表面は平滑で，周囲粘膜と同様の光沢を呈する．
- 潰瘍底は凹凸不整で，白苔も不均一である．
- 病変の大きさに比して伸展性が保たれている．
- NBI拡大観察では潰瘍辺縁に上皮性腫瘍を示唆する表面構造や血管の異常は認めない．

◆悪性リンパ腫の周堤は耳介様とも表現される．

MALT リンパ腫

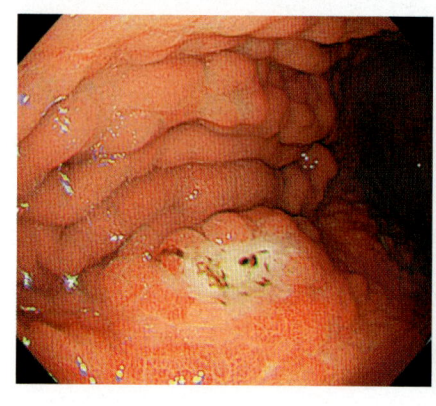

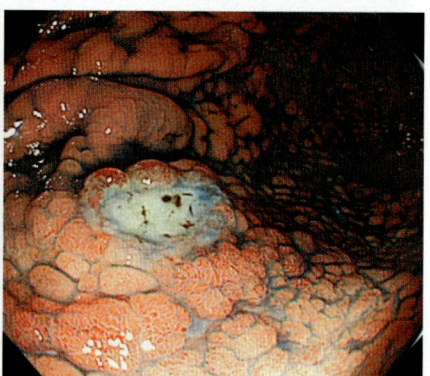

（特徴的所見）
- 胃体部大弯に多発潰瘍，びらんを認める．
- 潰瘍周囲にはびまん性の発赤や顆粒状粘膜，褪色調領域を認める．

◆病変の境界が不明瞭であること，病変の多彩性もMALTリンパ腫の特徴である．

成人T細胞性白血病（ATL）の胃浸潤

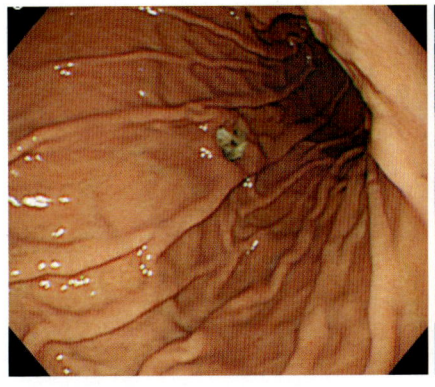

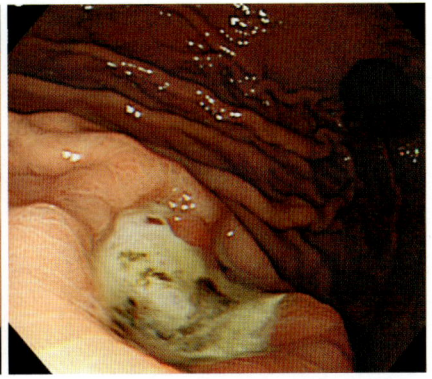

（特徴的所見）
- 胃体部大弯に bridging fold を伴う丈の低い腫瘤を認める．
- 中心に潰瘍を伴うが，潰瘍辺縁には上皮性の変化は認めない．
  ◆肉眼的にはB細胞性リンパ腫に類似しており鑑別は困難である．

GIST（gastrointestinal stronal tumor）

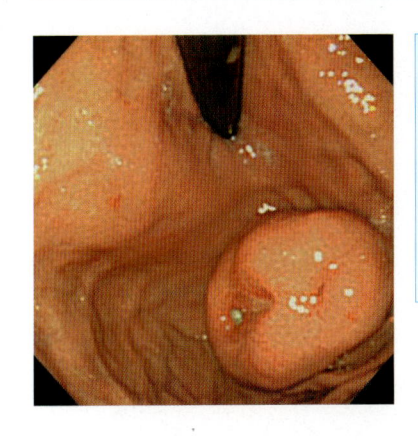

（特徴的所見）
- 胃体上部小弯に中心に潰瘍を伴う腫瘤を認める．
- 病変の基部は周囲粘膜と同様の健常粘膜に覆われている．
  ◆上皮性腫瘍との鑑別は bridging fold や周囲と同様の粘膜に覆われるなど，粘膜下腫瘍としての所見を見出すことである．

胃潰瘍

胃潰瘍の内視鏡的ステージ分類（﨑田・三輪）

●A₁ stage

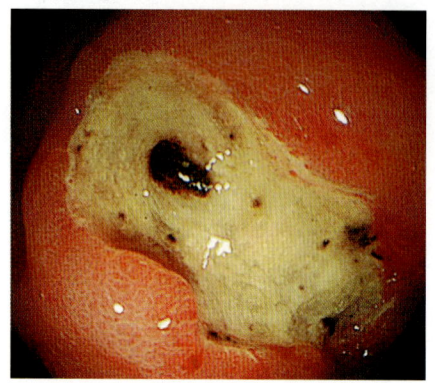

胃角前壁に深掘れの潰瘍を認める．白苔のはみ出しもあり，潰瘍底には凝血塊の付着も認める．周囲は浮腫状であり，再生上皮や皺襞の集中は認めない．

●A₂ stage

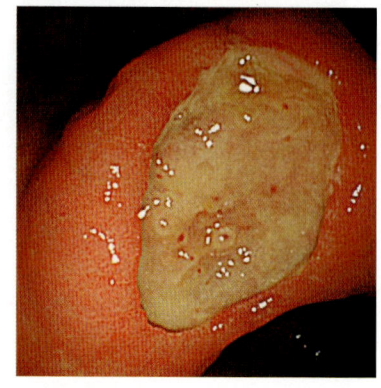

胃角小弯の潰瘍であるが，浮腫は改善してきており，潰瘍底に凝血塊の付着も認めない．辺縁にごくわずかに再生上皮を認める．

●H₁ stage

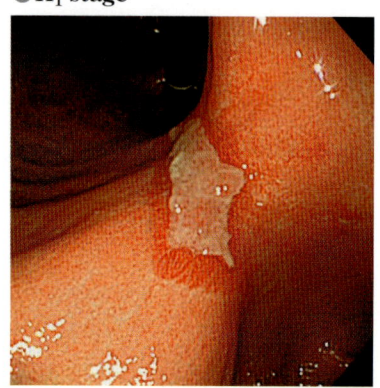

胃角小弯に潰瘍を認める．浮腫は改善し，白苔も均一化している．全周性に再生上皮を認め，皺襞集中を伴っている．

●H₂ stage

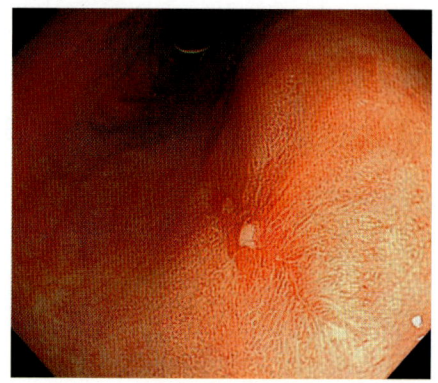

胃体部小弯に潰瘍を認める．潰瘍は縮小しているが，わずかに白苔も残っている．再生上皮の幅が広くなり，皺襞集中を伴っている．

●S₁ stage

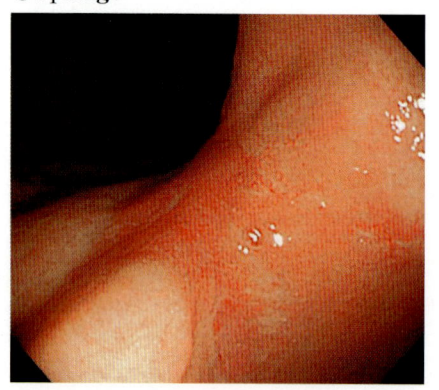

胃角小弯の潰瘍は白苔が消失し，皺襞集中を認める．瘢痕の中心部に充血が残り，赤色瘢痕（red scar）といわれる時期である．

●S₂ stage

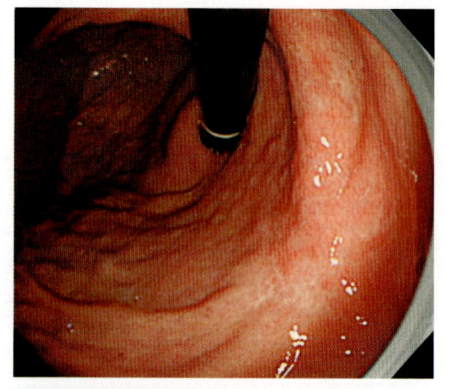

胃体部小弯に皺襞集中を認める．発赤は消失し，周囲と同様の色調であり，白色瘢痕（white scar）といわれる時期である．

難治性胃潰瘍

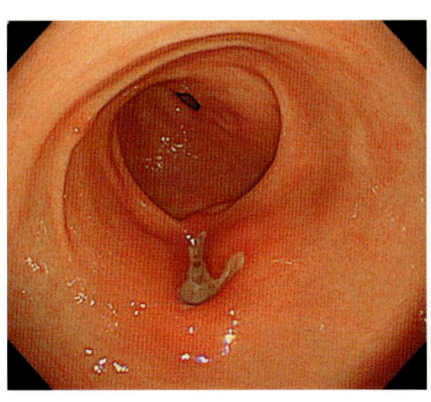

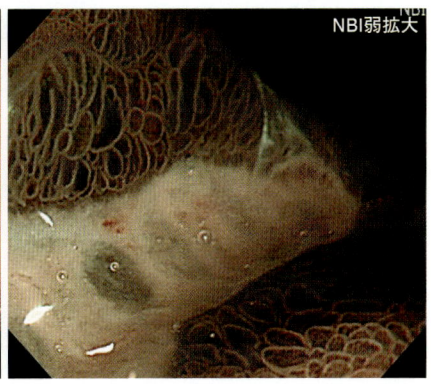

（特徴的所見）
- 胃前庭部大弯に潰瘍を認める．
- 不整形ではあるが，辺縁は clear である．
- NBI 拡大観察では潰瘍辺縁は再生上皮のみで上皮性腫瘍を思わせる変化は認めない．
    - ◆難治性であり，胃癌との鑑別を有するが，NBI 拡大観察では潰瘍辺縁に胃癌に特徴的な所見は認めない．

急性潰瘍

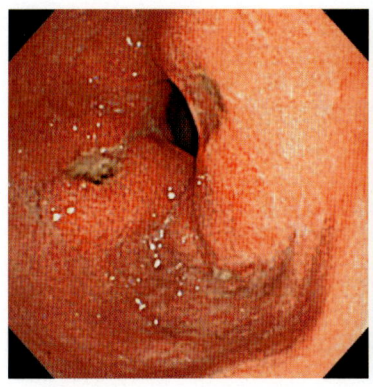

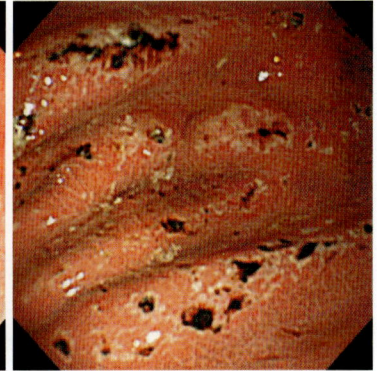

（特徴的所見）
- 胃前庭部，胃体部に不整形の浅い潰瘍が多発している．
- 白苔がはみ出し，潰瘍底には凝血塊の付着も認める．
- 周囲には浮腫もみられる．

色　調　［胃］

中原慶太，鶴田　修

色調を観察できることは内視鏡検査の大きな利点である．しかし，まず色調ありきではなく，隆起や陥凹といった凹凸変化を捉えながら，色調を観察することが大切である．本稿では，色調の認識から質診断までのプロセスを解説する．

色調の認識

色調別にみた胃疾患を下図に示す．基本色調としては赤色系か白色系かをみるとよい．一般的に赤色系は目に入りやすいが，白色系は見逃しやすい傾向にある．また，背景胃粘膜に対して明瞭な色調変化がある場合，その認識は容易であるが，ごく淡い発赤や褪色といった変化はわかりづらい．このような点に注意して検査を行う．

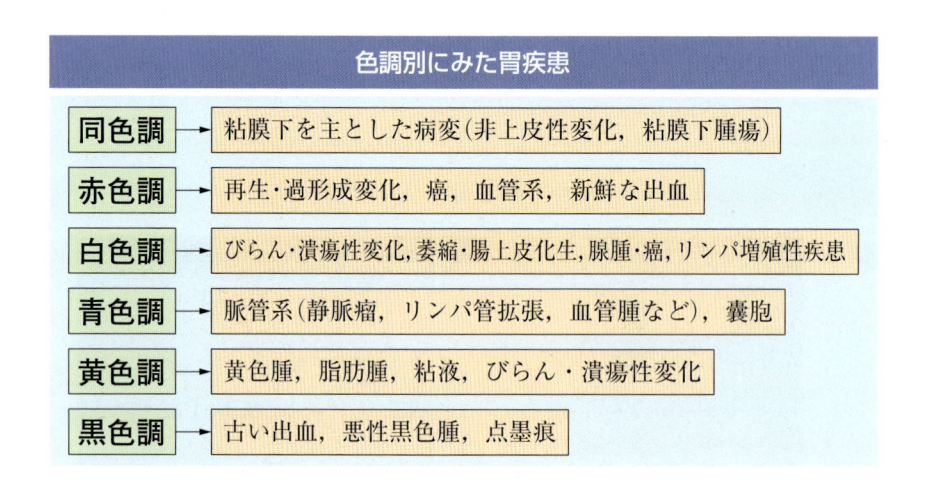

色調別にみた胃疾患

同色調	粘膜下を主とした病変（非上皮性変化，粘膜下腫瘍）
赤色調	再生・過形成変化，癌，血管系，新鮮な出血
白色調	びらん・潰瘍性変化，萎縮・腸上皮化生，腺腫・癌，リンパ増殖性疾患
青色調	脈管系（静脈瘤，リンパ管拡張，血管腫など），囊胞
黄色調	黄色腫，脂肪腫，粘液，びらん・潰瘍性変化
黒色調	古い出血，悪性黒色腫，点墨痕

質　診　断

基本色調とその組織構築との関係（表）を理解しておくと質診断が求めやすくなる．

1．赤　色　系

赤色系は，組織学的に粘膜上皮の再生・過形成変化，あるいは腫瘍性変化，間質では好中球系を主とする急性炎症細胞浸潤や種々の程度の浮腫，毛細血管増生や充血，うっ血が認められる状態を基本とし，非病変部よりも相対的に血管密度や血流の増した状態を反映したものと推定される．種々の原因からなるが，一般的に強い発赤ほどこれらの所見が著明で，淡いほど軽微な傾向にある．

1）隆起主体

鮮明な発赤調を呈し，その表面性状が治癒期潰瘍の辺縁に柵状配列する縞模様に類似し

表 基本色調と胃組織構築の関係

基本色調	赤色系	白色系
上皮	再生・過形成変化，腫瘍性変化	欠損，滲出物・白苔，萎縮・腸上皮化生，腫瘍性変化
間質	急性炎症細胞浸潤（好中球系） 拡大，浮腫 毛細血管増生，充血，うっ血 血管密度や血流の増した状態	慢性炎症細胞浸潤（リンパ球系） 狭小，線維化 毛細血管減少 血管密度や血流の減った状態
固有胃腺	増生，萎縮	減少，萎縮
癌組織型	分化型癌（陥凹主体，隆起主体）	未分化型癌（陥凹主体） 分化型癌（隆起主体）
癌以外	過形成ポリープ 再生上皮	腺腫（隆起主体） リンパ増殖性疾患

ている場合，再生・過形成変化を考える．平坦，あるいは種々の高さ，大きさの隆起を形成する．

くすんだような発赤調を呈し，不均一性や不規則な凹凸変化，不整びらんが目立つ場合，腫瘍性病変で腺管形成する分化型癌を疑う．

2）陥凹主体

点状発赤がびまん性に認められる場合，炎症を主体とした疾患を考える．長軸方向に走行する線状の櫛状発赤は，表層性胃炎を疑う．

胃体部を中心とした斑状発赤で，胃小区が蛇皮のように強調され浮腫や内出血が目立つ場合，肝硬変などに伴う門脈圧亢進性胃症を疑う．

クモ状小血管が限局性に認められる場合，血管異形成や日の丸紅斑など毛細血管系の異常を考える．

限局性陥凹でくすんだ発赤調を呈し，辺縁隆起を伴うような場合，腫瘍性病変で腺管形成する分化型癌を疑う．強い発赤から淡い発赤までさまざまである．

2．白色系

白色系は，組織学的に粘膜上皮の欠損（びらん，潰瘍）に伴う滲出物や白苔，あるいは腸上皮化生や腫瘍性変化，間質ではリンパ球系を主体とする慢性炎症細胞浸潤，粘膜層自体の萎縮・非薄化，固有胃腺の減少，粘膜筋板の断裂および粘膜下層以深の線維化などを基本とし，非病変部よりも相対的に血管密度や血流の減った状態を反映したものと推定される．同じ白色系でも，一般的に透き通ったような白色調ほど非腫瘍性変化で，濁ったような褪色調ほど腫瘍性変化の傾向にある．

1）隆起主体

米粒状，小判状の小隆起がびまん性に配列してみられ，透き通った白色調を呈する場合，腸上皮化生変化を考える．

限局性で血管透見に乏しく濁ったような褪色調を呈する隆起は，腫瘍性病変を考える．凹凸変化がより不規則で光沢に乏しく，部分的に発赤や不整びらんを伴っている場合，分化型癌を疑う．これらの所見に乏しい扁平隆起では，腺腫を疑う．

2）陥凹主体

　滲出物や白苔を伴う場合，びらん・潰瘍性変化を考える．ひだ集中を伴う境界不明瞭な浅い陥凹で透き通った白色調を呈する場合，潰瘍瘢痕を疑う．

　血管透見に乏しい褪色調を呈する場合，未分化型癌あるいはMALT（mucosa associated lymphoid tissue）リンパ腫を疑う．

再生上皮

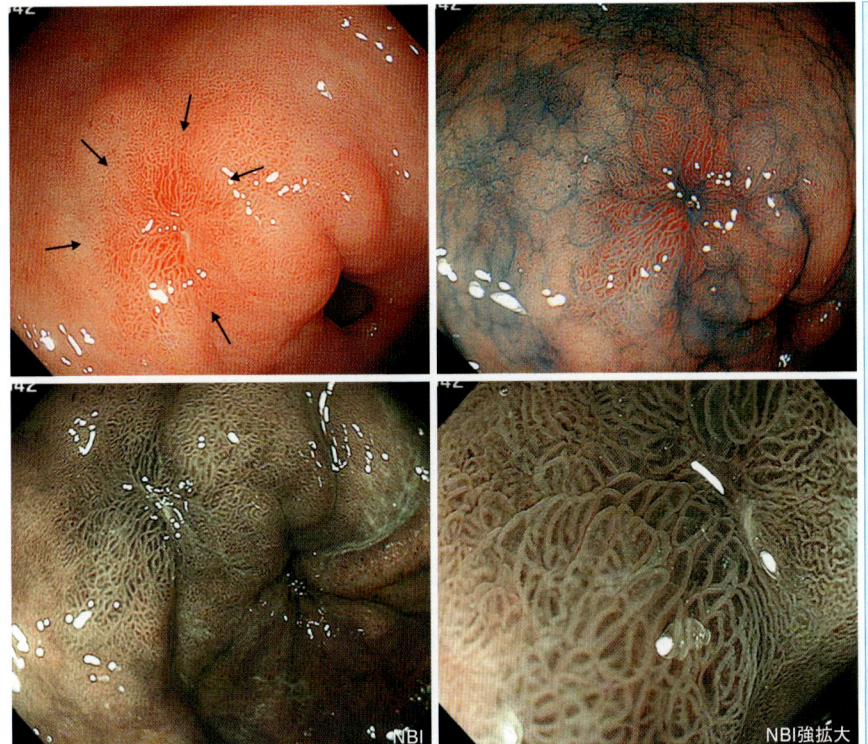

(特徴的所見)
- 胃前庭部前壁に微小な白色陥凹と，その周囲を取り巻くように発赤した領域（矢印）を認める．
- 発赤領域は，鮮明な発赤調で光沢があり，規則的に配列した縞模様を呈しており，びらん・潰瘍に伴う再生上皮と診断．

(画像強調・拡大所見)
- 発赤領域は，細い白線で区画された縞状の腺管模様が認められ，背景粘膜に比べて腺窩間部（白線と白線の間）がやや開大している．
- 腺管模様の内部は褐色化しており，微小血管は不明瞭である．

過形成ポリープ

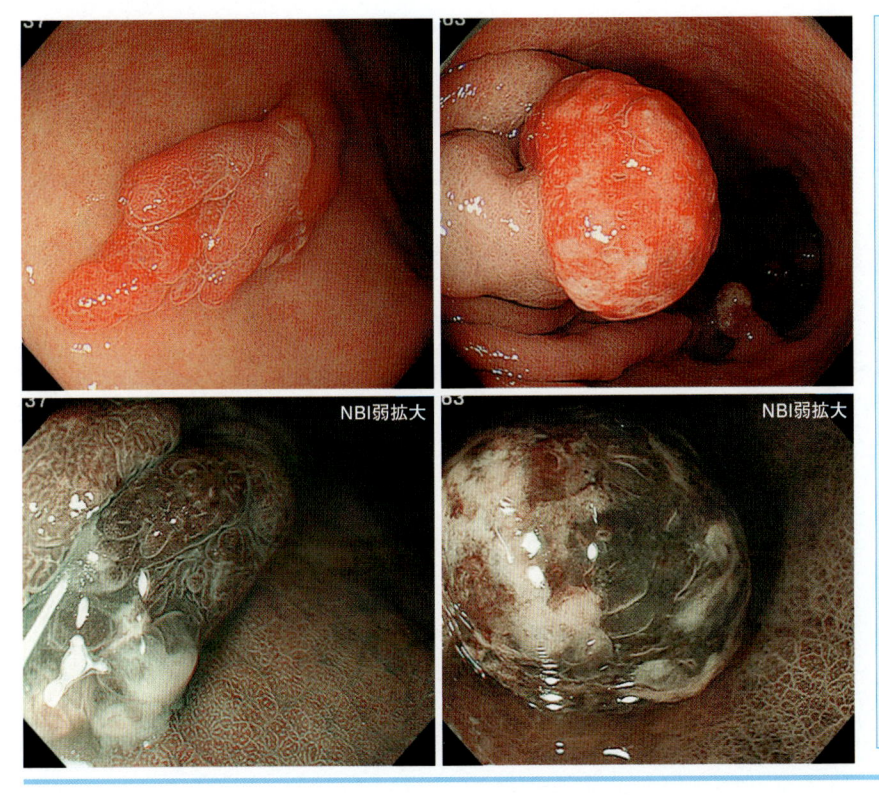

(特徴的所見)
- 胃体中部大弯に発赤調の有茎性隆起を認める．
- 隆起表面に白色調の炎症性滲出物を伴う場合がある．
- 再生上皮に類似した鮮明な発赤調を示し，光沢のあるみずみずしい印象を呈する．

(画像強調・拡大所見)
- 隆起表面は，背景粘膜に比べて腺窩間部（白線と白線の間）が著明に開大した大型の腺管模様を呈する．
- 腺管模様内は褐色化し，不整な微小血管を認めないことから，上皮性非腫瘍で過形成ポリープと診断．

胃　色　調

247

Ⅱ. 診断のプロセス ［胃］

0-Ⅰ型早期胃癌，分化型，SM2癌，45 mm

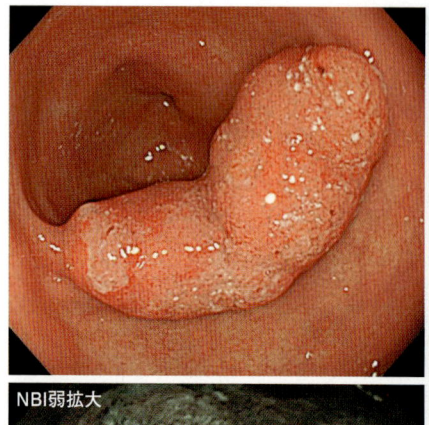

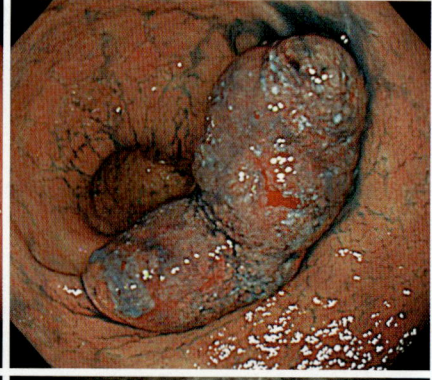

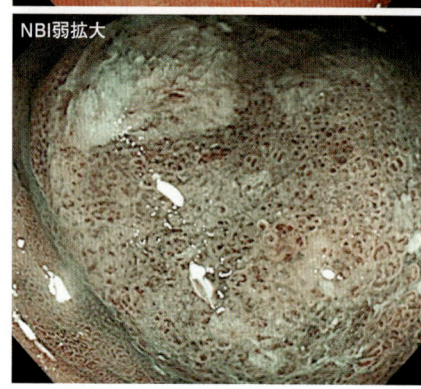

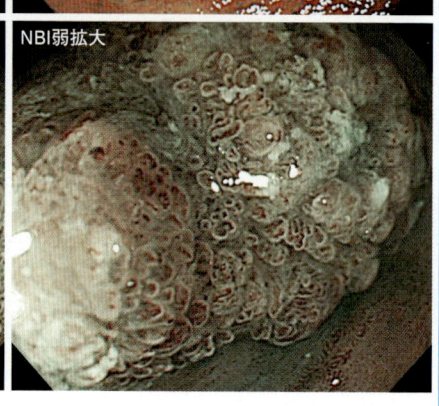

（特徴的所見）
- 胃前庭部大弯に発赤と褪色が不均一に混在する丈高の無茎性隆起を認める．
- 隆起表面は粗糙で不規則な凹凸変化を呈し，不整なびらん・滲出物を伴っている．
- 再生上皮とかけ離れた表面模様を呈しており，上皮性腫瘍が示唆される．

（画像強調・拡大所見）
- 隆起表面には，背景粘膜と異なる大小の不規則な顆粒状の腺管模様を認め，腺管形成する腫瘍が示唆される．
- 腺管模様内に拡張・口径不同を示す微小血管を認め，分化型癌と診断．

0-Ⅱa型早期胃癌，分化型，M癌，20 mm

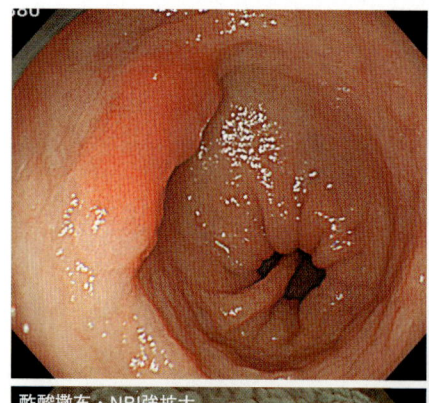

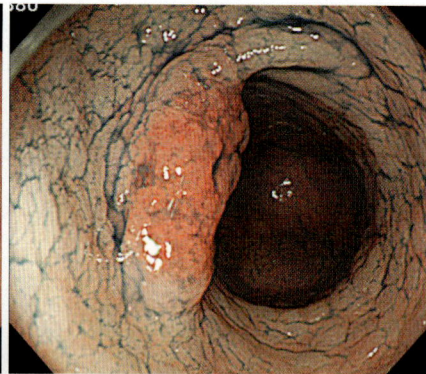

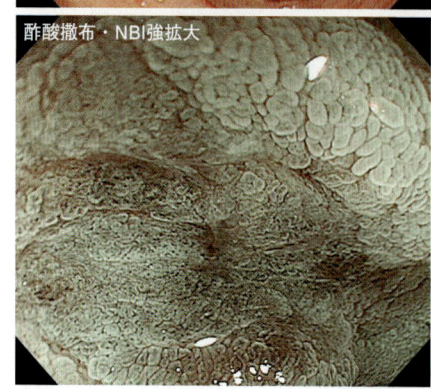

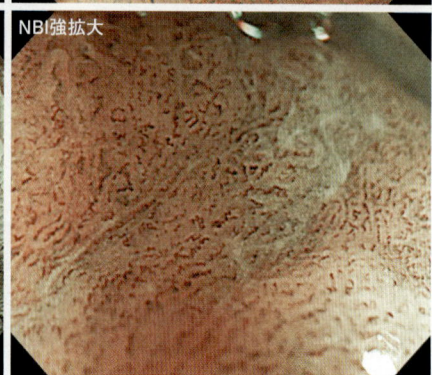

（特徴的所見）
- 胃前庭部前壁に発赤調の無茎性隆起を認める．
- 隆起表面は粗糙で不規則な凹凸変化を呈しており，上皮性腫瘍が示唆される．

（画像強調・拡大所見）
- 隆起表面には，背景粘膜と異なる小型で不規則な腺管模様を認める．
- 腺管模様内に多様性を示す微小血管を認める．

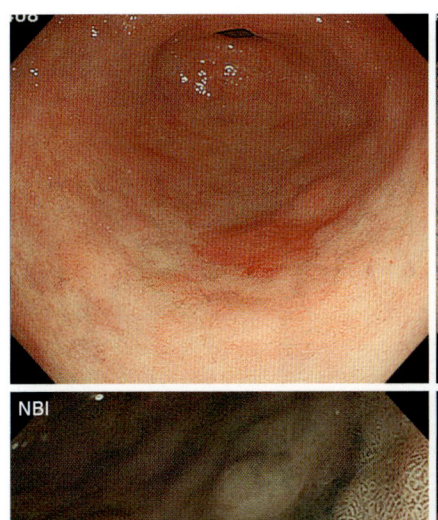

斑状発赤:非腫瘍

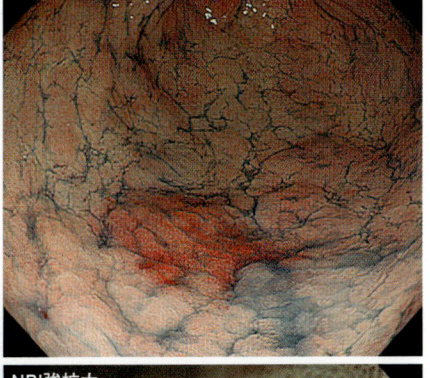

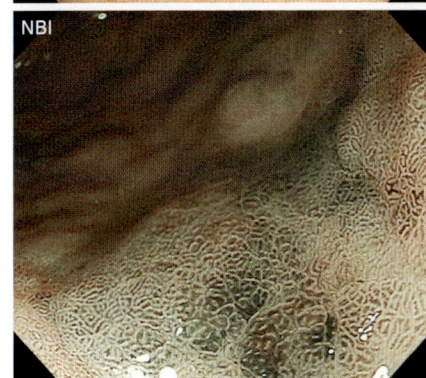

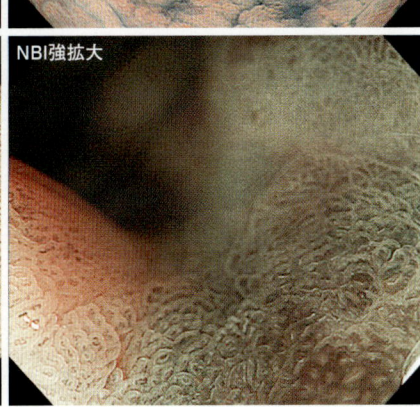

(特徴的所見)
- 胃前庭部大弯に限局性の斑状発赤を認める.
- 斑状発赤の内部は背景粘膜にほぼ類似した模様を呈し,不整さに乏しくおとなしい印象である.

(画像強調・拡大所見)
- 斑状発赤部に背景粘膜とほとんど変わらない縞状の規則的な腺管模様を認める.
- 腺管模様内部が褐色化し,不整な微小血管は視認されないことから炎症性非腫瘍と診断.

0-Ⅱc型早期胃癌,分化型,M癌,12 mm

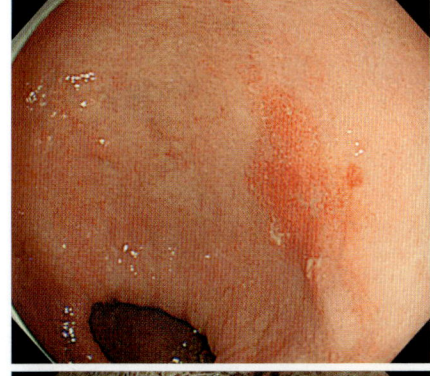

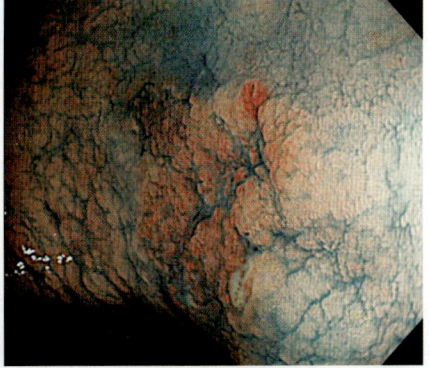

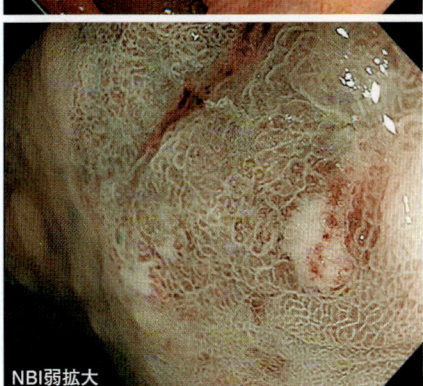

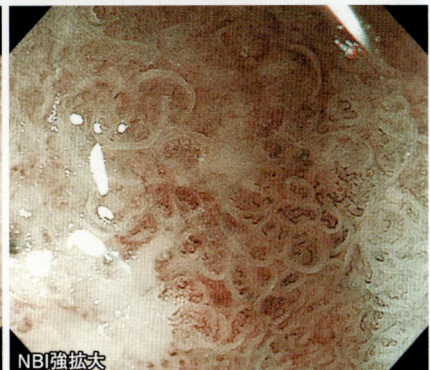

(特徴的所見)
- 胃前庭部小弯後壁に限局性の斑状発赤を認める.
- 斑状発赤部はなんとなく不均一でわずかな濃淡差を認める.
- 内部に微細な顆粒状変化を認める.

(画像強調・拡大所見)
- 斑状発赤部に背景粘膜と異なる顆粒状の不整な腺管模様を認め,腺管形成する腫瘍が示唆される.
- 腺管模様内に不整な微小血管を認め,分化型癌と診断.

胃 色調

腺　腫，3 mm

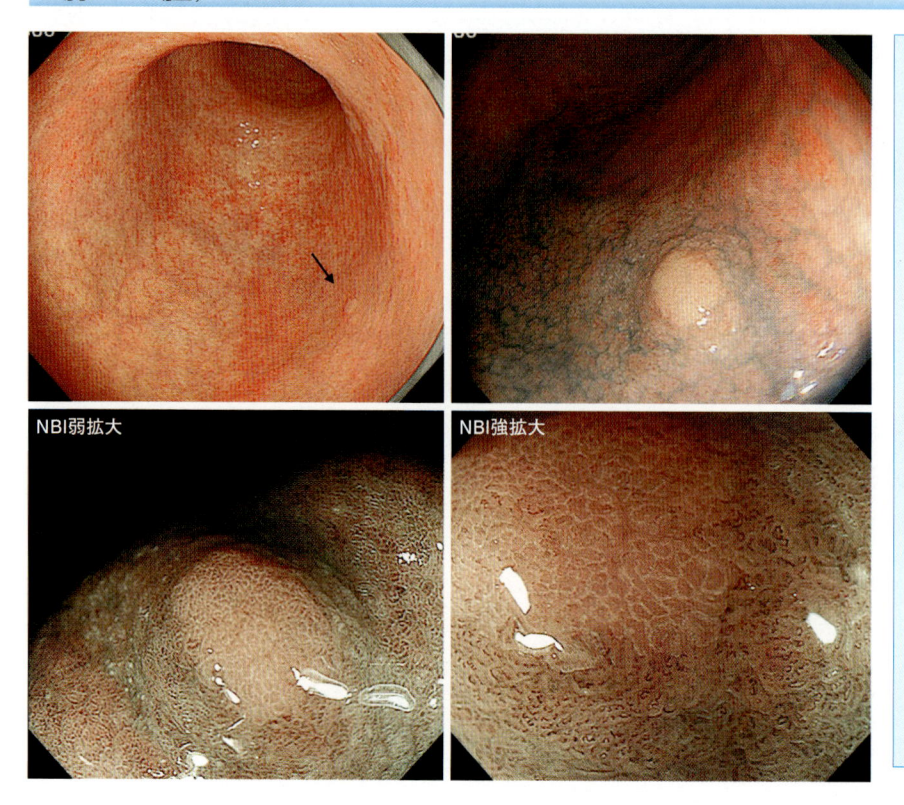

NBI弱拡大　　NBI強拡大

（特徴的所見）
- 胃体下部後壁に褪色調の微小な扁平隆起（矢印）を認める．
- 表面模様は再生上皮とかけ離れていることから，上皮性腫瘍が示唆される．
- 隆起表面は平滑で，不整な凹凸変化は目立たない．

（画像強調・拡大所見）
- 隆起表面に背景粘膜と異なる顆粒状の腺管模様を認め，腺管形成する腫瘍が示唆される．
- 規則的な腺管模様内に不整な微小血管を認めないことから，腺腫と診断．

0-Ⅱa＋Ⅱc型早期胃癌，分化型，M癌，25 mm

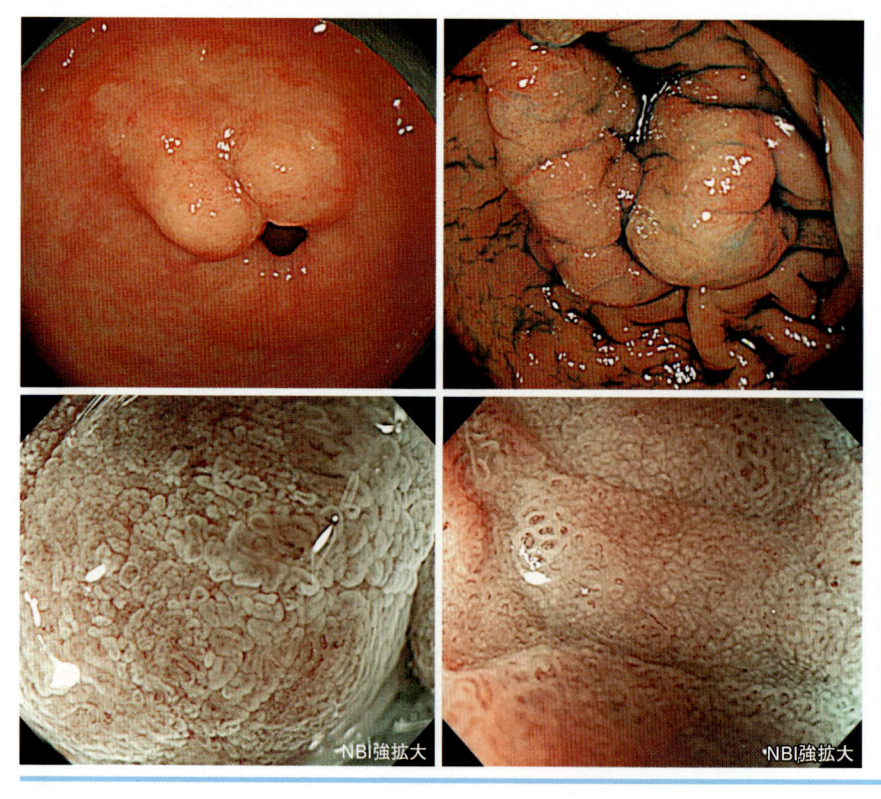

NBI強拡大　　NBI強拡大

（特徴的所見）
- 胃幽門部小弯に褪色調の無茎性隆起を認める．
- 表面模様は再生上皮とかけ離れていることから，上皮性腫瘍が示唆される．
- 隆起中央に浅い陥凹を伴っている．

（画像強調・拡大所見）
- 隆起表面に，大小の不規則な顆粒状の腺管模様を認め，腺管形成する腫瘍が示唆される．
- 不整な腺管模様内に多様性を示す微小血管を認め，分化型癌と診断．

0-Ⅱb型早期胃癌，未分化型，M癌，12 mm

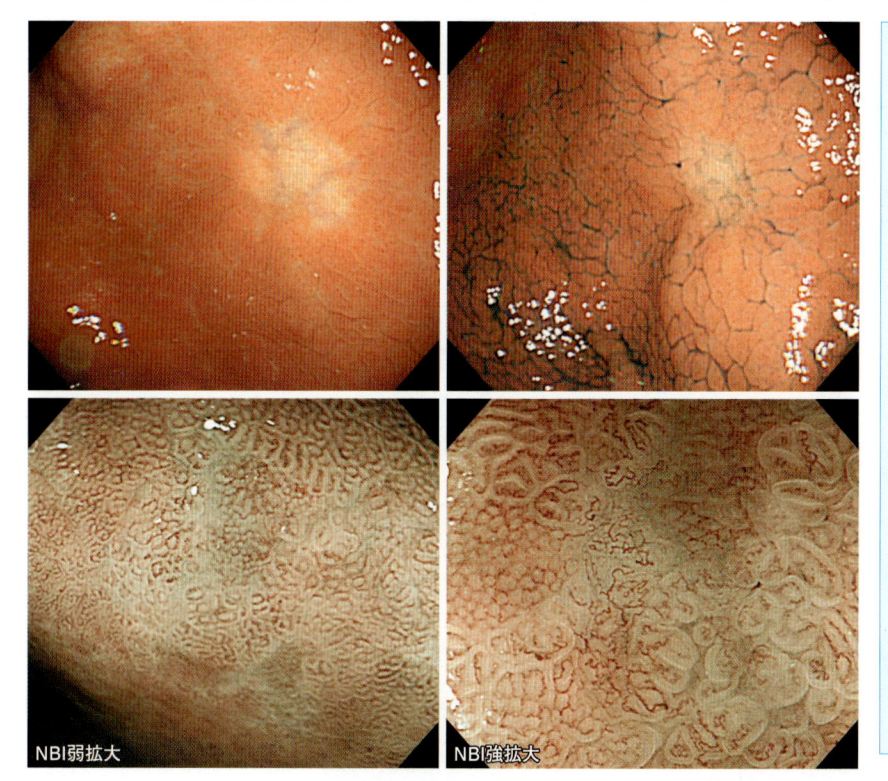

NBI弱拡大　　NBI強拡大

〈特徴的所見〉
- 胃前庭部小弯後壁に限局性の褪色斑を認める．
- 褪色斑はほぼ平坦で，光沢に乏しく褪せたような白色である．
- 褪色斑の内部は背景粘膜と大差がみられない．

〈画像強調・拡大所見〉
- 背景粘膜に類似した規則的な類円形の腺管模様が残存した領域と腺管模様が不明瞭化した領域が混在している．
- 腺管模様が不明瞭化した領域に不規則な蛇行を示す微小血管を認め，腺管形成に乏しい未分化型癌と診断．

0-Ⅱc型早期胃癌，未分化型，M癌，30 mm，Ul-Ⅱs

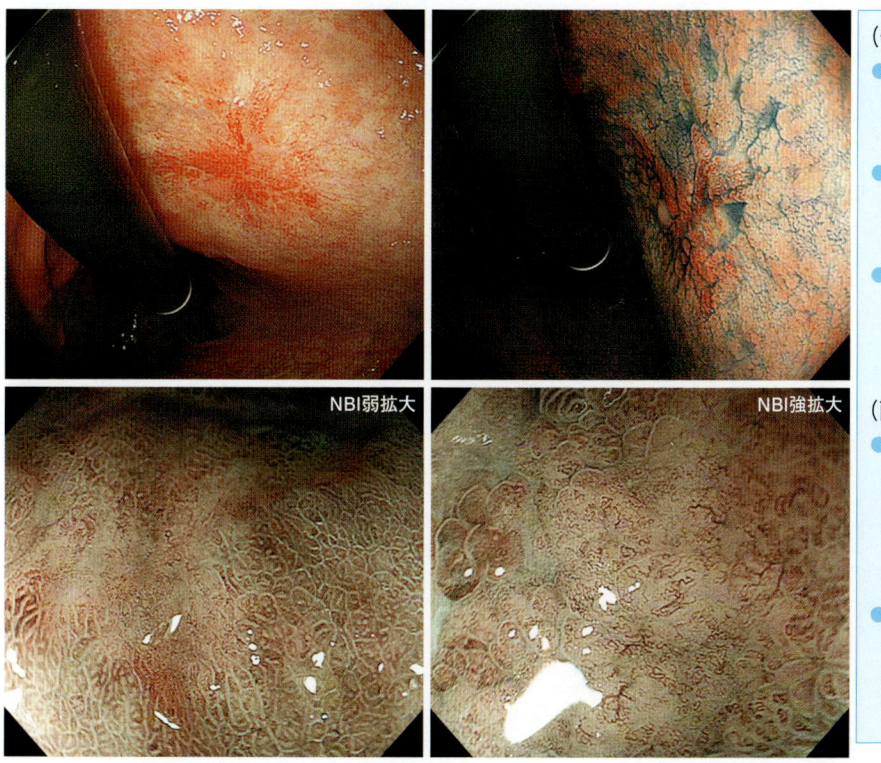

NBI弱拡大　　NBI強拡大

〈特徴的所見〉
- 胃体下部小弯後壁に不整形の褪色斑を認める．
- 病巣中央に放射状に拡がる発赤顆粒を伴っている．
- 不均一な色素の溜まりがあり，浅い陥凹成分がところどころにみられる．

〈画像強調・拡大所見〉
- 浅く陥凹した領域は，背景粘膜に比べて腺管模様が不明瞭化しており，腺管形成に乏しい腫瘍が示唆される．
- 同部位に不規則な蛇行を示す微小血管を認め，未分化型癌と診断．

胃　色調

急性胃粘膜病変

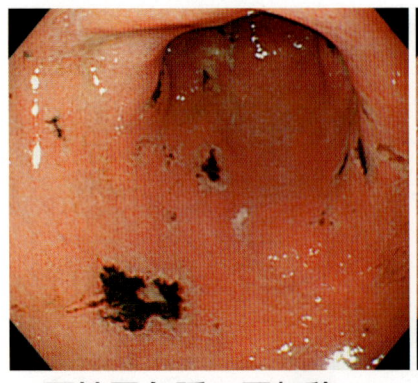

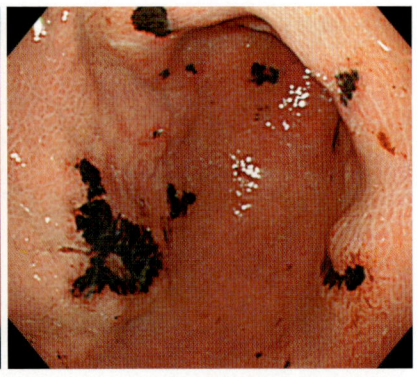

（特徴的所見）
- 胃前庭部全体に黒色調の凝血塊を伴う浅い地図状潰瘍を多発性に認める．

悪性黒色腫の胃転移

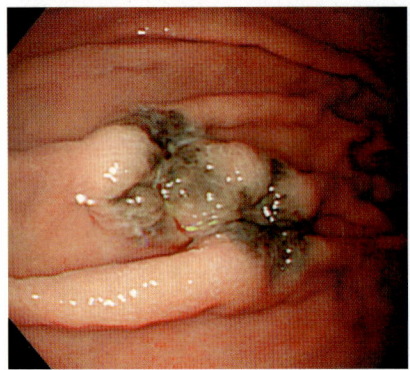

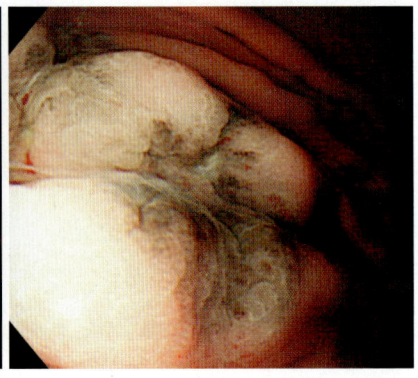

（特徴的所見）
- 胃体中部大弯に不整な陥凹を認める．
- 褪色した陥凹内部に濁ったような黒色斑を伴っている．

食道胃静脈瘤

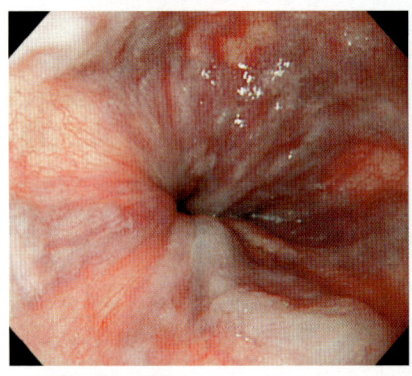

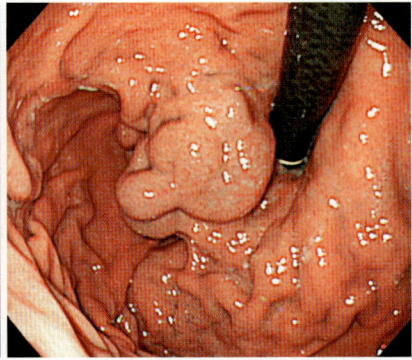

（特徴的所見）
- 食道下部に青色調を示す拡張した静脈瘤を認める．
- 胃穹窿部大弯に結節状の隆起を認める．
- 隆起の表面性状は背景胃粘膜と同様で，わずかな青色調を呈している．

黄色腫

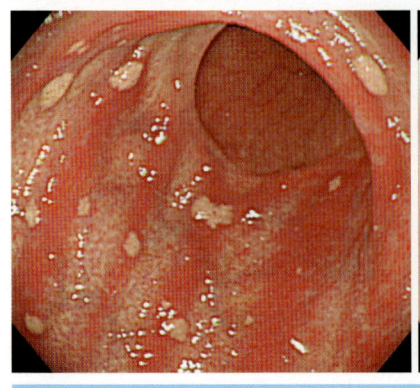

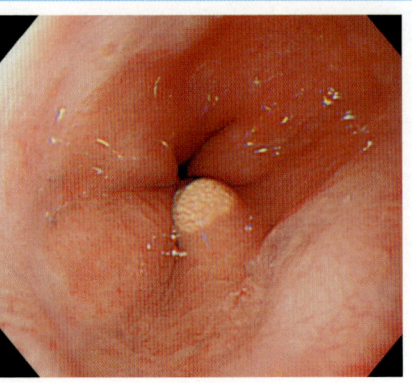

（特徴的所見）
- 残胃に小さな粟粒状の黄色斑を多数認める．

Column

コラム 胃術前のマーキング

ESDの普及に伴ってさまざまなナイフが開発されており，先端系の処置具でマーキングを行うことが可能である．現在われわれは，おもに格納した状態での針状メス，フックナイフを用い，シース先端を粘膜に押し当ててマーキングを行っている．高周波の設定は，ICC 200 または 350（ERBE社）の場合は Forced 凝固 30〜50W，VIO 300D（ERBE社）の場合は Swift 凝固 50W，Effect 4 である．

いずれの処置具を用いる場合も，明瞭なマーキングを施すことが重要であり，さらにマーキングを一定間隔で置くのではなく，一部密に並べる（図1），縦に2個並べる（図2）などアクセントをつけることで，切除標本と内視鏡像の対比を行うことが容易となる．また癌遺残を予防するため，マークとマークを結ぶ線上に癌巣がかからないように注意することが重要である（図3）．

（三島利之，長南明道）

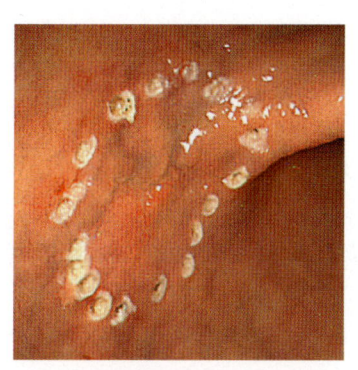

図1　一部を密に並べたマーキング（フックナイフ）

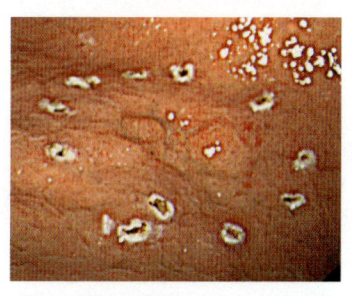

図2　縦に2個並べたマーキング（針状メス）

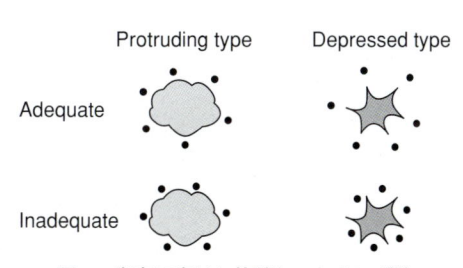

図3　病変に応じた的確なマーキング法

Ⅱ．診断のプロセス　［胃］

血管透見　［胃］

八木一芳，中村厚夫，関根厚雄

正常所見か，病的所見か？

電子内視鏡となってから胃粘膜にはさまざまな血管透見像が観察される（表）．ファイバースコープ時代には見えず，近年認識され始めた像もある．正常な胃粘膜に認める血管透見像か病的な胃粘膜に観察されるものか，しっかり識別することが重要である．

1．正常所見

1）集合細静脈透見像

Helicobacter pylori（*H. pylori*）非感染の胃炎の存在しない正常胃における体部を中心とし

表　胃粘膜で観察される血管透見像

正常所見	異常所見
Regular arrangement of collecting venules（RAC） *H. pylori* 非感染胃幽門部の樹枝状血管	慢性萎縮性胃炎に認める樹枝状血管 血管性病変 　Angiodysplasia 　GAVE（gastric antral vascular ectasia） 　DAVE（diffuse antral vascular ectasia） 　Osler-Weber-Rendu 病

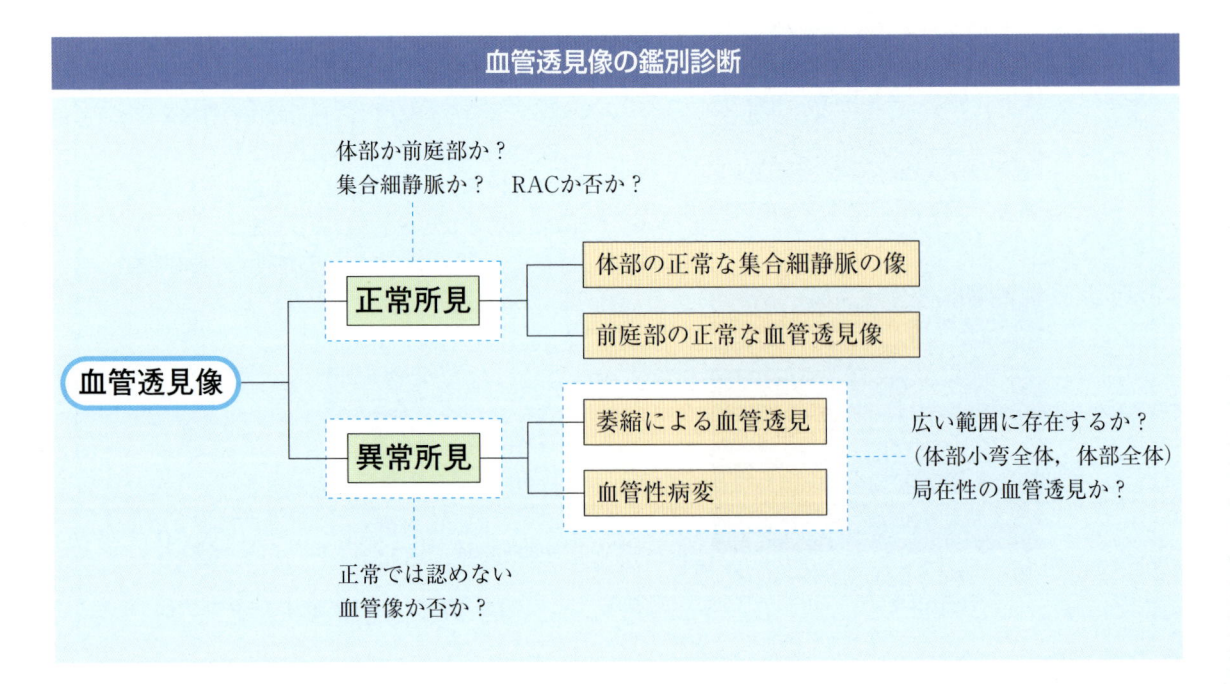

血管透見像の鑑別診断

血管透見像
- 正常所見
  - 体部の正常な集合細静脈の像
  - 前庭部の正常な血管透見像
- 異常所見
  - 萎縮による血管透見
  - 血管性病変

体部か前庭部か？
集合細静脈か？　RACか否か？

広い範囲に存在するか？
（体部小弯全体，体部全体）
局在性の血管透見か？

正常では認めない
血管像か否か？

た胃底腺領域には集合細静脈と呼ばれる粘膜固有層を垂直に下降する粘膜内微細血管が微細発赤点として認識できる．近接観察ではヒトデ状の血管であることが認識できる．集合細静脈は collecting venules と呼ばれていることより，この所見は regular arrangement of collecting venules（RAC）と命名されている[1]（p. 69 参照）．RAC は *H. pylori* 非感染胃の典型的内視鏡像であり，*H. pylori* 非感染胃粘膜の内視鏡的診断としても非常に有用である．

2）幽門粘膜血管透見像

H. pylori 非感染胃では前庭部においても幽門輪近くまで胃底腺が存在する．したがって前庭部の近位側では RAC が観察される．しかし幽門輪近傍では胃固有腺は胃底腺ではなく幽門腺となり，集合細静脈は存在しない．一見，萎縮粘膜と思われる血管透見像を観察することがあるが，この所見は正常である．

2．病的所見

1）胃粘膜萎縮に認める血管透見像

H. pylori 感染によって胃粘膜には炎症が生じ，体部小弯から胃粘膜萎縮が生じてくる．萎縮粘膜では樹枝状の血管透見像が観察される．本邦ではこのような血管透見がある部位と透見されない部位の境界を内視鏡的腺境界と呼び，その萎縮粘膜の広がりを内視鏡的に判断する方法が木村・竹本分類として定着している[2]．*H. pylori* が発見される以前の内視鏡検査ではこのような慢性萎縮性胃炎所見は漠然と正常とされてきたが，*H. pylori* 感染から胃・十二指腸潰瘍や胃癌が発生することが判明した現在では，この所見は病的所見とするべきである．

また，これらの萎縮粘膜から胃癌が発生することが多いが，このような萎縮粘膜における樹枝状血管透見の乱れや消失から胃癌の存在を診断したり，癌の境界診断に利用したりすることもできる[3]．

2）Vascular ectasia（血管拡張症）による血管透見像

異常血管から形成される病変として，angiodysplasia とされる毛細血管が集まった小さな病変から前庭部毛細血管拡張症（gastric antral vascular ectasia；GAVE）のように前庭部全体に出現する病変までさまざまである．慢性出血による貧血の原因にもなりえる．GAVE は内視鏡的には幽門輪に向かって放射状に縦走する発赤帯がスイカの模様に似ていることより watermelon stomach と以前は呼ばれていた[4]．近接観察で毛細血管の拡張と認識できるが，遠景観察では胃炎の発赤やびらんと誤診されることもあり，生検には注意を要する．アルゴンプラズマ凝固（APC）法による治療が有効とする報告が多い．

文　献

1) 八木一芳，中村厚夫，関根厚雄，他：*Helicobacater pylori* 陰性・正常胃粘膜内視鏡像の検討．Gastroenterol Endosc　2000；42：1977-1987
2) Kimura K, Takemoto T：An endoscopic recognition of the atrophic border and its significance in chronic gastritis. Endoscopy　1969；3：87-97
3) 長南明道，望月福治，池田　卓，他：平坦・陥凹型早期胃癌の口側浸潤範囲の内視鏡診断能の検討．Gastroenterol Endosc　1992；34：775-780
4) Jabbari M, Cherry R, Lough JO, et al：Gastric antral vascular ectasia：the watermelon stomach. Gastroenterology　1984；87：1165-1170

正常像（*H. pylori* 非感染胃の体部）

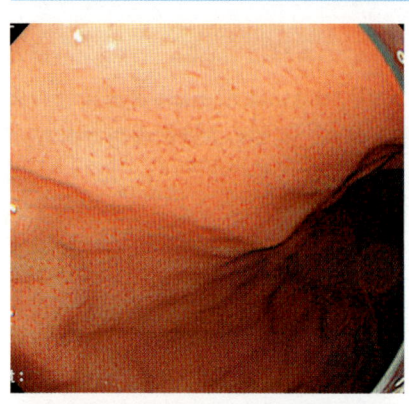

（特徴的所見）
- ヒトデ状の形をした微細血管が観察される．RAC の典型的内視鏡像である．
- RAC 像は遠景では微細発赤点が規則的に配列した像として観察される．
  - ◆ *H. pylori* 非感染胃の胃体部に認める像である．病的な所見ではなく，胃炎の存在しない正常な胃粘膜内視鏡像である．

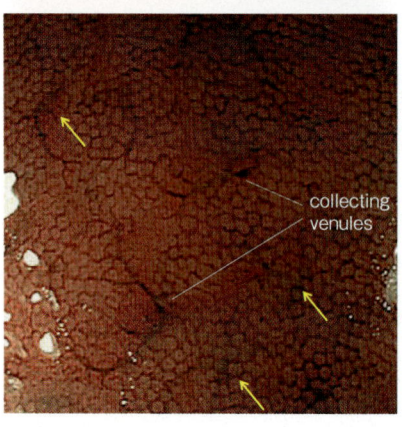

（NBI 併用拡大観察所見）
- RAC の拡大像は NBI を併用すると白色光での拡大像（p.70, 図 3）と異なる所見を呈する．腺開口部は黒点として認識しやすくなる．しかし集合細静脈は茶色の血管として認識できる部分は少なくなり，シアン系のコントラストの弱いぼんやりとした像として見える部分が増える．これは集合細静脈本幹は表層には存在せず，増殖帯付近（表層から 150〜200μm）から発生し，深部へ走行するためである．表層を走行するその分枝が NBI 併用拡大で茶色に鮮明に観察される．
- 通常内視鏡観察で視認される本幹はシアン系の色調でぼんやりとした像で観察される（→）．

collecting venules

正常像（*H. pylori* 非感染胃の前庭部）

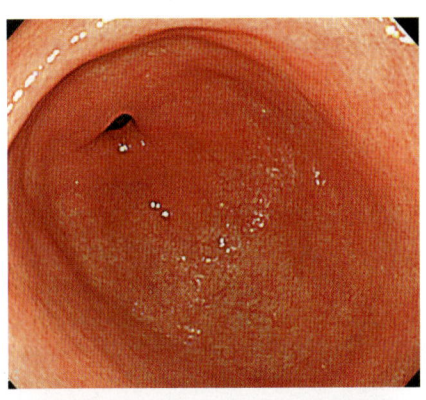

（特徴的所見）
- 幽門輪近傍大弯には体部の萎縮粘膜に認めるような樹枝状の血管を認める．しかし，幽門部には胃底腺が存在せず，萎縮性胃炎のない正常の胃でも幽門部にはこのような樹枝状血管を認める．
- この所見は正常である．

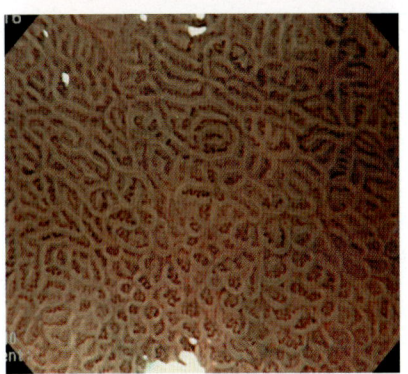

（NBI 併用拡大観察所見）
- 樹枝状の血管は粘膜筋板付近を走行していると考えられる．
- NBI 併用拡大観察では表層しか観察されないため，通常観察で透見される血管は観察されず，粘膜の表層上皮直下の微小血管のみが観察される．

正常像（*H. pylori* 非感染胃の前庭部）

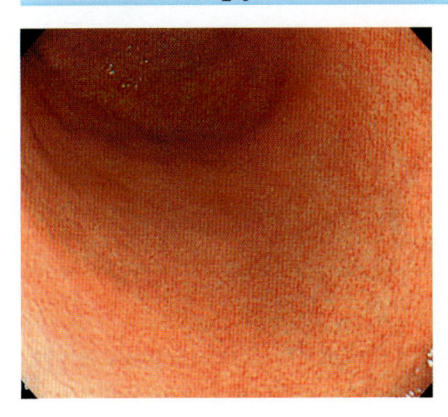

（特徴的所見）
- 上図のやや口側の前庭部である．樹枝状の血管透見とともに集合細静脈からなる微細発赤点（RAC）が出現している．
    - ◆前庭部でも正常の胃ではこの付近より胃底腺が存在する．

II. 診断のプロセス ［胃］

内視鏡的萎縮粘膜（体部の見下ろし）

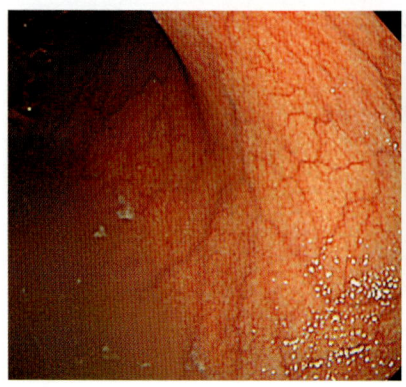

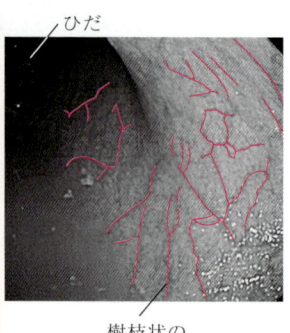

ひだ

樹枝状の
血管透見像

（特徴的所見）
- 樹枝状の血管透見像が観察される．この像が内視鏡的粘膜萎縮像である．
- 左端の大弯にはひだが観察される．この部位には血管透見像は観察されない（この写真では遠景でわかりにくいが，一般的にひだのある部位には萎縮性の血管透見像は認めない）．
- 血管透見部位と透見されない部位の境界部分が内視鏡的腺境界と呼ばれている．
- 血管透見像を認める部分が内視鏡的萎縮粘膜である．

腺境界における血管透見像（Open type の萎縮）

ひだ

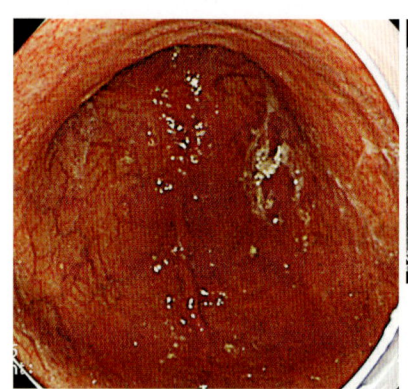

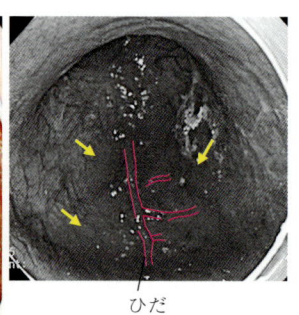

（特徴的所見）
- 体部大弯にはひだがまだ残っており，その部分には樹枝状の血管が透見されない．
- 樹枝状血管が透見されない部分が内視鏡的非萎縮粘膜であり，萎縮粘膜との境界である矢印が内視鏡的腺境界である．
- 萎縮は体部大弯にも広がり，木村・竹本分類では Open type の萎縮（Open-2 または Open-3）と分類される．

腺境界における血管透見像（Closed type の萎縮）

腺境界

樹枝状の
血管透見像　びらん

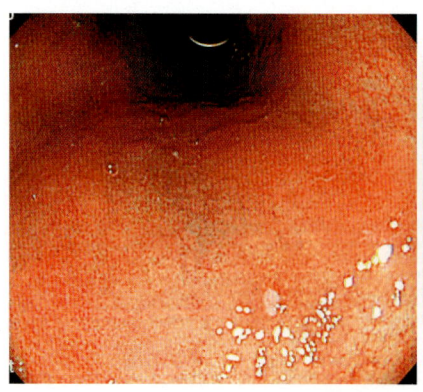

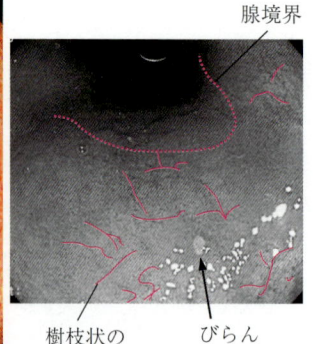

（特徴的所見）
- 体部小弯に樹枝状血管透見像を認めるが前後壁側には血管透見像は認めない．
- 発赤した粘膜を認め RAC も観察できない．
- 腺境界は小弯側に存在し，内視鏡的萎縮は体部小弯にとどまり Closed type の萎縮（Closed-2 または Closed-3）と分類される．

萎縮粘膜に観察される血管透見のNBI拡大像

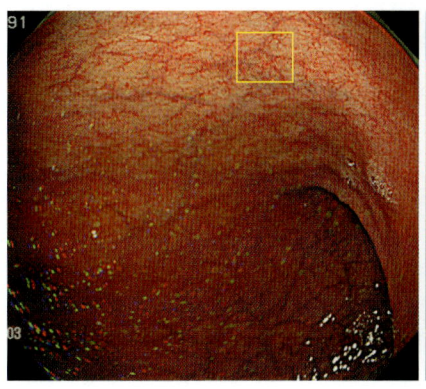

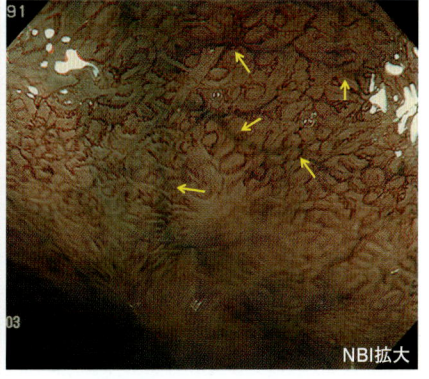

(特徴的所見)
- 萎縮粘膜に観察される血管透見像をNBI併用拡大観察する（左図，黄色ボックス）．
- 樹枝状に観察された血管は茶色でなくシアン系の色調の血管として認識される（右図，黄色矢印）．これは粘膜深層を走行する血管が樹枝状血管として透見されるためである．茶色に視認できる血管は表層上皮直下の微小血管である．

0-Ⅱc型早期胃癌，未分化型，SM癌

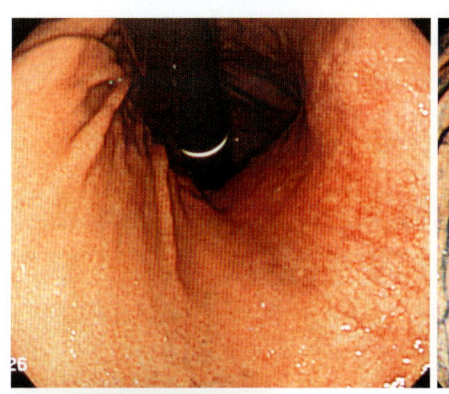

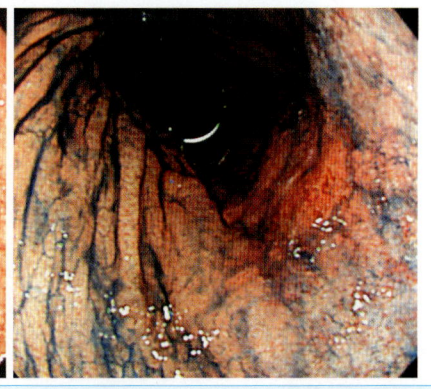

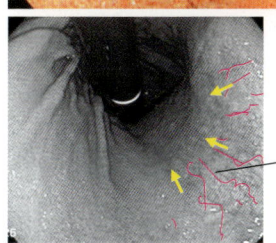

樹枝状血管が消失している

(特徴的所見)
- 体部萎縮粘膜の樹枝状血管が透見されるが，体上部小弯は発赤とともに樹枝状血管が消失している（→）．病変の存在が示唆される（左図）．
- インジゴカルミン散布にて樹枝状血管透見の消失部位に一致してⅡc病変が明瞭になった（右図）．

◆低分化型腺癌の診断であった．

Ⅱ．診断のプロセス　[胃]

0-Ⅱc 型早期胃癌，分化型，M 癌

凹凸のある粘膜　樹枝状血管

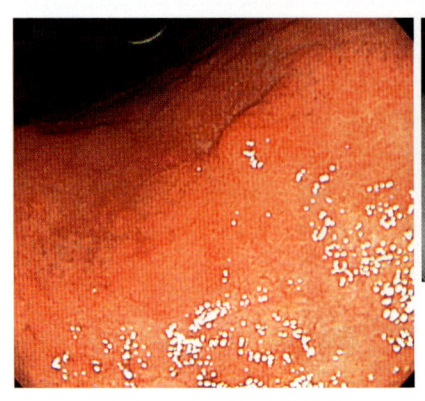

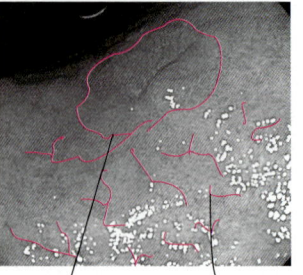

（特徴的所見）
- 遠位側は樹枝状血管の透見を認めるが近位側は樹枝状血管が乱れ，消失とともに凹凸のある粘膜が観察される．
- 陥凹型分化型胃癌であった．
  - ◆癌は血管透見消失部位から存在した．

0-Ⅱc 型早期胃癌，分化型，M 癌

褪色調の粘膜
樹枝状血管　発赤を伴う陥凹

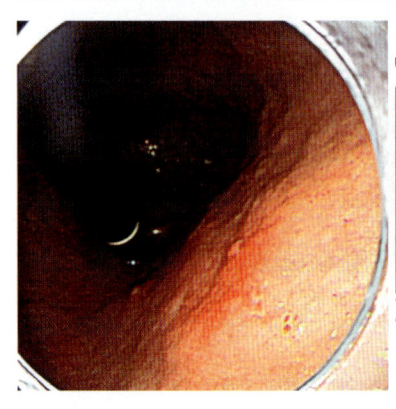

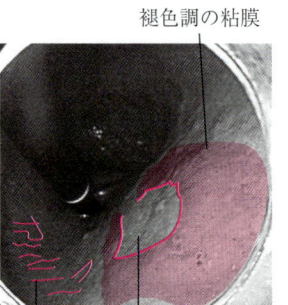

（特徴的所見）
- 中央には発赤を伴うⅡc 型胃癌を認めるが，その周囲は樹枝状血管が透見されない褪色調の粘膜であり，その周囲には樹枝状血管が透見された．
  - ◆陥凹型分化型胃癌であり，癌は樹枝状血管が透見されない褪色調の部分にまで及んでいた．

Angiodysplasia

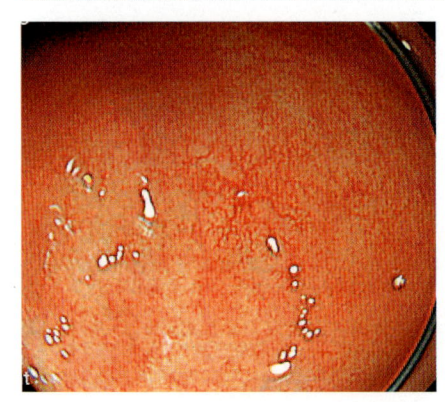

（特徴的所見）
- 毛細血管が放射状に広がり，vascular spider 状の血管病変を形成している．
- 典型的な angiodysplasia である．

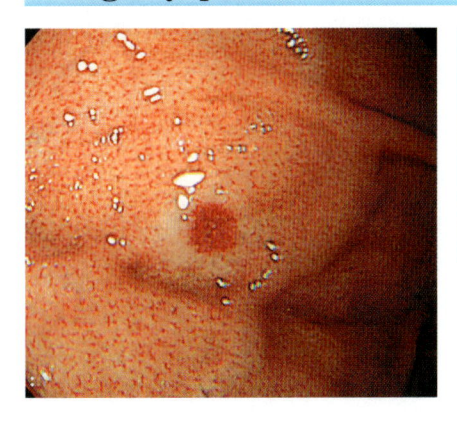

Angiodysplasia

（特徴的所見）
- 周囲に白色の縁を伴った毛細血管の集合からなる発赤病変を認める．
- このような angiodysplasia は以前には日の丸紅斑とも呼ばれた．
- 周囲には RAC による微細発赤点が観察される．
    - ◆ H. pylori 非感染症例にも angiodysplasia は出現する．

Angiodysplasia からの出血

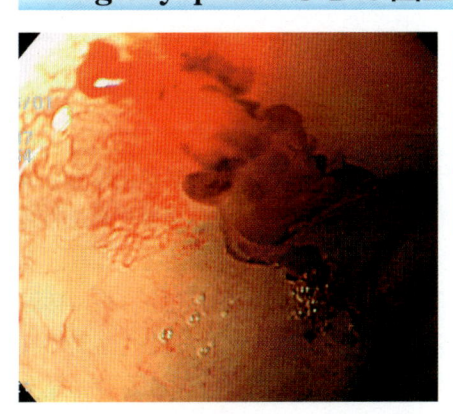

（特徴的所見）
- タール便で受診した患者の緊急内視鏡を行ったところ angiodysplasia から出血していた．
- angiodysplasia では，このように出血する病変はまれではない．
    - ◆ この病変は高周波凝固で止血治療が行われた．

Gastric antral vascular ectasia（GAVE）

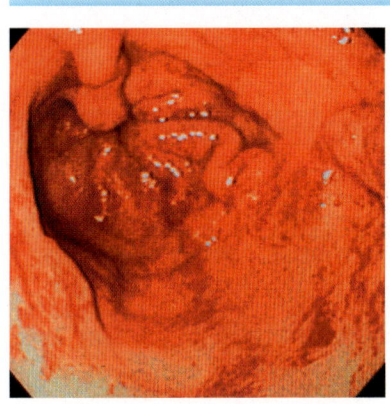

（特徴的所見）
- 前庭部に幽門輪に向かって縦走する発赤帯を認める．
- 近接すると血管から形成される病変であることが認識できる．
    - ◆ 慢性出血による高度貧血の患者で，アルゴンプラズマ凝固法により治療された．

胃　血管透見

変形狭窄　[胃]

細川　治

　胃の変形狭窄，とりわけ狭窄は固有筋層レベルでの傷害に基づいて発生する．粘膜や粘膜筋板までに傷害がとどまっている場合は変形狭窄まできたすことはない．胃は，消化管のなかでもっとも大きい管腔臓器であり，また固有筋層も厚いため狭窄は，通常でも狭まっている噴門または幽門に発生することが多い．体部などの管腔の広い領域では変形にとどまる場合が大半であるが，固有筋層に対する傷害が高度になった場合には狭窄にまで進展する．いったん狭窄が完成すると，内腔面を観察する内視鏡検査では病変の全体像がつかめず，診断に難渋することもある．このような際にも，わずかな所見を捉えて，診断に迫る努力が重要である．また，胃疾患以外の原因による変形狭窄の存在も念頭におく（**表1**）．

変形狭窄の主座の確認（表2）

　変形狭窄を見出した場合，固有筋層から壁外までの壁構造のうち，どの層が主体となって変形狭窄が発生しているかを見極める．変形狭窄の立ち上がりと周在，変形狭窄部の周囲を含めた胃壁の硬さと伸展性，体位変換して壁外要素の有無を確認することにより，主座を推定する．壁外の要素が多くなるほど，変形狭窄の立ち上がりは鈍となり，壁の伸展性が失われ，広い領域の変形となる．胃壁と壁外要素が固着していると，体位を変えても病像の変化は乏しいが，胃憩室のように単に固有筋層が欠損している場合には，変形狭窄の範囲は明瞭であり，他の病像を伴うことは少ない．しかし，高度の瀑状胃，胃軸捻転の場合などの胃壁のみの変形であっても，内視鏡的に胃内オリエンテーションがつかず，方向性を見失い，いたずらに胃を過伸展させて，被検者を苦しめることを避けなければなら

表1　胃疾患によらない変形狭窄

疾患名	内視鏡操作方法
内臓逆位	被検者自身が逆位であることを知っていることが多く，右側臥位として検査を行えば通常と変わらない観察が行える．
胃拡張	種々の疾患を背景に発生し，内視鏡的には胃が拡張している以外の特徴的な所見は得られず，全身の検索が必要となる．
胃軸捻転	胃体部の絞り込み様所見が特徴で，注意深く幽門側への内視鏡挿入を行うことにより，軸捻転を解消できる．
瀑状胃	体上部後壁のいわゆる分水嶺の屈曲が強く，送気してもオリエンテーションがつきかねる場合もある．体部大弯のひだの走行に注意して，幽門側への方向を見定める．
食道裂孔ヘルニア	下部食道は屈曲し，典型例では食道胃接合部を越えると内腔が膨らむが，横隔膜裂孔部で再び狭小化し，瓢箪型を呈する．反転観察による画像が説得性を有する．
他臓器による圧迫	胃に接する臓器別に変形圧迫される領域がほぼ決まっている．体位変換，空気量の加減により胃壁外病変であることを確認する．

表2　胃の変形狭窄をきたす疾患

疾患名	傷害の主座	変形の好発部位
憩室	胃壁	体上部と穹窿部
潰瘍と潰瘍瘢痕	胃壁	胃内どこでも，小弯に好発
腐食性胃炎	胃壁	胃内どこでも，体部に多い
急性胃粘膜病変	胃壁	胃内どこでも
胃ポリープ・癌・SMTの幽門輪への嵌頓	胃壁	前庭部に多い
吻合部の線維性狭窄	胃壁	胃腸吻合部
食道癌	胃壁→壁外	噴門
胃癌	胃壁→壁外	胃内どこでも
胃悪性リンパ腫	胃壁→壁外	胃内どこでも
肝癌の胃浸潤	壁外→胃壁	噴門から体上部前壁
脾腫瘍の胃浸潤	壁外→胃壁	体上部大弯
膵癌の胃浸潤	壁外→胃壁	体上中部後壁
横行結腸癌の胃浸潤	壁外→胃壁	前庭部前壁
胆嚢癌の胃浸潤	壁外→胃壁	幽門部
膵炎の胃波及	壁外→胃壁	体上中部後壁

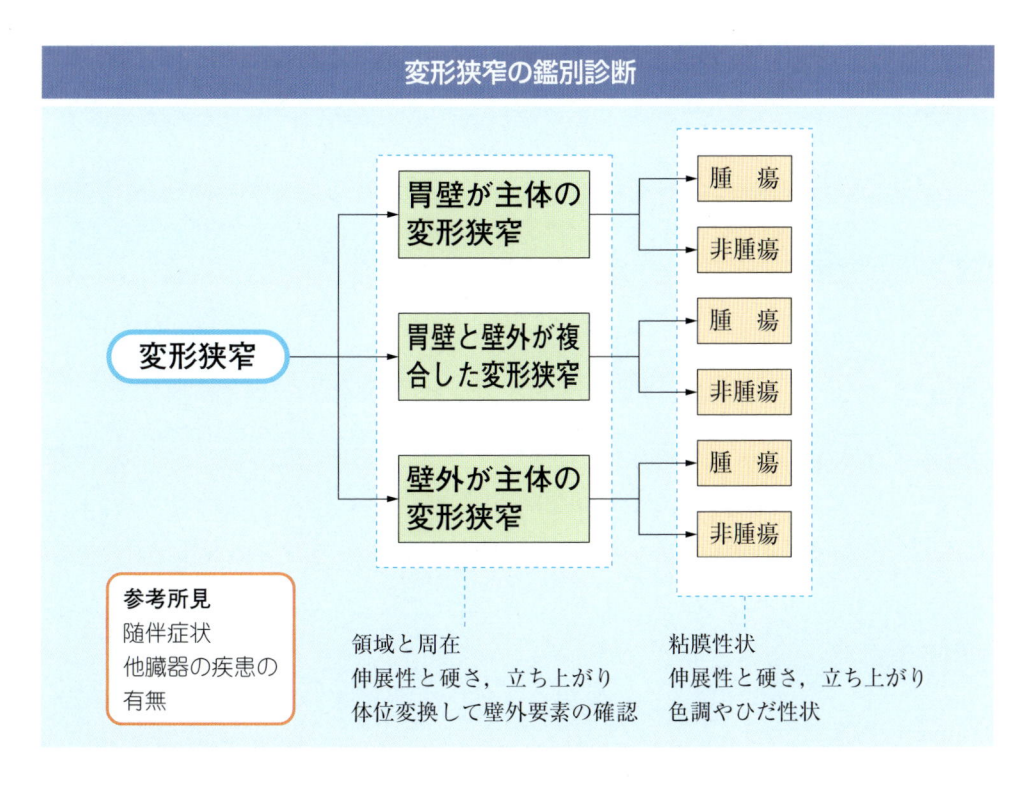

変形狭窄の鑑別診断

変形狭窄 →
- 胃壁が主体の変形狭窄 → 腫瘍 / 非腫瘍
- 胃壁と壁外が複合した変形狭窄 → 腫瘍 / 非腫瘍
- 壁外が主体の変形狭窄 → 腫瘍 / 非腫瘍

参考所見
随伴症状
他臓器の疾患の有無

領域と周在
伸展性と硬さ，立ち上がり
体位変換して壁外要素の確認

粘膜性状
伸展性と硬さ，立ち上がり
色調やひだ性状

ない．体部大弯のひだを目じるしとして周在を確認して，幽門方向を決定する余裕が必要である．壁外が主体の変形狭窄の場合，解剖学上の胃に接する臓器から主座を推定する．肝左葉は噴門から体上部前壁，膵体部は胃体上部から中部後壁，横行結腸右側は前庭部前

壁，横行結腸左側は体下部から角の大弯，膵頭部は幽門輪前部後壁，胆嚢は幽門輪前部前壁に接することから，これらの領域および周在に腫瘍浸潤や炎症などが波及する．しかし，肝硬変などで萎縮した場合には領域が異なることもあり，他の検査所見を参考にして決定する．胃壁と壁外の両方の因子が重なった変形狭窄では診断が難しくなるが，この場合もどちらが優勢かを判断して主座を推定することが重要である．

変形狭窄面の粘膜所見

　変形狭窄を見出した場合，粘膜所見を十分に観察する．胃壁に主座を有する変形狭窄では粘膜面の変化が明瞭であり，通常の内視鏡診断学を用いればよい．壁外の要素の強い変形狭窄の場合も，粘膜下層に病変が及ぶとひだの肥厚や粘膜面の凹凸が認められるようになり，粘膜固有層深部に病変が進展すると，胃小区の腫大や不整，びらんの形成などが観察される．しかし，狭窄が完成した場合には観察および診断に難渋する．内視鏡先端に透明フードを装着する，斜視型のスコープを用いる，いったん内視鏡バルーン拡張術を行って，スコープが通過する管腔を得てから，観察や生検組織を得る手段を用いるなどの工夫を行う．ともかくも粘膜面を観察し，変形狭窄が病的粘膜で覆われていないかを確認すべきである．胃癌によって発生した噴門狭窄や幽門狭窄の場合は，丹念に観察すると必ず腫瘍細胞が粘膜側に露出している箇所がみられ，診断を得ることができる．

2型進行癌，分化型，SE癌（噴門癌）

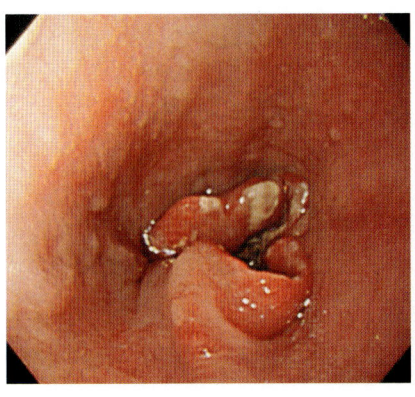

周堤と周囲粘膜の境界が明瞭

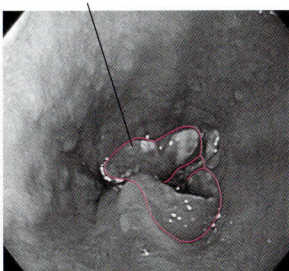

（特徴的所見）
- 食道胃接合部が狭窄している場合でも空気量を増やすことにより狭窄の原因をつかめる場合があり，本例のように2型進行癌の辺縁が観察できると診断は容易となる．
  - ◆ 狭窄しか観察できない場合は内視鏡先端に透明フードを装着する，あるいは斜視型のスコープを用いることにより粘膜面の観察が可能となる場合がある．

4型進行胃癌，未分化型，SE癌（スキルス胃癌，linitis plastica型胃癌）

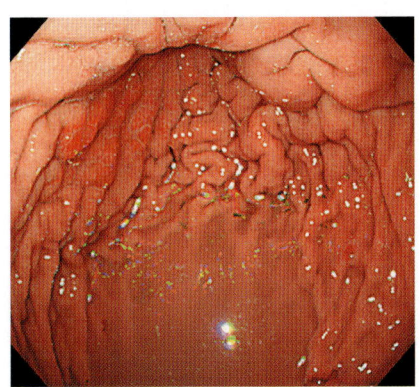

（特徴的所見）
- 体部での狭窄を伴うスキルス胃癌の場合は限局してひだが腫大しており，直線化したゴツゴツした所見を呈する．
- ひだ上の小区は不揃いで，角ばった印象を与える．
  - ◆ 原発巣である陥凹病巣は狭窄部に存在することが多く，観察できない場合も多い．

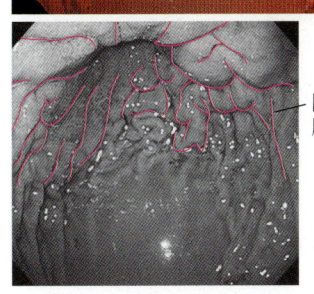

限局してひだが腫大している

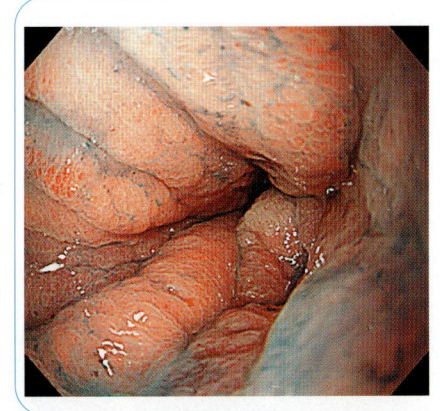

参考症例

体部スキルス胃癌の色素像

特徴的な小区構造が明瞭となる．

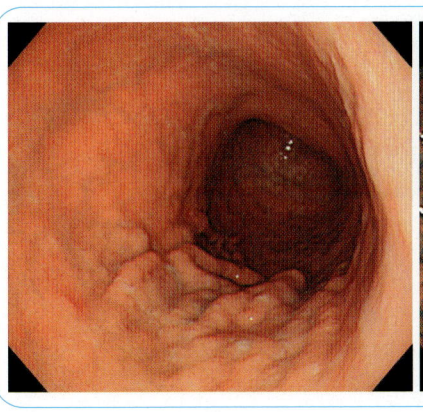

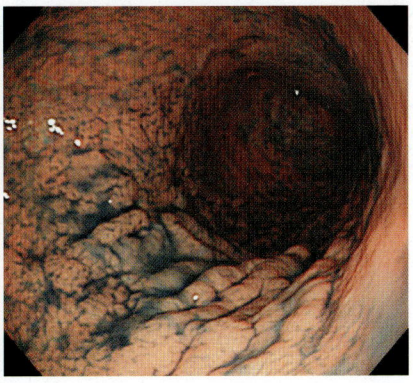

参考症例

萎縮した体部腺領域に発生したスキルス胃癌

ひだの太まりは部分的であるが，胃内腔の変形がみられ，いびつな形態を呈している．

胃　変形狭窄

II. 診断のプロセス ［胃］

3型進行胃癌，分化型，SS癌（幽門癌）

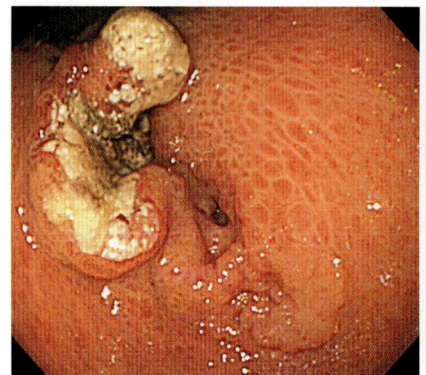

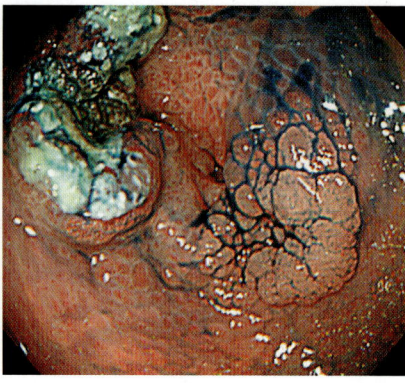

（特徴的所見）
- 幽門狭窄をきたした胃癌は残渣を洗浄すれば診断は容易となる．潰瘍の辺縁を観察すると蚕食像が観察されることから，悪性リンパ腫と鑑別される．

◆ 前庭部前壁の3型進行癌が大弯から後壁側まで浸潤して幽門狭窄をきたした．

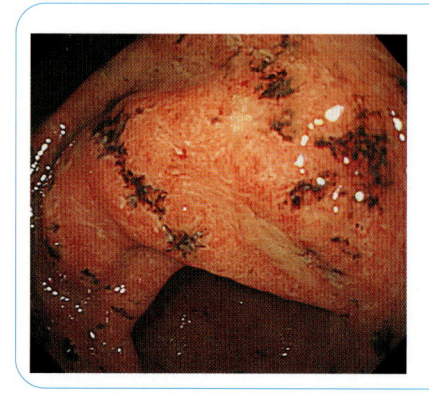

参考症例

急性胃粘膜病変（AGML）による変形

粘膜が浮腫状で，硬さがない．

悪性リンパ腫

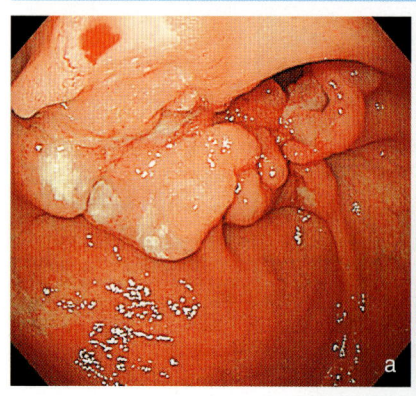

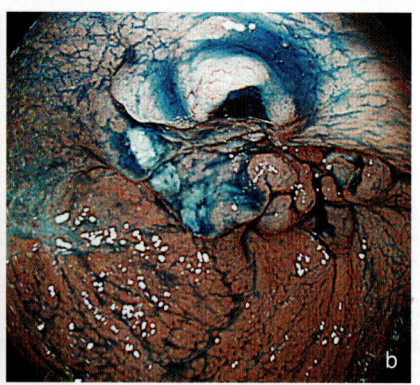

（特徴的所見）
- 胃癌に比較して線維成分が少ないことから，変形狭窄をきたすことは少ないが，噴門や幽門に近い部位では狭窄をきたす場合もみられる．
- 周堤が光沢のある粘膜で覆われ，内側の陥凹境界には蚕食像が追えない．
- 色素を散布すると，周堤の状態がより鮮明となる．

胃過形成ポリープの幽門からの脱出

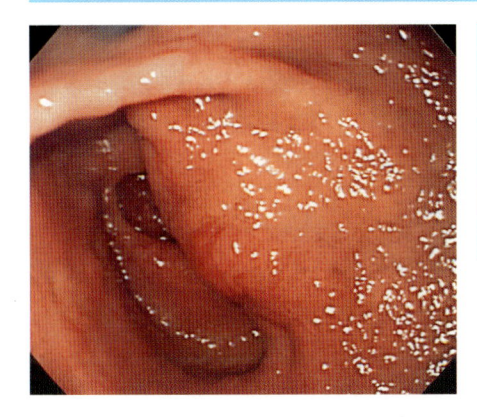

（特徴的所見）
- ポリープ基部の大半は前庭部であるが，時に体部の場合も報告されている．
- 幽門輪方向に胃壁全体が持ち上がったような形態をとる．
  ◆ポリープが胃内に戻るのを確認すれば診断は容易である．
  ◆腺腫，癌，SMTなどの十二指腸脱出も報告されている．

参考症例

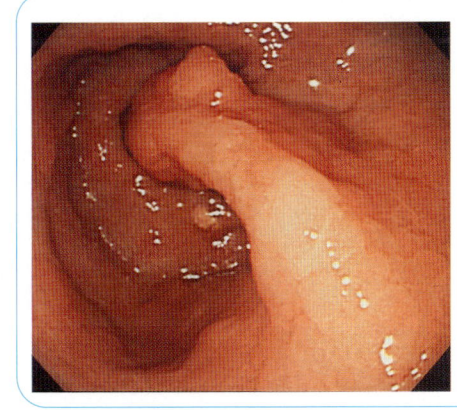

脱出したポリープの復帰

発症から時間を経た段階の腐食性胃炎

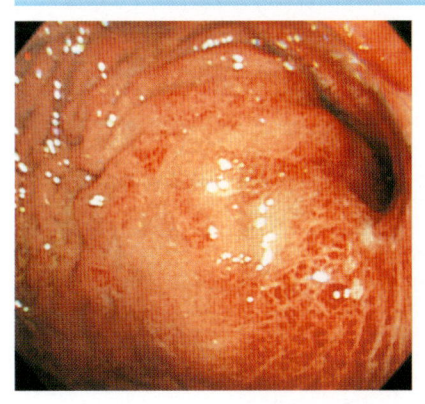

（特徴的所見）
- 自殺目的に農薬を飲んだ症例の8カ月目の内視鏡像．
- 胃粘膜は菲薄化し，発赤が著明である．
- 体中部以下の胃壁全周が硬くなっており，胃の伸展性，運動機能が障害されている．

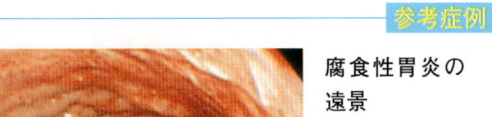

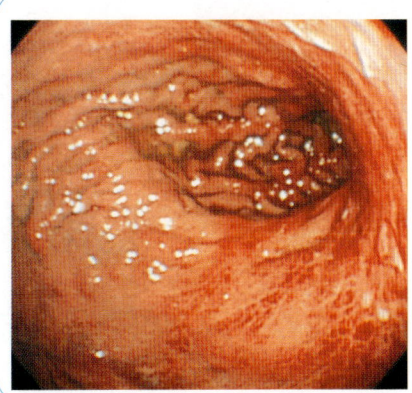

参考症例

腐食性胃炎の遠景

遠景では変化がつかみにくい．

膵癌の胃浸潤

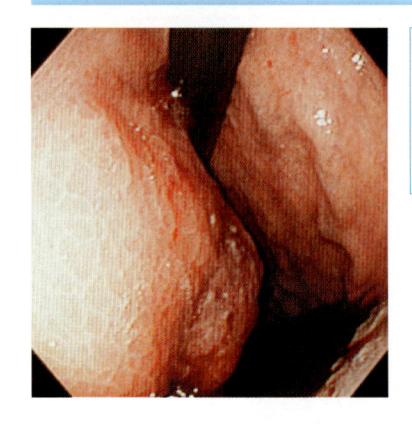

（特徴的所見）
- 反転観察で体部後壁から立ち上がりの緩やかな大きな圧排所見が観察され，胃壁に浸潤した頂部では粘膜が粗糙となっている．
  - ◆浸潤病巣が胃内腔に露出して欠潰する場合もみられる．

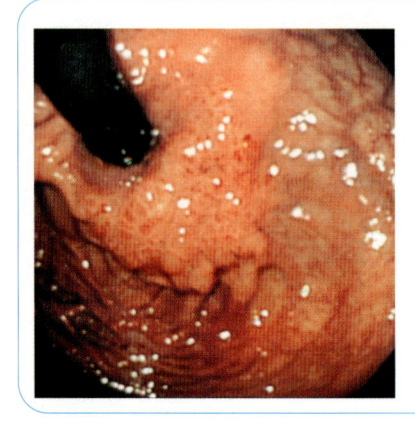

参考症例

肝左葉の胆管細胞癌の胃浸潤

反転像で噴門から穹窿部に浸潤部が観察される．

横行結腸癌の胃浸潤

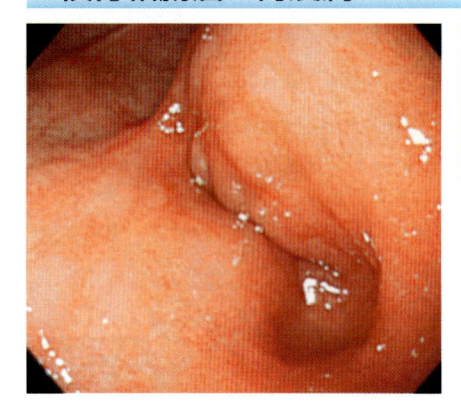

（特徴的所見）
- おもに幽門前庭部前壁からの圧排所見として描出される．
- 浸潤の程度が高度となっているので，小弯から後壁に変形が及び，幽門狭窄をきたした．

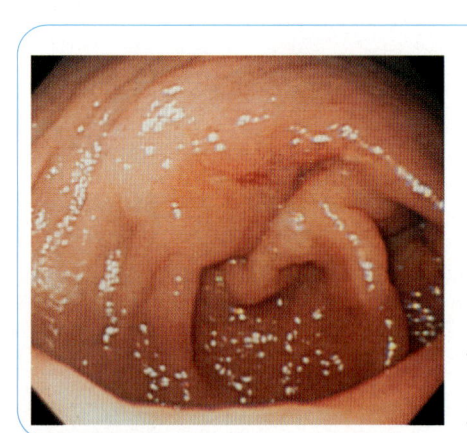

参考症例

胆嚢癌の胃浸潤

幽門輪前部前壁を主体に胃壁に浸潤をきたし，狭窄所見を呈している．

肝左葉の肝癌の胃圧排

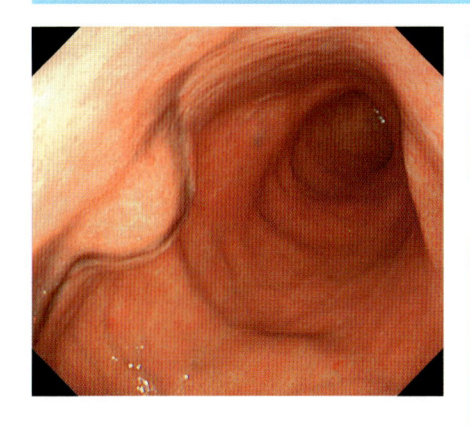

(特徴的所見)
- 見下し観察で体部の前壁側からの立ち上がりのなだらかな隆起として認められる．
- 肝の状態にもよるが，粘膜面はなだらかで光沢を有している．

参考症例

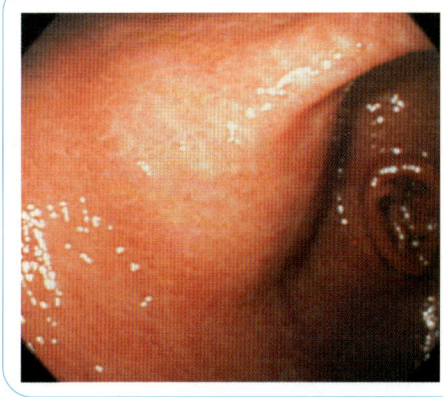

硬変肝左葉の胃圧排

肝左葉の圧排像は常に体部前壁に現れるというわけではなく，肝硬変などの場合には角部前壁にみられることもあるので注意を要する．

食道裂孔ヘルニア

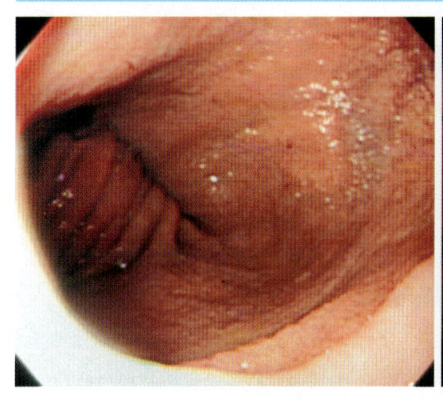

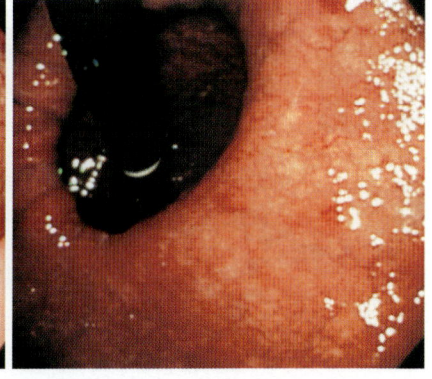

食道裂孔ヘルニアの反転像

(特徴的所見)
- 中下部食道が蛇行しており，食道胃接合部の緊張が緩い．
- 食道胃接合部を越えると，円柱上皮が観察され，その向こうに横隔膜の食道裂孔により胃が細まった部位が存在し，この部までが胸腔内胃である．
- 反転観察すると，食道裂孔の緩みと胸腔内胃内面が確認できる．

Ⅱ．診断のプロセス　［胃］

胃憩室

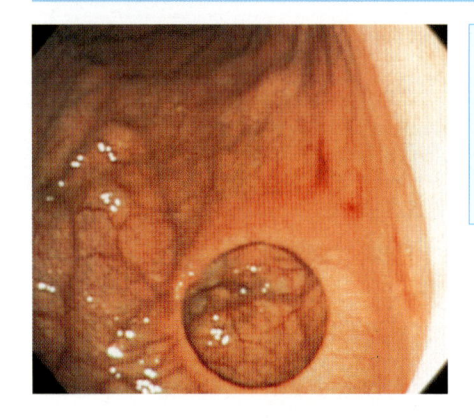

（特徴的所見）
- 体上部から穹隆部に観察される場合が大半である．
- 平滑で，ほぼ円形の開口部から周囲粘膜と同様の色調．
  - ◆光沢で被われた陥凹面が観察され，内部に食物残渣を有することもしばしばである．

十二指腸潰瘍瘢痕

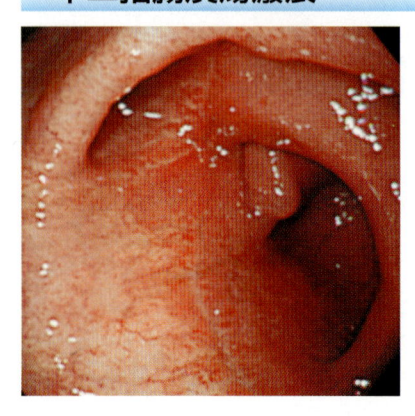

（特徴的所見）
- 幽門輪が偏位し，胃からのひだが幽門輪を越えて十二指腸球部方向に向かっている．
- 幽門輪小弯にも潰瘍瘢痕の辺縁が観察される．
- 胃潰瘍瘢痕の変形は角の横軸方向に形成された潰瘍瘢痕による場合が多く，小弯が短縮し，胃の運動性が障害される．
- 残胃空腸吻合部の線維性狭窄は癌再発との鑑別が容易でない．

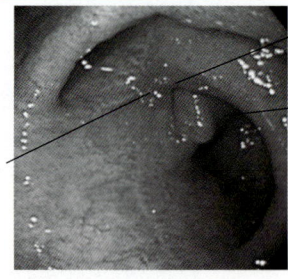

幽門輪
十二指腸球部へ向かうひだ
潰瘍瘢痕

参考症例

胃角部の線状潰瘍瘢痕　　残胃空腸吻合部の線維性狭窄

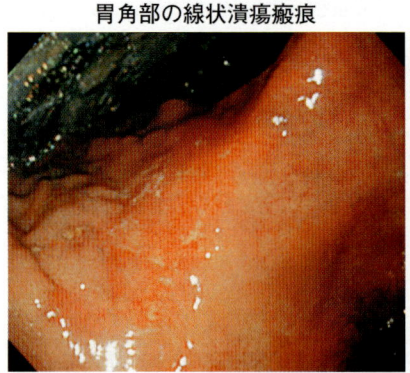

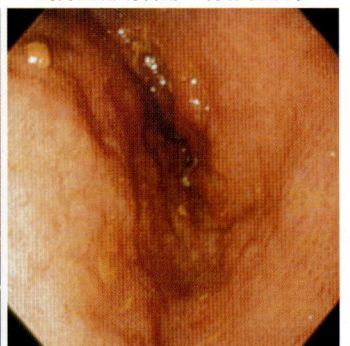

瀑状胃

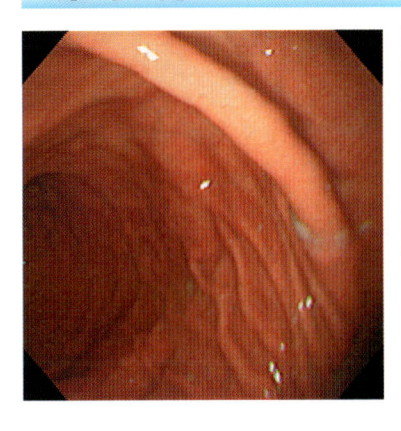

〔特徴的所見〕
- 穹窿部の著明な後方への倒れ込みのため，穹窿部と胃体部の間の後壁に，胃角様の鋭角な皺襞が生じた状態をいう（p.61参照）
- 食道から胃内にスコープが入ると，体上部後壁の分水嶺を越えた部位で胃内腔が急激に狭まり，方向性を見失うことも起こりうる．大弯側のひだ走行を丹念に追うことが重要となる．

（症例提供：仙台厚生病院　長南明道先生）

隆　起　[十二指腸]

吉村　昇，鈴木武志，田尻久雄

　乳頭部を除く十二指腸原発の腫瘍病変の発生頻度はきわめて低く，剖検例では腫瘍病変の0.002～0.5%を占める程度であり，またその約半数が良性腫瘍である[1)～3)]．十二指腸に発生する隆起性病変は，腫瘍（上皮性，非上皮性，転移性）と，肉眼的に隆起性病変として認識される腫瘍様病変（非腫瘍性病変）に分けられる（**表1**）[4)]．

　味岡らの報告によると，内視鏡生検ないし切除の原発性十二指腸腫瘍・腫瘍性病変の74.8%は異所性粘膜病変，Brunner腺腺腫などの腫瘍様病変であり，上皮性腫瘍は20.4%，非上皮性腫瘍が4.8%であった．上皮性腫瘍のうち腺癌が占める割合が52.4%，腺腫が38.1%であった．非上皮性腫瘍では80%を悪性リンパ腫が占めていた[5)]．

　また沼田らの検討によるとBrunner腺腺腫が53.5%ともっとも多く，次いで炎症性または過形成性のポリープが13.3%，異所性胃粘膜が12.1%，リンパ濾胞過形成が10%，家族性大腸ポリポーシスに伴う腺腫が4.6%，粘膜下腫瘍が4.4%，管状絨毛腺腫が2.1%であった[6)]．

　悪性隆起性病変は原発例と，周囲臓器からの直接浸潤などによる非原発例の二つに大きく分けられる．原発例の上皮性腫瘍として乳頭部癌，十二指腸癌などが代表的だが，乳頭部癌は由来が十二指腸粘膜か胆管系か膵管系か鑑別が困難であり，十二指腸癌とは別に扱われることが多い．また原発例の非上皮性腫瘍としてカルチノイド，悪性リンパ腫，平滑筋肉腫などが見受けられる．また非原発例として膵癌，胃癌，胆道癌などの直接浸潤や，肺癌，悪性黒色腫，肝細胞癌からの転移もみられる．

表1　原発性十二指腸隆起性病変

1．Tumors	2．Tumor-like lesion
A．Epithelial tumors	1．Brunner's gland hyperplasia
1．Adenoma	2．Hyperplastic polyp
2．Adenocarcinoma	3．Lymphangiectasis/Lymphangioma
3．Brunner's gland adenoma	4．Juvenile polyp
4．Carcinoid tumor	5．Heterotopic tissues
B．Non-epithelial tumors	Gastric
1．Gastrointestinal mesenchymal tumors	Pancreatic
2．Lymphoma	6．Peutz-Jeghers type polyp
3．Lipoma	7．Inflammatory polyp
4．Hemangioma	8．Amyloidosis
C．Metastatic tumor	9．Inflammatory fibroid polyp
	10．Xanthoma

〔原岡誠司，他：胃と腸　2001；36：1471[4)]より引用，改変〕

単発，多発

リンパ濾胞過形成と家族性大腸ポリポーシスに伴う腺腫は全例が多発例で，異所性胃粘膜の74％が多発例である．これ以外の良性隆起性病変ならびに原発性悪性隆起性病変は単発例が多い．

大きさ

絨毛または管状絨毛腺腫の約半数が1 cm 以上であるが，その他の良性隆起性病変では90％近くが1 cm 未満であり，なかでもリンパ濾胞過形成と家族性大腸ポリポーシスに伴う腺腫のほとんどが5 mm 以下の微小病変である．

色調および表面性状

色調では，正色調は Brunner 腺腺腫，ポリープ，粘膜下腫瘍に多く認められる．異所性胃粘膜も約半数が正色調を示す．発赤調は絨毛または管状絨毛腺腫の56％にみられる．

家族性大腸ポリポーシスに伴う管状腺腫は全例褪色調を呈し，リンパ濾胞過形成の68％が褪色調を呈する（表2）[7]．

悪性黒色腫の転移性腫瘍は中心にメラニン色素による青黒色調を呈す．

表面性状では Brunner 腺腺腫，ポリープ，リンパ濾胞過形成，家族性大腸ポリポーシスに伴う管状腺腫の約9割が表面平滑を示し，異所性胃粘膜も約7割近くが表面平滑である．粘膜下腫瘍の全例，および絨毛または管状絨毛腺腫の約9割が表面顆粒状または結節状である（表2）[7]．また中心陥凹は異所性胃粘膜の28％にみられ，Brunner 腺腺腫，管状絨毛腺腫の11％に，またポリープの9％に認められる[7]．

十二指腸癌では隆起表面の大小不同の顆粒状または結節状凹凸，びらんなどがみられる．

カルチノイドは発赤びらんを呈する半球状ないし球状の隆起を呈す．

表2　原発性十二指腸隆起性病変の色調と表面性状

	色調			表面性状	
	発赤	正色	褪色	平滑	顆粒・結節
Brunner 腺腺腫	8％	86％	6％	91％	9％
ポリープ	9％	69％	22％	86％	14％
異所性胃粘膜	34％	47％	19％	72％	28％
粘膜下腫瘍	5％	84％	11％	0％	100％
絨毛または管状絨毛腺腫	56％	33％	11％	11％	89％
管状腺腫	17％	17％	66％	66％	34％
家族性大腸ポリポーシスに伴う管状腺腫	0％	0％	100％	86％	14％
リンパ濾胞過形成	0％	32％	68％	82％	18％

〔田尻久雄：十二指腸内視鏡ハンドブック．中外医学社，1996：37[7] より再使用〕

腺腫・癌との鑑別

　早期十二指腸癌はまれな疾患であるが，内視鏡機器・技術の進歩により報告例が増加しており，腺腫と癌の鑑別が重要となる[8]．

　腺腫の特徴として，球部から下行脚に多く，色調は白色調，微細顆粒状ないしは結節状のⅠs，Ⅱaなどの無茎性隆起を呈する．

　一方，癌はⅡc様陥凹あるいはⅠs，Ⅱaなどの無茎性隆起を呈し，色調は赤色調ないしは同色調を示す[9]．表面性状は大小不同の顆粒状または結節状凹凸，びらんなどが癌では認められることが多い．しかし微小病変では鑑別に苦慮することが多く，色素散布や拡大内視鏡を用いて詳細な表面構造の観察が重要である．

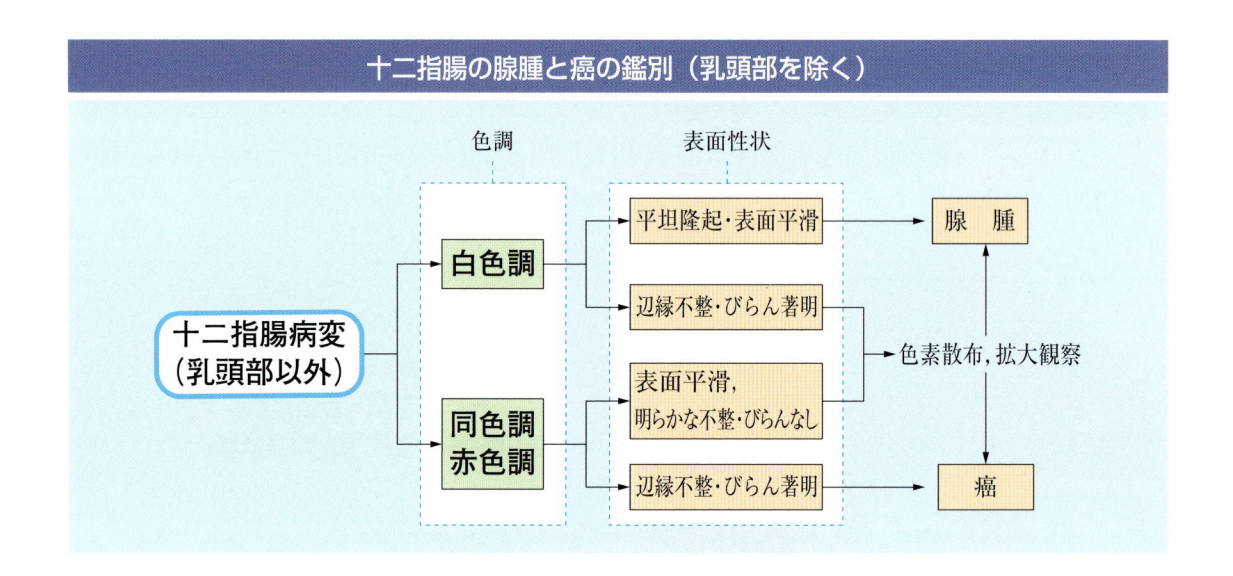

十二指腸の腺腫と癌の鑑別（乳頭部を除く）

十二指腸病変（乳頭部以外）
- 色調
  - 白色調
    - 表面性状
      - 平坦隆起・表面平滑 → 腺腫
      - 辺縁不整・びらん著明 → 色素散布，拡大観察
  - 同色調・赤色調
    - 表面平滑，明らかな不整・びらんなし → 色素散布，拡大観察
    - 辺縁不整・びらん著明 → 癌

文　献

1) Offman BP, Grayzel DM：Benign tumors of the duodenum. Am J Surg　1945；70：394-400
2) Barling RC, Welch CE：Tumors of the small intestine. N Engl J Med　1959；260：397-409
3) Wiliamson RCN, Welch CE, Malt RA：Adenocarcinoma and lymphoma of the small intestine. Ann Surg　1983；197：172-178
4) 原岡誠司，岩下明徳：十二指腸粘膜の特異性と小病変の病理―特に腫瘍および腫瘍性病変について．胃と腸　2001；36：1469-1480
5) 味岡洋一，渡辺英伸，成沢林太郎，他：十二指腸の腫瘍・腫瘍様病変の病理．胃と腸　1993；28：627-638
6) 沼田和志，田尻久雄，吉田茂昭，他：十二指腸良性隆起性病変の内視鏡学的検討．Prog Dig Endosc　1989；35：161-165
7) 田尻久雄：十二指腸内視鏡ハンドブック．中外医学社，東京，1996；37
8) 坪井一人，藤崎順子，田尻久雄，他：内視鏡的に切除しえた陥凹型微小十二指腸癌の一例．Gastroenterol Endosc　2003；45：32-37
9) 川本健二，牛尾恭輔，井野彰浩，他：腫瘍性・腫瘍様十二指腸病変の診断―腺腫・癌．胃と腸　2001：1507-1527

Brunner 腺の過形成

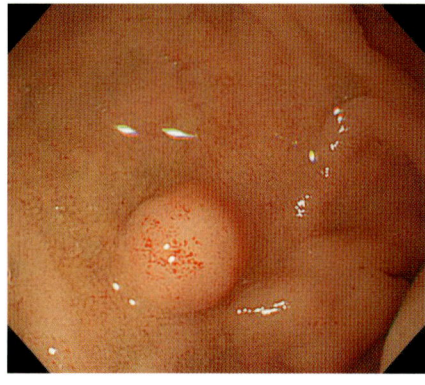

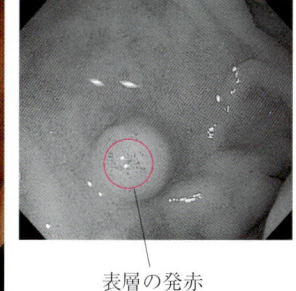

（特徴的所見）
- 表面平滑で半球状の粘膜下腫瘍様の隆起を呈する．粘膜性状は周囲の十二指腸粘膜と同様である．
  - ◆表面に炎症による発赤を伴うことがある．
  - ◆鉗子診では弾性のある軟らかさで，cushion sign 陽性となる．

表層の発赤

Brunner 腺腺腫

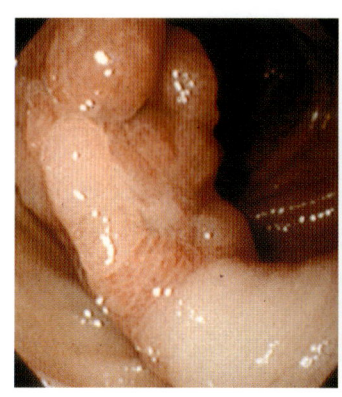

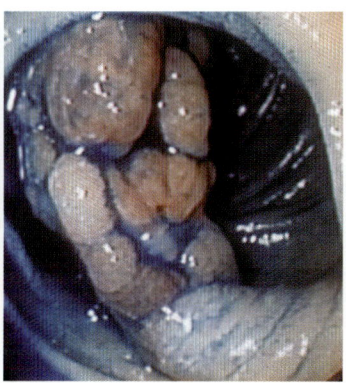

発赤調で顆粒〜結節状凹凸

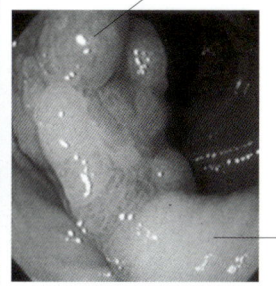

stalk

（特徴的所見）
- 十二指腸球部大弯後壁寄りに内腔のほぼ半分を占める隆起性病変を認める．
- 表面は発赤調で顆粒〜結節状凹凸を認める．
- 色素散布により表面の凹凸はより明瞭となるが，明らかなびらんは認められない．

過形成性ポリープ ①

（特徴的所見）
- 十二指腸下行脚に径 5 mm ほどの亜有茎性の隆起性病変を認める．表面は平滑でやや発赤調を呈する．
  - ◆生検病理組織診断は hyperplastic polyp であった．

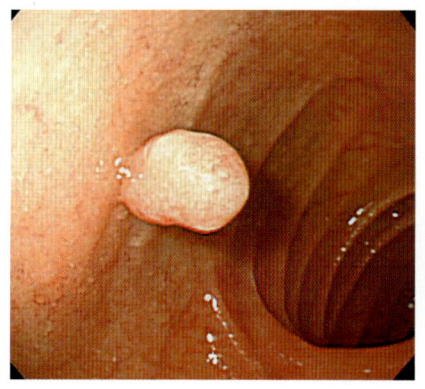

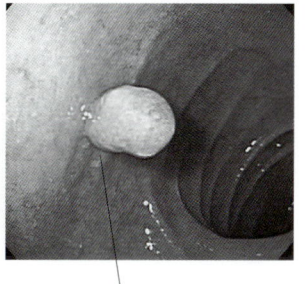

表面平滑，発赤調，亜有茎性

十二指腸　隆起

Ⅱ. 診断のプロセス ［十二指腸］

過形成性ポリープ ②

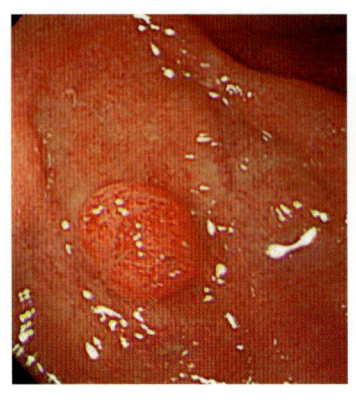

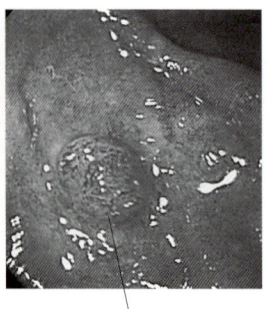

表面は平滑でやや発赤調

(特徴的所見)
- 十二指腸球部に径 5 mm ほどの隆起性病変を認める．表面は平滑でやや発赤調を呈する．
  - ◆生検病理組織診断は hyperplastic polyp であった．

過形成性ポリープ ③

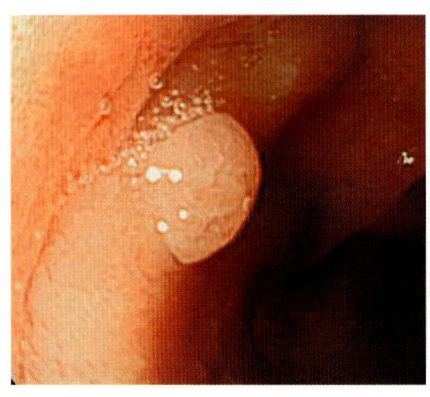

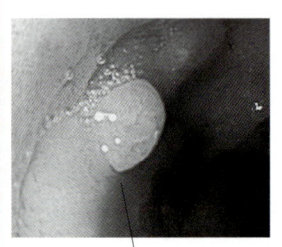

表面平滑，正色調，亜有茎性

(特徴的所見)
- 十二指腸下行脚に径 3 mm ほどの亜有茎性の隆起性病変を認める．表面は平滑で正色調である．
  - ◆生検病理組織診断は hyperplastic polyp であった．

過形成性ポリープ ④

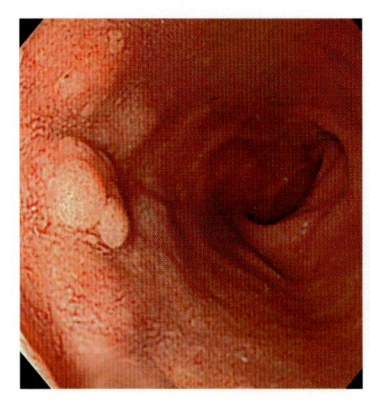

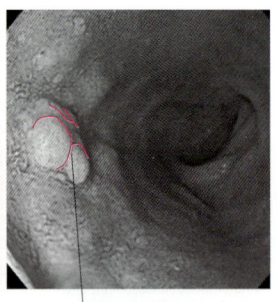

分葉状変化

(特徴的所見)
- 十二指腸球部に径 5 mm ほどの隆起性病変を認める．表面は正色調で平坦であるが，軽度分葉状の変化も認められる．
  - ◆生検病理組織診断は hyperplastic polyp であった．

リンパ濾胞過形成

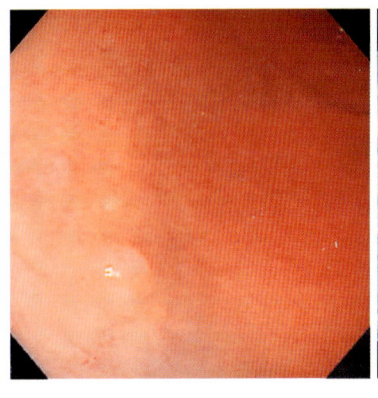

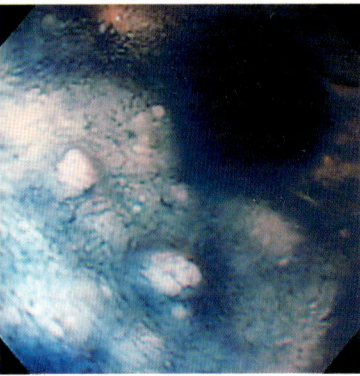

(特徴的所見)
- 十二指腸球部に褪色調で類円形の表面平坦型の数 mm の小隆起が，一定の間隔をとりながら多発する．

異所性胃粘膜

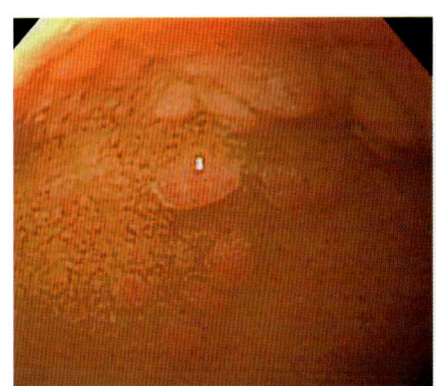

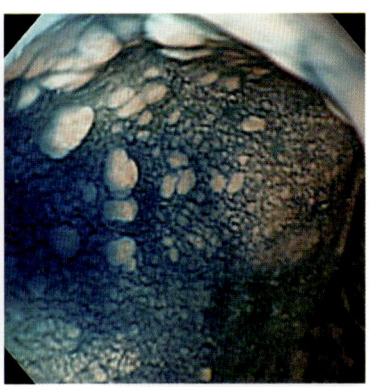

(特徴的所見)
- 十二指腸球部に類円形の顆粒状隆起を認める．
- 色調は軽度発赤〜正色調である．
- 色素散布により顆粒状隆起の集簇がより明らかとなる．

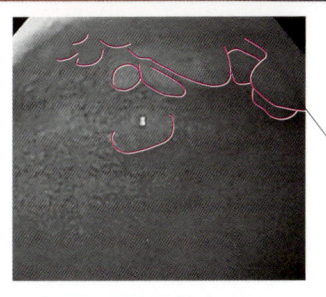

類円形の顆粒状隆起

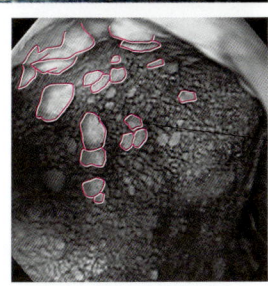

顆粒状隆起の集簇

家族性大腸ポリポーシスに伴う管状腺腫

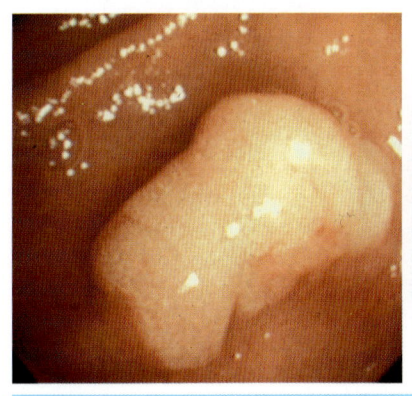

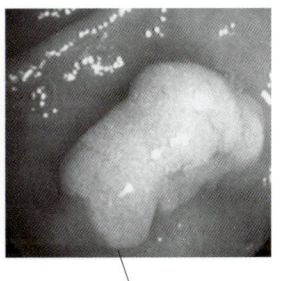

(特徴的所見)
- 十二指腸球後部に褪色調の粗大顆粒状隆起が認められる．

褪色調の粗大顆粒状隆起

十二指腸　隆起

II. 診断のプロセス ［十二指腸］

Cronkhite-Canada 症候群

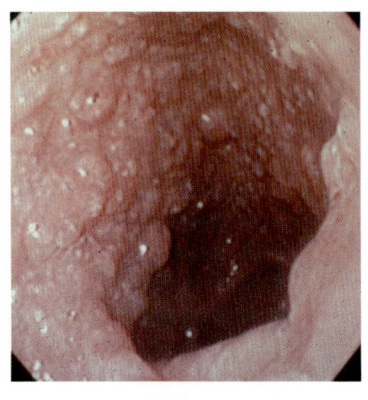

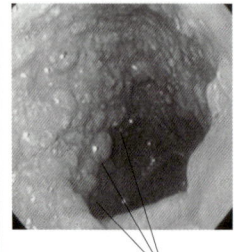

（特徴的所見）
- 十二指腸下行脚に径3〜5 mm ほどの無茎性小ポリープ様の隆起性病変を多数認める．

無茎性小ポリープ様隆起

十二指腸管状腺腫

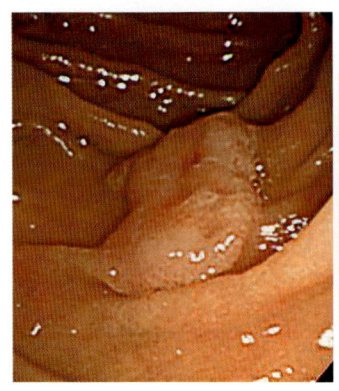

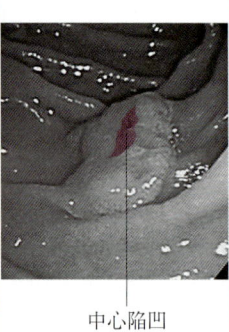

中心陥凹

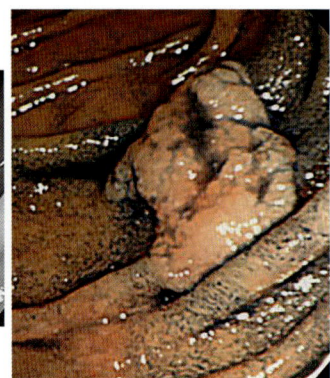

（特徴的所見）
- 十二指腸下行脚に，中心にやや陥凹を伴う平坦な隆起性病変を認める．
- 単発でやや褪色調，著明な凹凸は認めず．
- 色素散布により中心部の陥凹がより明らかとなる．
  ◆ EMR施行，病理結果は高異型度管状腺腫
  ◆ IIa＋IIc様形態を呈する．

十二指腸腺腫 ①

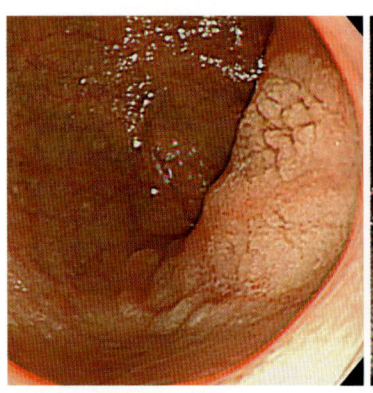

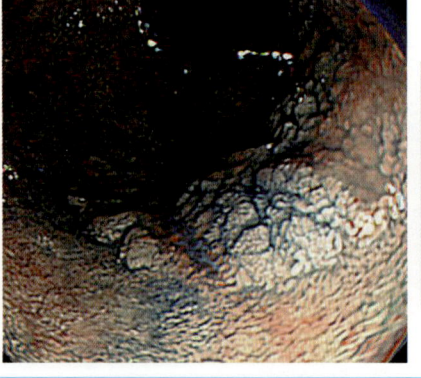

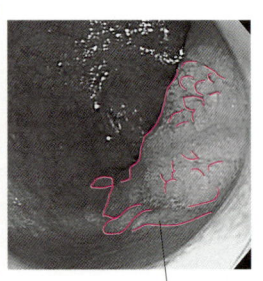

結節集簇様隆起性病変

（特徴的所見）
- 十二指腸球部にやや褪色調の丈の低い径25 mm ほどの隆起性病変を認める．
- 表面は一部発赤を伴い結節集簇様の変化が認められる．
- 色素散布により結節集簇様の病変であることがより明瞭となり，LST (lateral spreading tumor) 様の形態を示す．

十二指腸腺腫 ②

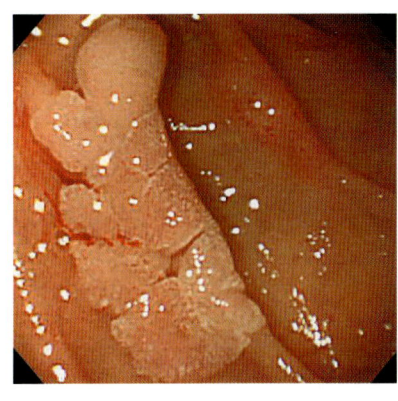

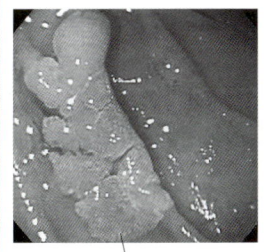

（特徴的所見）
- 十二指腸下行脚に径 20 mm ほどの白色調扁平隆起を認める．
  ◆ 生検病理診断は高異型度管状腺腫であった．

白色調扁平隆起

十二指腸腺腫（低異型度腺腫）

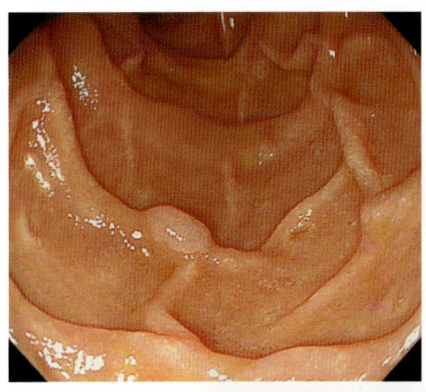

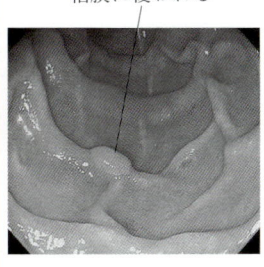

表面が乳白色調の粘膜に覆われる

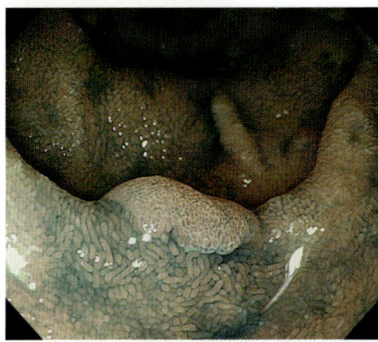

色素内視鏡像 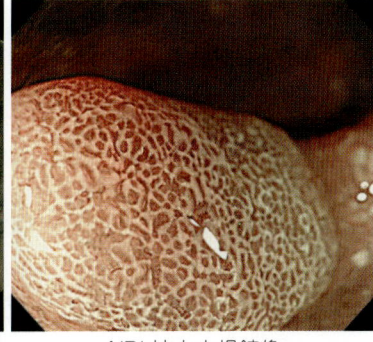　　　　NBI 拡大内視鏡像

（特徴的所見）
- 下行部のひだ上に 6 mm 大の隆起性病変を認める．乳白色調の粘膜で覆われ，境界の比較的明瞭な上皮性の病変である．
  ◆ インジゴカルミンを散布すると隆起の立ち上がりがより明瞭となる．近接し拡大観察を行うと周辺の正常粘膜では絨毛構造が観察される一方，病変部ではこまかい乳白色調の網目様の粘膜模様が観察される．
  ◆ NBI 拡大観察を行うと，乳白色調の粘膜がより明瞭となる．粘膜表面に異常な微小血管は観察されない．

Ⅱ. 診断のプロセス ［十二指腸］

十二指腸癌（粘膜内癌）

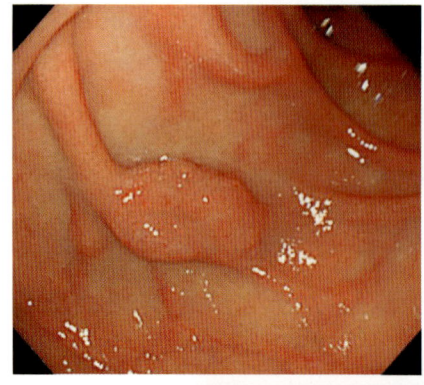

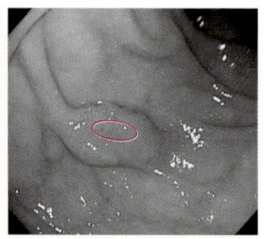

隆起の中心部に陥凹を伴っている．

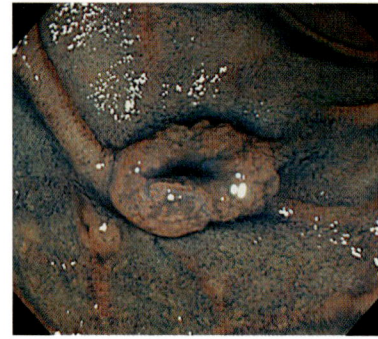

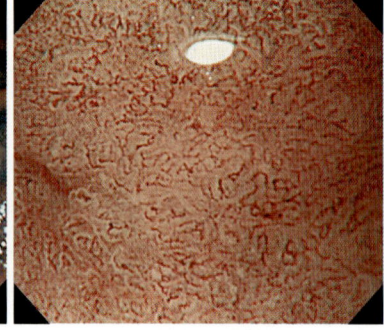

色素内視鏡像　　　　　NBI 拡大内視鏡像

（特徴的所見）
- 下行部のひだ上に 15 mm 大の発赤調を呈する隆起性病変を認める．粘膜下腫瘍との鑑別を要するが，立ち上がりが比較的急峻であり病変部の表面性状が粗糙であることから上皮性の病変と診断できる．
  - ◆インジゴカルミンを散布すると，周囲の粘膜からの立ち上がり，隆起性病変内の中心陥凹が明瞭となる．
  - ◆NBI 拡大観察を行うと，隆起内陥凹部において粘膜模様が消失しており，不整な network pattern を呈する微小血管網を認める．

IIc 型十二指腸癌，SM 癌

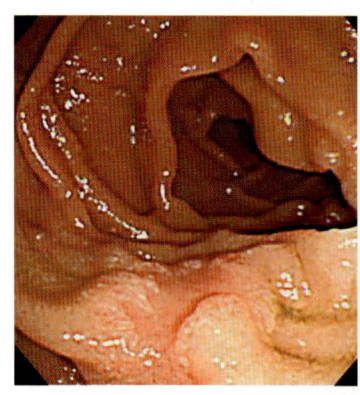

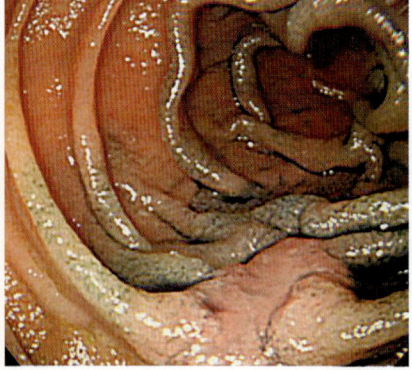

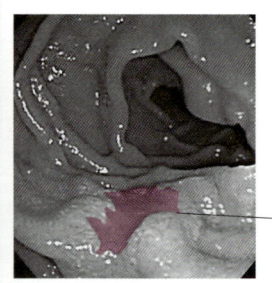

陥凹面

（特徴的所見）
- 十二指腸下行脚に径 15 mm ほどの軽度周辺隆起を伴った陥凹性病変を認める．
- 陥凹面はやや発赤を伴っている．
- 色素散布により陥凹面はより明らかになり，無構造様の表面性状が認められる．

I 型十二指腸癌，MP 癌

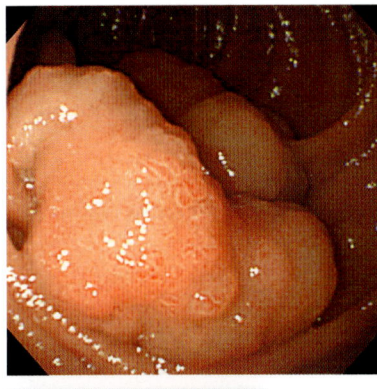

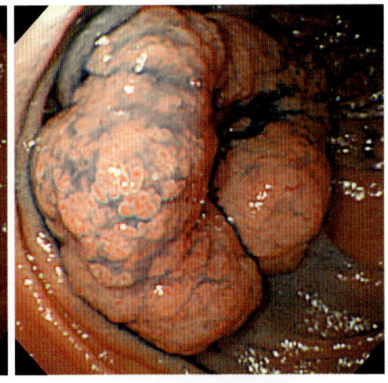

〔特徴的所見〕
- 表面が発赤した大小不同の径 30 mm ほどの結節状の隆起を呈する．
- 腫瘍径も大きく，緊満感も認め SM massive 浸潤を示唆される．
- 色素散布により腫瘍表面の凹凸および結節様変化が著明となる．肉眼型は I 型である．
  - ◆病理組織所見は高分化管状腺癌であった．

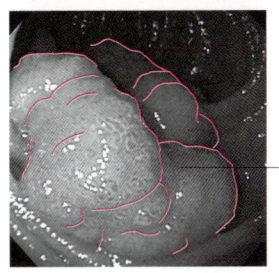

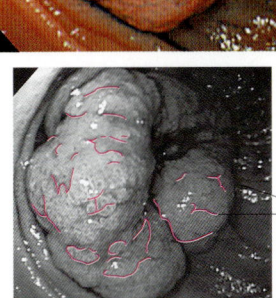

結節状の隆起
凹凸変化

悪性リンパ腫

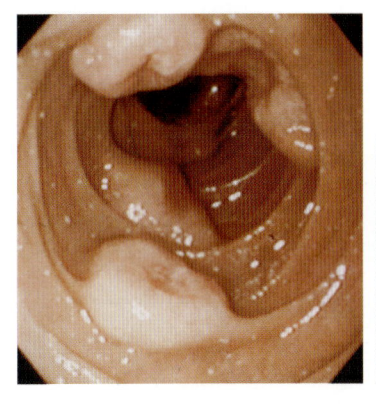

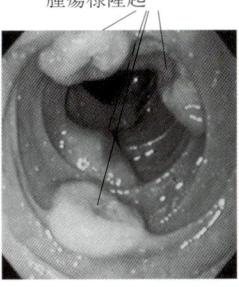

中心陥凹を伴う粘膜下腫瘍様隆起

〔特徴的所見〕
- 十二指腸下行脚に中心陥凹を伴う粘膜下腫瘍様隆起を多数認める．
  - ◆Burkitt lymphoma に伴う病変である．

悪性黒色腫の十二指腸転移

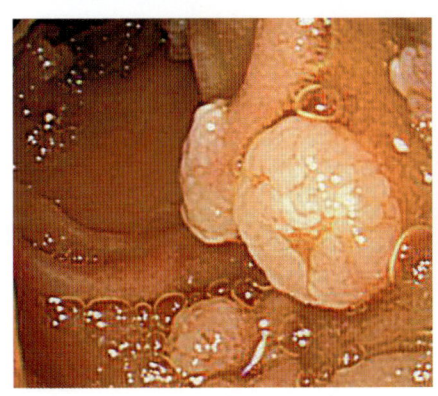

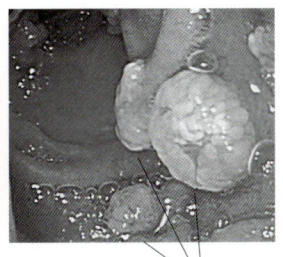

白色調の陥凹を伴う粘膜下腫瘍様隆起

〔特徴的所見〕
- 十二指腸下行脚に径 4〜10 mm ほどの中心部に陥凹を伴う粘膜下腫瘍様隆起を多数認める．
- 色調はやや白色調を呈する．

十二指腸　隆起

Ⅱ．診断のプロセス ［十二指腸］

膵頭部癌の十二指腸浸潤

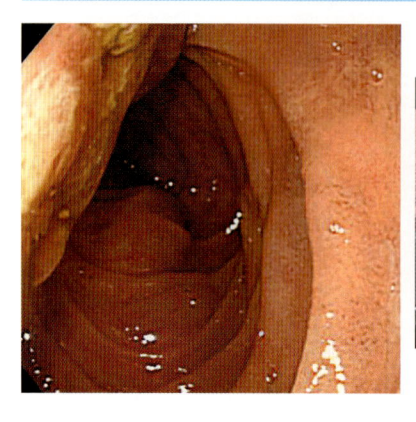

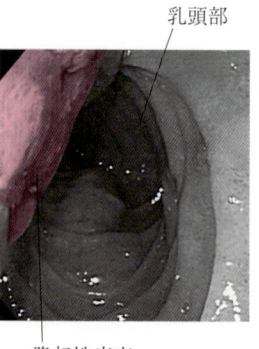

乳頭部
隆起性病変

(特徴的所見)
- 十二指腸乳頭部に径 30 mm ほどの隆起性病変を認める．表面は凹凸不整で易出血性である．
- 管腔の変形も認められる．
  - ◆生検病理組織は well differentiated adenocarcinoma であった．

十二指腸嚢腫 ①

表面平滑な正色調の粘膜下腫瘍様隆起

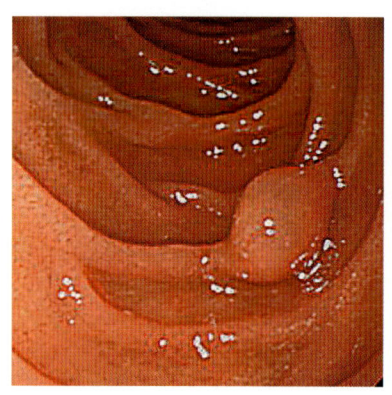

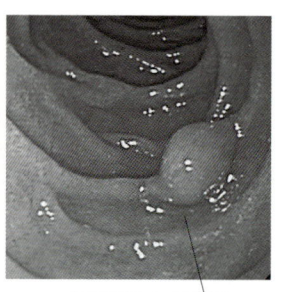

(特徴的所見)
- 十二指腸下行脚に径約 5 mm の表面平滑な正色調の粘膜下腫瘍様隆起を認める．
- 無色透明あるいは混濁したリンパ液を満たしており，鉗子により圧迫すると軟らかな感触である．

十二指腸嚢腫 ②

表面平滑な正色調の粘膜下腫瘍

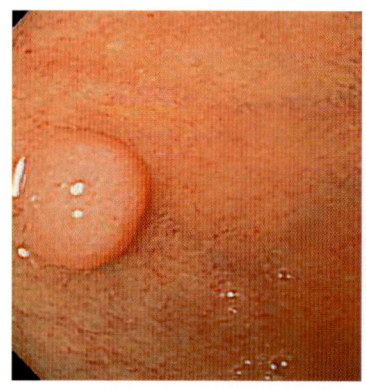

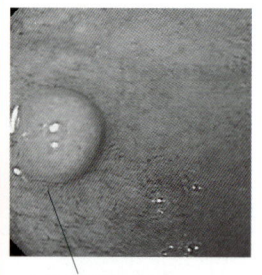

(特徴的所見)
- 十二指腸球部に径約 4 mm の表面平滑な正色調の粘膜下腫瘍を認める．
- 鉗子圧迫により軟らかな感触を得られる．

十二指腸囊腫 ③

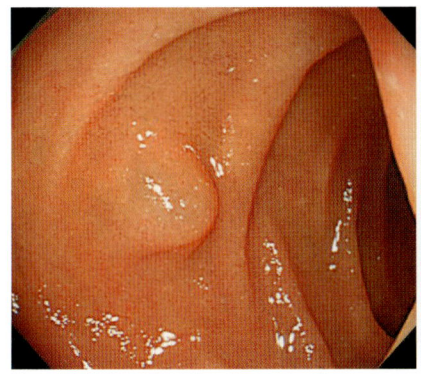

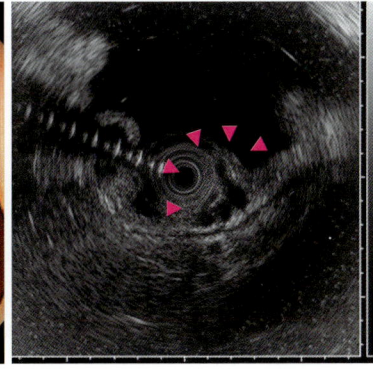

(特徴的所見)
- みずみずしい光沢のある軟らかい粘膜下腫瘍様の隆起を呈する．粘膜性状は，周囲の十二指腸粘膜と同様である．
- 超音波内視鏡では，第3層に単房性から多房性の無エコー域を認める（矢頭）．
  ◆ 鉗子診では軟らかく，生検すると嚢胞内の無色透明な粘液の流出がみられる．

十二指腸カルチノイド ①

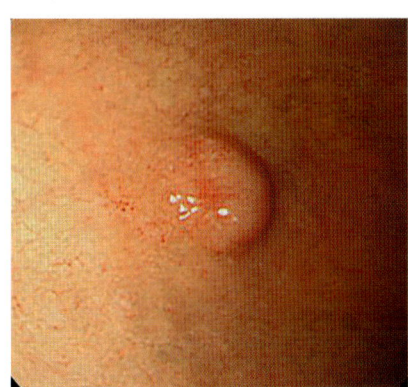

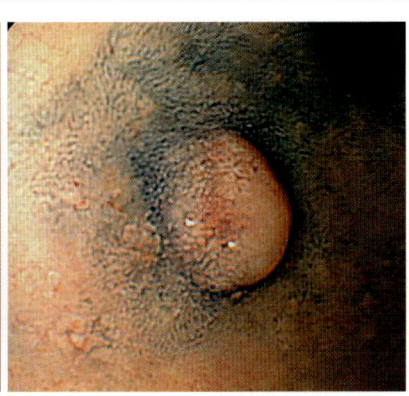

(特徴的所見)
- 十二指腸球部に半球状隆起を認める．表面には発赤，びらんを認める．
- 色素散布をしても色素の溜まりは認めず，平滑な表面性状である．

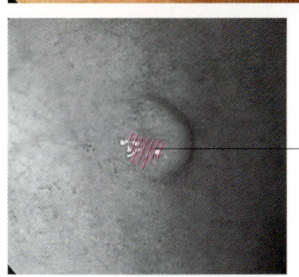

発赤，びらん

十二指腸カルチノイド ②

(特徴的所見)
- 十二指腸球部に径20mmほどの半球状隆起を認める．
- 表面には発赤，びらんを認め，腫瘍の中心部に浅い陥凹を認める．

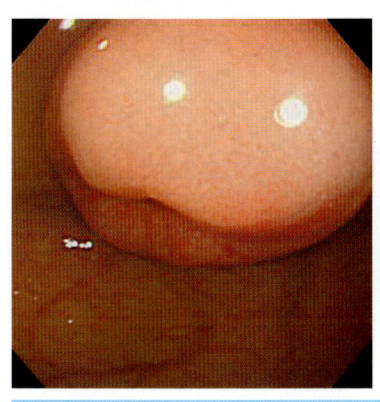

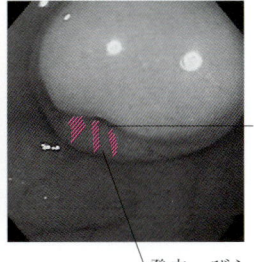

中心部の浅い陥凹

発赤，びらん

十二指腸　隆起

II. 診断のプロセス　[十二指腸]

粘膜下腫瘍（Insulinoma）

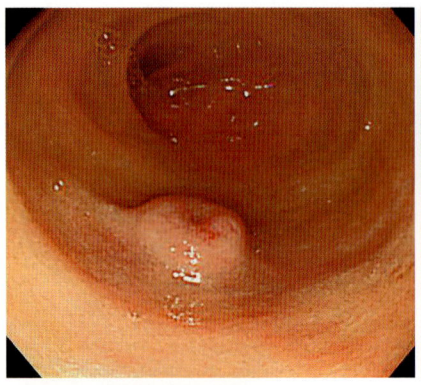

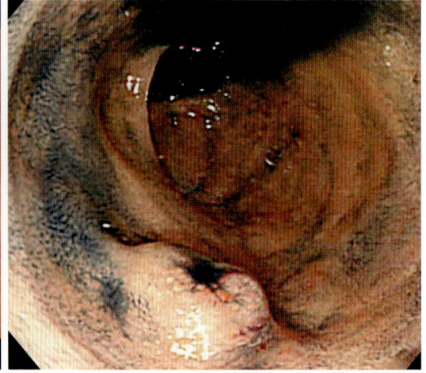

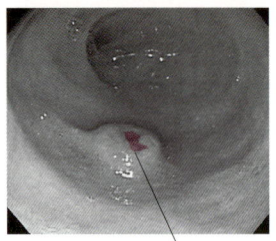

〈特徴的所見〉
- 十二指腸下行脚に正色調の径約10 mmの立ち上がりなだらかな半球状の隆起を認め，粘膜下腫瘍様形態を示す．
- 中心部には軽度の発赤を伴う陥凹を認める．
- 色素散布により中心部の陥凹がより明瞭になるが，全体は平滑で粘膜下腫瘍の形態をとる．

中心部の発赤を伴う陥凹

GIST（gastrointestinal stromal tumor）

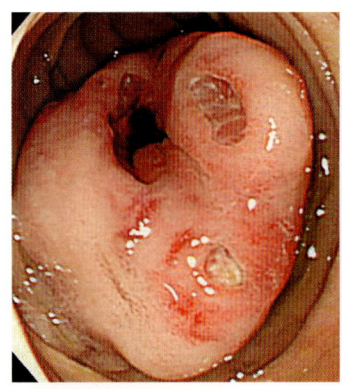

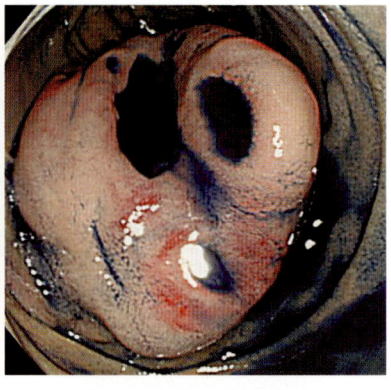

〈特徴的所見〉
- 十二指腸 3rd portion に亜有茎性の径 25 mm ほどの隆起性病変を認める．
- 病変は緊満感を伴う充実性の隆起で，一部浅い陥凹も認める．
- 表面は一部発赤を伴う十二指腸粘膜にて覆われているが，表面不整で一部出血を伴う粘膜下組織の露出も認められる．
- 色素散布により病変の陥凹がより明らかとなる．

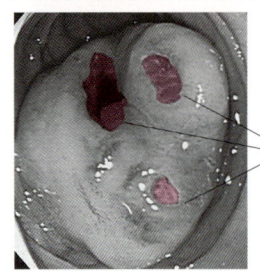

粘膜下組織の露出

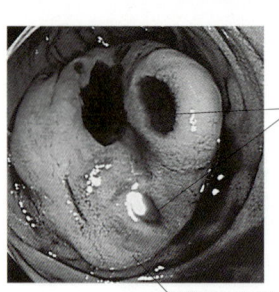

陥凹

発赤，びらん

十二指腸アミロイドーシス

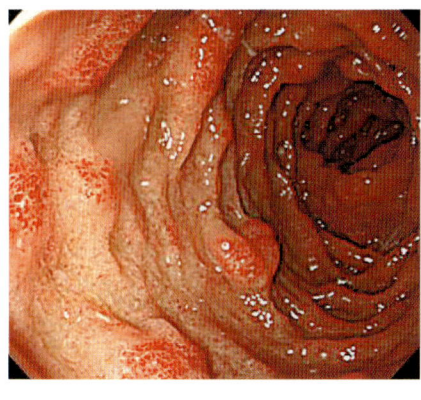

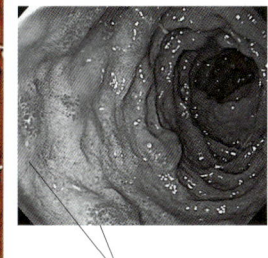

発赤を伴うなだらかな
隆起性病変

(特徴的所見)
- 十二指腸下行脚に径 5〜10 mm ほどの立ち上がりのなだらかな隆起性病変を多数認める.
- 表面は発赤調で一部凹凸不整も認められる.
  - ◆ 生検病理組織診断および amyloid 染色より AA に分類されるアミロイドーシスと診断された.

Follicular lymphoma

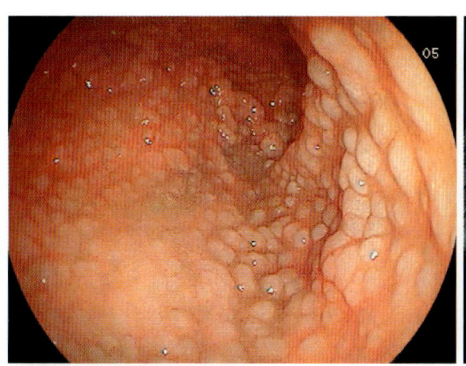

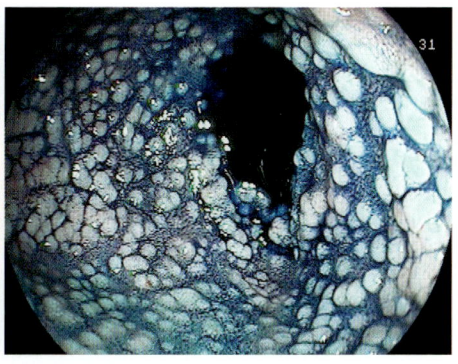

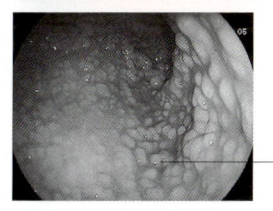

数 mm の小隆起

(特徴的所見)
- 十二指腸球部に褪色調で類円形の表面平坦型の数 mm の小隆起が,多発する.
- 色素散布にて表面平坦型で類円形の小隆起が著明となる.

(症例提供:広島大学　田中信治 先生)

十二指腸静脈瘤

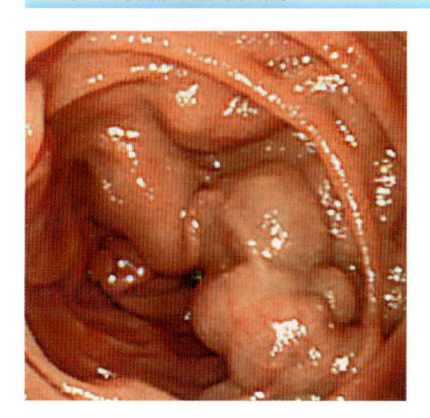

(特徴的所見)
- 十二指腸下行脚に拡張した静脈瘤が認められる.

参考症例

食道静脈瘤(Lm, F2, Cw, RC−)　　胃静脈瘤(Lg-cf, F2, RC−)

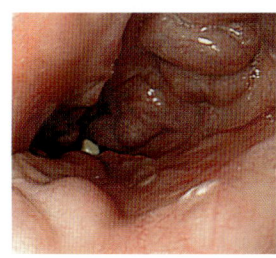

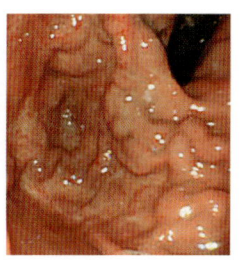

十二指腸　隆起

Ⅱ．診断のプロセス ［十二指腸］

びらん・潰瘍　［十二指腸］

川口　淳，永尾重昭，丹羽寛文

　内視鏡観察のポイントは，十分量の空気を送気し，球部を十分展開させたうえで球部内をくまなく観察することである．これにより，潰瘍の見逃しや型の判定の誤りを防ぐことができる．さらに後壁や大弯，幽門輪を越えてすぐの球部粘膜を観察，狙撃生検するために，必要に応じ内視鏡先端に透明キャップを装着し，視野の確保，内視鏡先端の固定を行うことも試みる．

十二指腸潰瘍

1．潰瘍の型は

　従来より十二指腸潰瘍を単発，接吻，線状の3型に分類している[1]．通常の内視鏡検査では過度の送気を避ける傾向にあり，さらに十二指腸球部が幽門輪をもって胃と境されることから，幽門輪を越えてすぐの球部粘膜を観察することは側視型十二指腸内視鏡にはじまるが，歴史的には相当に困難であり，直視型ファイバースコープが開発・使用されるようになっても決して容易なことではなかった．電子スコープの時代となっても相当に意識しないことには観察困難であったが，現在では最新型の電子スコープでは視野角が広くなり観察が容易になっている．この観察の難しさ，使用した内視鏡の性能が十二指腸潰瘍の型分類に大きく影響を与えている．

　単発潰瘍は，十二指腸球部前壁と幽門輪直下を好発部位とすることが多い．なかでも幽

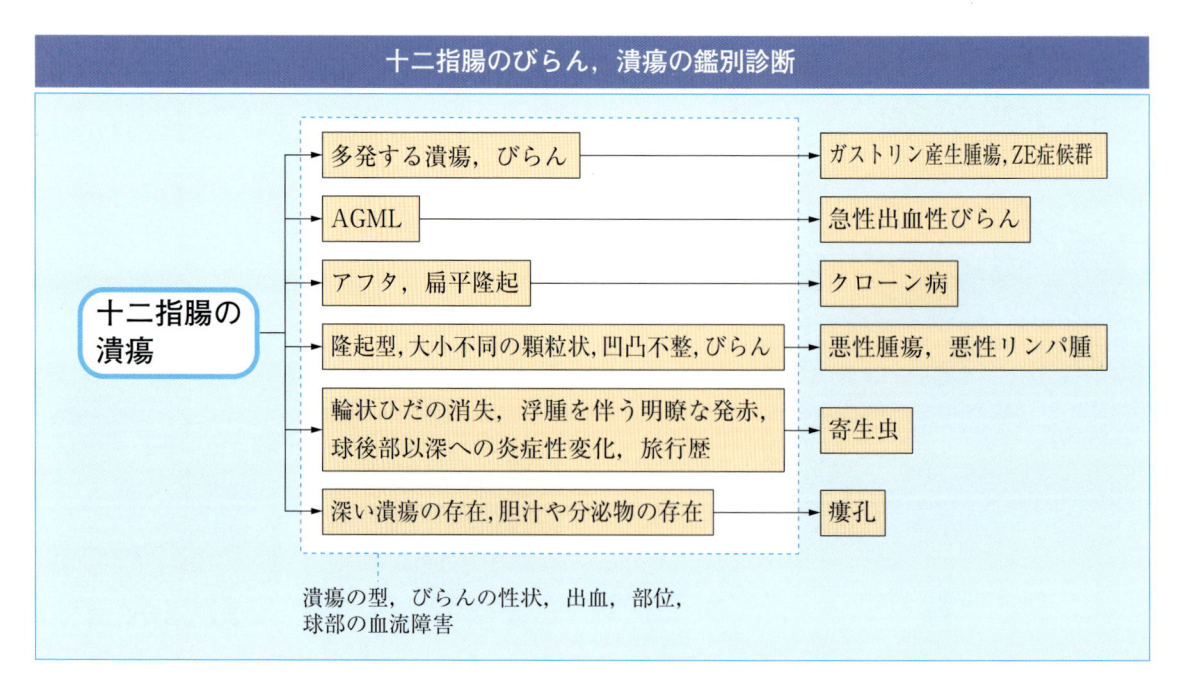

十二指腸のびらん，潰瘍の鑑別診断

十二指腸の潰瘍	→	多発する潰瘍，びらん	→	ガストリン産生腫瘍, ZE症候群
	→	AGML	→	急性出血性びらん
	→	アフタ，扁平隆起	→	クローン病
	→	隆起型，大小不同の顆粒状，凹凸不整，びらん	→	悪性腫瘍，悪性リンパ腫
	→	輪状ひだの消失，浮腫を伴う明瞭な発赤，球後部以深への炎症性変化，旅行歴	→	寄生虫
	→	深い潰瘍の存在，胆汁や分泌物の存在	→	瘻孔

潰瘍の型，びらんの性状，出血，部位，球部の血流障害

門輪直下の軽度の楔状ひきつれとして発見される潰瘍瘢痕は，経過を追っても再発はまれである[2]．幽門輪直下の単発潰瘍は，単発の開放性潰瘍はきわめてまれで，その多くは線状，あるいは接吻潰瘍の一部分だけを見ていることが多いと考える．つまり接吻潰瘍あるいは線状潰瘍の一部分が幽門輪直下の前壁に開放性潰瘍として存在することがあり，この場合には不注意に観察すると単発潰瘍として見誤る危険が大きい．

2．観察方法

潰瘍を認めたときには，まず慎重に送気を加え，スコープをわずかに引き，胃内でのたわみをとりながら，球部全体を観察する．ridge（潰瘍または瘢痕に伴って生じる球部粘膜の尾根状隆起のこと）が見出されれば，それに沿って観察を進める．ridge 上に線状溝が続いていれば線状潰瘍の可能性が高い．ridge の明らかでない場合には接吻潰瘍の可能性もあるので，前壁から開始した観察は球部全周をなめるように行う必要がある．接吻潰瘍は通常前後壁にあるいは小弯と前壁に対応して 2 個の潰瘍がみられ，ridge の両端に潰瘍がみられることが多い．

線状潰瘍の長さは，内視鏡的には球部の 1/3 周以上のものとされる．線状潰瘍でみられる ridge の内視鏡的特徴として，幅が広く，全長にわたって一様でなく部位によって異なり，しかも辺縁が平滑でなく硬さ，凹凸がみられる．この ridge 上に線状溝もしくは潰瘍が存在することが特徴である．線状潰瘍は複雑な形態を示すため，視方向を変えてくまなく観察する必要がある．とくに活動期の潰瘍が存在すると，線状潰瘍であれ接吻潰瘍であれ，形態を見誤るばかりでなく，腫大したひだの間隙に埋没して見落とされてしまう危険もある．

3．出血をみたら

出血は大きな合併症であるが，なかでも後壁の潰瘍からの出血は胃十二指腸動脈本幹近位側からの危険があるので，内視鏡止血のみにこだわらず他の interventional radiology（IVR）などの併用も念頭に置く必要がある．

4．鑑　別

球部から下降脚への多発する潰瘍，びらんを認めた場合，とくに球後部から下降脚水平脚に至るまでの潰瘍を認めた場合には，ガストリン産生腫瘍，Zollinger-Ellison 症候群を疑う必要がある．

肝細胞癌，胆道癌，膵癌に対する放射線治療，動脈塞栓術の際に十二指腸球部への血流障害をきたしたりすることで，十二指腸へも広範なびらん性変化，潰瘍をきたすことがある．

十二指腸炎，クローン病

急性胃粘膜病変に伴う急性出血性びらんの診断は，acute gastric mucosal lesion（AGML）の診断がつけば困難ではない．この時，下降脚の輪状皺襞に沿ってびらんが認められたりする．びらん型の十二指腸炎，白苔または凝血塊に覆われたびらんの形態をとり，周辺部には通常発赤と浮腫を伴う[3]．

十二指腸球部に樹枝状の血管透見像をみることがあるが，これは絨毛間隙の開大によるもので十二指腸壁の伸展性が大きく関与しており萎縮性十二指腸炎とは異なる．

クローン病の上部消化管病変は，アフタ潰瘍やなだらかな扁平隆起として認められる．クローン病が疑われる症例では，高率に病変部位に一致して生検組織で肉芽腫が得られる[4]．積極的に病変を拾い上げる努力をする必要があるが，十二指腸に限局する病変はきわめてまれである．通常の消化性潰瘍と異なり，手術治療によっても原疾患の再燃が認められるので，幽門狭窄や十二指腸狭窄をきたした場合には安易に消化性潰瘍と診断してはならず，十二指腸クローン病を否定する必要がある．

＜十二指腸クローン病に関する参考所見＞

クローン病は難治性炎症性腸疾患であり，口腔から肛門までの全消化管に発生しうる．クローン病の十二指腸病変としてはKerckringひだに直交する方向に並ぶびらんが挙げられ，八尾らによればきわめて高率に存在すると報告されている[5]．その他，縦走潰瘍，敷石像のような明らかな隆起ではないが広範囲のひび割れ様所見なども挙げられる．

十二指腸病変の臨床経過は，初回内視鏡検査で隆起性病変の程度の強い症例が，狭窄などをきたす古典的な病変へ進展しやすいものの，病変の経過は小腸，大腸の進展とは無関係とされる[6]．

"竹の節状外観"は胃噴門部から胃体上部に認められることが多いが，十二指腸球部においても1/3強に認められる所見とされ，診断における特異性はきわめて高いとされる[7]．

クローン病と診断されている症例において詳細な上部消化管内視鏡検査が重要であり，また通常の十二指腸潰瘍として治療する場合に，その結果が思わしくないときには本症の存在を想起する必要がある．

十二指腸の悪性腫瘍

十二指腸癌の肉眼型はほとんど隆起型であり，びらん，潰瘍は少ないが，大小不同の顆粒状や凹凸不整像，びらんの存在が特徴とされる．十二指腸原発の悪性リンパ腫，mucosa-associated lymphoid tissue（MALT）などもあるがまれである．

隣接する中部胆管癌，胆嚢管癌の十二指腸球部への浸潤も認められ，また膵頭部癌の下降脚への浸潤，intraductal papillary-mucinous neoplasm（IPMN）などの球部への穿破も注意を要する．

その他

ほかに寄生虫による十二指腸炎がある．原因としては鉤虫，糞線虫，鞭毛虫，蛔虫があげられ，Kerckringひだ（輪状ひだ）の部分的または完全な消失と浮腫を伴った明瞭な発赤を認める．部位は球後部よりみられ全体に広がる．球部に異常がないにもかかわらず，球後部以深へ炎症性変化が認められる場合には考慮すべき疾患である．上記寄生虫の侵淫地帯への旅行歴を確認する必要がある[8]が，自験例では海外渡航歴のないランブル鞭毛虫症例もあるので上腹部不定愁訴，下痢などの消化器症状の際に考慮すべきである．胆嚢，胆嚢管，総胆管などの十二指腸球部へ隣接する臓器の炎症性疾患があり，原因としては胆道結石が挙げられる．胆道気腫を認めた場合には，胆道消化管内瘻部位の多くは乳頭口側であるが，球部にもみられる．

文　献

1) 丹羽寛文：十二指腸潰瘍の内視鏡診断．最新医学　1982；37：524-530
2) 金澤雅弘，佐野順次郎，川口　淳，他：十二指腸単発潰瘍の病理組織学的検討―幽門輪直下の潰瘍瘢痕について．Gastroenterol Endosc　1990；32：2820-2825
3) 稲土修嗣，田中三千雄，佐々木博：内視鏡分類に基づく十二指腸炎の機能的ならびに形態学的研究．Gastroenterol Endosc　1987；29：492-503
4) 土方　淳，田尻久雄，山口　肇：クローン病における胃・十二指腸の微小病変．胃と腸　1982；17：1379-1390
5) 八尾恒良，岩下明徳：Crohn病の胃・十二指腸病変．胃と腸　1983；18：1323-1334
6) Yokota K, Saito Y, Einami K, et al：A bamboo joint-like appearance of the gastric body and cardia；possible association with Crohn's disease. Gastrointest Endosc　1997；46：268-272
7) 古賀秀樹，垂水研一，清水香代子，他：Crohn病における十二指腸球部竹の節状外観の臨床像．臨牀消化器内科　2004；19：283-287
8) Silverstein FE, Tytgat GNJ：Atlas of Gastrointestinal Endoscopy, Second Edition. Gower Medical Publishing, N.Y., 1991
9) Shimizu M, Kawaguchi A, Nagao S, et al：A case of intraductal papillary mucinous neoplasm of the pancreas rupturing both the stomach and duodenum. Gastrointest Endosc　2010；71：406-412
10) 川合　孝，野尻俊輔，小塚正雄，他：十二指腸悪性リンパ腫．臨牀消化器内科　1997；12：479-486

II. 診断のプロセス ［十二指腸］

十二指腸炎

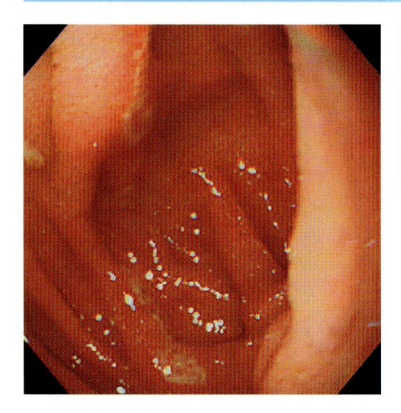

（特徴的所見）
- Kerckring ひだに一致して輪状方向の小白苔が見られる．
  - ◆びらん性変化であり，通常の抗潰瘍薬投与で改善治癒する．本例も1カ月後の検査では，小白苔は消失し治癒していた．

幽門輪直下前壁における軽度の楔状ひきつれの所見

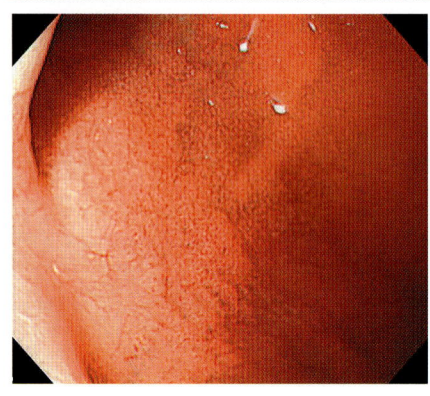

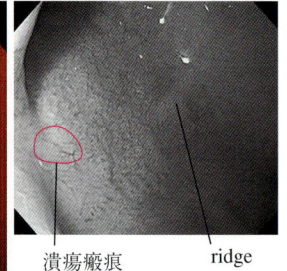

潰瘍瘢痕　　ridge

（特徴的所見）
- 幽門輪直下の前壁越しに潰瘍瘢痕を認め，単発潰瘍に見える．
- しかしながら，わずかに空気を抜くことで ridge（潰瘍または瘢痕に伴って生じる球部粘膜の尾根状隆起）が見えてくる．
- また大弯に目を転じると同部にも ridge が存在する．

◆このように十二指腸潰瘍の型分類は見誤りやすい．送気量でも形が変わり，観察の関心領域が変わるだけでも観察所見が異なってくる．接線方向になれば観察が困難となることは銘記すべきである．必要な場合には，内視鏡先端に透明キャップを装着して観察することを躊躇してはならない．

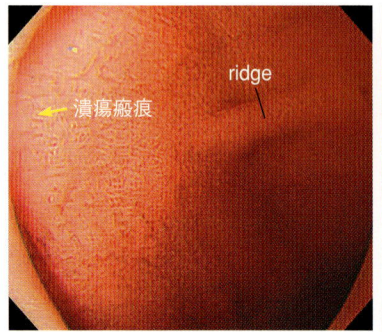

ridge
潰瘍瘢痕

ridge

潰瘍瘢痕

同部の空気減量 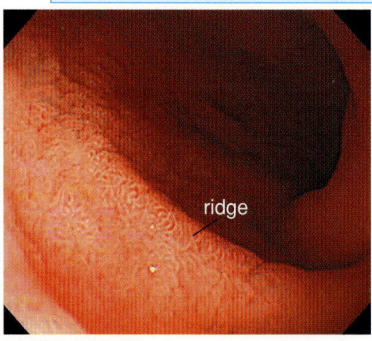 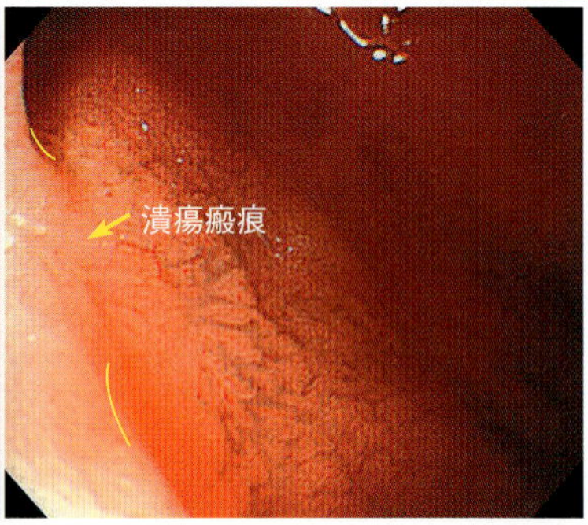　　　　同部の大弯側

参考症例

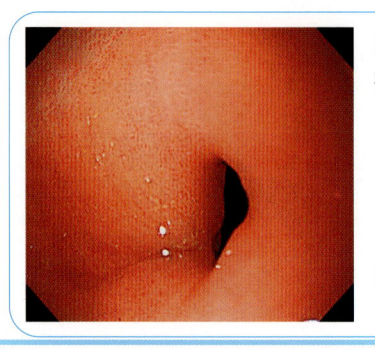

当初，単発潰瘍と診断されていた線状潰瘍症例

幽門輪は歪んでおり，何らかの病変が十二指腸球部に存在することがうかがえる．

単発潰瘍

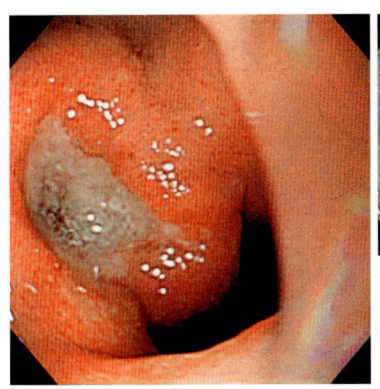

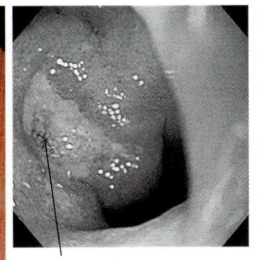

（特徴的所見）
- 十二指腸球部前壁に，周辺の浮腫を伴い，潰瘍底には小さな露出血管をもつ単発潰瘍．

小さな血管

参考症例

線状溝
ポケット

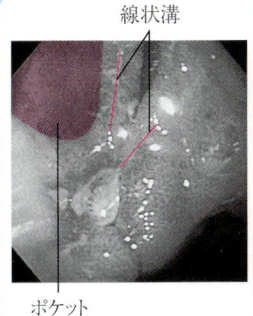

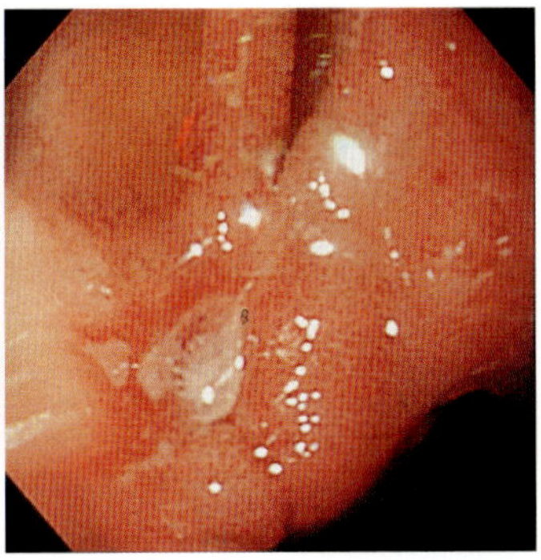

線状潰瘍

1時，12時方向に伸びる線状溝を認め，11時方向にはポケット形成，ridge形成を認める．一見すると単発に見えるが，この線状溝，ridge形成は線状潰瘍の特徴であり，型を見誤りやすい．球部全周をくまなく観察する必要がある．線状潰瘍の一部が増悪し，あたかも単発潰瘍のごとく見える．

線状潰瘍

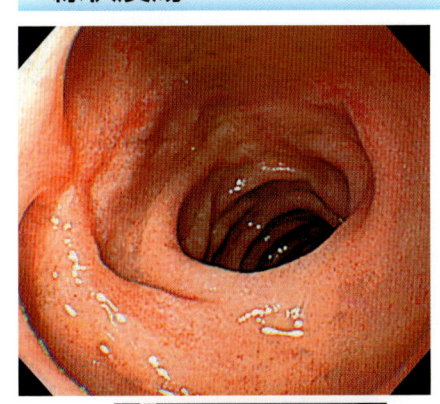

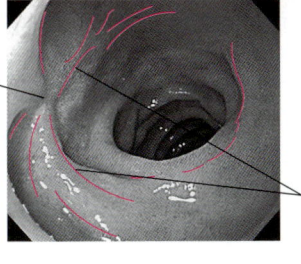

ひだ集中
線状発赤

（特徴的所見）
- 前壁にひだ集中を認め，そのひだ集中部から1時方向へ小弯をまたぐ形で線状発赤がridgeの上に存在し，後壁へ続いている．
- また大弯へ転じると4時方向へもridge上の線状発赤が大弯へ延伸している．
  - ◆線状潰瘍の長さは内視鏡的には球部の1/3周以上のものとされる．
  - ◆ridge上に線状溝もしくは潰瘍が存在することが特徴である．
  - ◆線状潰瘍は複雑な形態を示すため，視方向を変えてくまなく観察する必要がある．
  - ◆とくに活動期の潰瘍が存在すると，線状潰瘍であれ接吻潰瘍であれ形態を見誤るばかりでなく，腫大したひだの間隙に埋没して見落とされてしまう危険もある．

十二指腸　びらん・潰瘍

Ⅱ. 診断のプロセス ［十二指腸］

接吻潰瘍

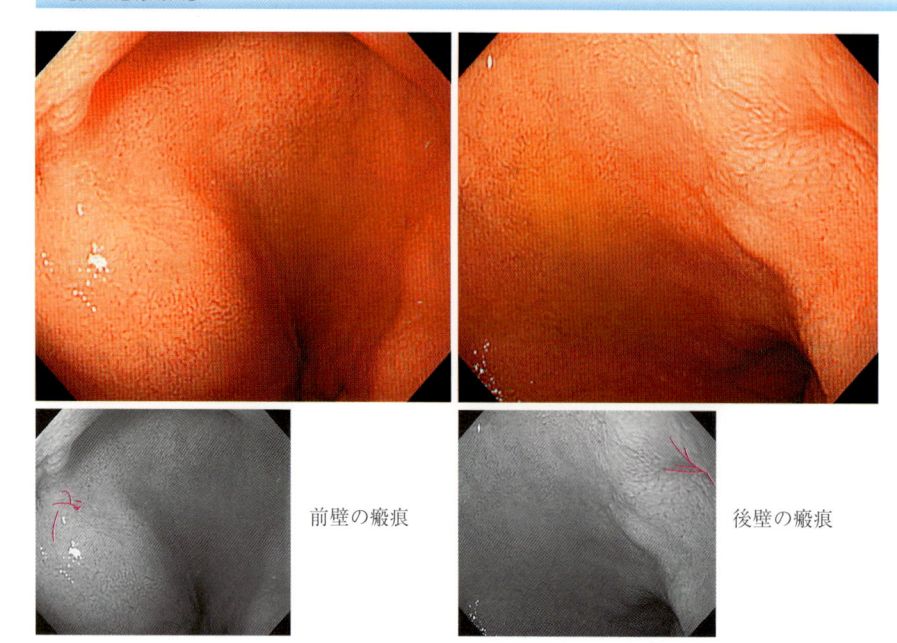

前壁の瘢痕　　　　　　　　　後壁の瘢痕

（特徴的所見）
- 前後壁に潰瘍瘢痕を認めるが，この両者の間には線状溝が存在せず，線状潰瘍の特徴の一つであるridge形成も認めていない．
- また看過されやすい大弯にも線状溝は認められない．

  ◆ 接吻潰瘍は十分な送気，慎重な観察を重ねなければ診断できない．再発を繰り返す十二指腸潰瘍の形態的特徴は，線状潰瘍の一部分を観察している場合が多いと考えている．

  ◆ 大弯の観察には，スコープをやや引き抜き，大弯に押しつけるように観察することがコツである．

参考症例

後壁の潰瘍瘢痕

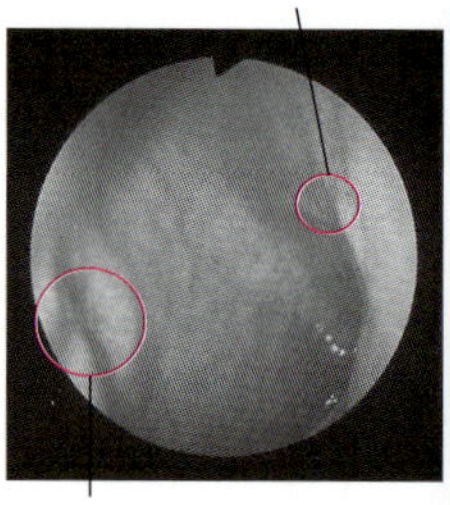

中央がわずかに陥凹する開放性潰瘍

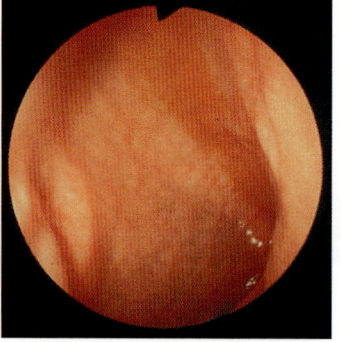

十二指腸接吻潰瘍

前壁（9時方向）に周辺に浮腫をもつ小さな開放性潰瘍と，後壁（2時方向）に潰瘍瘢痕を認める．両者の間には線状溝，ridgeを認めない．
〔症例提供：元 防衛医科大学校第二内科（現 岩槻市城北クリニック）金澤雅弘先生〕

クローン病における十二指腸病変

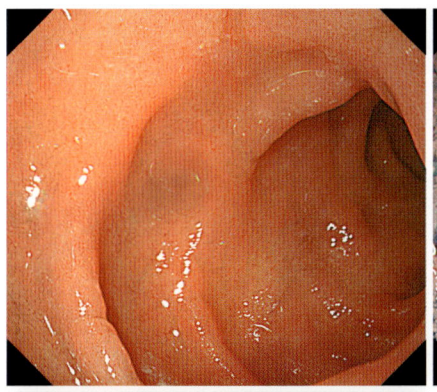

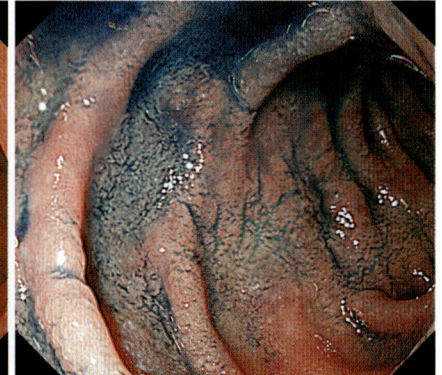

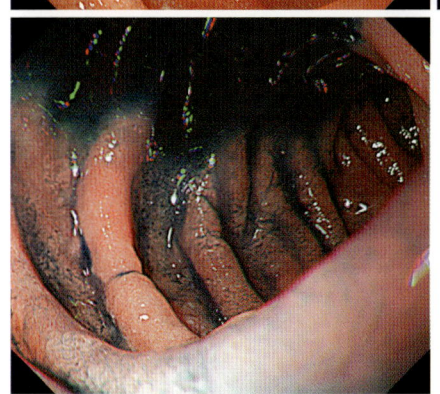

（特徴的所見）
- 球後部の Kerckring ひだに直交するようにびらんが認められる．小腸・大腸型クローン病症例における十二指腸病変である．
- インジゴカルミン散布の色素内視鏡では，強調してより明瞭になっている．

胆嚢管・十二指腸瘻

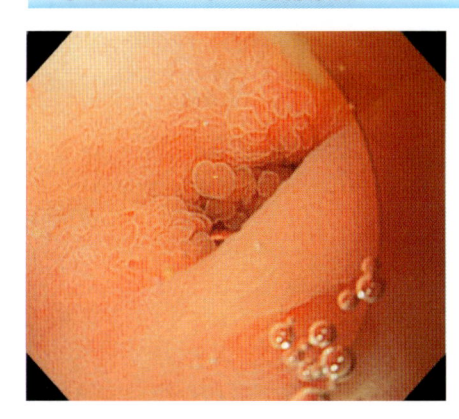

（特徴的所見）
- 胆石発作後の胆管気腫の出現を認めた．
   ◆胆嚢管と十二指腸球部前壁の間での内瘻形成症例．

総胆管・十二指腸球部前壁での内瘻

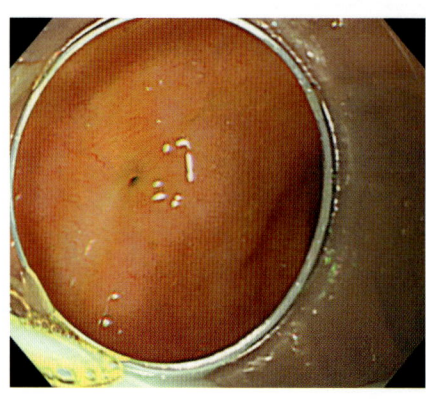

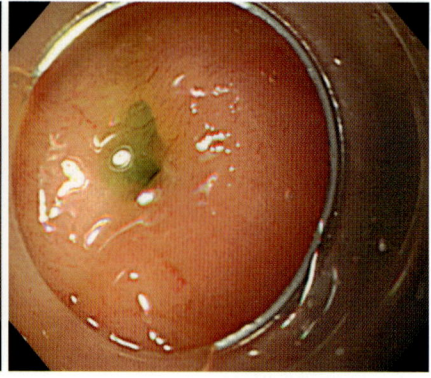

（特徴的所見）
- 経鼻胆管ドレナージ（ENBD）を留置しインドシアニングリーン（ICG）をENBDから注入し十二指腸球部前壁の小さな瘻孔の開口部を確認できた．
  - ◆ 胆嚢結石，総胆管結石に対しての外科治療が行われた既往があるが詳細は不明．不明熱で入院となり，精査にて胆管消化管の瘻孔の存在が疑われた．
  - ◆ 同部は後日クリップによる縫縮閉鎖に成功した．

IPMN の十二指腸球部への穿破例

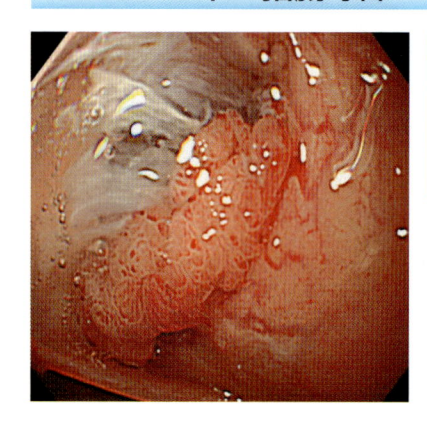

（特徴的所見）
- 球部にはやや発赤調の平坦隆起を認め，白色粘液物質の流出を認める．
  - ◆ 手術にて IPMN が確認されている．

（自験例）[9]

十二指腸悪性リンパ腫 ①

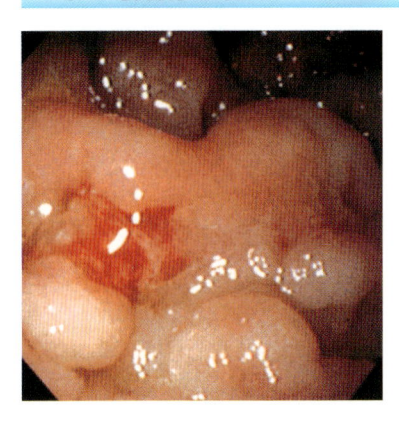

〈特徴的所見〉
- 易出血性の浅い不整形の潰瘍を認め，潰瘍周囲には大きさが不揃いの光沢のある小結節が集簇している．
- Kerckring ひだは明瞭には認められない．
  - ◆ 十二指腸悪性リンパ腫は非上皮性腫瘍であることから，粘膜下腫瘍の形態を示す部分がある．しかし，粘膜下腫瘍の形態がはっきりとしない場合でも表面平滑，粘膜表面の光沢や弾性を認め，脆弱性に乏しい，などの特徴がある．
  - ◆ 通常の上部消化管内視鏡検査において，患者の苦痛や検査時間を問題として，十二指腸下降脚への挿入，同部の観察に関してはさまざまな意見があるが，事前の患者情報から必要とあれば観察することを躊躇してはならない．
  - ◆ 十二指腸において不整形の潰瘍を認めた場合には，厳重に経過観察することを怠ってはならない．

（症例提供：川合　孝　先生）[10]

十二指腸悪性リンパ腫 ②

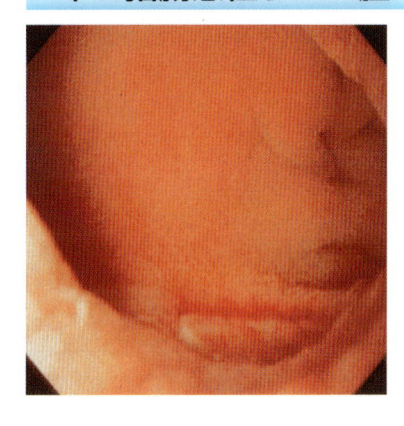

〈特徴的所見〉
- 十二指腸球部に類円形で境界明瞭な潰瘍を認め，潰瘍底は比較的浅く平坦である．
  - ◆ 通常の十二指腸潰瘍において，好発部位は前壁から小弯をまたぐ後壁であり，大弯のみに明らかな開放性潰瘍を認めることはまれと考える．
  - ◆ 現行実施される，除菌治療を含めた抗潰瘍薬を用いた薬剤治療では，潰瘍の治癒は比較的容易である．
  - ◆ しかしながら，6 週間のプロトンポンプ阻害薬による通常治療で瘢痕に至らない場合には，本症の存在を念頭に置くべきである．

（症例提供：川合　孝　先生）[10]

十二指腸　びらん・潰瘍

陥　凹　[十二指腸]

川口　淳，永尾重昭，丹羽寛文

内視鏡観察のポイントは，球部内へのスコープの挿入をゆっくりと行い，十分量の空気を送気し，球部を十分展開させたうえで球部内をくまなく観察することである．これにより，びらんによる発赤なのか，スコープによる粘膜損傷による発赤なのかの，判定の誤りを防ぐことができる．さらに後壁や大弯，幽門輪を越えたすぐの球部粘膜を観察・狙撃生検するために，必要に応じ内視鏡先端に透明キャップを装着し，視野の確保，内視鏡先端の固定を行うことも試みる．陥凹を明瞭化するために色素散布を用いる．下降脚への挿入は球部，球後部までの観察が十分に行われた後に初めて行うように心がける．

十二指腸癌（0-Ⅱc型）

乳頭部を除く早期十二指腸癌の国内文献報告では，肉眼型はほとんどが隆起型であり，乳頭管状腺癌，分化型腺癌などが多い．大小不同の顆粒，結節状隆起やびらん，発赤が指標となる．陥凹型は6.9%にすぎず，当科での経験はない[1]．

不整形の陥凹，発赤を呈する病変を十二指腸で認めた場合には，0-Ⅱcの存在を忘れるべきではない．

MALTリンパ腫

粘膜色調の主体は褪色調である．不整形の小隆起と陥凹面が混在する．提示する症例は，乳白色から褪色調の腫瘍粘膜を認め，正常と見なされる部分とは明瞭に差異がある．

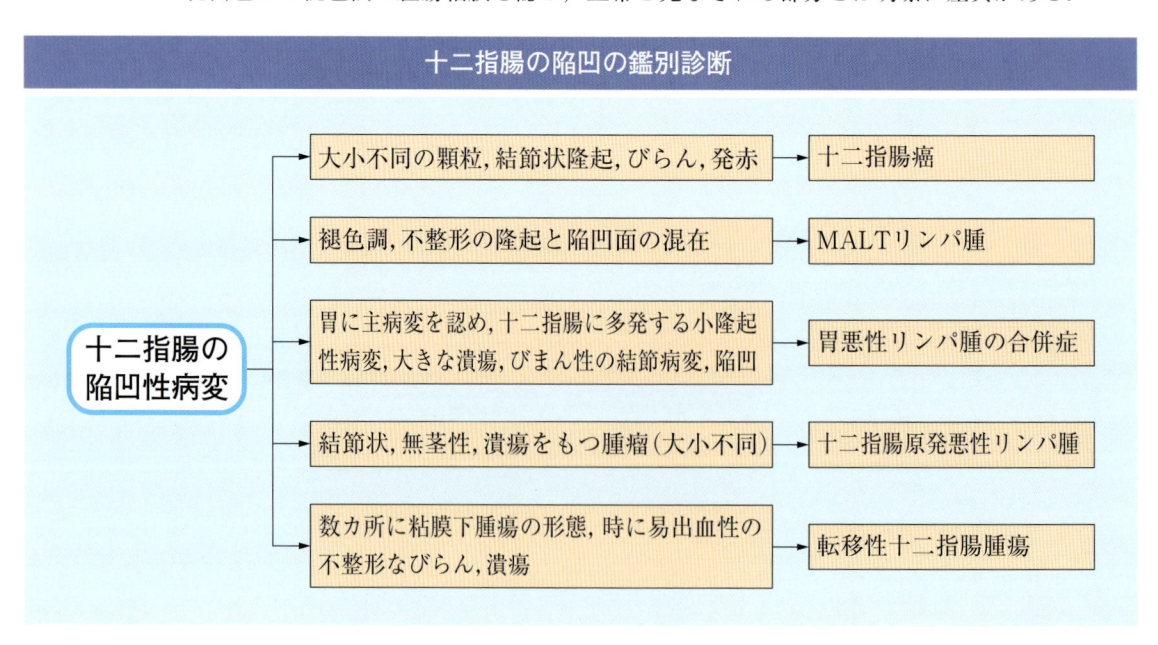

十二指腸の陥凹の鑑別診断

十二指腸の陥凹性病変	所見	診断
	大小不同の顆粒，結節状隆起，びらん，発赤	十二指腸癌
	褪色調，不整形の隆起と陥凹面の混在	MALTリンパ腫
	胃に主病変を認め，十二指腸に多発する小隆起性病変，大きな潰瘍，びまん性の結節病変，陥凹	胃悪性リンパ腫の合併症
	結節状，無茎性，潰瘍をもつ腫瘤（大小不同）	十二指腸原発悪性リンパ腫
	数カ所に粘膜下腫瘍の形態，時に易出血性の不整形なびらん，潰瘍	転移性十二指腸腫瘍

悪性リンパ腫

　十二指腸悪性リンパ腫は，胃悪性リンパ腫の合併症として，幽門を越えて病変が及んでいることが多い．内視鏡像は多発する小隆起性病変，大きな潰瘍，びまん性の結節病変が浸潤する粘膜面などが特徴とされる．全身疾患としての悪性リンパ腫における十二指腸病変の場合には，多発する小さな白色調のわずかな隆起性病変が特徴とされるが，通常は気づかれずに看過されてしまうものから，びまん性に存在する結節状隆起，陥凹，びらんなどの多彩な所見を呈するものまである．一方，十二指腸原発の悪性リンパ腫は結節状，無茎性，潰瘍をもつ腫瘤が特徴とされる．どちらも内視鏡やX線検査などで明らかに認められる場合には，隆起は大小不同であり，表面の一部には崩れて平滑さを失うなどの非上皮性腫瘍としての特徴を示す．

転移性十二指腸腫瘍

　転移性十二指腸腫瘍は基本的に粘膜下腫瘍の形態を示し，血行性転移であるため，1カ所ではなく数カ所に所見を認める．膵癌，胆道癌など十二指腸に隣接する臓器の悪性腫瘍の直接浸潤による場合には，易出血性の不整形なびらん，潰瘍を中心とした所見である．悪性黒色腫，肺癌，乳癌，腎臓癌，子宮頸癌などが原発巣として挙げられる．当科経験症例の十二指腸への血行性転移をきたした乳癌の1例を示す．陥凹型の転移性十二指腸腫瘍は経験がない．転移性十二指腸腫瘍は悪性腫瘍の全身転移の結果であるので，既往，現病歴を確認する．

GIST

　GISTは，十二指腸に発生する非上皮性悪性腫瘍のなかでは最多で，乳頭上部の十二指腸壁に好発し，粘膜筋板，固有筋層から発生する．

文　献
1) 長谷康二，竹腰隆男，馬場保昌，他：早期十二指腸癌の実態と内視鏡的治療の適応の検討．消化器内視鏡　1993；5；969-976

Ⅱ．診断のプロセス　［十二指腸］

十二指腸下降脚の乳頭よりやや口側に存在した腺腫症例

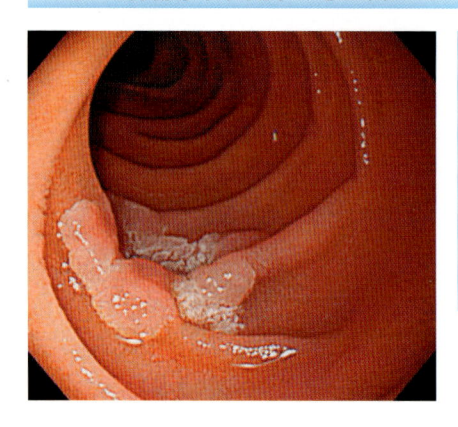

（特徴的所見）
- 中央に陥凹をもち周囲は乳白色調粘膜を基調として周囲との境界は明瞭であり，顆粒状粘膜の顆粒～結節の大きさは不揃いである．
- 内視鏡生検では高度異型が認められた．
   - ◆悪性リンパ腫やMALTリンパ腫と異なり上皮性腫瘍である．
   - ◆粘膜切除術もしくは慎重な経過観察が必要と考える．

0-Ⅱc型早期十二指腸癌，分化型，M癌

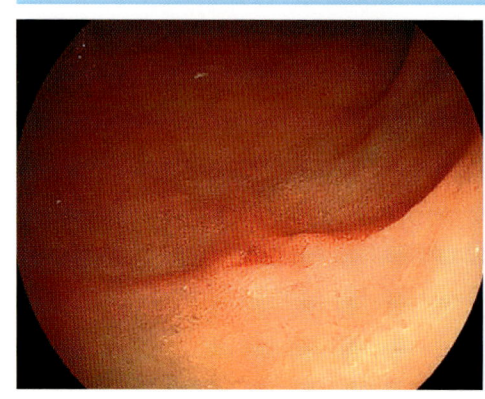

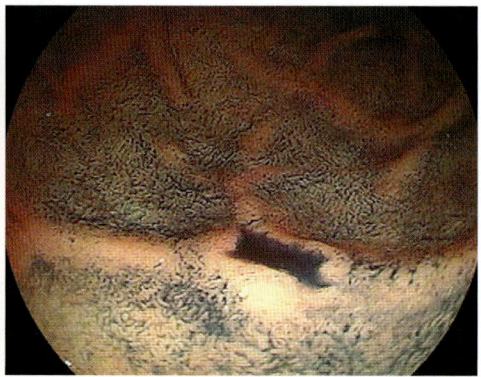

（特徴的所見）
- 不整形のわずかな発赤とそれに一致した陥凹を認め，色素散布により明瞭に陥凹部分の形が描出されている．
- 陥凹周囲には顆粒状粘膜は認められない．
- 管腔もよく伸展し，周囲からの圧排も認めない．
   - ◆十二指腸の0-Ⅱcはまれであり，嘔吐反射，腸管蠕動により観察が不十分になりがちな通常の十二指腸内視鏡検査においては，看過されている病変と考えられる．
   - ◆十分に管腔を送気伸展させても認められる不整形の陥凹，発赤は，本症例を疑う必要がある．
   - ◆病変の拾い上げに成功すれば，狙撃生検のために必要に応じ内視鏡先端への透明キャップの装着や側視鏡への変更なども試みるべきと考える．

（症例提供：広島大学　田中信治 先生）

0-Ⅱc型早期十二指腸癌，分化型，SM癌

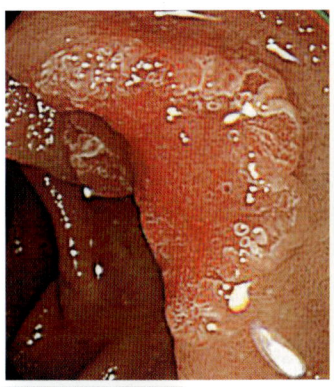

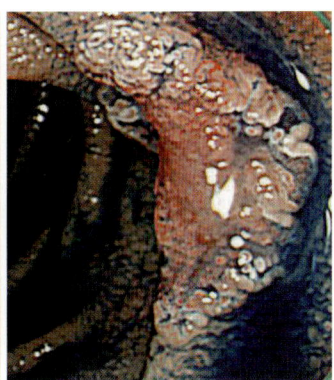

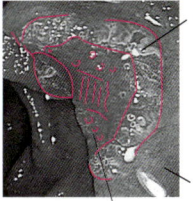

辺縁の隆起
正常
発赤を伴う辺縁不整な陥凹

〔特徴的所見〕
- 十二指腸下行脚に，径10 mmほどの周辺にやや隆起を伴う辺縁不整な陥凹を認める．
- 陥凹部は発赤調で易出血性である．
- 色素散布により病変の範囲と粘膜模様が明瞭となる．
- 陥凹の中央粘膜の発赤は周辺よりやや強めである．
- 辺縁の隆起は一様ではなく小結節の連珠様となっている．
- 色素散布では，中央部がやや無構造の一様な部分に見えるのに対し，周囲に顆粒と小結節が認められる．正常に比し大きな顆粒となっている．
  - ◆生検病理診断は高分化型管状腺癌であった．

（症例提供：東京慈恵会医科大学　鈴木武志先生）

十二指腸　陥凹

悪性リンパ腫

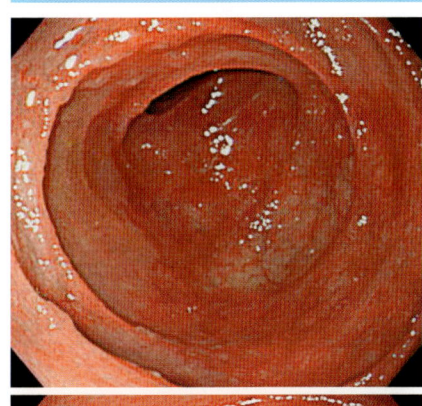

Kerckringひだ上のびらん，小結節，凹凸不整な褪色と，発赤の混在する平坦隆起

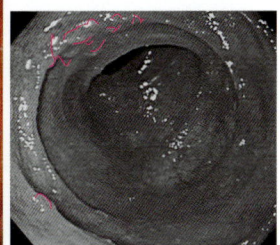

近接像

〔特徴的所見〕
- 胃，十二指腸，空腸にも病変が認められた症例である．
- 十二指腸には，褪色調粘膜が主体である．Kerckringひだ上のびらん，小結節，凹凸不整な褪色と，発赤の混在する平坦隆起と陥凹が混在して全体にわたり認められる．
- 近接すると十二指腸粘膜よりわずかに発赤調で隆起した部分を認める．送気によりKerckringひだがきれいな円形にならず辺縁が歪んでいるのがわかる．
  - ◆鑑別すべき疾患としてよりも，病変の範囲，主体が全身疾患としての悪性リンパ腫であるのか局所に限局するのか検索を忘れてはならない．
  - ◆治療経過中に消化管穿孔，出血をきたすことがあるので注意を要する．

十二指腸悪性リンパ腫（follicular lymphoma）

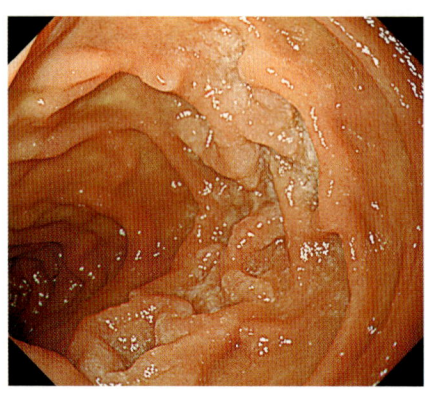

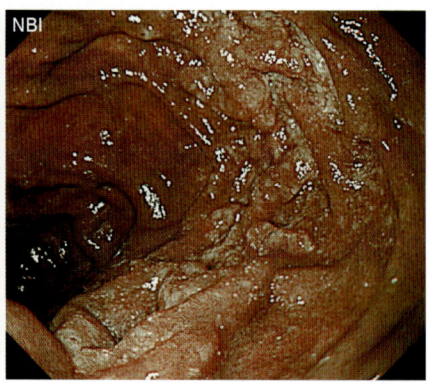

（特徴的所見）
- 十二指腸下降脚の大弯側に境界は比較的明瞭で，不整形の隆起と不整形の陥凹が混在している．
- 十二指腸悪性リンパ腫は非上皮性腫瘍であるので粘膜下腫瘍としての特徴を示すが，このようにはっきりとしない場合もある．
- Kerckring ひだは明瞭には認められない．
  ◆ 免疫染色でも L-26（＋），CD79a（＋），CD10（＋），UCHL-1（＋／−），CD3（＋／−）であった．

転移性十二指腸腫瘍

- 乳癌を原発とする転移性十二指腸腫瘍からの出血

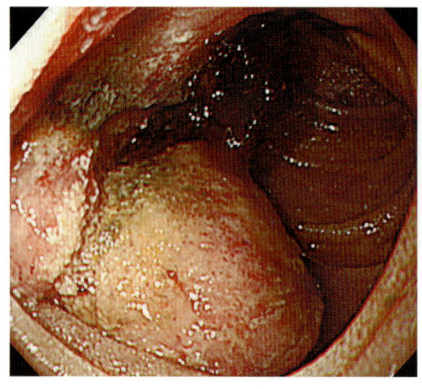

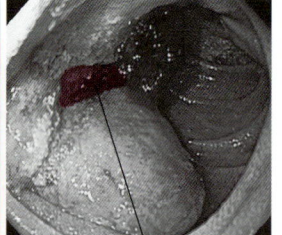

陥凹面

（特徴的所見）
- 易出血性の粘膜に覆われた粘膜下腫瘍は潰瘍面を有し，同部よりの出血を認めた．
  ◆ 内視鏡止血は奏効せず，塞栓術にて小康を得た．
  ◆ 本症例は胃内にも転移性病変を認めており，胃に病変が認められた場合には可能なかぎり十二指腸，他の消化管，諸臓器への転移の有無も検索すべきと考える．

- 乳癌からの十二指腸への転移

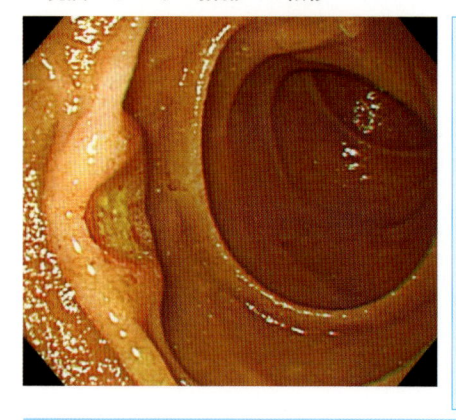

（特徴的所見）
- 下降脚に delle を有する平坦隆起が認められ，わずかに出血を認める．
  ◆ ほかに胃，肺へも転移が認められた症例である．
  ◆ 上部消化管出血症例では球部までに責任病変を認めない場合には下降脚まで内視鏡を挿入し観察するのは当然ではあるが，本例では胃に主責任病変の転移巣を認め，初回の内視鏡観察ではこの病変を指摘できなかった．
  ◆ まれではあるが，消化管への転移による消化管出血症例では下降脚まで挿入観察をする必要があることを銘記すべきである．

転移性十二指腸腫瘍

● 腎細胞癌の十二指腸への転移

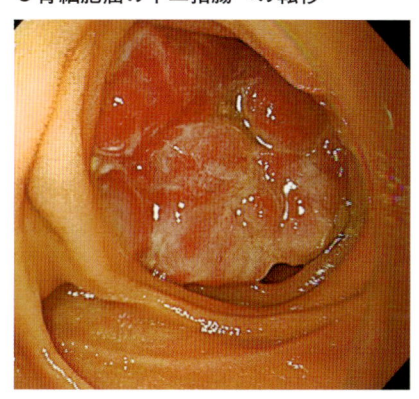

（特徴的所見）
- 十二指腸内腔を占居する赤色の分葉形態を示す腫瘤を認める.
  ◆ 既往歴に 14 年前に右腎細胞癌の手術歴がある.
  ◆ 生検で原発巣と同じ clear cell carcinoma を認める.
  ◆ 腎細胞癌は原発巣の手術が治癒切除であった後も長い経過を有し，膵などをはじめ転移を認めることがあるので注意を要する.

● 腎細胞癌の十二指腸球部への転移

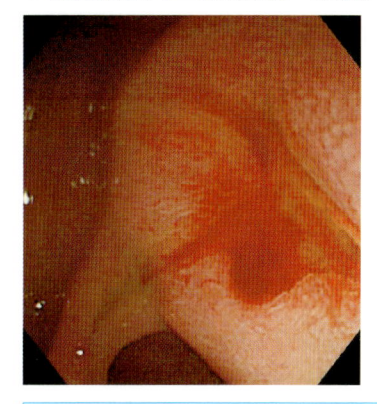

（特徴的所見）
- 十二指腸球部小弯後壁に平皿状の隆起を認める．その表面に不整形の，この症例では三日月形の潰瘍をもち，潰瘍辺縁からは出血を認める.
- 7 時方向から腫瘤へ向かい bridging fold を認め粘膜下腫瘍の形態を示す.
  ◆ 腎細胞癌としての治療歴を有する.

● 肺癌の十二指腸球部への転移

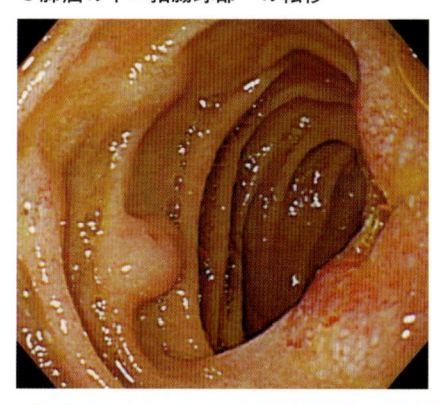

（特徴的所見）
- 十二指腸球後部後壁に陥凹とその周囲に発赤と隆起を認める.
- 前壁にも bridging fold を有する半円球状の隆起を認め，粘膜下腫瘍が認められる.

● 子宮頸癌の十二指腸乳頭部への転移

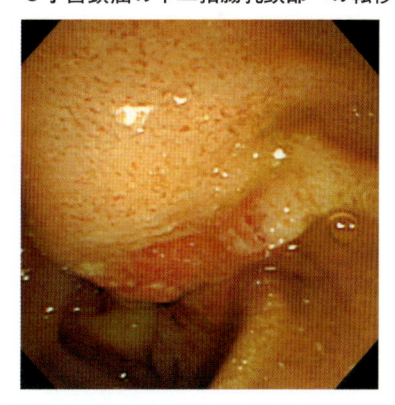

（特徴的所見）
- 十二指腸乳頭部への転移巣はまだらな発赤と不揃いな小隆起の集合体で，乳頭口側隆起を腫大せしめている.

十二指腸　陥凹

変形狭窄　[十二指腸]

川口　淳，永尾重昭，丹羽寛文

　変形をきたした球部，下降脚への挿入観察は慎重に行う必要がある．不用意に挿入を試みると粘膜面を傷つけ，出血をきたして病変の詳細な観察ができなくなる．変形が著明であると病変とスコープ（直視鏡）先端の至適距離の保持も困難になりがちである．そこで，変形狭窄が著明な場合には十分な送気を行って観察したり，必要に応じ前方直視鏡先端に透明キャップを装着したりして病変の観察を行う必要がある．また病変の主座が乳頭部近傍，下降脚内側の場合には十二指腸鏡（側視型）に入れ替える必要もある．十二指腸球部から下降脚への管腔外からの圧迫所見は，膵頭部の占居性病変の存在を意味する．鑑別診断には内視鏡検査のみならずCT，MRI，超音波内視鏡も用いられる．

潰　瘍

　十二指腸潰瘍の治療が不十分なまま長期間が過ぎると，瘢痕による変形，狭窄をきたすことがある．この場合には幽門狭窄をきたして通過障害を引き起こす．十二指腸潰瘍の合併症はある程度まで部位により決まり，穿孔は前壁に，穿通は後壁に起こることが多く，狭窄は全周性に起こる．十二指腸潰瘍により引き起こされる幽門輪の変形は，幽門輪直下の線状潰瘍により幽門輪が鈍化し変形し，幽門輪の輪郭がきれいな円状でなく歪な形態を示す．通常，十二指腸球部内の潰瘍では変形が高度になっても狭窄はきたしにくいが，線状潰瘍が幽門輪近傍に存在する場合には狭窄をきたしやすい．球部内のびらん，発赤，潰瘍を見出せればまず誤りはない．注意すべきはタッシェ，クローバー状変形と呼ばれる，球部が変形し，あたかも憩室のごとき変形部分を捉えて盲端や狭窄として見誤らないことである．電子スコープになりその視野角はファイバースコープより広角になったものの，

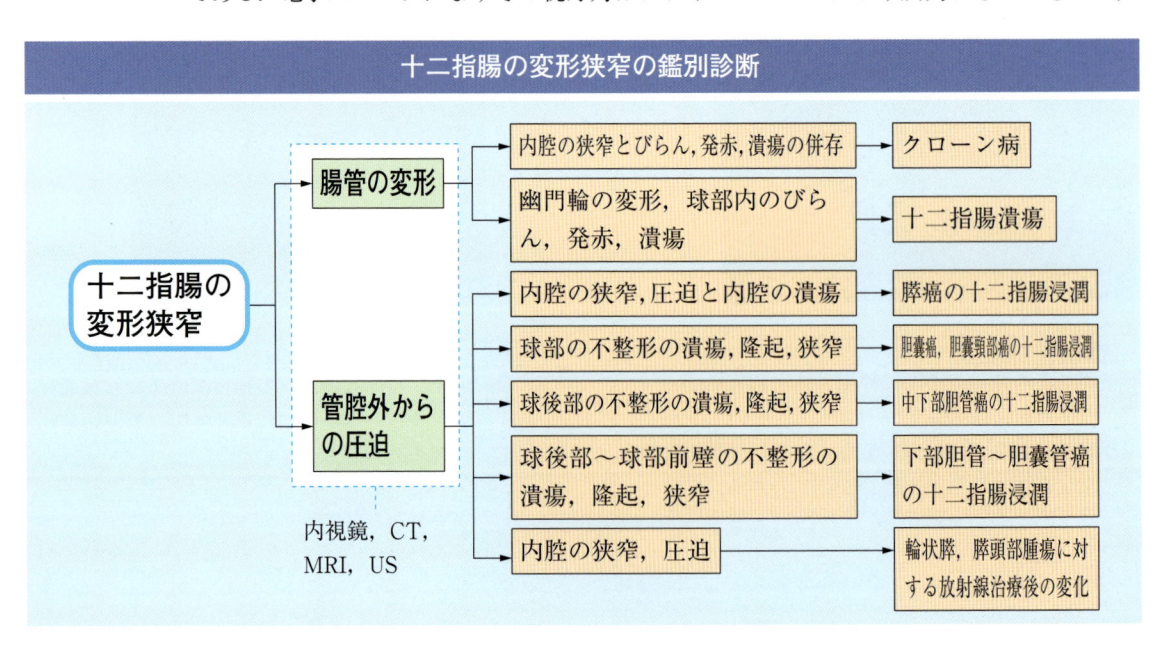

十二指腸の変形狭窄の鑑別診断

十二指腸の変形狭窄
- 腸管の変形
  - 内腔の狭窄とびらん，発赤，潰瘍の併存 → クローン病
  - 幽門輪の変形，球部内のびらん，発赤，潰瘍 → 十二指腸潰瘍
- 管腔外からの圧迫
  - 内腔の狭窄，圧迫と内腔の潰瘍 → 膵癌の十二指腸浸潤
  - 球部の不整形の潰瘍，隆起，狭窄 → 胆嚢癌，胆嚢頚部癌の十二指腸浸潤
  - 球後部の不整形の潰瘍，隆起，狭窄 → 中下部胆管癌の十二指腸浸潤
  - 球後部～球部前壁の不整形の潰瘍，隆起，狭窄 → 下部胆管～胆嚢管癌の十二指腸浸潤
  - 内腔の狭窄，圧迫 → 輪状膵，膵頭部腫瘍に対する放射線治療後の変化

内視鏡，CT，MRI，US

丁寧な操作を行わないと変形の強い部分の十分な観察は行えない．どこを観察しているのかわからなくなったら，まず幽門輪越しの観察まで戻り改めて送気を加えながら行うか，上級者に交代するくらいの慎重さが必要である．

　変形が強いと活動期の潰瘍が見落とされることがある．線状潰瘍であれ，接吻潰瘍であれ形態を見誤るばかりでなく腫大したひだの間隙に潰瘍が埋没して見落とされてしまう危険もある．潰瘍周辺のみならず可視範囲の球部粘膜を観察すると浮腫や発赤が認められ，潰瘍の存在が窺い知れる．その場合には十分に送気して，幽門輪を越えたすぐの部位を再度確認し潰瘍を見出す．なお消化性潰瘍のみならず，クローン病によっても変形狭窄は起こりうることを忘れてはならない．

膵癌，胆道癌

　膵癌の十二指腸浸潤症例のほとんどは，十二指腸内腔の狭窄，圧排を伴う．球後部から乳頭部までの小弯側を中心に内腔が歪み，狭窄も引き起こされ，その周辺粘膜にもびらん，潰瘍，易出血性，褪色変化などの周辺粘膜との差異を認める．胆嚢癌，胆管頸部癌は十二指腸球部に，中下部胆管癌は球後部に，下部胆管から胆嚢管付近の病変では十二指腸球後部から球部前壁に直接浸潤をきたすこともあるので，同部に不整形の潰瘍，隆起，狭窄などを認めた場合には，悪性腫瘍の浸潤を疑う必要がある．高分化型管状腺癌の胆道癌の十二指腸浸潤を認める場合には，十二指腸原発癌との鑑別が必ずしも容易ではないので，他の画像診断，臨床経過を併せて判断する．とくに十二指腸胆管吻合術が既往に行われていて逆行性胆管炎を繰り返していた場合には，胆管癌が発症し吻合部から十二指腸への浸潤を認めることがある．

　癌性狭窄は進行性で非可逆的であり，管腔の内側がひきつれ歪む変形と不整形の潰瘍が認められることがある．胃内，十二指腸内に食物残渣や血液が認められることもある．このような状況は根治術を望めない進行癌であると考えられるので，膵胆道疾患では常にその危険性を考慮しておく．また膵鉤状部の膵癌では直接，十二指腸水平脚への浸潤もみられる．

悪性リンパ腫，MALT リンパ腫

　十二指腸原発の悪性リンパ腫もしくは MALT（mucosa-associated lymphoid tissue）リンパ腫による十二指腸球後部での全周性狭窄の経験がある．経験症例では，十二指腸潰瘍が並存していたために十二指腸潰瘍として当初近医で加療されており，狭窄が軽快しないとのことで紹介となったものである．狭窄部の口側の粘膜は褪色調であり，狭窄部には潰瘍や瘢痕を認めず強固な印象を受ける．狭窄の中央は管腔本来の中央からは偏位しており，内視鏡は通過しないほどの狭窄であった．

　通常の上部消化管内視鏡検査においては，施設により差異はあると考えるが，球部の観察までで下降脚への挿入観察はなされているであろうか？　全例に球後部を越えての観察を求めるものではないが，術前の病歴問診から推測されるおおよその診断，所見に合致しない場合には球後部，下降脚への挿入観察は実施されるべきである．

その他

　輪状膵による狭窄では，内視鏡的逆行性膵胆管造影法（ERCP）が可能であれば膵管が十二指腸の周囲を取り巻くことが確認できる．

II. 診断のプロセス ［十二指腸］

十二指腸潰瘍による狭窄

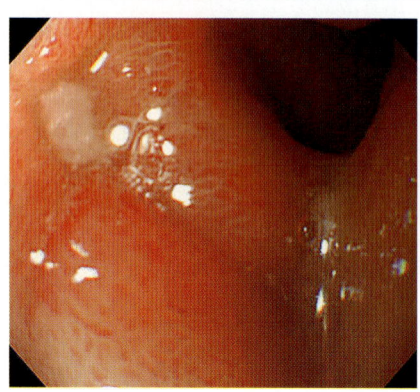

小さな潰瘍と柵状の再生上皮

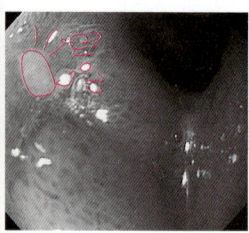

(特徴的所見)
- 十二指腸球部前壁に小さな潰瘍を認め，周囲には柵状の再生上皮が認められる．
- 再生上皮は通常の柵状構造で，粘膜は柔らかい．
- 潰瘍周囲の粘膜はまだ浮腫が認められる．
- 画面 1 時方向に狭小化した管腔が認められる．
  - ◆この時点で内視鏡は下降脚への挿入が不能であったが，摂食に不自由はない．全身状態もきわめて良好．
  - ◆経過を必ずみることと，内視鏡画像のみならず全身状態の把握が重要である．

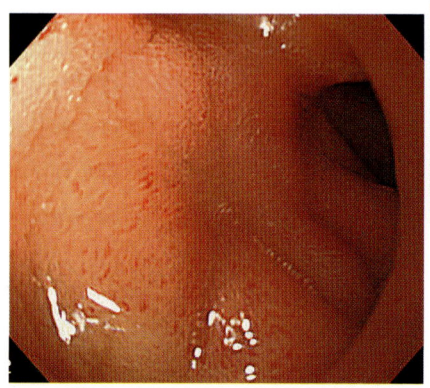

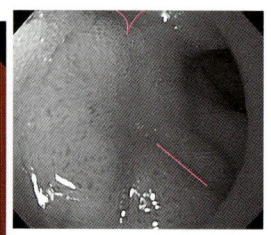

線状溝

同一症例の 1 週間後
- ◆前回認められた小潰瘍は治癒しており白苔は消失している．
- ◆線状溝が認められ，2 時方向には狭小化した管腔が認められる．
- ◆内視鏡の下降脚への挿入は可能であった．

下部胆管癌十二指腸浸潤

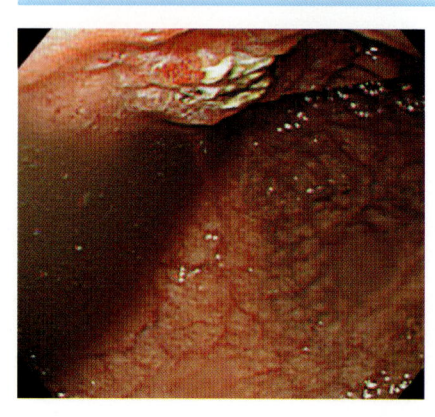

(特徴的所見)
- 画面左側には貯留した液性内容が認められる．
- 不整形の白苔をもつ潰瘍が中央にある隆起性病変が認められる．
- 十二指腸球部より深部の球後部前壁から小弯にかけて存在している．
- 病巣からはわずかな出血を認める．下部胆管癌の十二指腸への直接浸潤である．
  - ◆膵胆道病変の存在が疑われたり確定している場合は，診断は比較的容易である．

膵頭部腫瘍の圧排（肺癌の膵頭部への転移による下降脚の圧排）

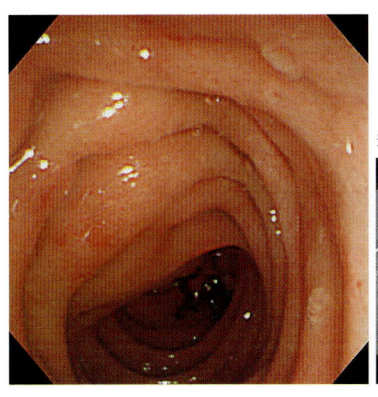

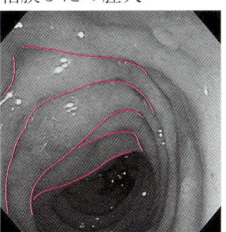

粘膜ひだの腫大

(特徴的所見)
- 乳頭部口側小弯側に粘膜ひだの腫大を認める．
- 管腔の変形は，小弯側粘膜が送気によっても伸展せず，大弯側粘膜は伸展するために管腔の変形，狭窄を呈している．
- 小弯側粘膜には明らかなびらん潰瘍は認めていない．

◆送気しても管腔が歪な場合には，膵頭部領域の腫瘍の存在を考慮する必要がある．

十二指腸 MALT リンパ腫

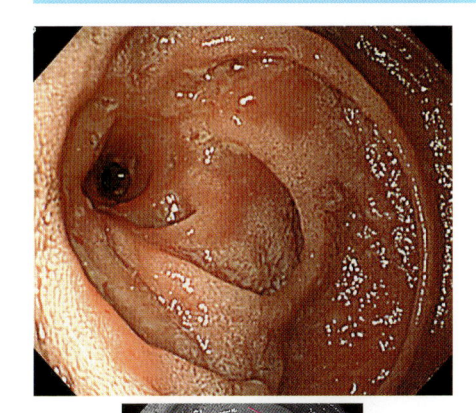

腫瘍

潰瘍

(特徴的所見)
- 10時方向に狭小化した管腔を認める．
- 狭窄の口側には腫瘤を認め，十二指腸潰瘍の変形狭窄とは異なり，表面にはまだらに白色～褪色調粘膜がみられる．
- 小さな不整形の潰瘍が散在している．

◆通常の抗潰瘍薬投与により軽快しない場合には，本症例を念頭におく必要がある．

◆病歴から消化性潰瘍の既往症の判然としない十二指腸線状潰瘍と見まがう病変は注意するべきである．

◆悪性腫瘍の存在を念頭に置けば，少なくとも診断ができないことはないと思われる．

◆消化性潰瘍を含め，経過をみて内視鏡検査を行うことを怠ってはならない．

十二指腸　変形狭窄

膵癌に対する放射線治療後の変化

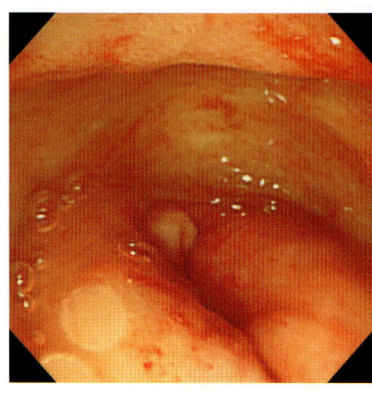

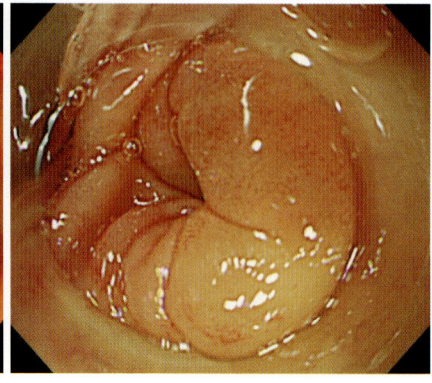

(特徴的所見)
- 乳頭部口側，肛門側のどちらにも狭窄を認めている．
- 透明キャップをスコープ先端に装着して，胃空腸吻合部から十二指腸乳頭へ逆行性にアプローチを試み，狭窄を確認している．

◆ 膵癌に対して放射線・化学療法を受けて1年半後に十二指腸狭窄をきたし，胃空腸吻合術を行った症例．

胆管癌の十二指腸胆管の吻合部～十二指腸への浸潤

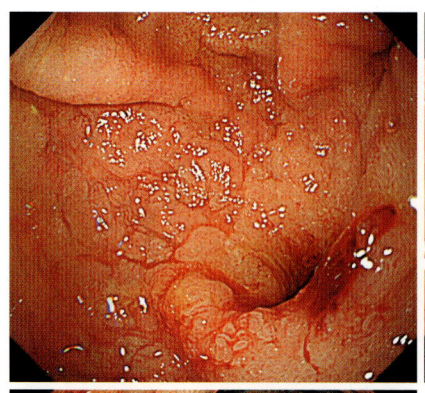

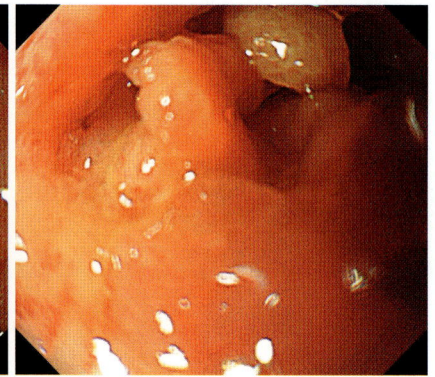

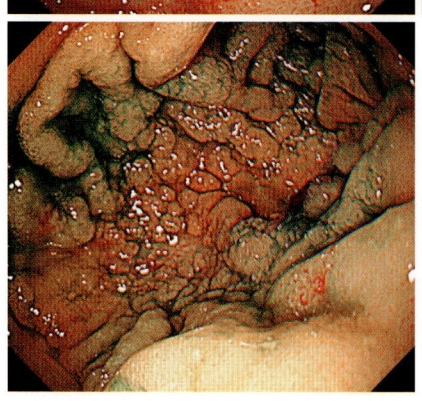

(特徴的所見)
- 十二指腸球後部から不整形な顆粒状の粘膜が続き，さらに吻合口へと続く．
- 吻合部（右図）からは polypoid lesions が観察される．
- 生検では胆管細胞癌を認める．

◆ 他施設で総胆管囊腫に対して囊腫切除，十二指腸総胆管吻合術後25年の症例．逆行性胆管炎を繰り返していたとのこと．

乳頭部　[十二指腸]

小山内学, 真口宏介, 高橋邦幸

　乳頭部は乳頭部胆管, 乳頭部膵管, 共通管および大十二指腸乳頭の総称である. 十二指腸内腔側からみた基本構造を図[1])に示す. 乳頭部は乳頭開口部, はちまきひだ, 縦ひだ, 輪状ひだ, 小帯から構成され, 開口部および開口部隆起以外の乳頭部は十二指腸粘膜で覆われている.

　乳頭部病変の内視鏡診断には, 十二指腸乳頭開口部隆起のほか, 口側隆起や乳頭部周囲の十二指腸粘膜を含めた広い範囲の観察が重要であり, 直視鏡での観察には限界があり, 内視鏡的逆行性膵胆管造影法（ERCP）の際に用いる十二指腸鏡（後方斜視）での観察を要する. 具体的には, 開口部隆起の大きさ, 色調, 表面性状のほか, 開口部の状態や膵液・胆汁の色調, さらには周囲粘膜のびらん, 潰瘍性変化, ひきつれ像などの所見に留意する. また, 乳頭部は, 種々の膵・胆道疾患による二次的な変化や内視鏡では観察できない口側隆起内の病変もあり注意を要する.

　乳頭部病変の診断契機としては, 膵・胆道疾患が疑われ精査により診断される場合もあるが, 通常の上部消化管内視鏡検査時に偶然発見される機会も増えており, 上部消化管内視鏡検査時には乳頭部を必ず観察するという姿勢が望まれる.

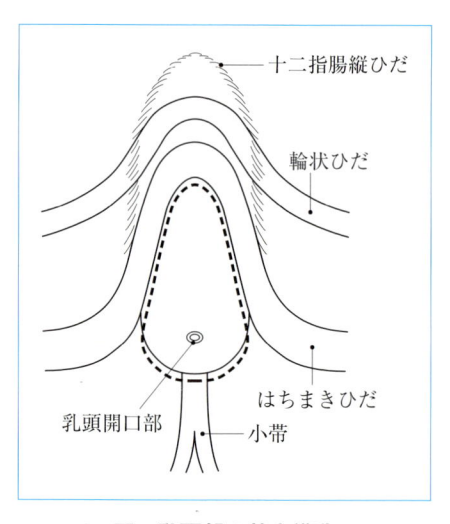

図　乳頭部の基本構造
〔日本胆道外科研究会 編：外科・病理 胆道癌取扱い規約（第5版）. 金原出版, 東京, 2003[1])より引用〕

乳頭部病変の鑑別

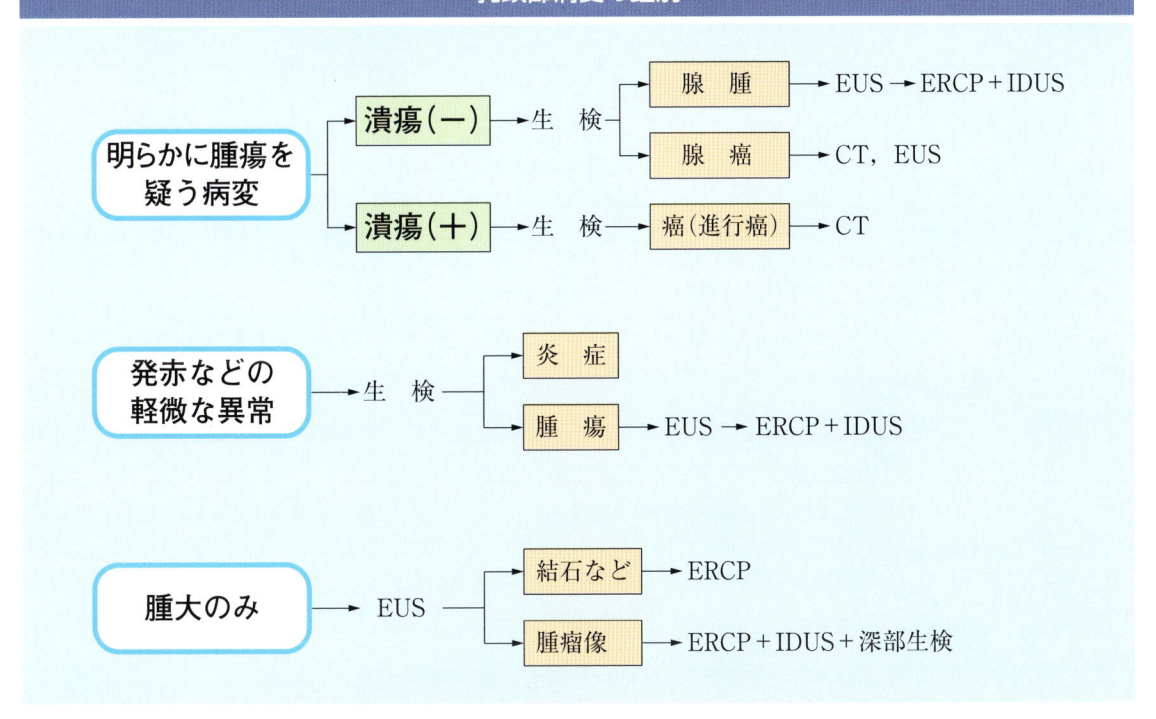

```
明らかに腫瘍を疑う病変 ─┬─ 潰瘍(−) → 生検 ─┬─ 腺腫 → EUS → ERCP+IDUS
                        │                    └─ 腺癌 → CT, EUS
                        └─ 潰瘍(+) → 生検 ─── 癌(進行癌) → CT

発赤などの軽微な異常 → 生検 ─┬─ 炎症
                             └─ 腫瘍 → EUS → ERCP+IDUS

腫大のみ → EUS ─┬─ 結石など → ERCP
                └─ 腫瘤像 → ERCP+IDUS+深部生検
```

乳頭部病変の分類(表)

1．腫瘍性病変

　腫瘍性病変としては，乳頭部腺腫および腺癌の頻度が高い．腺腫・腺癌は内視鏡的に大きさ，形，表面性状などの形態学的所見から肉眼型や深達度診断を行う．一般に腺腫は，褪色調または発赤調のものが多く，表面の顆粒状変化が均一で柔らかい印象を受ける．表面に発赤の強い部分やびらん，粗大結節，潰瘍形成を認める症例は癌を疑う所見である．とくに，潰瘍形成は，進行癌を疑う所見である．

　また，腫瘍性病変であっても非露出型や粘膜下腫瘍では乳頭部から口側隆起の腫大を呈し，内視鏡観察のみでは質的診断や良悪性の鑑別が困難である．このような症例では，緊満感や色調が診断の一助となることもあるが，他の画像診断を含めた総合的な診断が必要であり，超音波内視鏡検査（EUS）のほか深部からの生検による確定診断が必要となる．

2．乳頭部腫瘍と関連疾患

　家族性大腸腺腫症は若い時期から結腸・直腸に無数のポリープが出現する常染色体優性遺伝疾患である．大腸外消化管病変の一つとして十二指腸乳頭部腺腫を合併する頻度が高い．

　von Recklinghausen病（VRD）は全身に多発する神経線維腫と皮膚の茶褐色色素斑からなる常染色体優性遺伝疾患である．VRDは十二指腸乳頭部カルチノイドとの合併が多い．

表　十二指腸乳頭部病変

腫瘍性病変	非腫瘍性病変	二次的病変
乳頭部腺腫	乳頭炎	胆管十二指腸瘻
乳頭部癌	結石嵌頓	膵管内乳頭粘液性腫瘍
平滑筋腫	寄生虫	粘液産生胆管腫瘍
線維腫	Choledochocele	胆管炎
脂肪腫		膵頭部癌の十二指腸浸潤
内分泌腫瘍		膵・胆道からの出血
（カルチノイド）		
悪性リンパ腫		

3．非腫瘍性病変

　非腫瘍性病変である乳頭炎はさまざまな原因で生じ，乳頭部の発赤や腫大，びらんを伴う例では腫瘍性病変との鑑別が困難な場合がある．

　また，胆管結石の乳頭部嵌頓，choledochocele などでも口側隆起の腫大を呈するため注意を要する．

4．乳頭開口部の形態異常

　膵・胆道疾患による二次的な変化として，膵管内乳頭粘液性腫瘍（intraductal papillary-mucinous neoplasm；IPMN）や粘液産生胆管腫瘍に伴う乳頭開口部の開大や粘液の排出，急性閉塞性胆管炎による乳頭部からの膿汁の排泄，胆膵疾患による乳頭からの出血などの所見は原因疾患の同定に重要である．

5．乳頭部周囲の変化

　また，乳頭部周囲にみられる所見として，胆管結石による胆管十二指腸瘻が乳頭部口側にみられたり，膵頭部癌による十二指腸浸潤が乳頭部周囲にびらんや潰瘍を形成する場合もある．

　文　献
1）日本胆道外科研究会 編：外科・病理 胆道癌取扱い規約（第5版）．金原出版，東京，2003

乳頭部腺腫 ①

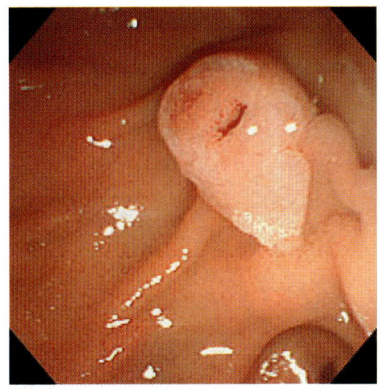

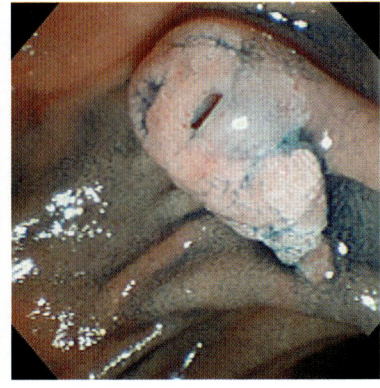

胆管開口部　膵管開口部

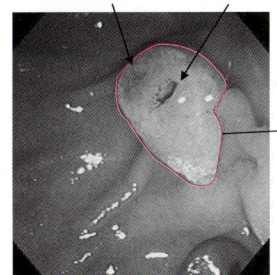

明瞭な境界

(特徴的所見)
- 表面はやや褪色調である．
- 境界が明瞭で，びらん・潰瘍形成，粗大結節などは認めない．
- 膵管・胆管開口部が確認できる．

◆ 腺腫に対しての治療として近年，内視鏡的乳頭切除術が普及しつつある．

乳頭部腺腫 ②

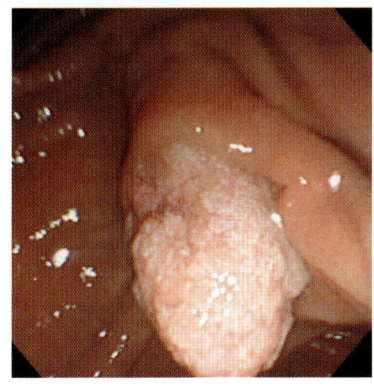

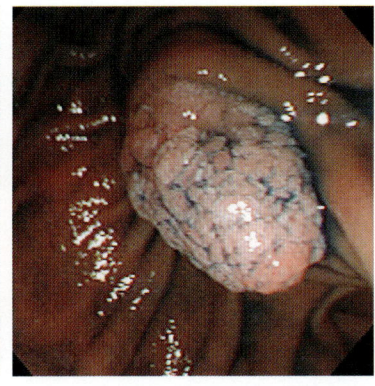

(特徴的所見)
- 表面はやや褪色調である．
- 乳頭状構造が明瞭で，びらん，粗大結節などは認めない．
- 膵管・胆管開口部は確認できない．

◆ 内視鏡的乳頭切除術や外科的手術などの治療方針を決めるためには，超音波内視鏡検査（EUS）や胆・膵管内超音波検査（IDUS）による膵・胆管内進展の有無，十二指腸固有筋層浸潤の有無の評価が必要である．

十二指腸　乳頭部

Ⅱ．診断のプロセス　［十二指腸］

乳頭部癌（非露出腫瘤型）

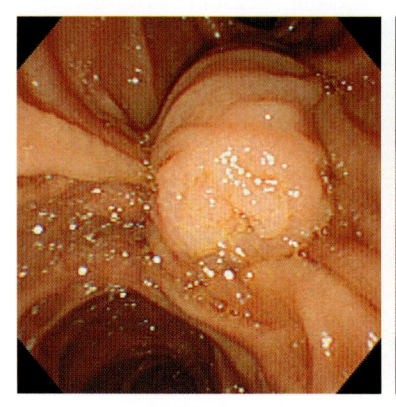

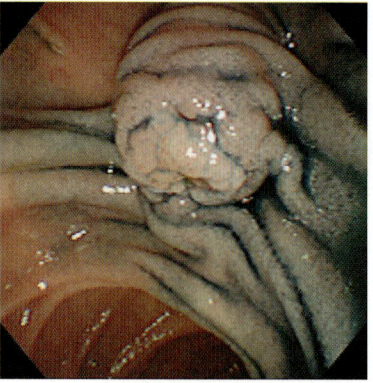

（特徴的所見）
- 口側隆起の腫大を認め，乳頭開口部にわずかに腫瘍の露出を認める．
- 色素散布像では腫瘍露出部の境界がより明瞭となる．

◆乳頭開口部および深部からの生検が必要である．

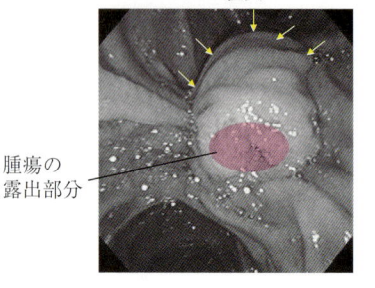

腫大
腫瘍の露出部分

参考症例

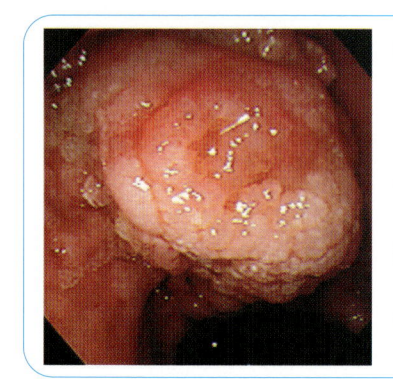

乳頭部癌（露出腫瘤型）

　表面に発赤部分を認め，中央部には陥凹を認める．
　腫瘍辺縁部に側方伸展を認める．
　EUS，ERCPで胆管・膵管内進展を認めた．

乳頭部癌（腫瘤潰瘍型）

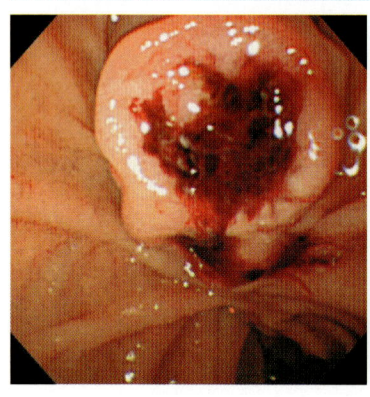

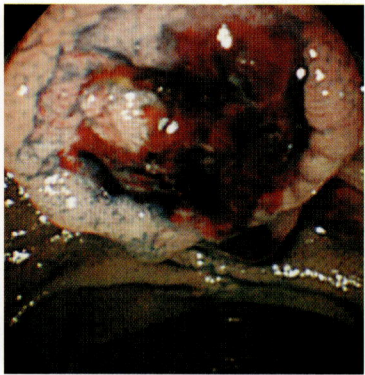

（特徴的所見）
- 乳頭部は発赤・腫大し，中心部には深掘れの不整な潰瘍面がみられる．深部に浸潤している所見である．
- 周囲のひだ集中がみられる．

参考症例

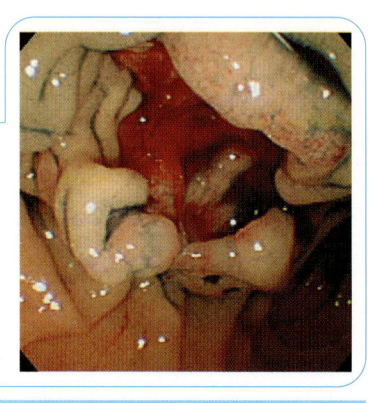

進行乳頭部癌（潰瘍型）

　乳頭部は破壊されており，深い不整な潰瘍面を認める．
　易出血性である．

家族性大腸腺腫症に伴う十二指腸乳頭部腺腫

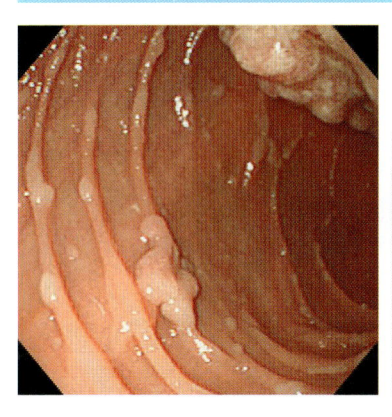

乳頭部癌

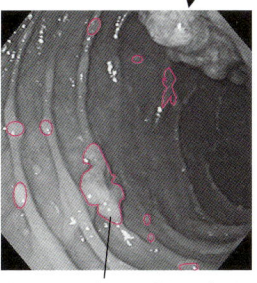

大小さまざまな腫瘍の多発

(特徴的所見)
- 乳頭部に粗大結節を伴う露出腫瘤型の癌を認める．
- 十二指腸内には，やや褪色調の大小さまざまな腺腫の多発がみられる．
  - ◆家族性大腸腺腫症では大腸腺腫のほか高率に十二指腸腺腫を合併する．
  - ◆十二指腸腺腫は乳頭部およびその近傍に分布することが多い．

乳頭炎

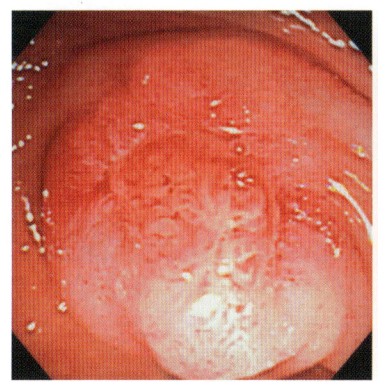

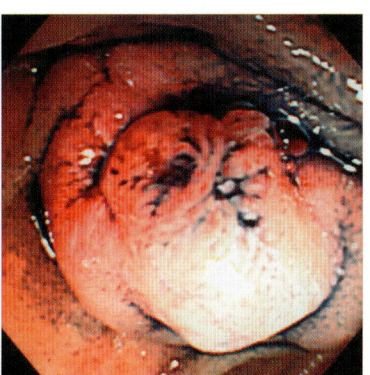

(特徴的所見)
- 乳頭部は腫大し，表面に発赤とびらんがみられ，腫瘍性病変との鑑別は困難である．
  - ◆生検診断による確定診断が必要であるが，乳頭部深部の所見はEUSで確認することが重要である．

乳頭出血

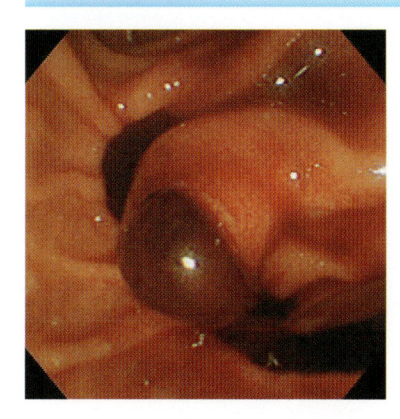

(特徴的所見)
- 乳頭開口部から血液の排出がみられる．
- 乳頭部や周囲に腫瘍や潰瘍などの出血性病変が存在しないことを確認する．
  - ◆胆管および膵病変のいずれでもみられる．
  - ◆本例は肝細胞癌の胆管浸潤部からの出血である．

II. 診断のプロセス ［十二指腸］

胆管結石の乳頭部嵌頓

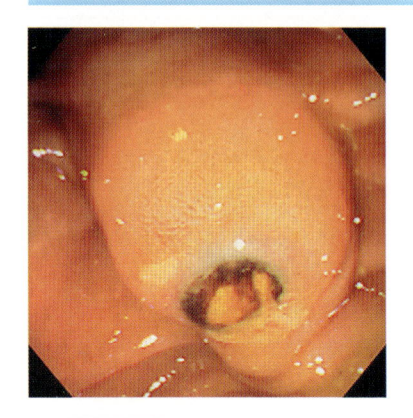

（特徴的所見）
- 口側隆起の腫大がみられ，乳頭部から結石が露出している．
  - ◆乳頭部胆管内の結石嵌頓では結石の確認ができないことがあり，術前の CT 検査や MRCP 検査などが必要である．
  - ◆治療は内視鏡的乳頭括約筋切開術（EST）が基本となるが，口側隆起の pre-cutting が必要となる場合がある．

参考症例
乳頭部嵌頓結石

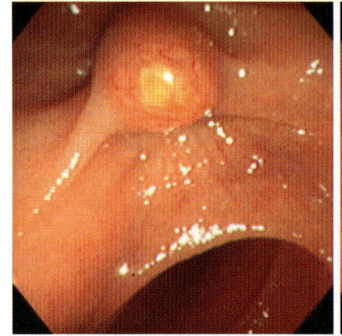

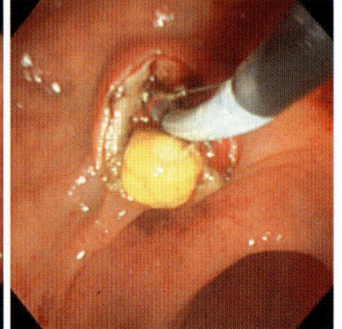

結石がわずかに露出している． EST を施行し結石を排石した．

参考症例
乳頭部嵌頓結石

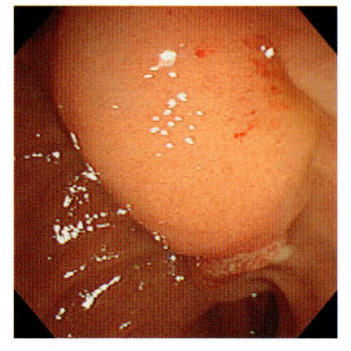

結石は口側隆起内に存在しており，確認できない．

Choledochocele

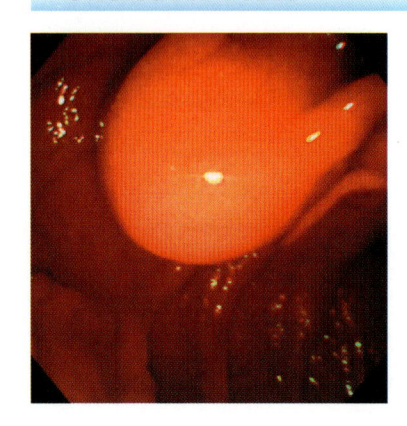

（特徴的所見）
- 乳頭部口側隆起の腫大は著明だが緊満感は少ない．
  - ◆先天性胆道拡張症に分類され，戸谷分類ではIII型である．

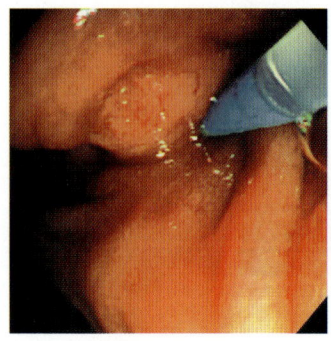

同一症例の乳頭部
◆肛門側にスコープを進めると，正常な乳頭開口部が確認できる．

膵管内乳頭粘液性腫瘍（IPMN）

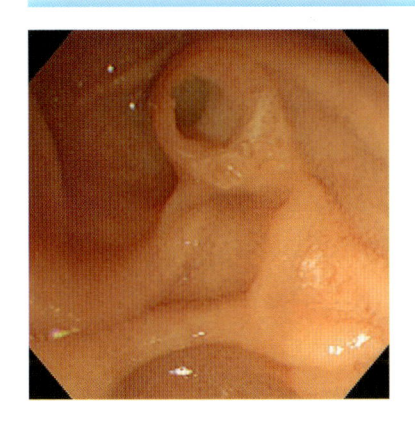

（特徴的所見）
- 乳頭開口部が著明に開大している．
- 粘液の排出がみられる．
  - ◆間欠的に粘液の排出がみられ，開口部の開大も経時的に変化することがあり注意を要する．
  - ◆IPMNの診断の根拠となるが，粘液産生胆管腫瘍でも同様の乳頭部形態をとることがある．

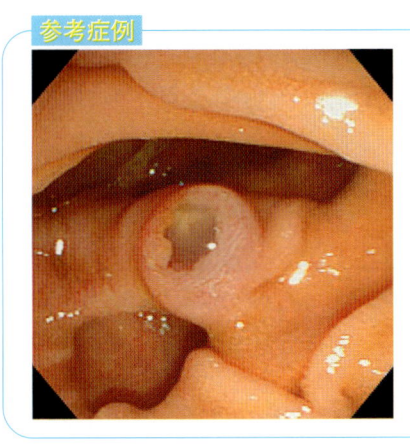

参考症例

IPMNの乳頭部

胆管十二指腸瘻

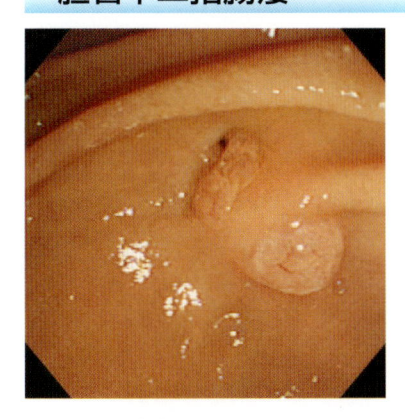

（特徴的所見）
- 乳頭部の口側に瘻孔部が確認できる．
- 本例では瘻孔部には過形成性粘膜がみられ，瘻孔形成から長期間経過していると考えられる．
  - ◆原因としては，胆管結石の乳頭部嵌頓が多い．

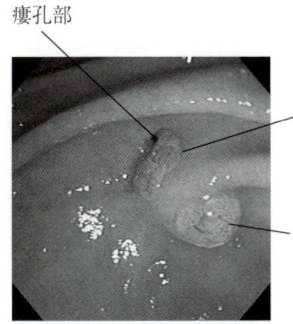

瘻孔部

過形成性粘膜

乳頭部

十二指腸　乳頭部

II. 診断のプロセス ［十二指腸］

膵頭部癌による十二指腸浸潤

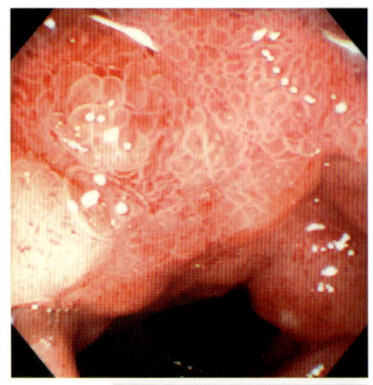

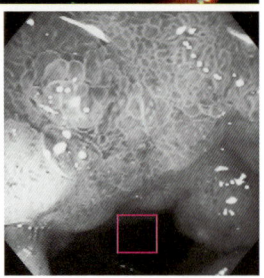

（特徴的所見）
- 乳頭部口側から不整な浮腫状の粘膜がみられ，一部びらんを形成している．
- 十二指腸内腔は狭小化している．
  - ◆ 閉塞性黄疸例では，内視鏡的胆管ドレナージが必要である．
  - ◆ 十二指腸狭窄例では経皮経肝的胆道ドレナージや外科的バイパス術が必要となる場合がある．

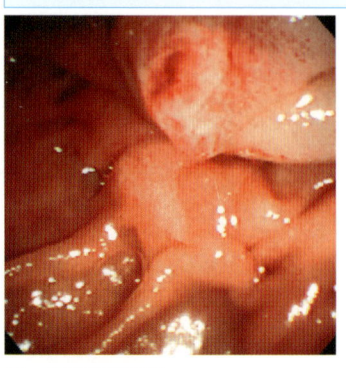

同一症例の乳頭部
◆ 枠内の近接像を示した．

Column

コラム　消化管間葉系腫瘍

　消化管の間葉系腫瘍（GIMT；gastrointestinal mesenchymal tumor）にはGIST（gastrointestinal stromal tumor），平滑筋腫瘍，神経鞘腫などが含まれる．HE染色による光学顕微鏡所見とKIT，CD34，デスミン，S-100などを用いた免疫組織化学所見によってGIMTを鑑別する（**図1**）．日本癌治療学会ガイドラインでは免疫染色によるGIMTの鑑別を**図2**の診断アルゴリズムとして示しており，KIT，デスミン，S-100いずれも陰性の腫瘍ではその診断がしばしば問題となる（**表1**）．

　2 cm以上の大きさの充実性粘膜下腫瘍は切除対象となりうるため精査が必要となる．確定診断には組織診断が必須であり，より確実な組織の採取方法としてEUS-FNABが臨床的に重要な位置を占める．EUS-FNABは合併症が少なく，2 cm程度の小さな病変でもプローブを腫瘍に圧着できる部位であればほぼ確実に組織が採取できるので，悪性が疑われる病変や切除すべきか迷う症例については推奨される．採取された組織を用いてGIMTの鑑別を行う．GISTでは組織診断で得られる核分裂数と腫瘍径に基づく悪性度に関するリスク分類が行われている（**表2**）．さらに大規模なデータに基づき，悪性リスクに関与する因子として臓器（小腸が胃に比して悪性リスクが高い）を加味した分類（Miettinen M, Lasota J：Semin Diagn Pathol 2006；13：70-83）がより有用と考えられている．また，c-kit遺伝子，PDGFRA遺伝子変異をさらに加味した分類が提案されており，イマニチブのアジュバント治療の判断に有用と報告されている．

（貝瀬　満）

| HE染色弱拡像 | HE染色強拡像 |

| KIT染色弱拡像
（KIT強陽性である） | KIT染色強拡像 |

| デスミン染色弱拡像 | S-100染色弱拡像
（S-100陰性である） |

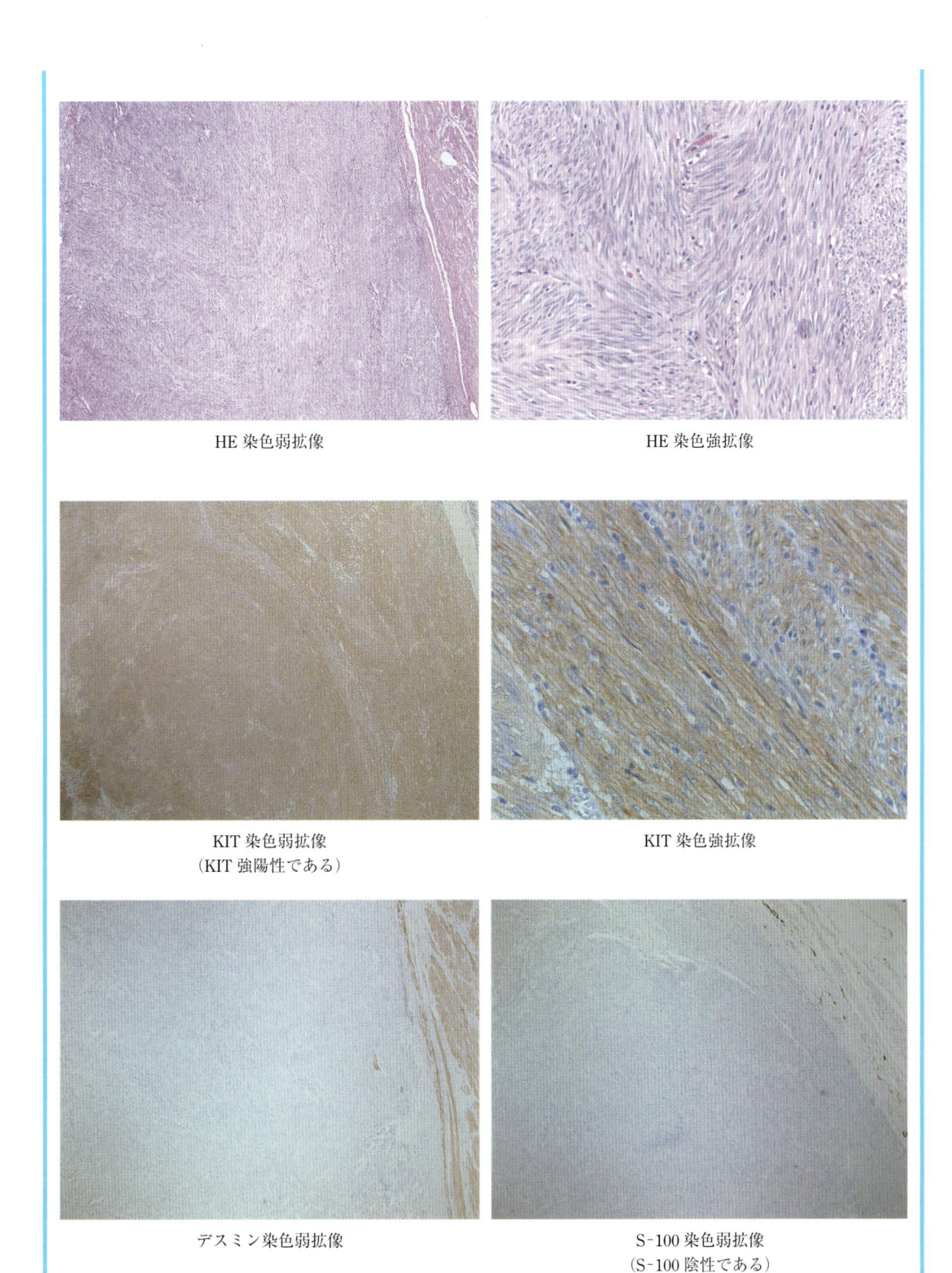

図1　GISTの組織像

十二指腸　乳頭部

II．診断のプロセス　［十二指腸］

```
KIT(＋) ─────────────────────────┐
                                  ↓
           ┌─ CD34(＋) ─ a),b) ──→ GIST
KIT(－) ──┤                         ↑
           │              ┌─ デスミン(－) ──b)┘
           └─ CD34(－) ──┤  S-100蛋白(－)
                          ├─ デスミン(＋) ──→ 平滑筋腫瘍
                          └─ S-100蛋白(＋) ──→ 神経鞘腫
```

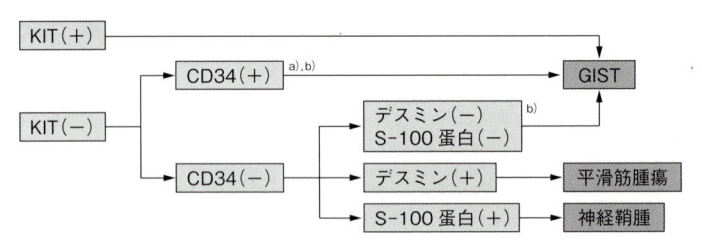

a)：このようなパターンを示す腫瘍には Solitary fibrous tumor があり，鑑別を要する．
b)：このようなケースの診断には c-kit や PDGFRA 遺伝子の突然変異検索が有用となる．

図2　免疫染色によるおもな消化管間葉系腫瘍の鑑別
　　（日本癌治療学会ガイドライン 2010 年 11 月改訂）

表1　GIMT 免疫化学染色による分類

	KIT	S-100	デスミン	ビメンチン	α-SMA	CD34
GIST	陽性	陰性	陰性	陽性	20%で陽性	70%で陽性
平滑筋腫瘍	陰性	陰性	陽性	陽性	陽性	10%で陽性
神経鞘腫	陰性	陽性	陰性	陽性	陰性	陰性

〔Fletcher C, et al：Hum Pathol　2002；33：459-465 を改変〕

表2　GIST のリスク分類

	腫瘍径	核分裂数（強拡大 50 視野あたり）
超低リスク	＜2 cm	＜5
低リスク	2〜5 cm	＜5
中間リスク	＜5 cm	5〜10
	5〜10 cm	＜5
高リスク	＞5 cm	＞5
	＞10 cm	核分裂数とわない
	腫瘍径とわない	＞10

（日本癌治療学会ガイドライン 2010 年 11 月改訂）

III

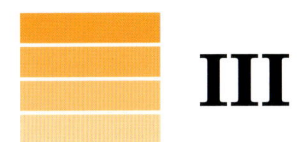

疾患別内視鏡像

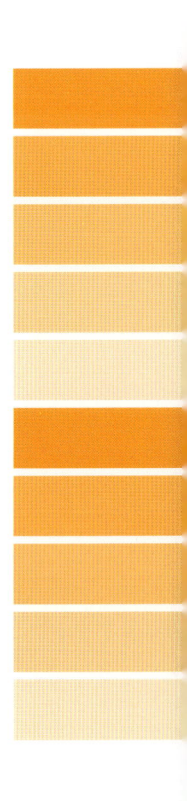

咽頭部の表在癌（頭頸部癌取扱い規約） ［咽頭・食道］

鼻岡　昇，上堂文也，石原　立

　中・下咽頭領域は他の消化管の臓器とは異なり，粘膜筋板が存在しないことが大きな特徴である．頭頸部表在癌研究会では上皮と筋層との間に存在する結合組織を上皮下層と定義し，壁深達度が肉眼的に上皮下層までの上皮性悪性腫瘍で，リンパ節転移の有無は問わないものを表在癌と定義している．

表在癌の内視鏡診断

　中・下咽頭の粘膜上皮は食道と同じ重層扁平上皮であり，そこに発生する表在癌は食道の肉眼所見と類似している．通常観察では境界明瞭な発赤領域，正常血管網の途絶，隆起などが腫瘍性病変を疑う所見である．NBI観察では境界明瞭な上皮の茶色変化と，その領域内にIPCL（intra-epithelial papillary capillary loop：上皮乳頭内毛細血管ループ）の不整変化を認める．鑑別疾患としてリンパ濾胞，乳頭腫，炎症性変化，メラノーシスなどがあげられるがいずれも周囲との境界が不明瞭であり，IPCLの不整さがはっきりしないという点で癌と区別できる．

表在癌の内視鏡型分類

　『頭頸部癌取扱い規約』（改訂第4版）により内視鏡型分類は表在食道癌の分類に準ずると決められている．食道では0-Ⅰ型を0-Ipと0-Isに亜分類するが咽頭領域では区分されておらず，また，食道の0-Ⅲに相当する病変はないと考えられている．そのため，咽頭領域では表在癌の肉眼型を表在隆起型（0-Ⅰ），と平坦型（0-Ⅱ）に2分し，さらに平坦型を表面隆起型（0-Ⅱa），平坦型（0-Ⅱb），表面陥凹型（0-Ⅱc）に亜分類している（**表**）．

表　頭頸部癌の肉眼分類

表在型	表在隆起型		0-Ⅰ	丈の高い隆起性病変で，その大きさ，高さ，基底部のくびれ具合から表在型と推定される癌
	平坦型		0-Ⅱ	明らかな隆起や陥凹がない病変
		表面隆起型	0-Ⅱa	ごく軽度に隆起している病変（高さの目安は約1mm程度までとする）
		平坦型	0-Ⅱb	肉眼で隆起や陥凹が認識できない病変．ヨード染色をして癌の存在が認識できることが多い．
		表面陥凹型	0-Ⅱc	ごく浅い軽度の陥凹を示す病変で，発赤を伴うことが多い．いわゆる「びらん」程度の陥凹性病変

〔分類は，日本頭頸部癌学会 編：頭頸部癌取扱い規約【改訂第4版】．2005年10月，p.47／説明は，日本食道学会 編：臨床・病理 食道癌取扱い規約【第10版補訂版】．2008年8月，p.62による．いずれも金原出版（東京）刊〕

咽頭部の表在癌

◾ 0-Ⅰ（表在隆起型）

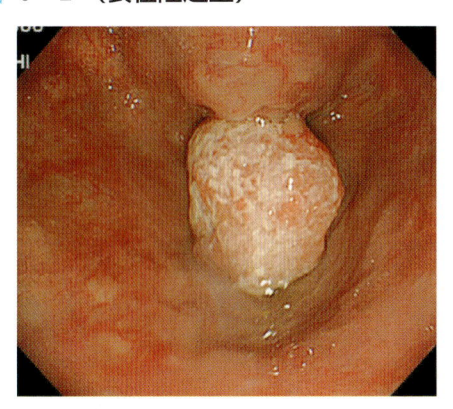

下咽頭後壁の亜有茎性の表在隆起型病変．血管網の消失した亜有茎性の病変として認識される．表面には白苔が付着している．

◾ 0-Ⅱa（表面隆起型）

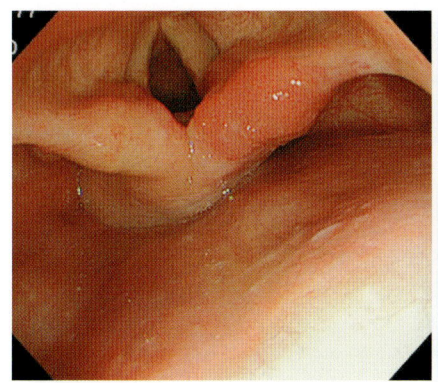

右披裂喉頭蓋ひだ上の病変．白色光では血管網の消失した発赤する隆起型病変として認識される．

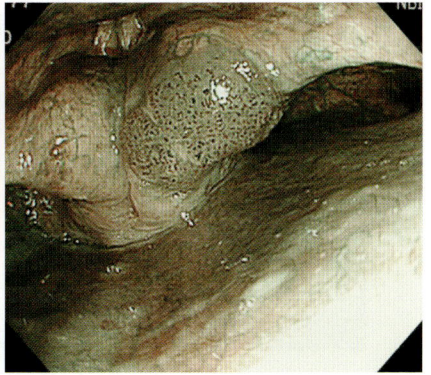

NBIでは隆起に一致して上皮の茶色変化とドット状の微小血管を認めた．

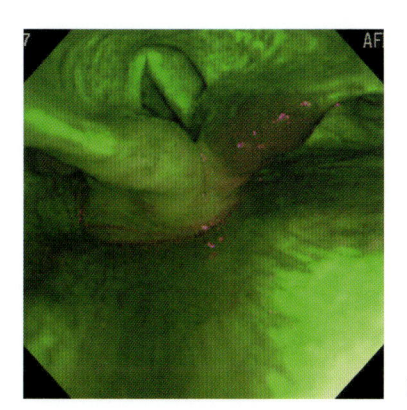

AFIでは緑色の背景に濃いマゼンタ色の領域として認識される．

咽頭部の表在癌

0-Ⅱb（平坦型）

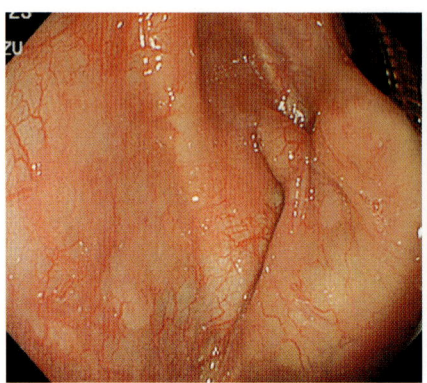

左梨状窩の病変．白色光では血管網の消失した領域として認識される．

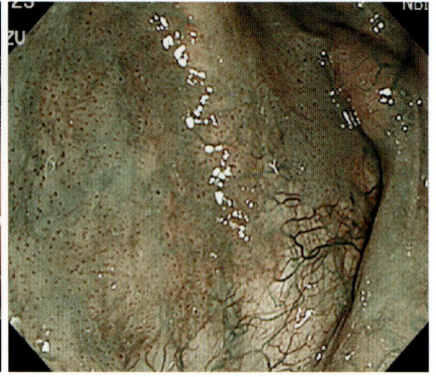

NBI拡大では上皮の茶色変化とドット状の微小血管を認めた．

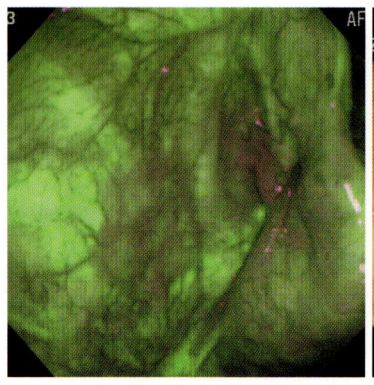

AFIでは緑色の背景に淡いマゼンタ色の領域として認識される．

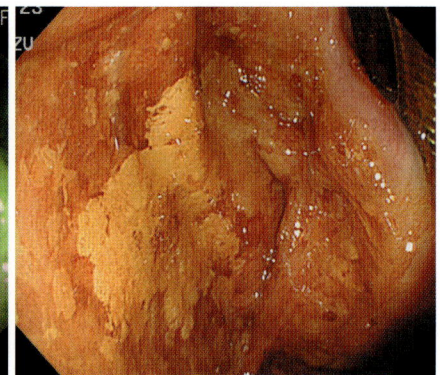

ヨード染色では不染領域として描出された．

咽頭部の表在癌

■ 0-Ⅱc（表面陥凹型）

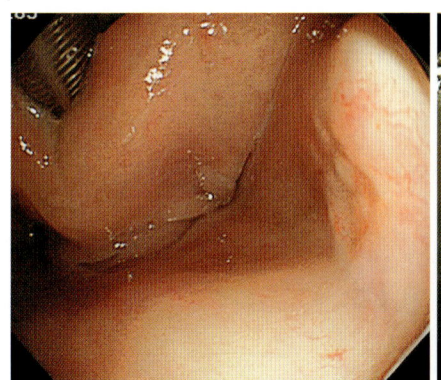

右梨状窩の病変．白色光では5mm程度の浅い陥凹性病変として認識される．

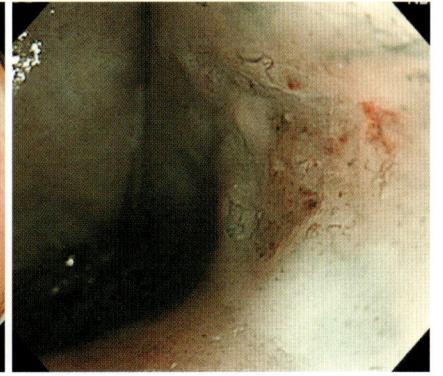

NBI拡大では陥凹部位に一致して不整な微小血管を認めた．

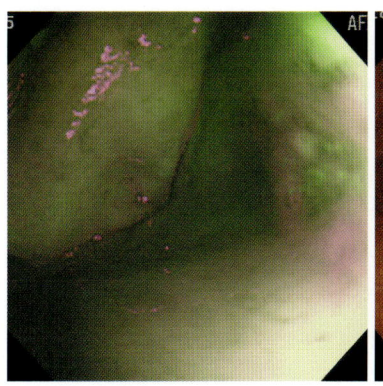

AFIでは陥凹部位は緑色の領域として描出され，陥凹周囲の隆起がマゼンタ色に描出された．

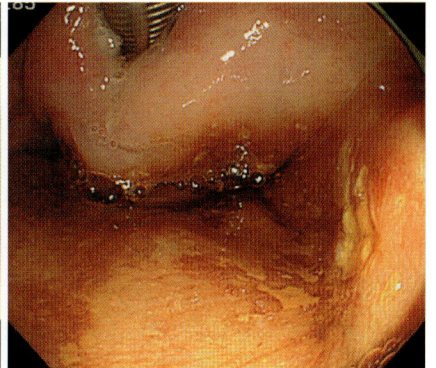

ヨード染色では不染領域として描出された．

食道癌（食道癌取扱い規約） ［咽頭・食道］

吉永繁高，小田一郎

『食道癌取扱い規約』病型分類についての解説と概要

　2011年4月現在，2008年10月に改訂された『食道癌取扱い規約』第10版補訂版[1]が使用されている．第9版との大きな変更点は，0-Ip，0-Ipl，0-Isepと三つに亜分類していた表在型0-I型を0-Ip，0-Isの二つに亜分類し，および1p，1c，1pl，1sepと四つに亜分類していた進行型1型の亜分類がなくなった点である．また5型の亜分類が5c（混合型），5s（特殊型），5u（分類不能型）であったものが，5a（未治療），5b（治療後）と変更された．

　またバレット食道腺癌の所見に関して，壁深達度以外は食道癌の所見に準ずるとしている．

病型分類

　癌腫の壁深達度が肉眼的に粘膜下層までと推定される病変を「表在型」とし，固有筋層以深に及んでいると推定される病変を「進行型」とする．「表在型」は0型とし，0-I，0-II，0-IIIに亜分類する．「進行型」は1，2，3，4型の基本型のいずれかに分類する．0〜4型ないしその組み合わせでは表現できない病変を5型とする．

1．表在型（0型）の亜分類

　0-I（表在隆起型）：丈の高い隆起性病変で，その大きさ，高さ，基底部のくびれ具合から表在型と推定される癌である．0-Ip型は有茎性あるいは亜有茎性で基底部の広さより高さが目立つ病変である．0-Is型は無茎で，高さよりも基底部の広さ（大きさ）が目立つ病変であり，第9版で0-Ipl，0-Isepとされたものが含まれる．

　0-II（表面型）：明らかな隆起や陥凹がない病変である．0-IIa表面隆起型はごく軽度に隆起している病変で，その高さの目安は約1mm程度までとする．0-IIb表面平坦型は肉眼で隆起や陥凹が認識できない病変で，ヨード染色で癌の存在が認識できることが多い．0-IIc表面陥凹型はごく浅い陥凹を示す病変で，発赤を伴うことが多く，いわゆる「びらん」程度の浅い陥凹性病変である．

　0-III（表在陥凹型）：0-IIcより深い潰瘍形成性の陥凹性病変で，その陥凹底が粘膜筋板を越えると推定される病変である．

2．進　行　型

　1型（隆起型）：丈の高い限局性隆起性病変で，表面はびらん状であることが多い．隆起の大部分が周囲から連続する扁平上皮に覆われるものがある．

表 病型分類，および表在型の亜分類

病型分類	
0型　表在型	0　superficial type
1型　隆起型	1　protruding type
2型　潰瘍限局型	2　ulcerative and localized type
3型　潰瘍浸潤型	3　ulcerative and infiltrative type
4型　びまん浸潤型	4　diffusely infiltrative type
5型　分類不能型	5　unclassified type
5a　未治療	5a　unclassified type without treatment
5b　治療後	5b　unclassified type with treatment
表在型（0型）の亜分類	
0-Ⅰ型　表在隆起型	0-Ⅰ　superficial and protruding type
0-Ⅰp　有茎性	0-Ⅰp　pedunculated type
0-Ⅰs　無茎性（広基性）	0-Ⅰs　sessile（broad based）type
0-Ⅱ型　表面型	0-Ⅱ　superficial and flat type
0-Ⅱa　表面隆起型	0-Ⅱa　slightly elevated type
0-Ⅱb　表面平坦型	0-Ⅱb　flat type
0-Ⅱc　表面陥凹型	0-Ⅱc　slightly depressed type
0-Ⅲ型　表在陥凹型	0-Ⅲ　superficial and excavated type

〔日本食道学会 編：臨床・病理 食道癌取扱い規約【第10版補訂版】[1]．金原出版，東京，2008，p.12より引用〕

2型（潰瘍限局型）：潰瘍形成性病変で，腫瘍先進部の境界が明瞭なものである．

3型（潰瘍浸潤型）：潰瘍形成性病変で，腫瘍先進部の境界が一部あるいは全周で不明瞭なものである．

4型（びまん浸潤型）：一般に潰瘍および隆起が目立たず壁内浸潤が広範囲なものである．潰瘍または隆起性病変が存在しても，浸潤部が著しく広範であるものもこの型に属する．

5型（分類不能型）：基本型である0〜4型のいずれにも帰属しえない複雑な病型を示す病変である．5aは前治療のない癌で，基本型に分類ができないものである．5bは前治療のため病型が変化し，基本型に分類ができないものである．ただし，治療後でも0〜4の基本型に分類が可能なものは，それを適応する．なお前治療を受けた症例には，治療法の記号を付ける（記載例：CT-3型，CRT-5b型）．

病型分類，および表在型の亜分類を表に示す．

文　献

1）日本食道学会 編：臨床・病理 食道癌取扱い規約【第10版補訂版】．金原出版，東京，2008

表在型食道癌

■ 0-Ip（表在隆起型：有茎性）

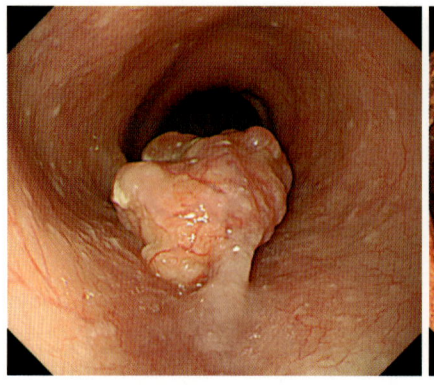

基部がくびれた丈の高い隆起性病変を認める．表面は結節状である．

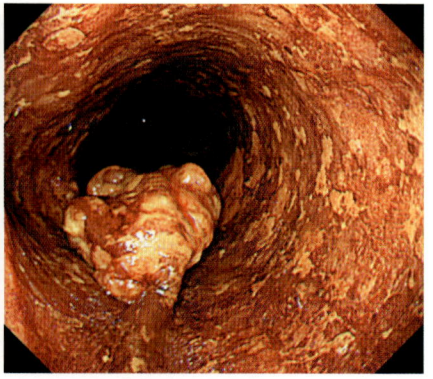

ヨード染色にて病変は部分的に染色され，腫瘍表面が非腫瘍粘膜に覆われていることが考えられる．

■ 0-Is＋IIc（表在隆起型：無茎性）（旧分類 0-Ipl＋IIc）

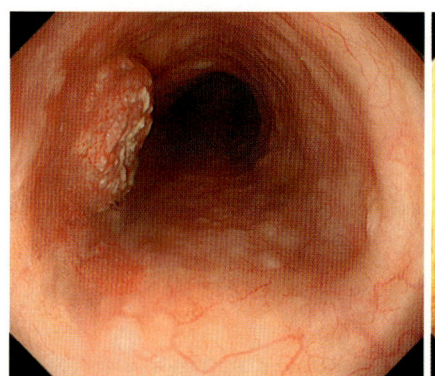

広基性の隆起性病変を認め，周囲には発赤調粘膜を認める．隆起部の表面は小結節状である．

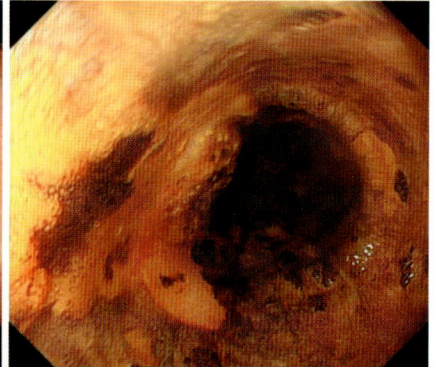

ヨード染色にて隆起部および発赤調粘膜部は不染を呈する．

表在型食道癌

■ 0-Ⅱa：T1a-EP（M1）（表面隆起型）

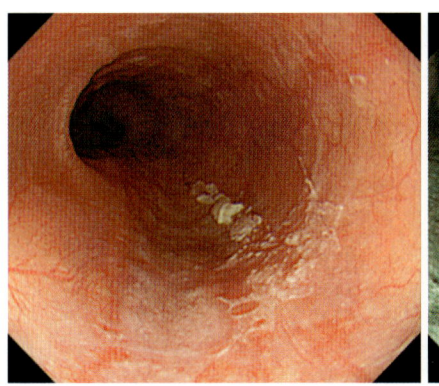

白色調，半透明な扁平隆起性病変を認め，肛門側には長軸方向に広がるやや不透明な白色調隆起を認める．

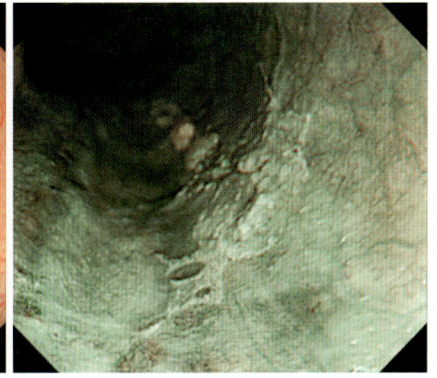

NBI観察にていわゆる"brownish area"は認めない．

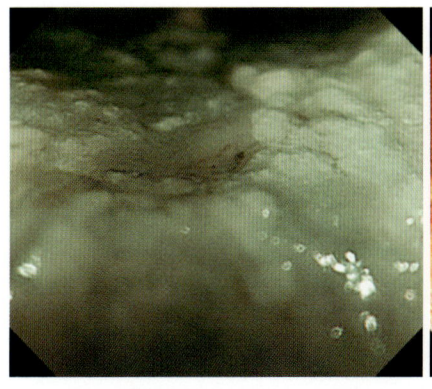

NBI拡大観察では角化のためか血管は観察できない．

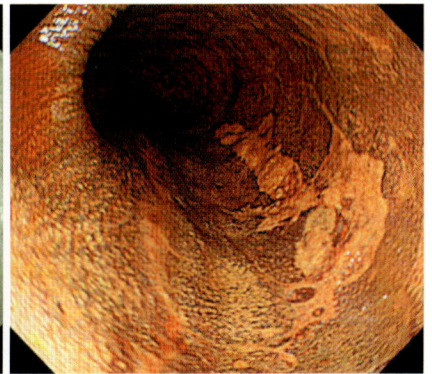

ヨード染色にて扁平隆起部は不染を呈する．

■ 0-Ⅱa＋Ⅱc：T1a-MM（M3）（表面隆起型）

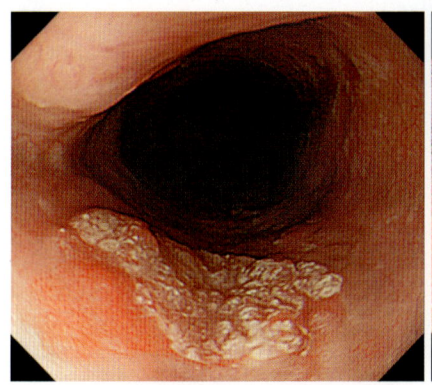

白色調の扁平隆起性病変を認め，口側左壁側に発赤調粘膜を認める．扁平隆起部の表面は小結節状で，左壁側にはやや結節が目立つ部分を認める．

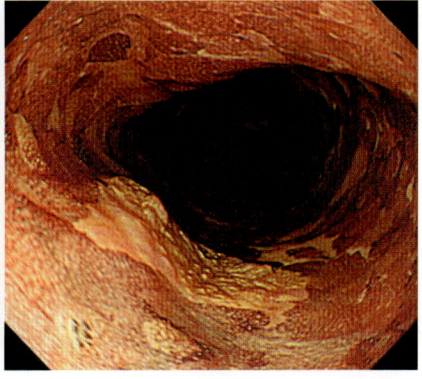

ヨード染色にて扁平隆起部および発赤調粘膜部は不染を呈する．

Ⅲ. 疾患別内視鏡像［咽頭・食道］

表在型食道癌

◼ 0-Ⅱb（表面平坦型）

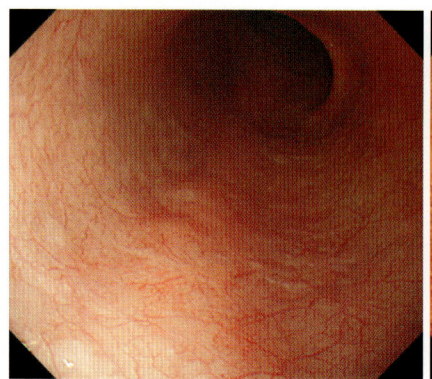

後壁にやや血管透見が乏しい部分を認めるが，病変として認識は困難である．

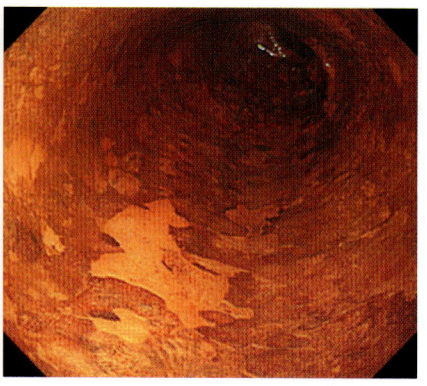

ヨード染色にて血管透見の乏しい部分は不染を呈する．

◼ 0-Ⅱc：T1a-LPM（M2）（表面陥凹型）

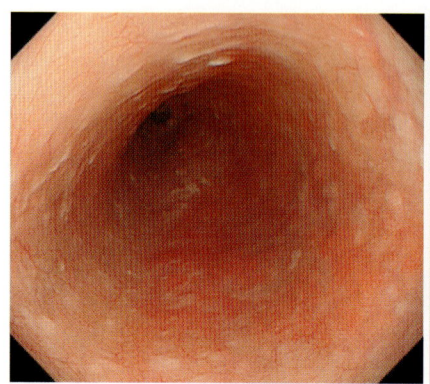

後壁から右壁にかけてわずかに陥凹した発赤調の粗糙な粘膜の広がりを認める．

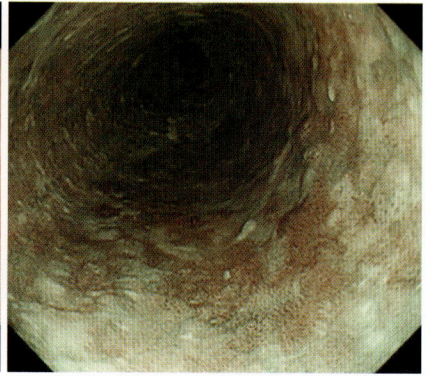

NBI観察にて同部位はいわゆる"brownish area"を呈する．

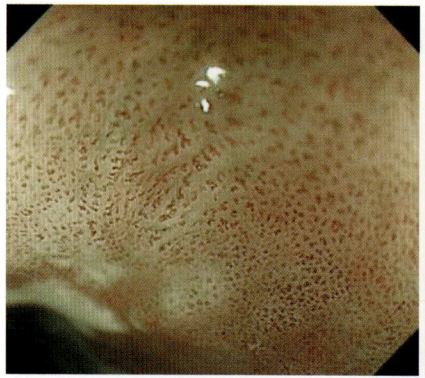

NBI拡大観察にて拡張した血管を認め，血管密度は高くなっているが，異型に乏しく井上分類 V2（p.357），有馬分類 type 3（3b, 3c；p.352）程度である．

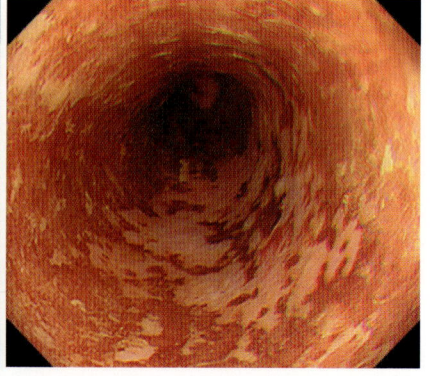

ヨード染色にて発赤調粘膜は不染を呈する．

表在型食道癌

■ 0-Ⅱc：T1a-MM（M3）（表面陥凹型）

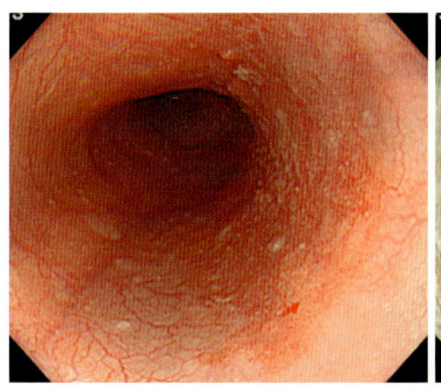

右壁に陥凹した発赤調の粗糙な粘膜の広がりを認め，内部に小結節状隆起が散見される．

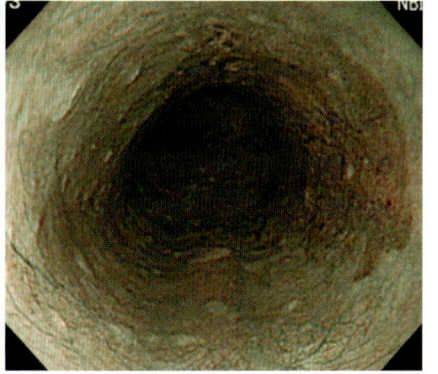

NBI観察にて同部位はいわゆる"brownish area"を呈する．

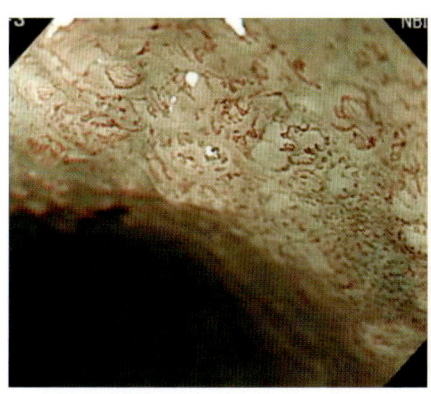

NBI拡大観察にて拡張，蛇行し，やや引き延ばされた血管を認めるが，明らかな井上分類 V_N の血管や無血管野などは認めない．

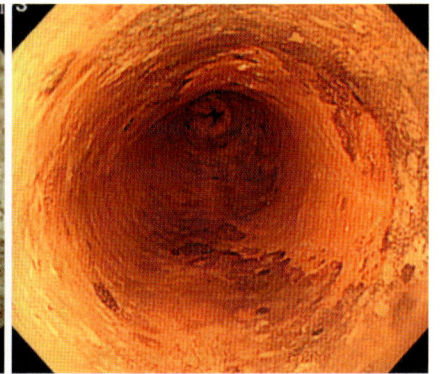

ヨード染色にて発赤調陥凹は不染を呈する．

■ 0-Ⅱc：T1b-SM（表面陥凹型）

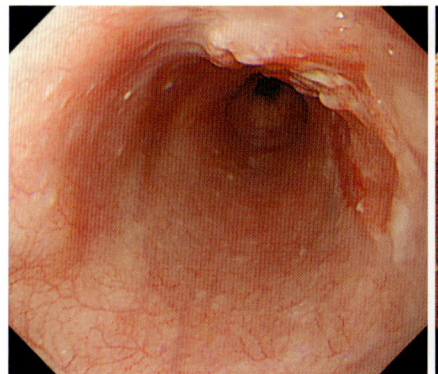

右前壁に明瞭な陥凹を呈する発赤調粘膜を認め，周囲はやや盛り上がっており，その立ち上がりは非腫瘍上皮に覆われている．

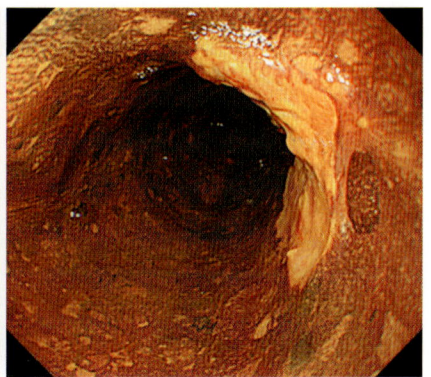

ヨード染色にて陥凹部は明瞭な不染帯を呈し，内部はやや隆起している．周囲隆起部はヨードに染色される．

表在型食道癌

■ 0-Ⅲ（表在陥凹型）

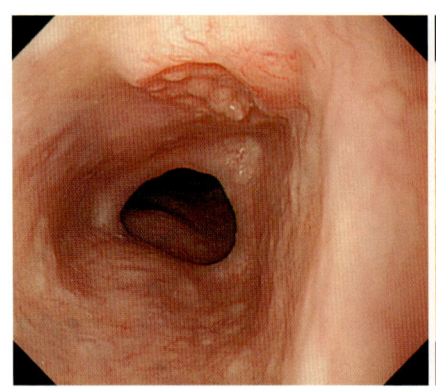

前壁に周囲隆起を伴う深い陥凹性病変を認める．陥凹内部は結節状である．

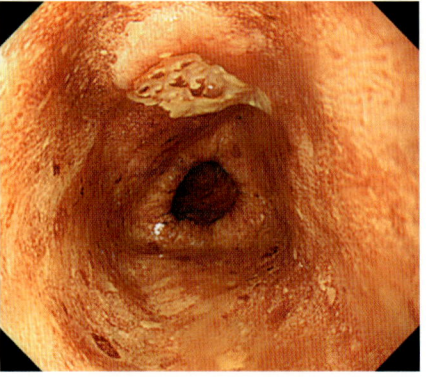

ヨード染色にて陥凹部は明瞭な不染帯を呈し，内部はやや隆起している．周囲隆起部はヨードに染色されるが，圧排性に引き延ばされているため染色性はやや低下している．

進行型食道癌

■ 1型（隆起型）

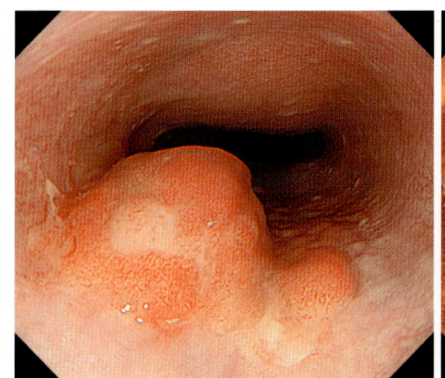

後壁に丈の高い発赤調隆起を認め，右壁側，肛門側にも丈の低い発赤調隆起の広がりを認める．

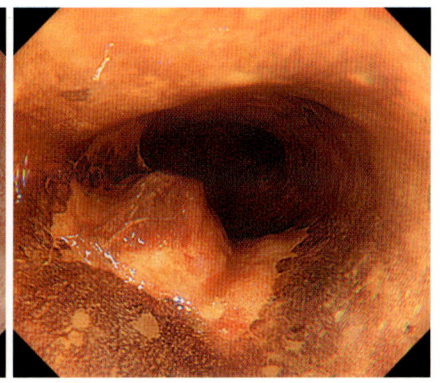

ヨード染色にて隆起部は不染帯を呈する．

■ 2型（潰瘍限局型）

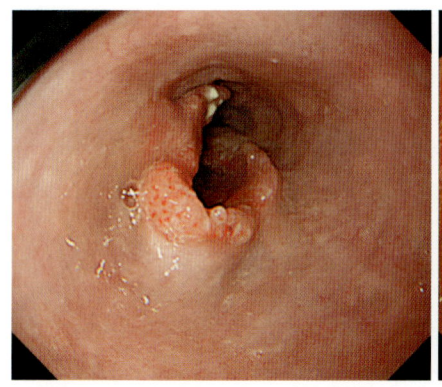

後壁に境界明瞭な周堤を伴う潰瘍性病変を認める．

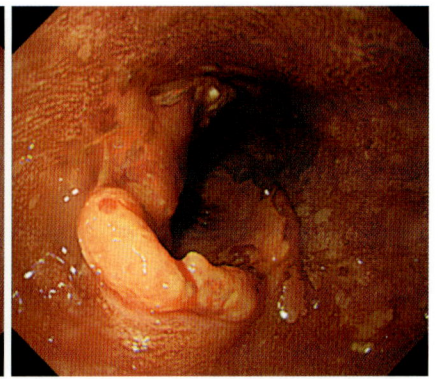

ヨード染色にて周堤および潰瘍性病変は明瞭な不染帯を呈する．

■ 3型（潰瘍浸潤型）

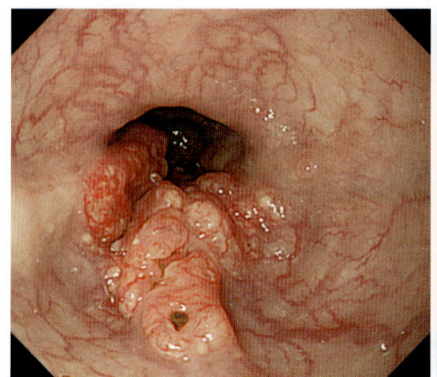

後壁に周堤を伴う潰瘍性病変を認め，同部位で管腔は狭小化している．

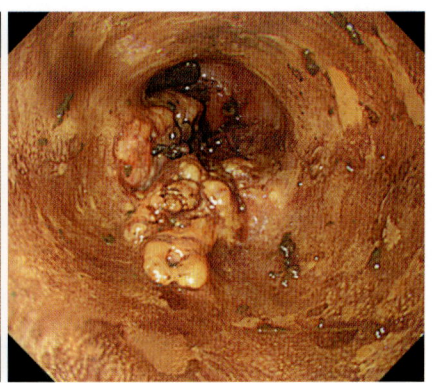

ヨード染色にて病変は部分的に不染帯を呈するのみである．病変右壁側の周堤ははっきりしない．

Ⅲ．疾患別内視鏡像［咽頭・食道］

進行型食道癌

■ 4型（びまん浸潤型）

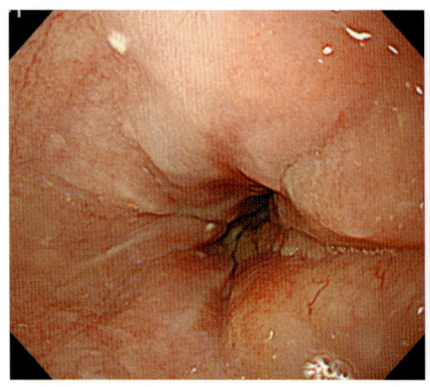

管腔の狭窄を認め，太まったひだが狭窄部に向かって集束している．狭窄部において粘膜はやや凹凸している．

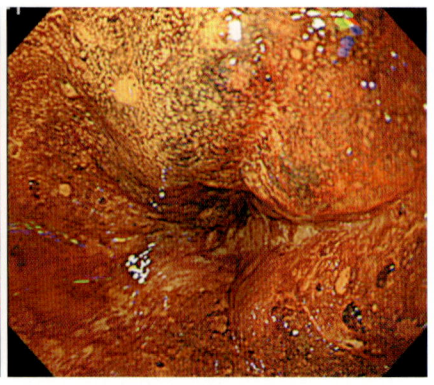

ヨード染色にて明らかな不染帯は認めない．

■ 5a型（分類不能型：未治療）

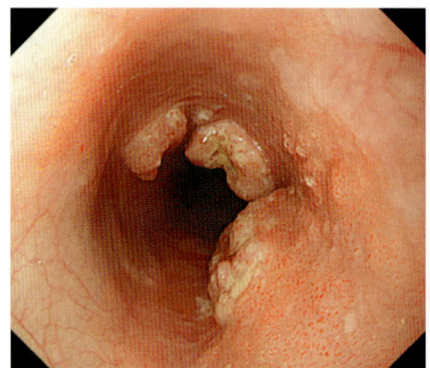

隆起性病変や潰瘍性病変などが散在する多彩な病変である．介在粘膜もやや発赤調で粗糙である．

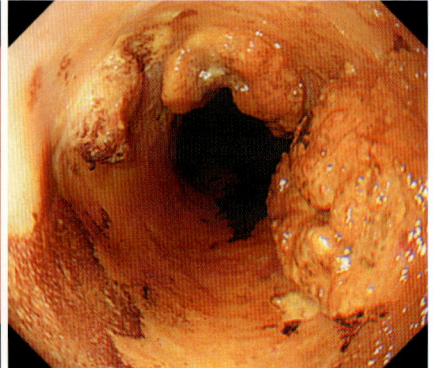

ヨード染色にて各々の病変を含め介在粘膜も不染帯を呈する．

食道胃接合部癌

■ バレット食道癌

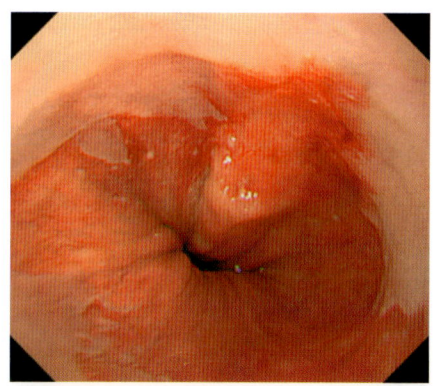

扁平-円柱上皮境界上に発赤調陥凹性病変を認める．扁平-円柱上皮境界より肛門側に柵状血管を認めること，扁平上皮島と思われる島状の白色粘膜を認めること，胃からのひだの上縁の位置よりバレット食道の存在が疑われる．

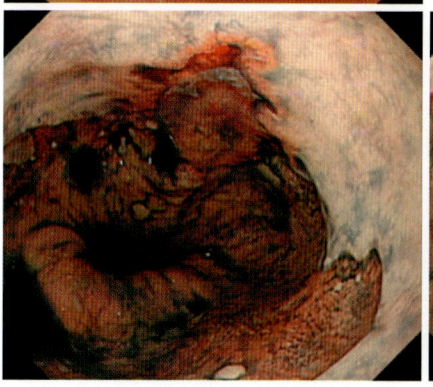

インジゴカルミン撒布にて陥凹が明瞭になるが陥凹周囲の扁平上皮もやや粗糙で，病変の上皮下進展を疑う．

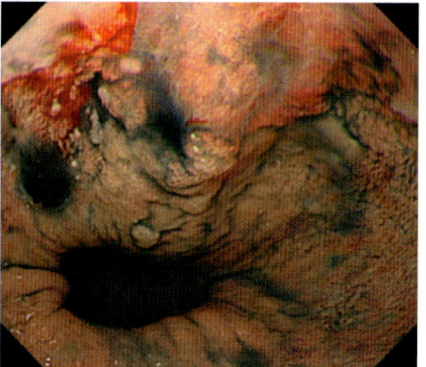

インジゴカルミン撒布にて肛門側境界も明瞭となる．

III．疾患別内視鏡像［咽頭・食道］

食道胃接合部癌

■ 扁平上皮癌

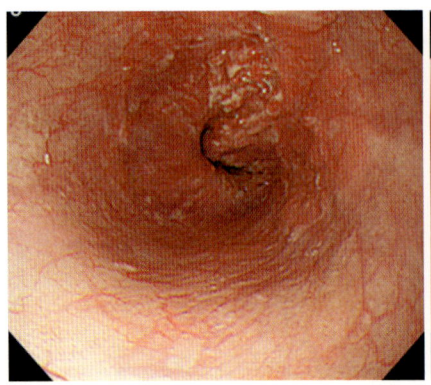

下部食道から食道胃接合部にかけて発赤調粗糙粘膜の広がりを認める．

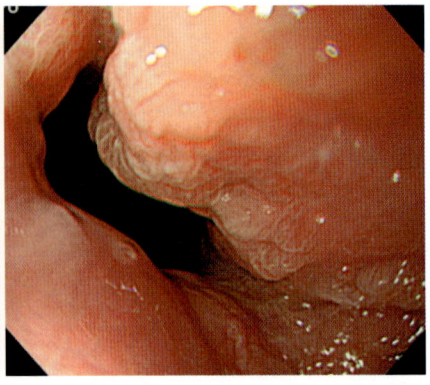

食道胃接合部においては隆起性病変を呈している．

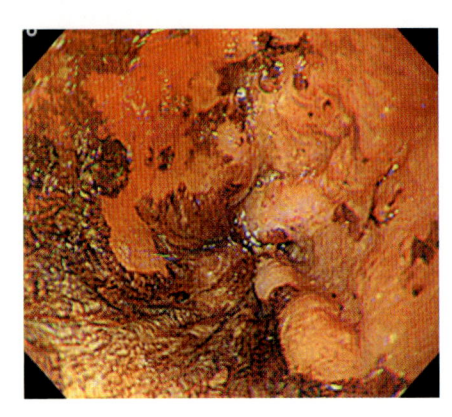

ヨード染色にて隆起部も含め粘膜粗糙面は不染帯を呈する．

Column

コラム　鳥肌胃炎

　鳥肌胃炎とは，内視鏡検査であたかも鳥肌のように，胃粘膜に均一な 2〜3 mm 程度の小顆粒状隆起が密集して認められるものを意味し，その所見は胃角部から前庭部に観察されることが多い（図1）．図2は鳥肌胃炎像の拡大観察であるが，一つの隆起は中心に褪色した陥凹を伴う．これが腫大したリンパ濾胞の部に一致する．

　鳥肌胃炎の由来であるが，1962 年に竹本ら[1]は，20 歳，女性の胃カメラ所見で初めて「とりはだ」なる用語を用い，その後，「内視鏡的鳥肌現象」として報告した[2]．硬性鏡検査時によく観察され，若い女性に多く，検査に対して精神的緊張が強いために起こるのではないかと当初は考えられた．その後，小西ら[3]は「鳥肌状胃炎」と呼び，若年者に認められる化生性胃炎の初期像と考えた．その後，本邦でいくつかの報告がなされているが，一般的には病的意義が明らかでなく，生理的変化と理解されていたためか，胃粘膜に関する内視鏡診断のテキストは数多く出版されているが，ほとんど取り上げられることはなかった．

　一方，海外では Eastham ら[4]が小児 2 例の *Helicobacter pylori*（*H. pylori*）感染例を報告し，内視鏡で観察される胃粘膜の変化を "antral nodular hyperplasia" と表現し，*H. pylori* 感染により惹起される

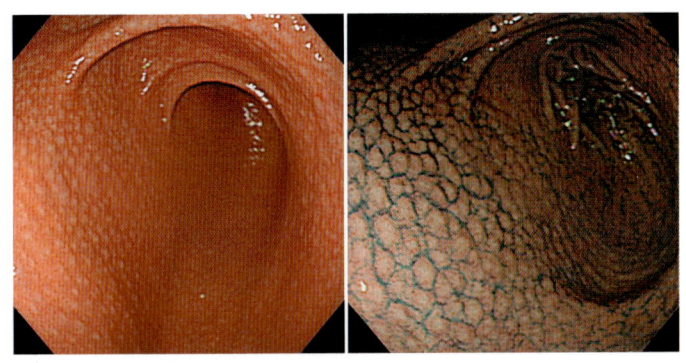

図1 鳥肌胃炎の内視鏡像（27歳，女性）
胃角部から前庭部の所見で，小顆粒状隆起が均一に密着する．インジゴカルミン散布像で所見は明確となる．

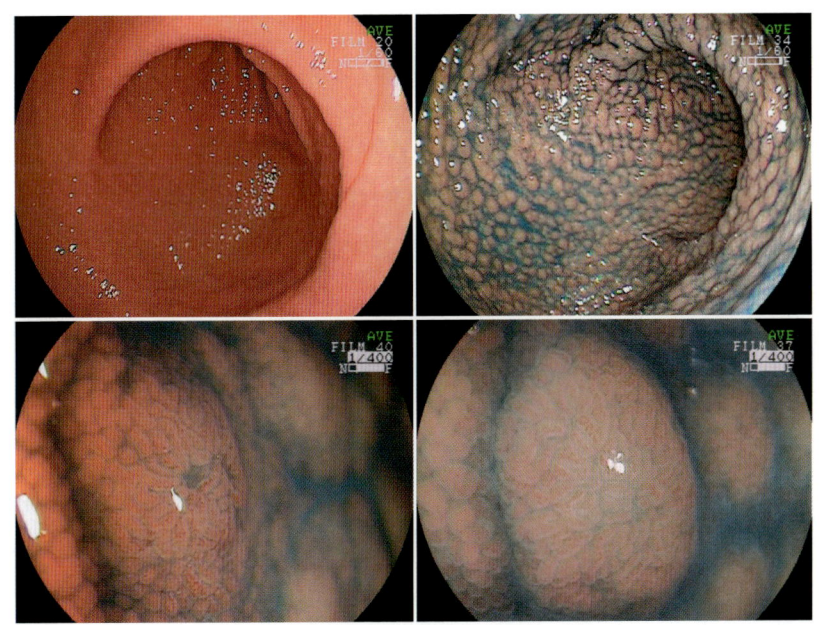

図2 鳥肌胃炎の拡大観察（24歳，女性）
隆起を拡大すると，中心に褪色した陥凹を認める．

胃粘膜変化の一つであることを明らかにした．その後，H. pylori 感染と鳥肌胃炎の報告は数多く認められる．胃炎の国際分類である updated Sydney system では内視鏡所見として nodularity は取り上げられているが，胃炎の診断分類には残念ながら取り上げられていない．鳥肌胃炎は，H. pylori 感染を意味するとともに，未分化型胃癌のリスク因子でもあるので，このことを念頭において対応する．まれに Helicobacter heilmannii 感染のことがある．

（春間　賢，鎌田智有，宮本真樹）

文　献

1) 竹本忠良，水野美淳：慢性胃炎の胃鏡診断と胃生検．Gastroenterol Endosc　1962；4：310-320
2) 竹本忠良：いわゆる内視鏡的鳥肌現象について．竹本忠良 編：胃と腸内視鏡検査のポイント．医学書院，東京，1972；141-142
3) 小西二三男，伊藤　透，竹内　巧：化生性胃炎初期変化としての若年鳥肌状胃炎の検討．Gastroenterol Endosc　1987；19：1702-1707
4) Eastham EJ, Elliott TS, Berkeley D, et al：*Campylobacter pylori* infection in children. J Infect　1988；16：77-79

Barrett 食道の定義　[咽頭・食道]

郷田憲一，田尻久雄

これまで本邦では，欧米に比し胃食道逆流症（gastroesophageal reflux disease；GERD）の発症頻度は低いとされてきた．ところが，生活様式の欧米化（高脂肪食，肥満），高齢化，*Helicobacter pylori* 感染率の低下，内視鏡検査の普及などを背景として，近年，GERD 患者の増加が指摘されている[1),2)]．それに伴い，GERD 関連疾患であり，腺癌発生母地としても重要である Barrett 食道は，本邦でも多くの関心が寄せられるようになった．しかし，本邦と欧米における Barrett 食道の定義には，いくつかの相違点があり，注意が必要である．

本邦での考え方

本邦では，胃から食道へ連続性に伸びる円柱上皮が Barrett 粘膜と定義されている．欧米と異なり，組織学的な腸上皮化生の有無は問わない．

胃と食道の境界である食道胃接合部（esophagogastric junction；EGJ）の位置も欧米と異なっている．内視鏡観察における EGJ のランドマークとして，本邦では食道下部の柵状血管の下端，欧米では胃大弯の縦走ひだの口側終末部がもっとも重要とされる（表）．

本邦において Barrett 粘膜の存在する食道を Barrett 食道と呼び，全周性に 3 cm 以上の

表　Barrett 粘膜および Barrett 食道に関する用語の定義と記載方法

1．食道胃接合部 esophagogastric junction（EGJ）：食道筋層と胃筋層の境界
2．食道胃接合部（EGJ）の同定
　・内視鏡検査における食道下部の柵状血管の下端
　・上部消化管造影検査における His 角を水平に延長した線
　・内視鏡および上部消化管造影検査における胃大彎の縦走襞の口側終末部
　・切除標本の肉眼的観察では周径の変わる部位
　　註）粘膜境界 squamocolumnar junction（SCJ）と EGJ は必ずしも一致しない．
3．バレット粘膜 Barrett mucosa
　・胃から連続性に伸びる円柱上皮で，腸上皮化生の有無は問わない．
4．バレット食道 Barrett esophagus
　・バレット粘膜の存在する食道をバレット食道と呼ぶ[註1)]．
　以下のいずれかの所見が認められる．
　（1）円柱上皮下の粘膜層に食道腺導管あるいは粘膜下層に食道固有腺
　（2）円柱上皮内の扁平上皮島 squamous island
　（3）円柱上皮下に粘膜筋板の二重構造
　註 1）全周性に 3 cm 以上のバレット粘膜を認める場合を long segment Barrett esophagus（LSBE）という．一方，バレット粘膜の一部が 3 cm 未満であるか，または非全周性のものを short segment Barrett esophagus（SSBE）と呼ぶ．

〔日本食道学会 編：臨床・病理 食道癌取扱い規約（第 10 版補訂版）．2008, p.40 より抜粋・一部改変〕

Barrett 粘膜を認める場合を long segment Barrett esophagus（LSBE），それ以外を short segment Barrett esophagus（SSBE）と呼称する（表）．

　Barrett 食道では，①円柱上皮粘膜領域内の食道固有腺，②円柱上皮内の扁平上皮島 squamous island，③粘膜筋板の二重構造のいずれかの組織学的所見が認められる．これらのうち，②のみが内視鏡的にも診断可能である．

　LSBE は通常内視鏡で容易に診断できるが，SSBE は診断に苦慮する場合がある．とくに Barrett 長が 1 cm 未満と短く，炎症や高度の萎縮性胃炎によって柵状血管や胃縦走ひだが不明瞭である場合は SSBE の診断が困難で，通常内視鏡での診断は難しい．前述の②の所見が診断の手がかりとなるが，扁平上皮島は 3 mm 未満と極小で，通常内視鏡では視認困難なことも少なくない．そのようなケースにおいて，われわれは NBI 併用拡大観察を行っている．NBI 併用拡大内視鏡は極小の扁平上皮島をも明瞭な点状白斑として描出可能なため，SSBE の補助的診断法として有用と考えている．

欧米での見解

　本邦では，Barrett 食道に組織学的な腸上皮化生の有無は問わないとされている．しかし，欧米諸国の多くは，組織学的に腸上皮化生が認められた場合にのみ，"Barrett"食道と呼んでいる[3]．組織学的に腸上皮化生が認められない場合は columnar-lined esophagus（CLE）であり，"Barrett"の名称は用いない．これらは metaplasia-dysplasia-adenocarcinoma sequence に基づき腸上皮化生の存在を重要視した結果と考えられる．しかし，厳密に腸上皮化生の有無を確認するには CLE 全体を組織学的に検索する必要があるため，臨床上，実用的とは言い難い面がある．

　本邦だけでなく欧米においても，最近，Barrett 腺癌の発癌母地は腸上皮化生粘膜であるとする考えに懐疑的な報告が増加しており[4],[5]，本邦同様に"Barrett 食道の定義に腸上皮化生の有無を問わない"とする見解が国際的に認められつつある[6]．

　Barrett 食道の定義や臨床的意義において，本邦と欧米との間に本質的な違いはなくなりつつある．今後，Barrett 食道に関する疾患概念の統一が進み，多国間の共同研究の活発化など，Barrett 食道・腺癌に対する診断と治療のさらなる進歩とその国際的共有化が進むことに期待したい．

文　献

1) 金子　操，黒沢　進：GERD の疫学．Modern Physician　1999；19：1477-1481
2) 本郷道夫：GERD ガイドライン．Therapeutic Research　1999；20：1659-1668
3) Odze RD：Barrett esophagus：histology and pathology for the clinician. Nat Rev Gastroenterol Hepatol　2009；6：478-490
4) Takubo K, Aida J, Nakamoto Y, et al：Cardiac rather than intestinal-type background in endoscopic resection specimens of minute Barrett adenocarcinoma. Hum Pathol　2009；40：65-74
5) Riddell RH, Odze RD：Definition of Barrett's esophagus：time for a rethink—is intestinal metaplasia dead? Am J Gastroenterol　2009；104：2588-2594
6) Fléjou JF, Odze RD, Montgomery E, et al：Adenocarcinoma of the oesophagus. World Health Organization Classification of Tumours：Pathology and Genetics of Tumours of the Digestive System. 25-31, IARC press, Lyon, 2009

Barrett 食道

■ Long segment Barrett esophagus（LSBE）

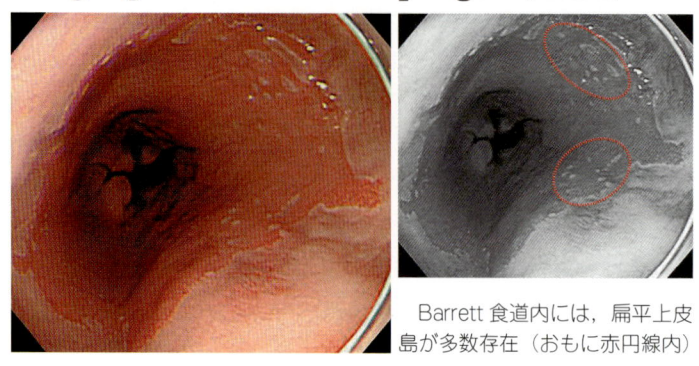

Barrett 食道内には，扁平上皮島が多数存在（おもに赤円線内）

■ Short segment Barrett esophagus（SSBE）

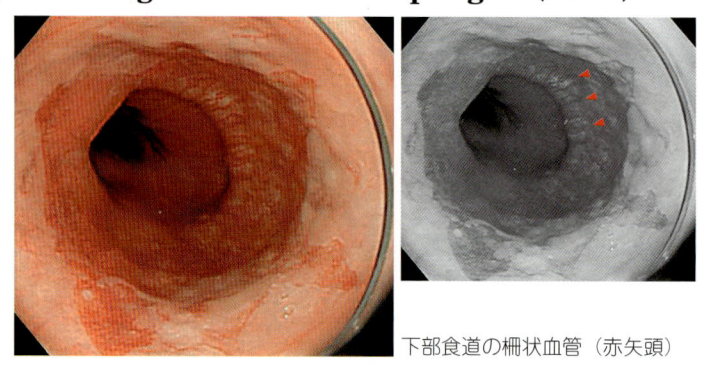

下部食道の柵状血管（赤矢頭）

■ 円柱上皮内の扁平上皮島（squamous island）

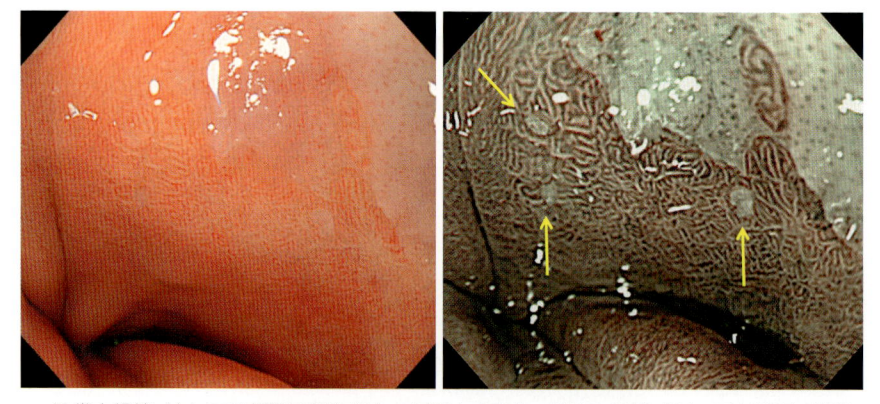

通常内視鏡（左）では視認困難な極小の扁平上皮島も，NBI 内視鏡（右）では明瞭に描出される（矢印）．

Column

コラム NERD の NBI 併用拡大内視鏡所見

胃食道逆流症（GERD；gastro-esophageal reflux disease）は，「胃食道逆流により症状や合併症が引き起こされる疾患」と定義される疾患概念で，内視鏡的にびらんなどの粘膜傷害が認められる「逆流性食道炎」と，内視鏡で食道炎がないのに症状がある「非びらん性胃食道逆流症（NERD；non-erosive reflux disease）」および，「Barrett 食道」が含まれる．

近年，NERD は酸や機械的な圧に対する食道の知覚過敏や，タイトジャンクションの破綻，侵害受容体の発現亢進，食道の運動異常，心理的因子などが原因であり逆流性食道炎とは異なる病態である可能性が指摘されている[1]．しかし，その病態は未だ明らかにされていない．

Sharma らは GERD 症状を有する患者を非拡大内視鏡観察にて，逆流性食道炎と NERD に分類し，それぞれの拡大内視鏡画像所見について GERD 症状のないコントロール患者と比較検討している[2]．NERD 患者とコントロール群の患者の比較において，NERD 患者では，微小なびらんおよび，IPCL（intrapapillary capillary loops）の増加，拡張所見の頻度が有意に高いという結果であった（表）．しかし，この所見と臨床症状がどのように関連するかは今後の研究が必要と思われ，拡大観察で初めて視認できるような微小な変化が，NERD 症状の原因を解明する鍵となる可能性も示唆される．

NERD 患者に対する治療は未だ確立されておらず，今後の治療に結びつくことが期待される．

文　献

1) 大島忠之，三輪洋人：非びらん性胃食道逆流症（NERD）の病態と治療．日消誌　2009；106：327-334
2) Sharma P, Wani S, Bansal A, et al：A feasibility trial of narrow band imaging endoscopy in patients with gastroesophageal reflux disease. Gastroenterology 2007；133：454-464

〔青山育雄，森田周子，武藤　学〕

表　NERD 患者とコントロール患者の NBI 所見の比較

NBI 所見	NERD (n=20)	Controls (n=30)	P 値	感度	特異度	Odds ratio (95% CI)
IPCL 数の増加　n（%）	11（55）	4（13.3）	.002	55	87	7.9（2〜31.3）
IPCL の蛇行　n（%）	14（70）	11（37）	.021	70	63	4（1.2〜13.5）
IPCL の拡張　n（%）	13（65）	5（16.7）	.00005	65	83	9.2（24〜35）
微小なびらん　n（%）	6（30）	0（0）	<.0001	30	100	
SC junction での血流増加　n（%）	5（25）	2（6.7）	.004	25	93	4.6（0.8〜27）
Ridge/villous pattern　n（%）	3（15）	3（10）	.1	15	90	1.6（0.3〜8.8）
扁平上皮領域の円柱上皮島　n（%）	10（50）	10（33）	.23	50	67	2（0.6〜6.3）

〔文献 2）より改変引用〕

逆流性食道炎（Los Angeles 分類）[咽頭・食道]

郷田憲一，田尻久雄

　胃食道逆流症（gastro-esophageal reflux disease；GERD）は，胃酸を中心とした胃内容物の食道内への逆流により，胸やけや呑酸（口腔内への酸逆流）などの不快な自覚症状あるいは下部食道粘膜の器質的な傷害を引き起こす状態とされている．内視鏡によって下部食道粘膜に，粘膜傷害（びらん，潰瘍）などの酸消化性炎症所見が観察された場合，逆流性食道炎と呼ばれている[1]．

　本稿では，逆流性食道炎の内視鏡診断を中心に概説する．

逆流性食道炎の内視鏡診断

　逆流性食道炎にみられるびらん・潰瘍は，食道胃接合部から口側に連続性あるいは非連続性に広がり，大多数の症例において食道胃接合部に近い下部食道でもっとも変化が強くなる．軽症例では，びらんは発赤や白苔を伴った点状・線状の陥凹として認識される．重症化に伴い近接するびらん・潰瘍が融合し，不整形ないし地図状を呈するようになり，最終的には全周性の病変へと進展すると考えられている．

　逆流性食道炎の内視鏡分類は，欧米を中心に 1970 年代より盛んに紹介され，そのなかで本邦を含め，欧米においても比較的広く用いられていたのが，Savary and Miller 分類であった[2]．本邦においても，1973 年に食道疾患研究会により内視鏡診断基準が作成された．しかし，いずれの分類も治療効果判定に不向きであるという問題点が指摘された．

1．Los Angeles 分類

　現在では 1994 年に提唱された Los Angeles 分類（以下，LA 分類）が国内外を問わず，世界的にもっとも汎用されている[3]．LA 分類では，びらんと潰瘍を区別せず，両者を粘膜傷害（mucosal break）という一つの概念に包括する考えが導入された．粘膜傷害の重症度は縦・横方向の広がりの程度によって 4 段階に分類されており，治療効果の判定や予後の推定に用いやすくなっている．

2．Los Angeles 分類改訂版

　一方，軽症例の多い本邦において，典型的な逆流症状がありながら，内視鏡的にはびらんや潰瘍などを伴わず，発赤や白色混濁など色調の変化のみ認める場合も少なくない．しかし，LA 分類では，色調変化のみ認められた場合については明示されていない．そこで星原[4]は，mucosal break を伴わないものを Grade 0 とする新たなカテゴリーを設け，さらに Grade 0 を内視鏡的に変化をまったく認めない Grade N と発赤や白色混濁など色調変化を認める Grade M とに分類した LA 分類の改訂版を作成している（図）．

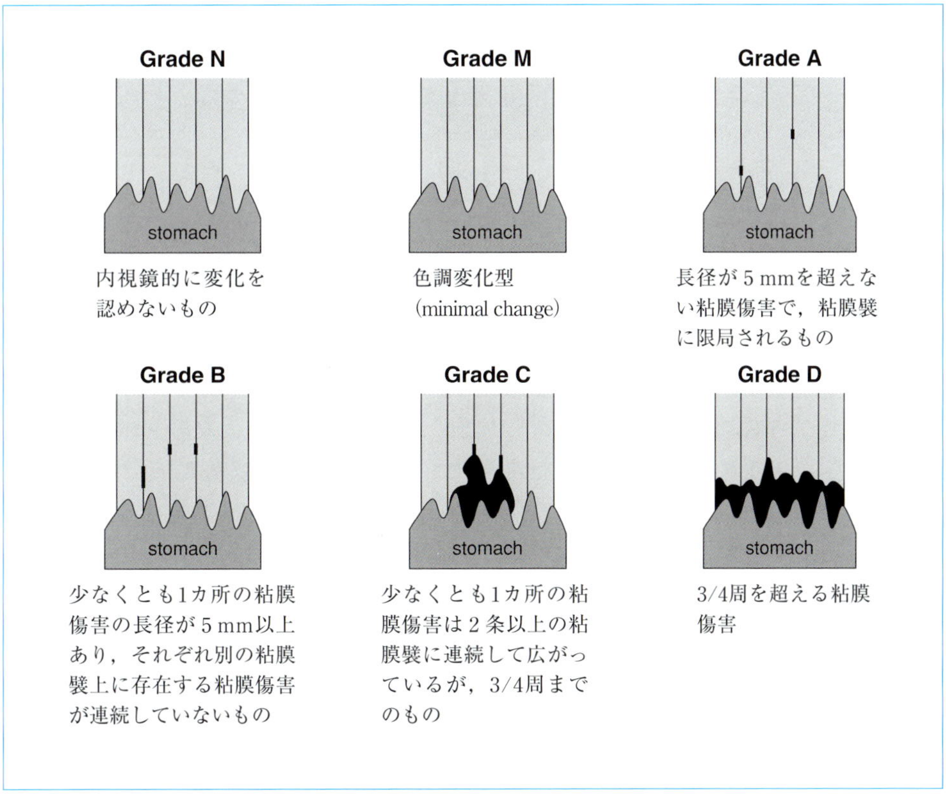

Grade N	Grade M	Grade A
内視鏡的に変化を認めないもの	色調変化型（minimal change）	長径が5mmを超えない粘膜傷害で，粘膜襞に限局されるもの

Grade B	Grade C	Grade D
少なくとも1カ所の粘膜傷害の長径が5mm以上あり，それぞれ別の粘膜襞上に存在する粘膜傷害が連続していないもの	少なくとも1カ所の粘膜傷害は2条以上の粘膜襞に連続して広がっているが，3/4周までのもの	3/4周を超える粘膜傷害

図　逆流性食道炎のLos Angeles分類改訂版
付記項目：食道狭窄，食道潰瘍，Barrett食道の有無
〔星原芳雄：内視鏡診断と分類．小暮 喬，星原芳雄 編：GERDの診断と治療．626-628，メディカルレビュー社，東京，1999[4]より引用，一部改変〕

3．色調変化型を含めた内視鏡診断の問題点

　色調変化型を含めた内視鏡診断は，従来の診断基準において，明らかな逆流症状があるにもかかわらず，内視鏡的に逆流性食道炎と診断しえなかった患者に対するプロトンポンプ阻害薬（PPI）の投与を可能にしたことは評価されるべきと思われる．しかし，その反面，色調変化の所見のとり方やそれに対する考え方は，各内視鏡医個人の主観に大きく左右されることは否めず，逆流性食道炎の頻度や治療方針における各施設間の乖離などに，少なからず影響を及ぼしているであろう．また，色調変化のみ認められる内視鏡所見が，生体内における食道への酸逆流を，どの程度まで正確に反映しているのか，客観的なデータが不足しているように思われる．

4．NERD（Non-erosive reflux disease：非びらん性GERD）診断におけるNBI（Narrow band imaging）拡大内視鏡の有用性

　NERDとはGERD症状を有するも，内視鏡的にびらん・潰瘍を伴わない疾患概念であり，前述した色調変化型を含むと考えられる．びらん・潰瘍を有する逆流性食道炎の場合，通常内視鏡でも容易に診断できる場合がほとんどである．しかし，NERDの場合，通常内視鏡だけでは，その診断に迷う場合も少なくない．そこでSharmaら[5]はNERD患者における食道胃接合部・食道粘膜のNBI拡大内視鏡像について検討した．その結果，食道粘膜

表層の微小血管（intrapapillary capillary loop；IPCL）の血管数の増加（増生）と拡張の所見が NERD 患者に有意に特徴的であり，通常内視鏡の診断精度を高める可能性が示唆されている．今後，食道内 pH など病態生理学的所見も含めた検討が必要であろう．

5．24 時間 pH モニタリング検査の問題点

　食道への酸逆流を客観的に評価するには，24 時間 pH モニタリング検査は不可欠と思われる．しかし，保険適用となった現行の経鼻カテーテルを用いた有線システムでは，その不快さのため，とくに軽症例に対して，ルーチンに施行することは難しい．新たに開発された食道内 pH モニタリング装置（Bravo pH System™）[6]は，カテーテルのない小型 pH センサーを下部食道に装着し，無線で食道内 pH 情報を体外レシーバーに送信し続けるという画期的な無線システムである．このシステムでは，有線システムに比し，患者の苦痛や不快感が明らかに少ないため，より多くの逆流性食道炎患者に許容されると考えられたが，手技が煩雑なためか普及には至っていない．

　食道内 pH モニタリングなど客観的評価をもとにした病態生理学的な検討も踏まえつつ，今後，より精度の高い GERD に対する内視鏡診断の確立と，より適切な GERD 治療が確立されていくことに期待したい．

文　献

1) 本郷道夫，田村太作：GERD・逆流性食道炎．日本臨牀　2002；60（Suppl 2）：608-613
2) Savary M, Miller G：Sassmann AG（ed）：The Esophagus Handbook and Atlas of Endoscopy. Solothurn, Switzerland, 1987
3) Armstrong D, Benett JR, Blum AL, et al：The endoscopic assessment of esophagitis. A progress report on observer agreement. Gastroenterology　1996；111：85-92
4) 星原芳雄：内視鏡診断と分類．小暮　喬，星原芳雄 編：GERD の診断と治療．626-628, メディカルレビュー社，東京，1999
5) Sharma P, Wani S, Bansal A, et al：A feasibility trial of narrow band imaging endoscopy in patients with gastroesophageal reflux disease. Gastroenterology　2007；133：454-464
6) Pandolfino JE, Richter JE, Guardino JM, et al：Ambulatory esophageal pH monitoring using a wireless system. Am J Gastroenterol　2002；98：740-749

逆流性食道炎（Los Angeles 分類改訂版）

Grade N

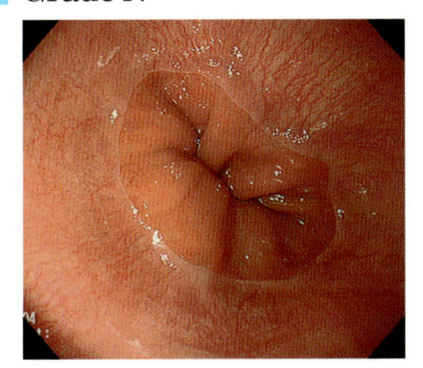

下部食道の柵状血管網は，扁平上皮・円柱上皮境界（squamo-columnar junction）まで，明瞭に透見可能である．白色混濁・発赤・びらんなどの炎症所見を内視鏡的に認めない．

Grade M

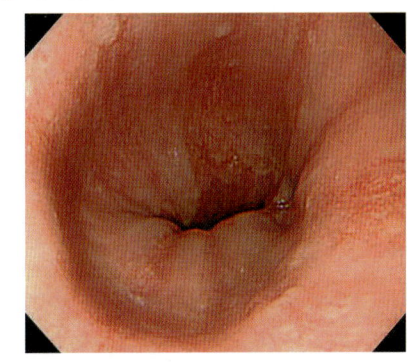

食道胃接合部から，放射状に白色混濁・肥厚した上皮がみられ，その部位に一致して，毛細血管透見像の低下がみられる．

Grade A

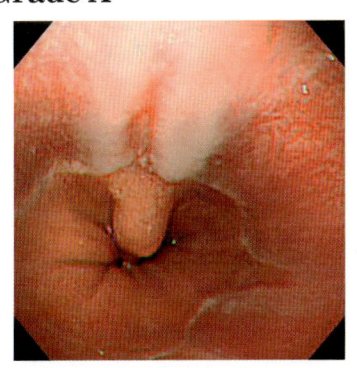

0時方向に限局して，長径5mmに満たないびらん（粘膜傷害：mucosal break）を認める．その周囲には，食道上皮の白色混濁や肥厚を伴っている．

Grade B

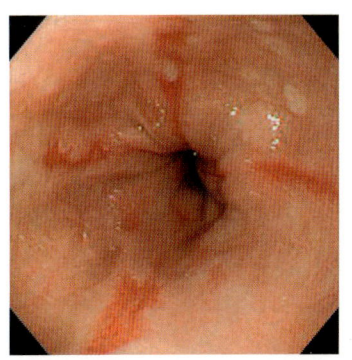

0，3，7，9時方向に長径5mmを超える線状～不整形の発赤陥凹からなるびらんを認める．各びらんに連続性はない．介在する食道上皮は白色混濁しており，散在性に斑状の淡い発赤も伴っている．

Grade C

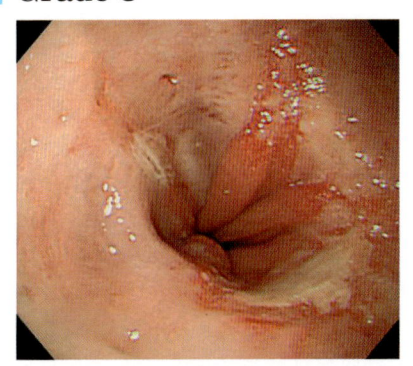

1，11時方向のびらん性変化に加え，3～6時の横方向に連続した白苔を伴う浅い類円形の潰瘍を認めるが，全周性の粘膜傷害はない．

Grade D

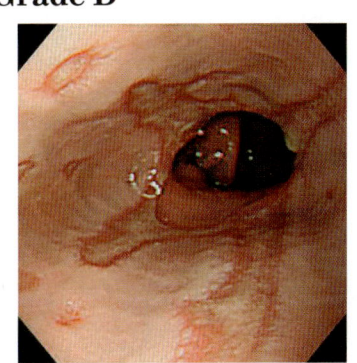

2，6，8，10時方向に発赤で縁取られた白苔を伴う長い帯状（一部斑状）のびらん・潰瘍を認める．それらは食道胃接合部において，すべて癒合しており，全周性の粘膜傷害を呈している．

逆流性食道炎（Los Angeles 分類改訂版）

■ Grade C

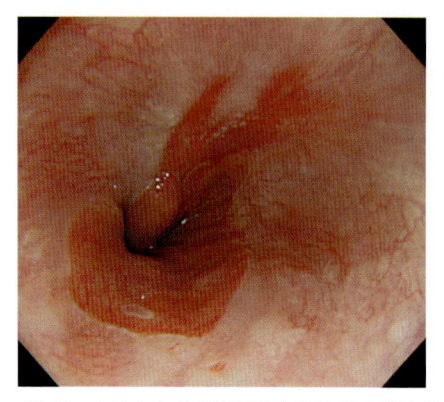

12 時～1 時方向の食道胃接合部に U 字型を呈する 10 mm 長の境界明瞭な発赤陥凹を認める．発赤周囲の食道上皮は白色混濁と肥厚を伴っている．

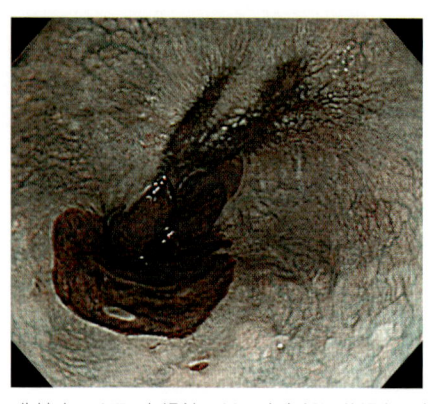

非拡大の NBI 内視鏡では，病変部は茶褐色調領域（いわゆる brownish area）として描出される．

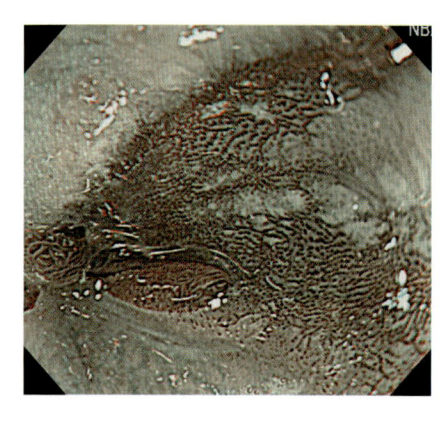

拡大 NBI 内視鏡において，病変内に拡張した微小血管が密に増生する像が認められた．それら微小血管に口径不同，形状不均一など不整所見はなく，Grade C の逆流性食道炎として矛盾しない所見である．

Column コラム

胃生検組織診断分類（Group 分類）について

1970 年に誕生した Group 分類は異型度で胃生検組織を分類し，『胃癌取扱い規約（第 13 版）』[1] までは基本的にはそのまま継続してきた．第 14 版では異型度分類から病変の質的分類に変更された[2]．これには日欧米間の翻訳ツールというべき Vienna 分類[3] の概念が取り入れられ，先行して発刊された『大腸癌取扱い規約（第 7 版補訂版）』[4] との整合性がはかられている（表）．

新 Group 分類で最大の問題点となると予想されたのは Group 2 すなわち "Indefinite for neoplasia" という診断の枠内に癌が含まれる可能性があることである．この場合，病理医側としては標本の再薄切（深切り）が実際的にはもっとも重要であり，コンサルテーションや特染も考慮したい．内視鏡医には経過観察と再検が求められる．Group 分類に基づいた検診データの整理にも注意したい．

表　胃癌取扱い規約（第14版）のGroup分類

Group X：不適材料
Group 1：正常組織および非腫瘍性病変
Group 2：腫瘍性（腺腫または癌）か非腫瘍性か判断の困難な病変
Group 3：腺腫
Group 4：腫瘍と判定される病変のうち，癌が疑われる病変
Group 5：癌

〔文献2），p.26より引用〕

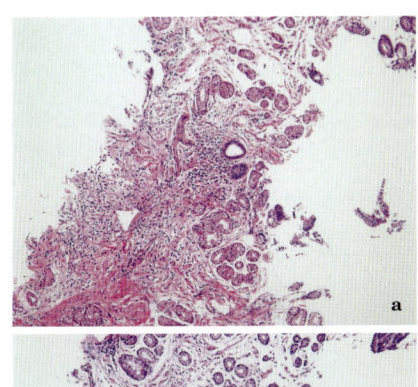

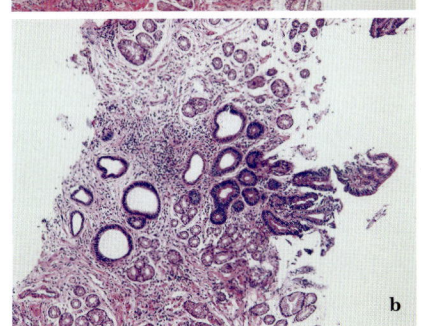

図1
異型腺管がごく少数みられ，"Atypical glands, indefinite for neoplasia, Group 2"と仮診断（a），再薄切（深切り）切片を作製し"Suspicious of tubular adenocarcinoma, well differentiated, Group 4"と診断した（b）．
〔九嶋亮治：病理と臨床 2011；29：965より転載〕

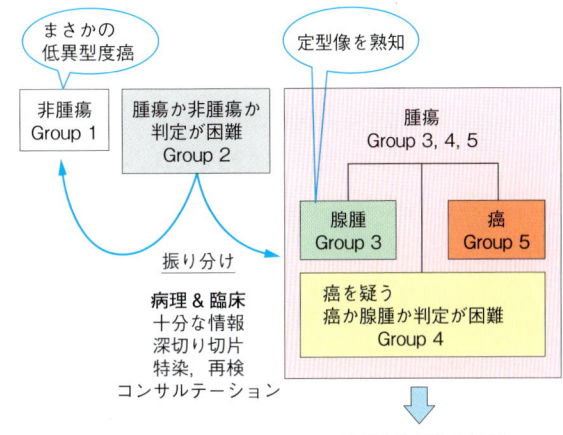

図2　胃生検組織診断分類（Group分類）の概念と注意点

"Tubular adenoma, Group 3"の治療方針は施設により異なるが，それ以上のものは画像と組織像などを併わせて最適な治療法を選択したい．新規約には「生検診断にあたっては，組織学的診断名を記載したうえで，Group分類を付記する」と記載されている．小さな生検標本のみで胃病変を診断することはしばしば困難であり過剰診断は禁物であるが，わかる範囲で質的診断を行い，くれぐれもGroup分類の数字のみが臨床病理の現場を一人歩きすることは避けたい．

図1には再薄切によりGroup 2からGroup 4へ変更した代表例を，図2には新Group分類全体のイメージと注意点を図示した．

文　献

1) 日本胃癌学会 編：胃癌取扱い規約 第13版．金原出版，東京，1999
2) 日本胃癌学会 編：胃癌取扱い規約 第14版．金原出版，東京，2010
3) Schlemper RJ, Riddle RH, Kato Y, et al：The Vienna classification of gastrointestinal epithelial neoplasia. Gut 2000；47：251-255
4) 大腸癌研究会 編：大腸癌取扱い規約 第7版補訂版．金原出版，東京，2009

〔九嶋亮治〕

食道静脈瘤
（門脈圧亢進症取扱い規約）

[咽頭・食道]

仲吉　隆, 田尻久雄

食道静脈瘤の内視鏡所見

　内視鏡的に食道静脈瘤とは，送気により食道が十分拡張した後も食道内腔へ突出したまま残存する静脈瘤のことである．

　食道静脈瘤の内視鏡所見は出血予知の指標としてきわめて重要である．

　1959年に蓮見[1]が，硬性食道鏡を用いて占居部位と大きさから食道静脈瘤を4群に分類したのが最初であり，ファイバースコープの時代になってもいくつかの分類が報告されたが，いずれも広く普及するには至らず，各施設ごとに独自の内視鏡分類が行われていた．

　そこで1979年，日本門脈圧亢進症研究会がわが国で初めて統一化した内視鏡分類を制定した．占居部位，形態，色調，発赤所見（RC sign）の4項目からなる内視鏡所見記載基準である．この分類は国際的にも詳細な分類として知られており，その最大特徴はred wale marking, cherry red spot, hematocystic spotからなるRC signの性状の記載である．

　その後，内視鏡のさらなる進歩と相俟って食道静脈瘤観察の機会が増加し，また，治療としての硬化療法が普及したことに対応して，1991年に新しく食道胃静脈瘤に内視鏡所見記載基準（改訂版）が制定された．内視鏡所見として出血所見と硬化療法後の粘膜変化が追加され，胃静脈瘤の記載法などが加わっている．

　次ページに日本門脈圧亢進症学会が2004年8月に刊行した『門脈圧亢進症取扱い規約』改訂第2版[2]の内視鏡検査の項目を表にまとめた．

超音波内視鏡検査の項と門脈圧亢進症性胃症の項が追加

　2004年の改訂では発赤所見（RC sign）の記載法の変更と，超音波内視鏡検査の項と門脈圧亢進症性胃症の項が追加された．下部食道粘膜および粘膜下層の血流は，正常では固有筋層を貫くperforating veinを介して食道壁外へと排出されているが，門脈圧亢進症では，perforating veinが著しく拡張するに従って静脈弁が機能不全に陥り，血液の逆流が生じるようになる．これが食道静脈瘤を増大させ，さらに静脈瘤内に乱流が生じ破綻させるとしている．近年，超音波内視鏡の開発によってこのような拡張したperforating veinが画像として捉えられるようになった．さらにカラードプラ超音波内視鏡を用いた検討では，拡張したperforating veinの血流情報なども得られるようになってきており，今後，出血あるいは再出血の予知に役立つと思われる．

文献

1) 蓮見直彦：門脈圧亢進症に於ける食道静脈瘤に就いての臨床研究．名古屋医学　1959；77：196-225
2) 日本門脈圧亢進症学会 編：門脈圧亢進症取扱い規約（改訂第2版）．金原出版，東京，2004

表　内視鏡検査

1．食道静脈瘤 esophageal varices ［EV］

a．記載項目

食道静脈瘤内視鏡所見の記載項目は，占居部位，形態，色調，発赤所見，出血所見，粘膜所見の6項目である．

1）占居部位 location ［L］
　Ls：上部食道にまで認められる静脈瘤
　Lm：中部食道にまで及ぶ静脈瘤
　Li：下部食道にのみ限局した静脈瘤

2）形態 form ［F］
　F_0：治療後に静脈瘤が認められなくなったもの
　F_1：直線的な比較的細い静脈瘤
　F_2：連珠状の中等度の静脈瘤
　F_3：結節状あるいは腫瘤状の太い静脈瘤
　（注）治療後の経過中に red vein，blue vein を認めても静脈瘤の形態を成していないものは F_0 とする．

3）色調 color ［C］
　Cw：白色静脈瘤
　Cb：青色静脈瘤
　（注） ⅰ）静脈瘤内圧が高まって緊満した場合には青色静脈瘤が紫色・赤紫色になることがあり，そのときは violet（v）を付記して Cbv と記載してもよい．
　　　　ⅱ）血栓化された静脈瘤は Cw-Th，Cb-Th と付記する．

4）発赤所見 red color sign ［RC］
　発赤所見には，ミミズ腫れ red wale marking ［RWM］，チェリーレッドスポット cherry red spot ［CRS］，血マメ hematocystic spot ［HCS］の3つがある．
　RC_0：発赤所見をまったく認めないもの
　RC_1：限局性に少数認めるもの
　RC_2：RC_1 と RC_3 の間
　RC_3：全周性に多数認めるもの
　（注） ⅰ）telangiectasia がある場合は Te を付記する．
　　　　ⅱ）RC 所見の内容 RWM，CRS，HCS は RC の後に（　）をつけて付記する．
　　　　ⅲ）F_0 であっても発赤所見が認められるものは，RC_{1-3} で表現する．

5）出血所見 bleeding sign
　出血中の所見
　　湧出性出血 gushing bleeding：破裂部が大きく湧き出るような出血
　　噴出性出血 spurting bleeding：破裂部が小さく jet 様の出血
　　滲出性（にじみ出る）出血 oozing bleeding
　止血後の間もない時期の所見
　　赤色栓 red plug
　　白色栓 white plug

6）粘膜所見 mucosal finding
　びらん erosion ［E］：認めれば E を付記する
　潰瘍 ulcer ［Ul］：認めれば Ul を付記する
　瘢痕 scar ［S］：認めれば S を付記する

Ⅲ．疾患別内視鏡像　［咽頭・食道］

表　内視鏡検査（つづき）

b．治療効果判定法
治療効果について以下のごとくに記載する．
1）消失 eradication：治療によって静脈瘤が消失した例で，F_0，RC_0 と表現する（血栓化静脈瘤もこれに含める）
2）遺残 residue：治療しても静脈瘤の F あるいは RC が残存した例
3）再発 recurrence：静脈瘤が消失（F_0，RC_0）した例で，経過観察中に新たに F 因子もしくは RC 因子が出現した例
4）再燃 relapse：静脈瘤が遺残した例で，経過観察中に F 因子もしくは RC 因子の程度が増悪した例

c．記載法
1）食道静脈瘤の所見は記載項目 1）2）3）4）5）6）の順に記載する．

2．胃静脈瘤 gastric varices［GV］

a．記載項目
胃静脈瘤内視鏡所見の記載項目は食道静脈瘤の記載法に準じる．
1）占居部位 location［L］
　Lg-c：噴門部に限局する静脈瘤
　Lg-cf：噴門部から穹窿部に連なる静脈瘤
　Lg-f：穹窿部に限局する静脈瘤
　（注）胃体部に見られる静脈瘤は Lg-b，幽門部に見られる静脈瘤は Lg-a と記載する．
2）形態 form［F］
　食道静脈瘤の記載法に準じる．
3）色調 color［C］
　食道静脈瘤の記載法に準じる．
4）発赤所見 red color sign［RC］
　RC_0：発赤所見をまったく認めないもの
　RC_1：RWM，CRS，HCS のいずれかを認めるもの
　（注）胃静脈瘤では RC の程度分類は行わない．
5）出血所見 bleeding sign
　食道静脈瘤の記載法に準じる
6）粘膜所見 mucosal finding
　食道静脈瘤の記載法に準じる．

b．治療効果判定法
治療効果については食道静脈瘤の記載法に準じる．

c．記載法
1）胃静脈瘤の所見は記載項目 1）2）3）4）5）6）の順に記載する．

3．食道・胃以外の静脈瘤（異所性静脈瘤 ectopic varices）

十二指腸静脈瘤 duodenal varices
小腸静脈瘤 jejunoileal varices
結腸静脈瘤 colonic varices
直腸静脈瘤 rectal varices
内視鏡所見の記載法はできるだけ食道静脈瘤の記載法に準じる．

4．門脈圧亢進症性胃症 portal hypertensive gastropathy［PHG］

内視鏡所見上，胃体上部，穹窿部などに発赤，浮腫，粘膜出血などを認める．PHG の有無，程度は内視鏡所見により判定する．PHG の程度分類としては，McCormack 分類，豊永分類などが繁用されている．

〔日本門脈圧亢進症学会 編：門脈圧亢進症取扱い規約（改訂第 2 版）．金原出版，2004[2]，p.12，37〜40 より引用〕

食道静脈瘤（門脈圧亢進症取扱い規約）

■ 形態，直線的な静脈瘤 [F1]

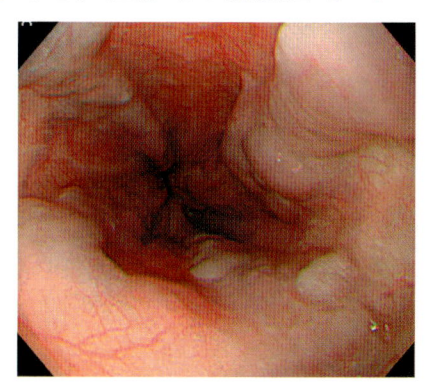

食道下部に4条の直線的な静脈瘤

■ 形態，連珠状の静脈瘤 [F2]

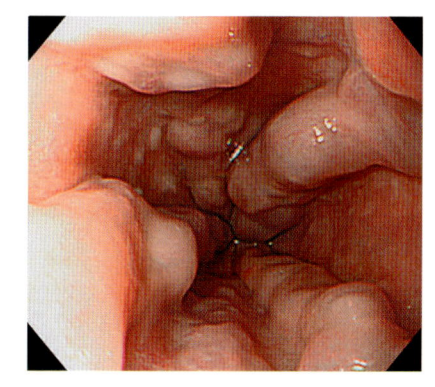

食道下部に4条の連珠状の静脈瘤

■ 形態，太い静脈瘤 [F3]

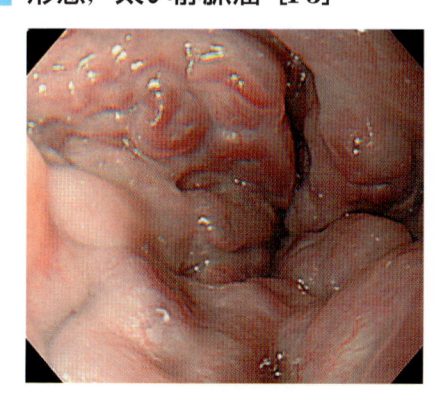

結節状あるいは腫瘤状の太い静脈瘤

■ 発赤所見，ミミズ腫れ

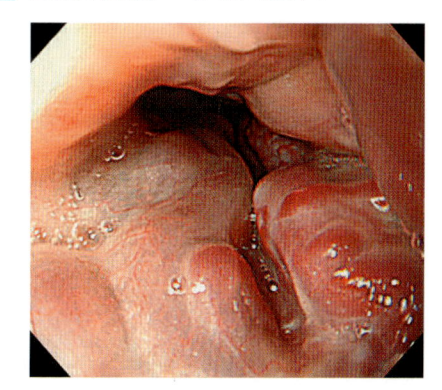

red wale marking [RWM]

■ 発赤所見，チェリーレッドスポット

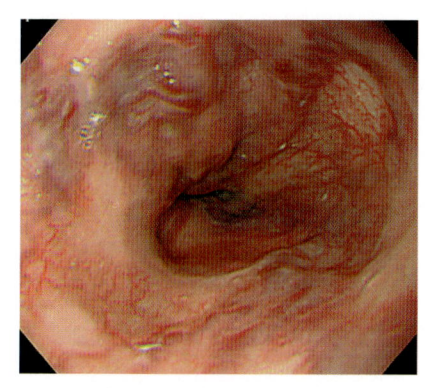

下部食道に治療後の瘢痕が多発し，cherry red spot [CRS]，hematocystic spot [HCS] を認める

■ 発赤所見，血マメ

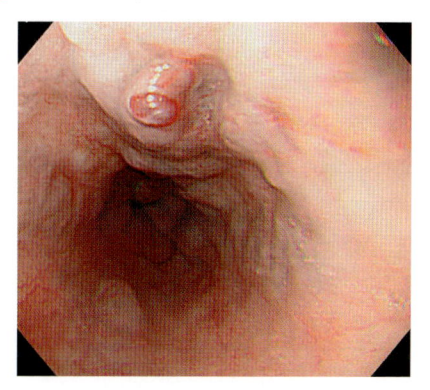

hematocystic spot [HCS]

食道静脈瘤 （門脈圧亢進症取扱い規約）

■ 出血所見，湧出性出血

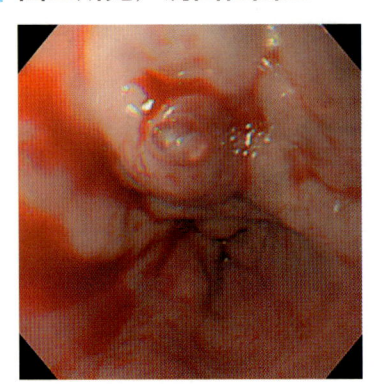

gushing bleeding

■ 出血所見，噴出性出血

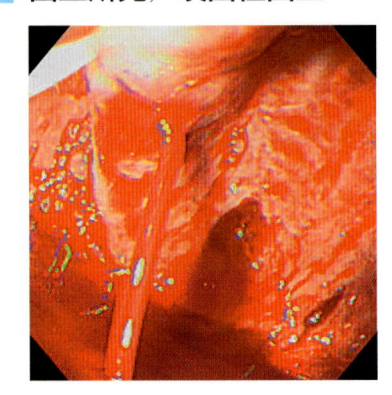

spurting bleeding

■ 出血所見，赤色栓

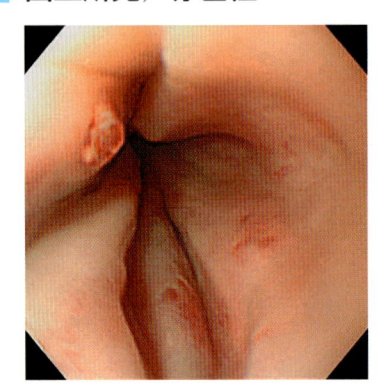

red plug

■ 出血所見，白色栓

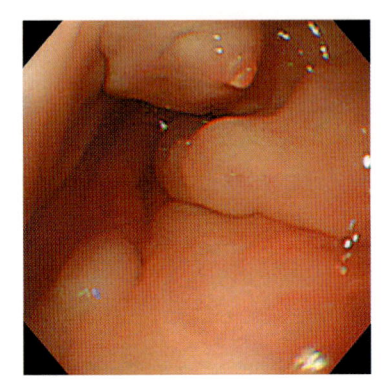

white plug

拡大内視鏡による食道癌の微細血管分類　[咽頭・食道]

有馬美和子，多田正弘，有馬秀明

通常観察で上皮下に透見されるネットワーク状の血管は，おもに粘膜固有層（lpm）を走る血管であり，さらに深部のいちだん太い粘膜下層を走向する血管から枝分かれしている．拡大観察ではlpmの血管から分岐して上皮下乳頭に向かって立ち上がる乳頭内血管が観察される[1]．病変部やヨード不染部の微細血管像を観察することで，良悪性診断および深達度，浸潤部の部位と範囲を診断することができる[2,3]．

拡大観察で描出される微細血管のパターン（図）

拡大観察による表在食道病変の微細血管分類を図に示したが，分類の基本コンセプトは，type 1が異型のない上皮，type 2が炎症，type 3とtype 4が扁平上皮癌である．

type 1：細く直線的な乳頭内血管が観察されるか，ほとんど乳頭内血管が観察されないもの．

type 2：血管の伸長や血管径の拡張，分岐や螺旋状腫大はあるが，乳頭内血管構造が保たれ，配列の規則性が比較的保たれるもの．

type 3：乳頭内血管構造の破壊と口径不同を伴う糸くず状・潰れた点状・螺旋状血管で，配列が不揃いなものである．四つのsubtypeがある．

　3a；壊れた糸くず状血管．
　3b；潰れた赤丸状血管．
　3c；3bが伸長したり癒合が見られたりするもの．
　3d；乳頭状隆起の中に細かい螺旋状の血管が集簇する，イクラ状（salmon roe appearance）を示すもの．

type 4：乳頭から逸脱した血管で，多重状（multi-layered：**ML**），不整樹枝状（irregularly branched：**IB**），網状（reticular：**R**）の三つが基本形態である．ストレッチしたtype 4血管で囲まれるavascular area（AVA）の大きさから**4S**；0.5 mm以下，**4M**；3 mm以下，**4L**；3 mm以上に亜分類される．また，辺縁隆起を形成する陥凹性病変では，辺縁隆起内に多重状・不整樹枝状血管が観察されるsurrounding area with stretched irregular vessels（SSIV）内の血管がtype 3レベルのものをtype 4 around type 3（**ard 3**），陥凹内部もtype 4血管で構成されるものがtype 4 around type 4（**ard 4**）である．

以上の微細血管分類から，深達度診断基準は以下のように設定している．

> EP/LPM癌：type 3およびtype 4S
> MM/SM1癌：type 4Mおよびard 3
> SM2/SM3癌：type 4Lおよびard 4

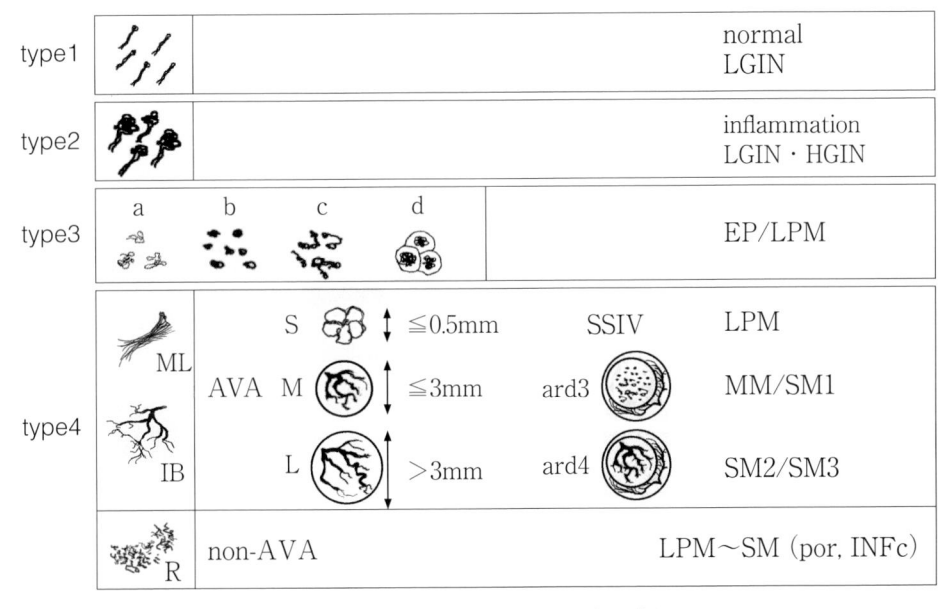

type1					normal LGIN	
type2					inflammation LGIN・HGIN	
type3	a b c d				EP/LPM	
type4	ML IB	AVA	S ≤0.5mm M ≤3mm L >3mm	SSIV ard3 ard4	LPM MM/SM1 SM2/SM3	
	R	non-AVA			LPM〜SM（por, INFc）	

図　拡大内視鏡による微細血管分類

　また，type 4R は低分化型扁平上皮癌や特殊な組織型，INFc など，こまかい胞巣でびまん性に浸潤する病変に特徴的なタイプで，深達度評価が難しい病型であることが明らかとなっており，深達度診断の成績からは除外して検討する必要がある．

文　献
1) 有馬秀明：食道粘膜の拡大観察による検討．Gastroenterol Endosc　1998；40：1125-1137
2) 有馬美和子，有馬秀明，多田正弘：食道表在癌の深達度診断―FICE 拡大内視鏡の立場から．胃と腸　2010；45：1515-1525
3) 有馬美和子：画像強調法併用拡大内視鏡による表在食道癌精密診断の極意．消化器内視鏡 2011；23：29-32

III. 疾患別内視鏡像　［咽頭・食道］

拡大内視鏡による食道癌の微細血管分類

type 3a

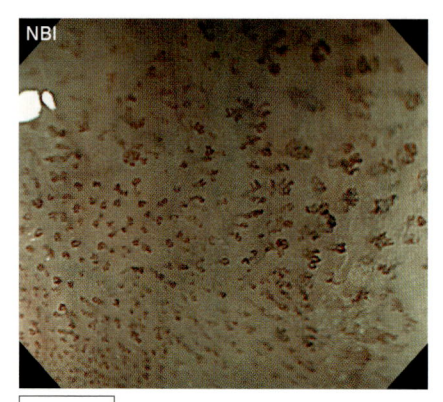

壊れた糸くず状血管

type 3b

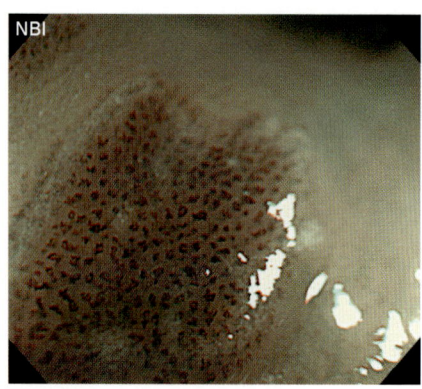

潰れた赤丸状血管

type 3c

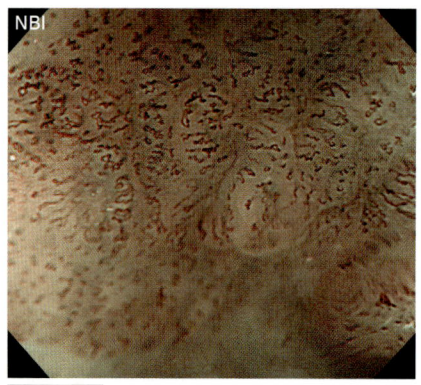

3b が伸長したり癒合が見られるもの

type 3d

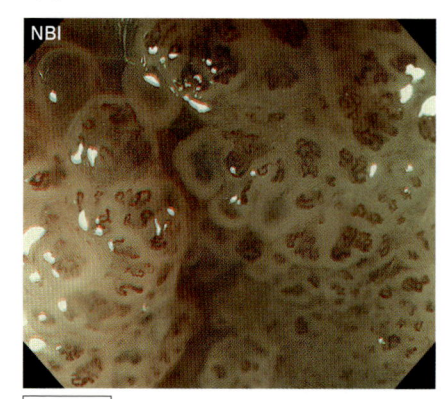

乳頭状隆起の中の細かい螺旋状の血管が集簇する，イクラ状を示すもの

拡大内視鏡による食道癌の微細血管分類

■ さまざまな type 4 血管の内視鏡像

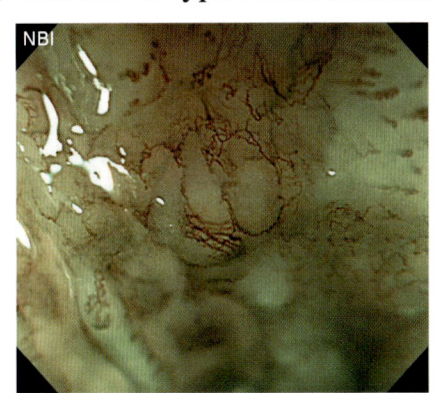

多重状血管（multi-layered；ML）で囲まれた小さな AVA（type 4S）

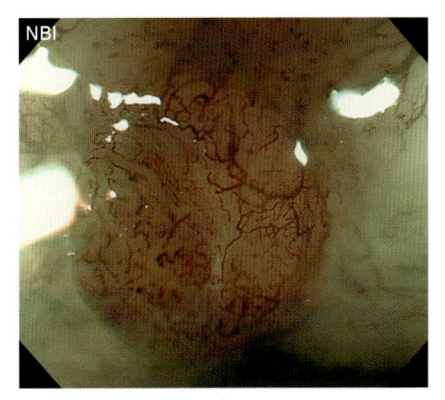

不整樹枝状血管（irregularly branched；IB）で構成された約 2 mm 大の AVA（type 4M）

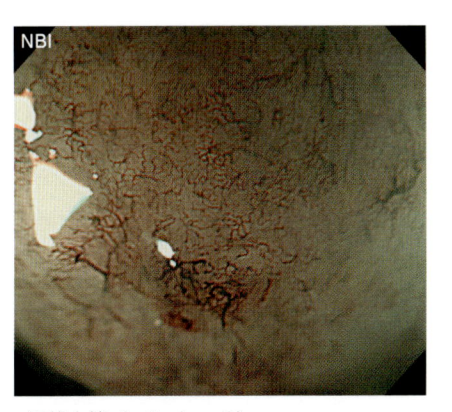

網状血管（reticular；R）

Ⅲ．疾患別内視鏡像　[咽頭・食道]

拡大観察による食道癌のIPCL分類　[咽頭・食道]

井上晴洋

　咽頭・食道の扁平上皮領域における拡大内視鏡診断の基本となるのは，血管パターンの認識である[1),2)]．まずは正常の血管パターンを理解いただきたい（図1）．上皮内癌ではこの血管パターンが典型的な変化を見せる（図2）．拡張・蛇行・口径不同・形状不均一の4徴を呈する．さらに癌が深部に浸潤すると多様な変化を示してくる（図3）．これは，癌病巣内の血管は異常であるという原則に基づく．

◯ IPCL分類

　この血管パターンの変化に基づいて，非腫瘍組織から癌，そしてEPからSM癌までの血管パターンの変化をまとめたものが「IPCL分類」である（図4）．またIPCL-V3は多様な変化を示し，深達度診断もパターンにより多少異なることから，亜分類をおいた（図5，表1）．

1．組織の性状および異型度診断（図4，赤枠）

　IPCL-ⅠからIPCL-V1は，平坦な病変における上皮の組織変化を示す．非腫瘍性上皮のIPCLは7〜10μmの血管内径を有する．上皮内癌のIPCLは20〜30μmの血管内径となる．IPCL-Ⅲは，94.8％がindefinite for neoplasiaやlow grade intraepithelial neoplasia（LGIN，低異型度上皮内腫瘍）などであり，フォローアップの対象と考える（表2）．IPCL-Ⅳでは，47.7％がhigh grade intraepithelial neoplasia（HGIN，高異型度上皮内腫瘍）やcarcinoma in situ（上皮内癌）であり，内視鏡治療の対象と考える（表2）．

2．深達度診断（図4，青枠）

　一方，IPCL-V1からIPCL-VNの変化は，扁平上皮癌の深達度を反映する．IPCL-V1，V2はそれぞれEP，LPMに対応する病変のため，EMR/ESDの絶対適応となる．
　一方，IPCL-VNは太い血管径（約60〜100μm以上）の異常血管であり，SM2以深の癌

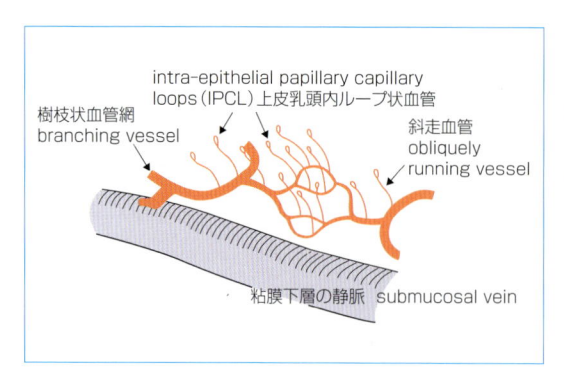

図1　食道の表在血管網の内視鏡所見シェーマ

　食道の表在血管網は，粘膜下層の太い静脈（いわゆる静脈瘤となるもの）と粘膜筋板の直上に接して存在する樹枝状血管網，そして樹枝状血管網から垂直に立ち上がってくる上皮乳頭内ループ状血管（IPCL）からなる．通常の内視鏡で観察される血管は樹枝状血管網までである．このIPCLの変化により，扁平上皮の性質や癌の深達度をある程度，推察することができる．これがIPCLパターン分類である．

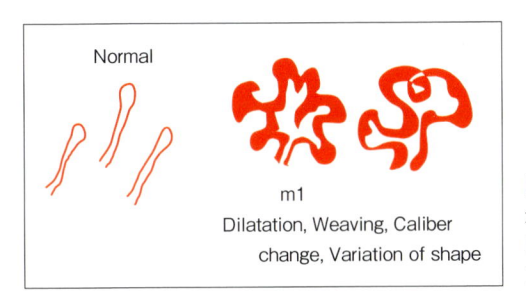

図2 IPCL changes
m1：T1a-EP
〔Inoue H, et al：Dig Endosc 1997；9：16-18[2]より引用〕

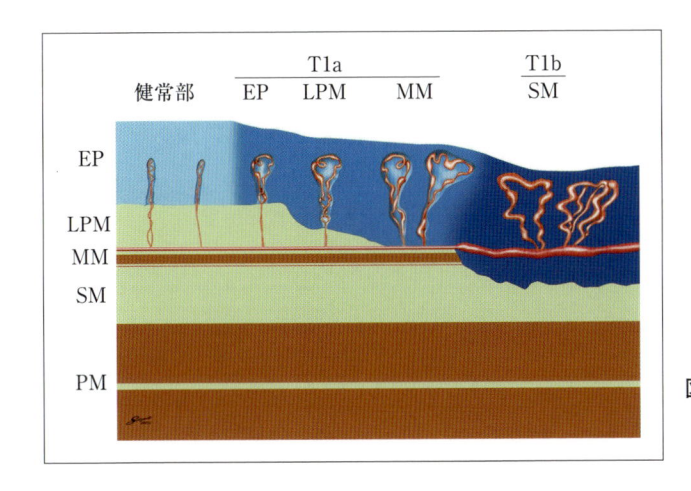

図3 癌進展度と血管パターンの変化
病巣内の血管は異常である．

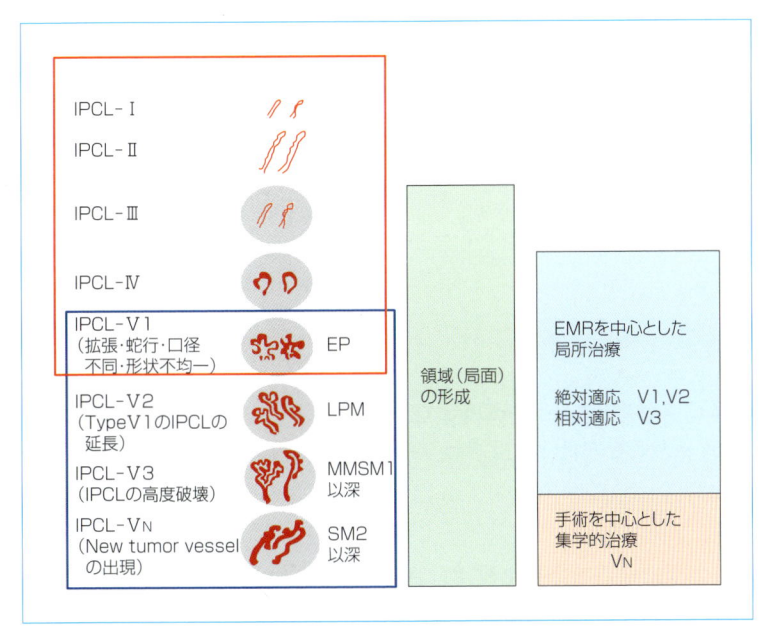

図4 IPCLパターン分類

IPCL-Ⅰ〜IPCL-Ⅴ1の変化は，平坦な病変で上皮の性状および異型度を示す（赤枠）．深達度を反映するIPCL-Ⅴ1〜IPCL-ⅤNの変化がある（青枠）．IPCL-Ⅲは慢性食道炎やlow grade intraepithelial neoplasiaなどのときにみられる所見でフォローアップの対象と考える．IPCL-Ⅳは，high grade intraepithelial neoplasiaや上皮内癌の一部が含まれ，治療の対象と考える．IPCL-Ⅴ1は，EPまでの病変のため，EMR/ESDの適応と考える．IPCL-ⅤNは新生腫瘍血管の像であり，SM2以深の癌にしばしば認められ，外科的切除の選択となる．IPCL-Ⅴ1，Ⅴ2はEMR/ESDの絶対適応で，IPCL-Ⅴ3は，診断的EMR/ESDとしての適応（相対適応）となる．

V3A

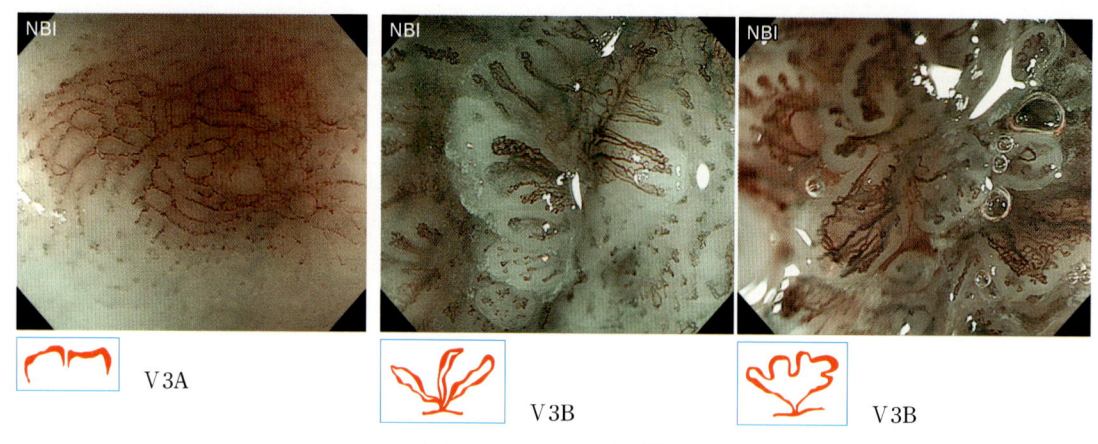

V3B

V3B

図5 IPCL-V3の亜分類

表1 IPCL-V3A/Bと壁深達度

	〜LPM	MM/SM1	SM2〜
V3A	6 (**50%**)	6 (**50%**)	0
V3B	1 (5%)	16 (**72%**)	5 (23%)

(2005. 1月〜2010. 3月)

表2 IPCL type Ⅲ/Ⅳと壁深達度

IPCL分類	壁深達度			
	Indefinite for neoplasia	LGIN	HGIN, EP	LPM〜
Ⅲ (n=96)	84 (87.5)	7 (7.3%)	5 (5.2%)	0 (0%)
	91 (**94.8%**)			
Ⅳ (n=65)	22 (33.8%)	12 (18.5%)	25 (38.5%)	6 (9.2%)
			31 (**47.7%**)	

にしばしば認められ，EMR/ESDの適応から外れて，一般に外科的治療の適応となる．IPCL-V_Nの血管径は，V1，V2，V3の約3〜5倍以上の太さである．IPCL-V3は，LPM-SM1に対応しており（約60%がLPM，約40%がMM/SM1），診断的なEMR/ESDの適応となる．

このように食道の扁平上皮では血管（IPCL）の変化は非腫瘍から腫瘍まで連続して観察される．

拡大内視鏡診断の限界

さらに注意しなければならないのは，上記のような血管変化が認められる深さまでは必ず癌浸潤を認めるが，それ以深への浸潤は内視鏡的には捉え切れないことがしばしばある

ことである.一つは粘膜下浸潤様の形態を呈する場合であり,IPCL-Ⅴ1の所見であっても SM massive 癌であることもある.もう一つは微小浸潤を呈する場合である.さらに角化・錯角化などにより血管透見ができない場合は,内視鏡による深達度診断は不能となる.拡大内視鏡所見による深達度診断を行う場合は,この限界をよく理解しておく必要がある.

文　献

1) Inoue H, Honda T, Yoshida T, et al：Ultra-high magnification endoscopy of the normal esophageal mucosa. Dig Endosc　1996；8：134-138
2) Inoue H, Honda T, Nagai K, et al：Ultra-high magnification endoscopic observation of carcinoma in situ of the esophagus. Dig Endosc　1997；9：16-18

Ⅲ．疾患別内視鏡像　［咽頭・食道］

拡大観察による食道癌の IPCL 分類

■ IPCL-Ⅰ

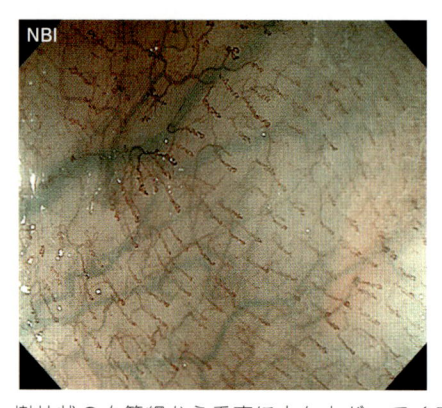

樹枝状の血管網から垂直に立ち上がってくる IPCL を認める．健常粘膜に観察され，血管内径は 7〜10μm である．

■ IPCL-Ⅱ

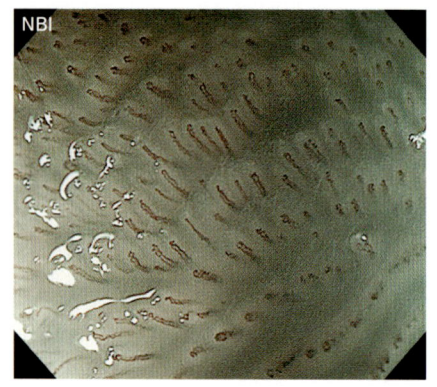

食道炎におけるびらんの辺縁などの再生上皮部分にしばしば認められる所見であり，IPCL の延長と拡張を認める．しかし，腫瘍（IPCL-Ⅴ1）のときのような，口径不同，形状不均一などの所見は認めない．

■ IPCL-Ⅲ

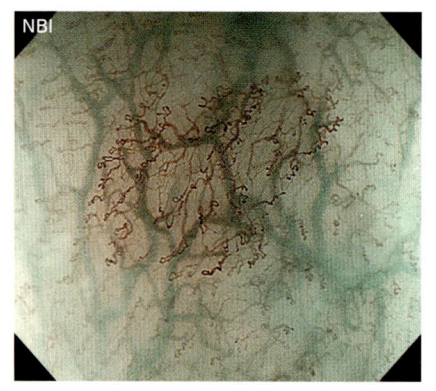

NBI で brownish area を認めるが，同部を拡大しても血管の変化は背景とほとんど変わらない．本例では，背景の IPCL に較べると若干の拡張を認めるが，蛇行，口径不同，形状不均一などの所見を認めないため，IPCL-Ⅲ の範疇内とした．本症例で観察される血管の腫瘍血管との決定的な違いは，口径不同がないことである．

IPCL-Ⅲ の場合は，94.8% の確率で low grade intraepithelial neoplasia 以下の病巣である．

■ IPCL-Ⅳ

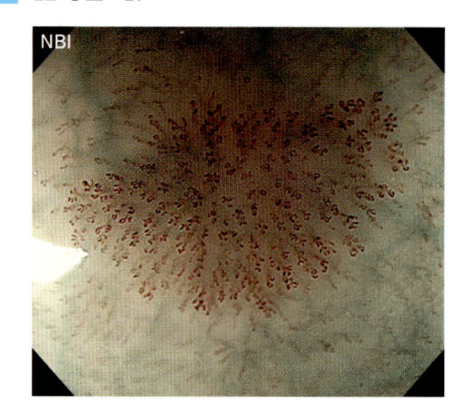

brownish area を拡大観察すると IPCL の中等度の変化を認める．拡張・蛇行・口径不同・形状不均一を認める．しかしその変化も IPCL-Ⅴ1 に較べると軽い．本例は IPCL-Ⅳ の典型例である．血管の変化の程度は，IPCL-Ⅴ1 と比較すると，未だおとなしいことがわかる．IPCL-Ⅳ の血管を認めた場合は 47.7% の確率で high grade intraepithelial neoplasia 以上の病変であり，EMR/ESD の治療対象と考える．

拡大観察による食道癌の IPCL 分類

IPCL-V1

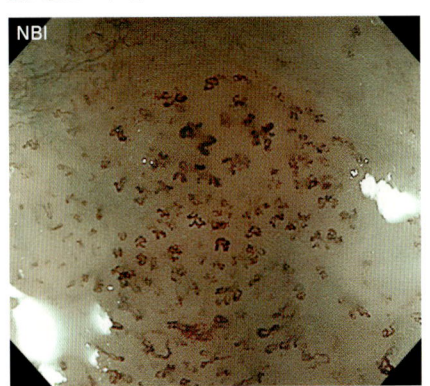

IPCL の基本形状を保ちながらも，拡張・蛇行・口径不同・形状不均一の 4 徴を呈する異常血管が認められる．しかしその異常は表層での変化にとどまり，IPCL-V2 のような深部への延長は明らかでない．本例は IPCL-V1 の典型である．high grade intraepithelial neoplasia, carcinoma in situ，EP などに相当する病変である．

IPCL-V2

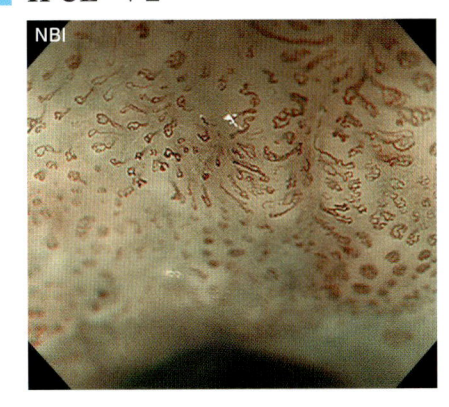

写真の辺縁には IPCL-V1 の血管を認める．写真中央やや右寄りの部分では，IPCL-V1 の異常血管が拡張・蛇行・口径不同・形状不均一の 4 徴を保ちながら深部に伸展する様子が観察される．

IPCL-V3A

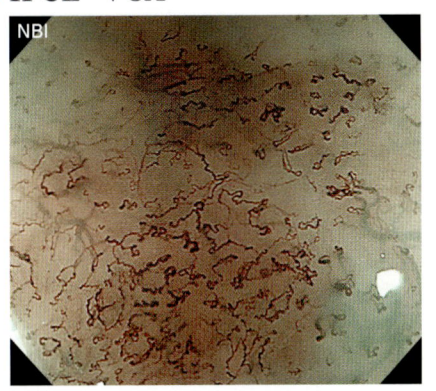

病巣の表層で水平面上を横走する異常血管を認める．異常血管は非ループ状（IPCL の基本形態を失っている）であり，口径不同・形状不均一である．血管径は IPCL-V1 の異常血管と同一であり，20〜30μm である．IPCL-V3A の典型であり，5 割の確率で LPM 深部，5 割の確率で MMSM1 である．

IPCL-V3B

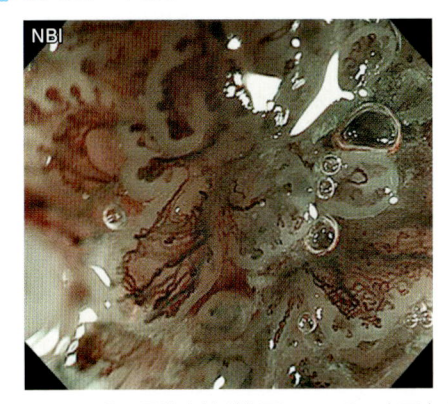

多様な形状の異常血管が伸展している．水平方向への伸展も見られるが，同時に深部方向への伸展も顕著である．隣接する異常血管が深部で合流するような形態を呈する．V3B の典型である．このような異常血管を見た場合，72％の確率で MMSM1 である．MMSM1 の病巣はまずは EMR/ESD を行い病理学的確定診断を得た後で，最終の治療方針を決定する．

IPCL-VN

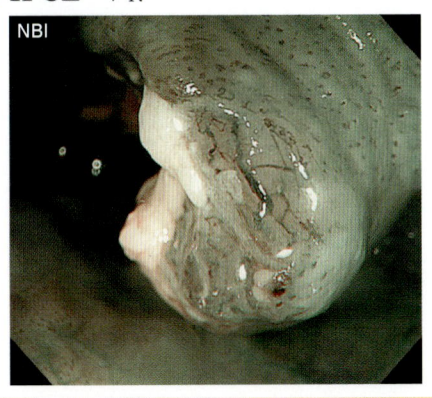

画面ほぼ中央に VN の腫瘍血管を見る．隣接する V3A の血管よりはるかに太く NBI では緑色の色調で観察される．血管径は 60〜90μm 以上の太さである．SM massive 癌の典型的所見である．

NBIによるBarrett食道表在癌の内視鏡像　[咽頭・食道]

小山恒男

　欧米では食道癌の過半数が腺癌であるが，進行癌が大多数であるため，Barrett食道表在癌の内視鏡所見は明らかにされていない．一方，本邦では高度の内視鏡診断技術を有する内視鏡医が多いが，Barrett食道癌の頻度があまりに少ないため，その内視鏡所見は現在のところ不明である．本稿ではBarrett食道表在癌2例を提示し，Barrett食道表在癌の拡大内視鏡所見に関して解説する．

Barrett食道癌のNBI内視鏡所見

　NBIではヘモグロビンに吸収される波長のみを用いているため，血管の多い部分を強調して見ることができる．一般に扁平上皮癌は血管成分が多く，背景の非腫瘍性扁平上皮は血管が疎であるため，NBI内視鏡は食道扁平上皮癌のスクリーニングに有用である．しかし，Barrett食道は扁平上皮に比し発赤が強いため，癌部と非腫瘍性Barrett食道の間に色調のコントラストが少なく，NBI内視鏡を用いてもBarrett腺癌のscreeningは難しい．

　Barrett食道に発生する表在癌は発赤，隆起，陥凹という肉眼的特徴を有するが，周囲にIIb進展を伴うことが多く，通常観察での範囲診断は困難な場合が多い[1]．しかし，拡大内視鏡を用いると表面の血管構造の差から癌部を認識することができ，さらにNBIを併用すると血管パターンをより明瞭に観察できる[2]．p.363，364に示したように，NBI拡大内視鏡を用いると，① 走行不整，② 口径不同という特徴をもつ異常血管を明瞭に認識することができ，Barrett食道表在癌の側方進展範囲を正確に診断することができる．このように，NBIは拡大内視鏡との組み合わせで初めて威力を発揮するのである．

文献

1) 小山恒男，友利彰寿，堀田欣一，他：Barrett食道およびBarrett食道癌の拡大診断．臨牀消化器内科　2006；21：407-413
2) 小山恒男，宮田佳典，友利彰寿，他：Barrett食道癌の境界を読む—範囲診断を中心に．胃と腸　2004；39：1243-1249

Barrett 食道癌の NBI 内視鏡所見

■ 分化型粘膜内癌（Barrett 食道表在癌）

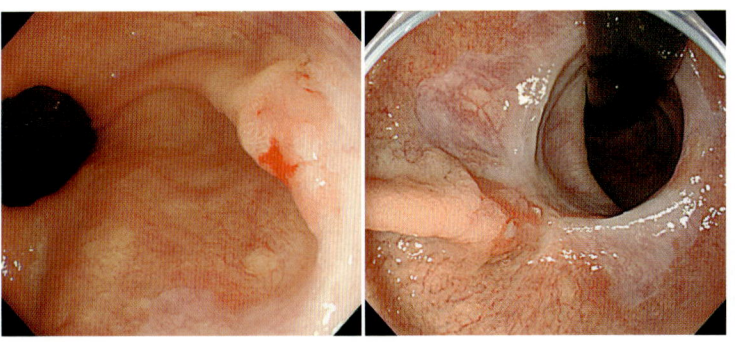

通常観察見下ろし像（左），通常観察反転像（右）．本症例は，squamo-columnar junction（SCJ）に接する発赤調の陥凹性病変である．病変周囲および肛門側に柵状血管を認めることから short-segment Barrett's esophagus（SSBE）内に発生した病変であることがわかる．

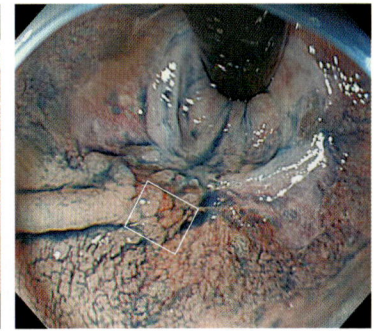

インジゴカルミン散布像．陥凹境界はより明瞭となり，表面に凹凸不整を認めることから分化型癌を強く疑うが，逆流性食道炎に伴うびらんも否定できない．□部分を NBI 拡大観察した．

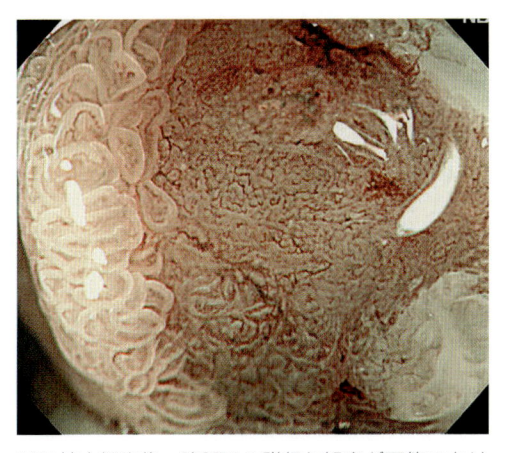

NBI 拡大観察像．陥凹面の詳細な観察が可能であり，口径不同，走行不整の異常血管の密な増生を認めた．異常血管は network を形成し，病変の境界は明瞭であった．また，病変周囲には規則正しい絨毛様構造がみられることから腸上皮化生を背景粘膜とする分化型腺癌と診断した．

◆ESD の結果，分化型粘膜内癌であった．

Ⅲ．疾患別内視鏡像　［咽頭・食道］

Barrett 食道癌の NBI 内視鏡所見

■ 分化型粘膜内癌（Barrett 食道表在癌）

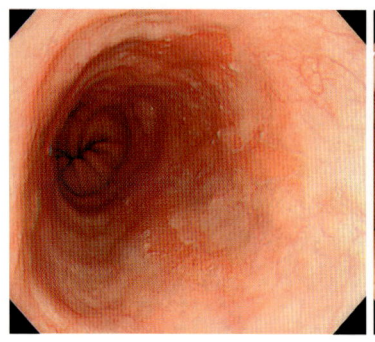

通常内視鏡像．本症例は，右側を中心とする Barrett 食道である．右壁に隆起性病変を認めた．

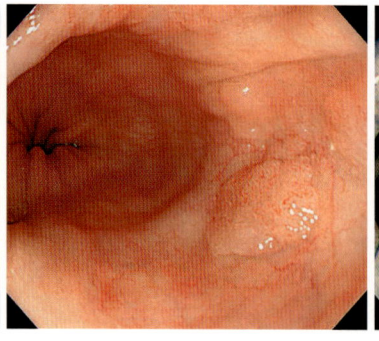

通常内視鏡像（近接）．近接すると病変の前壁側に平坦な隆起がつながっていたが，肛門側，後壁側境界は明瞭であった．

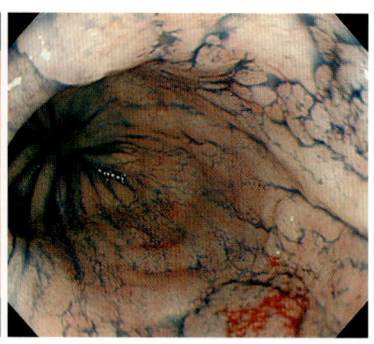

インジゴカルミン散布像．前壁側の顆粒状変化が明らかとなり，同時多発性病変の存在が疑われた．

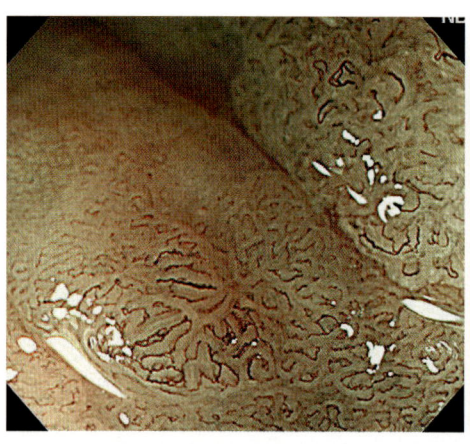

NBI 拡大観察像（Ⅱa 部の左壁側）

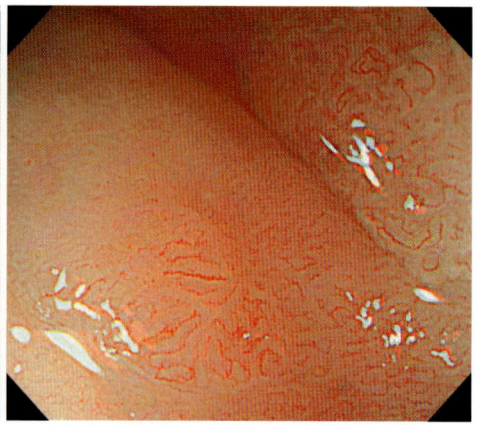

通常拡大観察像（Ⅱa 部の左壁側）

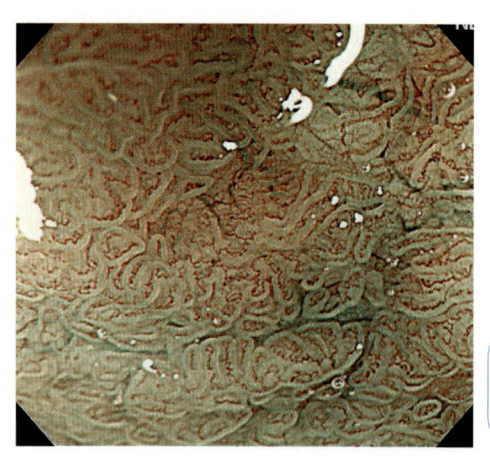

NBI 拡大観察像（前壁側）．
通常拡大観察した部位を NBI 拡大にて観察すると，口径不同，走行不整で network を形成する異常血管をより明瞭に認めた．近接した通常観察では，隆起部のみが癌と思われたが，NBI 拡大観察では腺癌が Ⅱa 部のみならず，左壁側にも進展していることがわかった．
前壁側の NBI 拡大観察にて同部にも同様の異常血管を認め，病変は 2/3 周に及んでいると診断した．

◆後壁側主病巣の左壁寄り（NBI と同部位）を拡大観察したところ口径不同な異常血管を認めた．
◆ESD の結果，分化型粘膜内癌であった．

Column

コラム　食道癌のハイリスクとは

■食道癌ハイリスク群としての ① 高齢の男性，② 飲酒，③ 喫煙と発癌物質

　男女比：高齢者において男性で女性の 5 倍以上と高率に発症している．

　飲酒：アルコールの代謝産物であるアセトアルデヒドが発癌に関係することが明らかにされている．この主要分解酵素であるアルデヒド脱水素酵素 2 型（ALDH2）のヘテロ欠損者で発癌リスクが高くなることが報告されている．

　喫煙：煙に含まれる各種アミン系やベンゾピレンなどが発癌因子として直接，あるいは血行性に関与するものと考えられている．発癌物質の摂取に関しては，中国に食道癌の多発する地域があり，ニトロソアミンを含む発酵食品の摂取との関係が指摘されている．

■食道癌ハイリスク群としての食道疾患

　食道粘膜の慢性炎症が癌化の要因とされる疾患として，① 食道アカラシア，② Barrett 食道，③ 腐食性食道炎が知られている．食道アカラシアでは，食物の停滞による食道粘膜の慢性炎症，粘膜上皮の破壊や過形成の過程が癌化に関与するとされている．Barrett 食道は，食道胃逆流症とも密接な関係にある．欧米の白人については，食道癌の過半数が Barrett 食道癌であり，その発癌過程については metaplasia-dysplasia-carcinoma sequence の経過を経て発生するものと考えられている．

■頭頸部癌と食道癌

　頭頸部癌と食道癌は高頻度に合併することが知られている．頭頸部癌症例に対する画像強調観察またはヨード染色による食道スクリーニング検査が重要である．また食道癌術前症例における頭頸部癌同時重複の有無や，食道癌治療後の経過観察では頭頸部癌の検索も必要である．

参考文献

1) Yokoyama A, Ohmori T, Makuuchi H, et al：Successful screening for early esophageal cancer in alcoholics using endoscopy and mucosa iodine staining. Cancer　1995；76：928-934
2) Secretan B, Straif K, Baan R, et al；WHO International Agency for Research on Cancer Monograph Working Group：A review of human carcinogens—Part E：tobacco, areca nut, alcohol, coal smoke, and salted fish. Lancet Oncol　2009；10：1033-1034
3) 島田英雄，千野　修，山本壮一郎，他：食道扁平上皮癌の危険因子および前癌病変．臨牀消化器内科　2010；25：279-286

〈島田英雄，幕内博康，千野　修〉

Column

コラム 胃癌のハイリスクとは

　Helicobacter pylori（*H. pylori*）感染と胃癌との関係は多く検討されているが，Uemura らにより，臨床的に *H. pylori* 感染者から胃癌が発生し，*H. pylori* 非感染者からは胃癌が発生しないことが報告された[1]．現在では胃癌のハイリスクは *H. pylori* 感染と考えられる．Uemura らは，*H. pylori* 感染者においても十二指腸潰瘍患者からは胃癌は1例も発症しなかったとしており，また炎症が前庭部優位の胃炎より体部優位の胃炎または胃全体に炎症が生じている症例に胃癌が発症するとしている[1]．

　内視鏡的に体部優位の炎症を伴った胃を診断することは不可能である．しかし *H. pylori* 非感染か *H. pylori* 感染かは regular arrangement of collecting venules（RAC, p. 69 参照）診断で可能である．RAC 陰性症例は胃癌を考慮して内視鏡観察を行うべきである．また *H. pylori* 発見以前から本邦では胃癌の検討が多くなされており，胃癌の背景胃粘膜の検討もされている．そのなかで分化型は萎縮粘膜から発症し，未分化型は胃底腺領域または腺境界付近から発症すること[2]は広く知られている．**図1** は *H. pylori* 胃炎として経過をみていた症例である．体下部大弯の腺境界部にⅡcが発生し，生検で印環細胞癌であった．**図2** は *H. pylori* 胃炎で萎縮がかなり進んだ症例であるが，胃底腺領域に褪色変化を伴った病変を認め，生検で印環細胞癌であった．

　胃癌のハイリスク群を *H. pylori* 感染よりさら

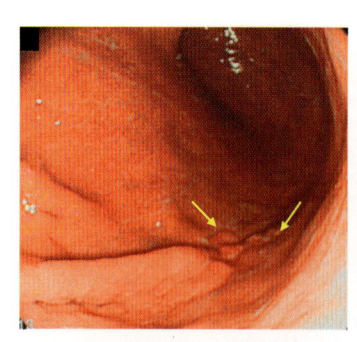

図1　体下部大弯のⅡc型印環細胞癌

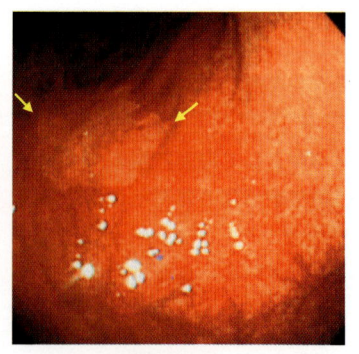

図2　胃底腺領域の0-Ⅱc型印環細胞癌

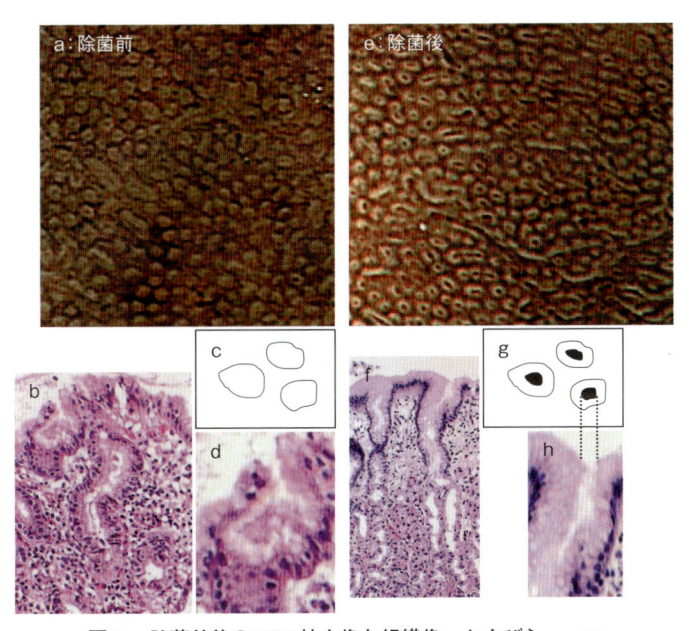

図3　除菌前後の NBI 拡大像と組織像，およびシェーマ
〔文献5）より引用〕

にしぼることは現在では困難であるが，好発部位を知り，内視鏡観察を行うことは重要である．また，噴門部癌は H. pylori 感染とは関係がないとの報告もあり[3]，本邦から H. pylori 非感染症例の噴門部癌症例の報告もあるため，RAC 陽性症例では食道・胃接合部を注意深く観察する必要がある．

しかし近年，H. pylori 除菌で有意に二次癌の発生が抑制されることが判明した[4]．除菌により癌のリスクは低下すると考えられる．今後，ハイリスクか否かを判定する際に非感染の内視鏡的マーカーである RAC 以外に，除菌された胃か否かを内視鏡的に判定する必要も出てきた．内視鏡的に H. pylori が除菌されているか否かをもっとも正確に判定する方法は，胃底腺が残存している領域を拡大観察し，ピンホール状の輪郭のはっきりした開口部とそれを形成する同心円状のコントラストのはっきりした white zone から成る上皮の有無を観察することである（図 3e, g）[5]．この除菌された粘膜の開口部変化を筆者らはピンホール・ピットと命名してきた[5]．除菌されていない胃では胃底腺が残存している粘膜の開口部は白濁した状態で観察される（図 3a, c）[5]．この拡大像の違いは図 3b, d, f, h の組織像のように腺窩上皮の規則性が除菌の有無によりまったく異なることから生ずる．

文献

1) Uemura N, Okamoto S, Yamamoto S, et al：Helicobacter pylori infection and the development of gastric cancer. N Engl J Med　2001；345：784-789
2) 大井田正人，木田芳樹，今泉　弘，他：腺領域からみた胃癌の診断．胃と腸　1997；32：1599-1605
3) Wu MS, Chen SY, Shun CT, et al：Increased prevalence of Helicobacter pylori infection among patients affected with intestinal-type gastric cancer at non-gastric locations. J Gastroenterol Hepatol　1997；12：425-428
4) Fukase K, Kato M, Kikuchi S, et al：Effect of eradication of Helicobacter pylori on incidence of metachronous gastric carcinoma after endoscopic resection of early gastric cancer：an open-label, randomized controlled trial. Lancet　2008；372（9636）：392-397
5) 八木一芳，水野研一，中村厚夫，他：胃非腫瘍性粘膜の拡大内視鏡診断―正常，炎症，萎縮，および除菌後の胃粘膜拡大像．胃と腸　2011；46：841-852

（八木一芳，中村厚夫，関根厚雄）

胃癌の肉眼型分類　［胃］

山本栄篤，中島寛隆，長浜隆司

肉眼型分類〈表1～2, 図〉

　胃癌の肉眼型分類は，『胃癌取扱い規約』（日本胃癌学会編，第14版）に準じて行う．

　肉眼型の基本分類は，粘膜面からみて0型から5型まで分類され，この分類は深達度にかかわりなく判定し，深達度は必ず併記するとなっている（表1，図）．

　規約は2010年4月に改訂され，「表在型」（0型）の定義を，癌腫の壁深達度が粘膜下層にとどまる場合に多くみられる形態とされ，新たに固有筋層以深に及んでいる場合に多くが示す形態を「進行型」として定義された．

　表在型は日本内視鏡学会の肉眼型分類を参考に改変し亜分類され，0−Ⅱ型（表面型）の定義が「隆起や陥凹が軽微なもの，あるいはほとんど認められないもの」と変更された．また，0−Ⅰ型の隆起の高さを3 mmを超えるものと具体的な表現になった．なお，「複合型」が「混合型」に変更されている（表1）．

　記載法は，以前の「所見（findings）」に対して「分類（classification）」に変更されたこ

表1　胃癌肉眼型

基本分類

0型	表在型	：癌が粘膜下層までにとどまる場合に多くみられる肉眼形態
1型	腫瘤型	：明らかに隆起した形態を示し，周囲粘膜との境界が明瞭なもの
2型	潰瘍限局型	：潰瘍を形成し，潰瘍をとりまく胃壁が肥厚し周囲粘膜との境界が比較的明瞭な周堤を形成する
3型	潰瘍浸潤型	：潰瘍を形成し，潰瘍をとりまく胃壁が肥厚し周囲粘膜との境界が不明瞭な周堤を形成する
4型	びまん浸潤型	：著明な潰瘍形成も周堤もなく，胃壁の肥厚・硬化を特徴とし，病巣と周囲粘膜との境界が不明瞭なもの
5型	分類不能	：上記0～4型のいずれにも分類し難いもの

表在型の亜分類

0−Ⅰ型	隆起型	：明らかな腫瘤状の隆起が認められるもの
0−Ⅱ型	表面型	：隆起や陥凹が軽微なもの，あるいはほとんど認められないもの
0−Ⅱa	表面隆起型	：表面型であるが，低い隆起が認められるもの
0−Ⅱb	表面平坦型	：正常粘膜にみられる凹凸を超えるほどの隆起・陥凹が認められないもの
0−Ⅱc	表面陥凹型	：わずかなびらん，または粘膜の浅い陥凹が認められるもの
0−Ⅲ型	陥凹型	：明らかに深い陥凹が認められるもの

注1）0−Ⅰ型と0−Ⅱa型の区別は，第13版までは隆起の高さが正常粘膜の2倍以内のものを0−Ⅱa型とし，それを超えるものを0−Ⅰ型としてきたが，現実には隆起の高さが2～3 mmまでのものを0−Ⅱa型とし，それを超えるものを0−Ⅰ型とするのが一般である．
注2）混合型の表在型は，より広い病変から順に「＋」記号でつないで記載する（例：0−Ⅱc＋Ⅲ）．

〔日本胃癌学会 編：胃癌取扱い規約（第14版）[1]．金原出版，東京，2010, p.7より引用．下線は著者による〕

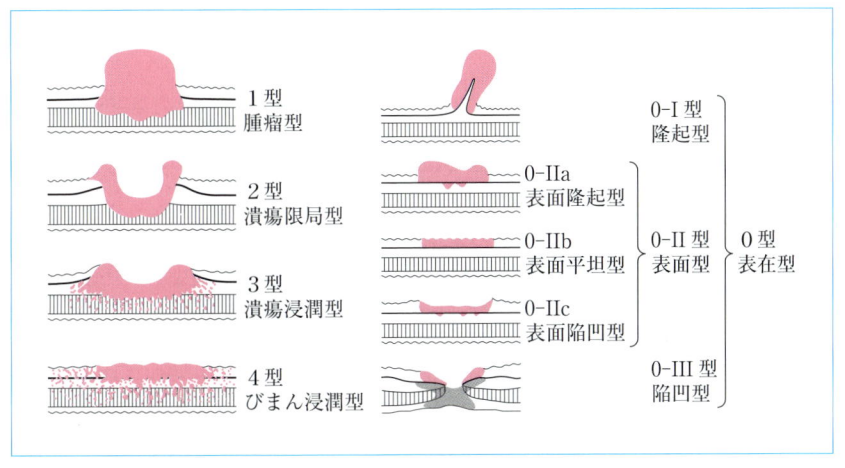

図 肉眼型分類

〔日本胃癌学会 編：胃癌取扱い規約（第14版）[1]．金原出版，東京，2010，p.8より引用〕

表2 分類（classification）

臨床分類 clinical classification	病理分類 pathological classification
身体所見 X線・内視鏡診断，画像診断 腹腔鏡検査，手術所見（開腹・腹腔鏡下） 生検・細胞診，生化学的・生物学的検査 その他（遺伝学的検査など）	内視鏡切除および手術で得られた材料の病理診断 腹腔洗浄細胞診

〔日本胃癌学会 編：胃癌取扱い規約（第14版）[1]．金原出版，東京，2010，p.3より引用〕

とに伴い（**表2**），臨床および病理診断をそれぞれの時期に判定し接頭辞c，pを用い表すとなっている（なお，接頭辞がないものは臨床分類を意味するとしている）．また，術前治療を受けた際は接頭辞yをつけることが追加された．

文献

1) 日本胃癌学会 編：胃癌取扱い規約（第14版）．金原出版，東京，2010

Ⅲ．疾患別内視鏡像　［胃］

胃癌の肉眼型分類

■ 0-Ⅰ型（隆起型）

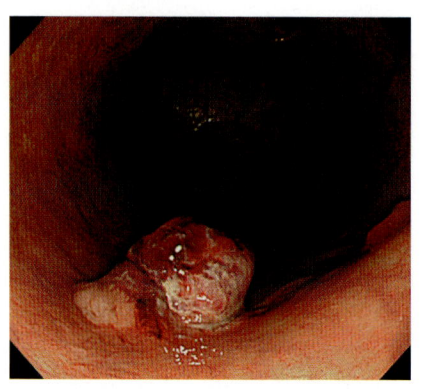

"3mmを超える"明らかな腫瘤状の隆起

■ 0-Ⅱa型（表面隆起型）

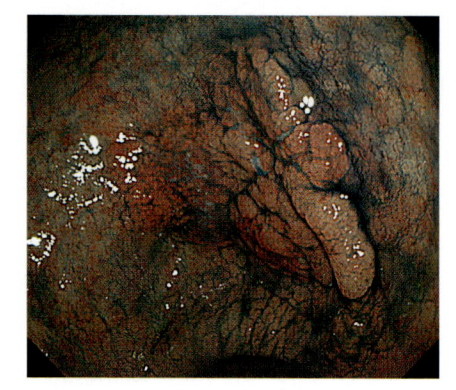

"3mmまでの"軽微な平坦隆起

■ 0-Ⅱb型（表面平坦型）

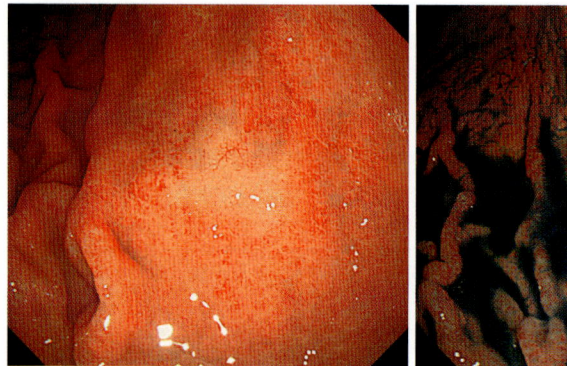

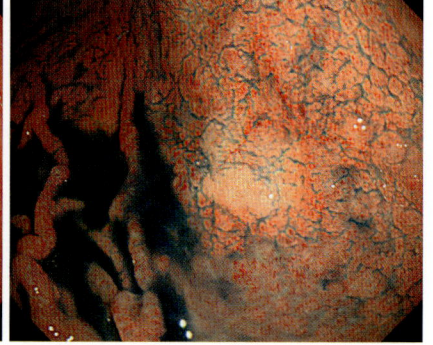

褪色粘膜に一致した領域には色素撒布においても，正常粘膜にみられる凹凸を超えるほどの陥凹が認識できない（未分化型癌）．

■ 0-Ⅱc型（表面陥凹型）

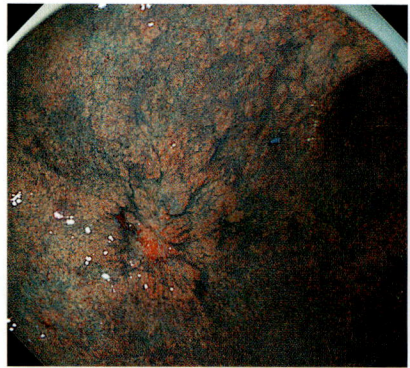

粘膜の浅い陥凹が認められる（分化型癌）．

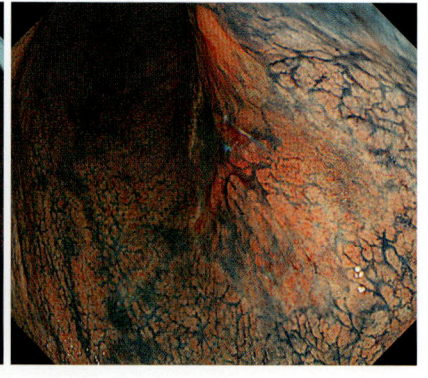

粘膜の浅い陥凹が認められる（未分化型癌）．

胃癌の肉眼型分類

■ 0-Ⅲ型（陥凹型）

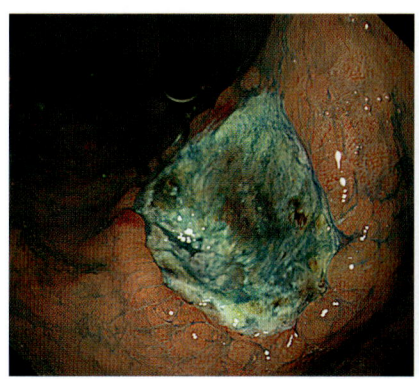

明らかに深い陥凹（潰瘍）を認める．

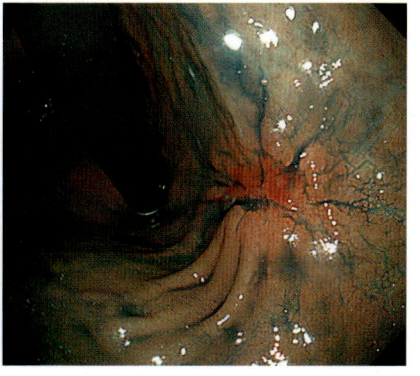

"悪性サイクル"で0-Ⅱc・表面陥凹型へと形態変化（制酸剤服用）．

胃癌の肉眼型分類

■ 1型（腫瘤型）

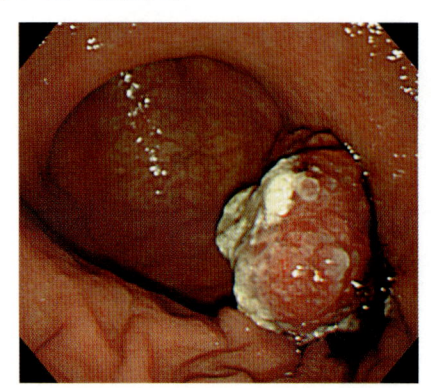

周囲粘膜との境界が明瞭な，明らかな隆起

■ 2型（潰瘍限局型）

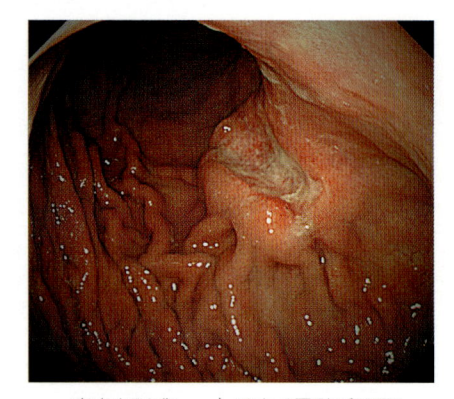

潰瘍を形成し，とりまく胃壁が肥厚し比較的明瞭な周堤を形成

■ 3型（潰瘍浸潤型）

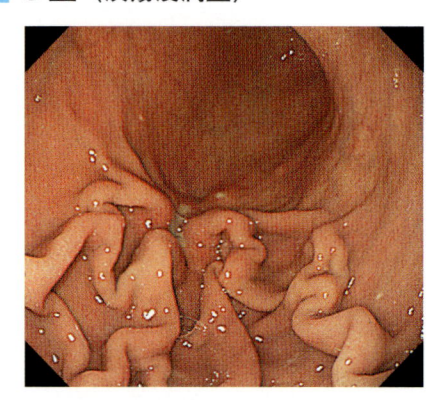

皺襞の集中と先端の肥大・癒合を伴う潰瘍を形成するが，周堤は不明瞭

■ 4型（びまん浸潤型）

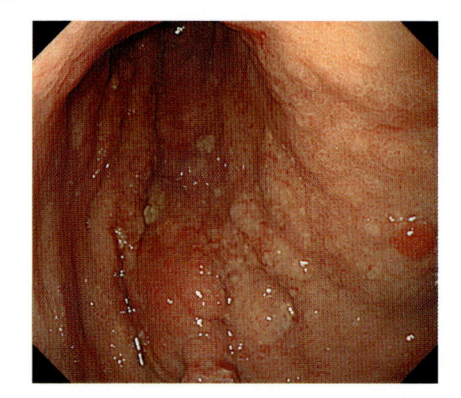

著明な潰瘍形成も周堤もなく，皺襞の走行異常や腫大，伸展不良が胃壁の肥厚・硬化を示し，非病変部粘膜との境界が不明瞭

■ 5型（分類不能）

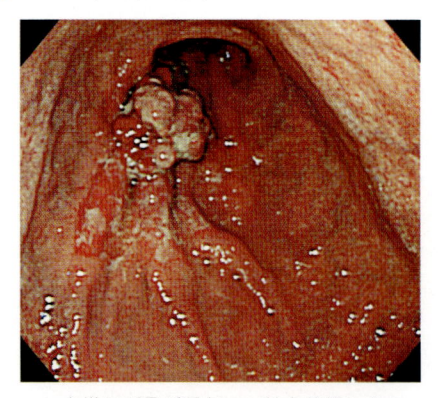

多様な所見が混在し，基本分類の0～4型に当てはめ難い

Column

コラム　早期胃癌のNBI併用拡大内視鏡による微小血管パターン分類

白色光観察（white light endoscopy）による早期胃癌の診断では，癌部の表面構造（隆起や陥凹などの凹凸）や色調変化（発赤・褪色など）を非癌部との対比によって異常所見として認識することによりなされてきた．

病変の進展様式や血管構造を反映した内視鏡所見の特徴のうち，癌部粘膜の色調変化は，微小血管の密度や分布に依存するとされ，癌固有の腫瘍血管増生に伴う変化を観察しているものと考えられている．また従来より，色調変化の乏しい病変でも，病変部の表面構造や病巣内の微小血管構造を拡大内視鏡を用いて観察することにより，病変範囲診断が容易になることが明らかとされてきた．

さらに最近では，田尻ら[1]の分類による画像強調観察（image-enhanced endoscopy）と拡大内視鏡（magnified endoscopy）の進歩が著しく，とくに狭帯域フィルター（NBI；Narrow Band Imaging）を用いた拡大内視鏡を用いることにより，表面粘膜の微細構造や毛細血管網が明瞭に描出される．

Nakayoshiら[2]は，陥凹型早期胃癌227病変（分化型癌152病変・未分化型癌75病変）にNBI併用拡大内視鏡観察を行い，分化型癌152病変中104病変（68.4％）で比較的規則的な網目状の血管網を認め，fine network patternと表現している．また，未分化型癌75病変中64病変（85.3％）で不規則なちりちりした縮緬状の血管網を認め，corkscrew patternと表現している．

分化型癌におけるnetwork patternの典型像（図1）と未分化型癌におけるcorkscrew patternの典型像（図2）を示した．

文　献

1) 田尻久雄，丹羽寛文：内視鏡観察法の分類と定義．Gastroenterol Endosc　2009；51：1677-1685
2) Nakayoshi T, Tajiri H, Matsuda K, et al：Magnifying endoscopy combined with narrow-band imaging system for early gastric cancer：correlation of vascular pattern with histopathology（including video）．Endoscopy　2004；36：1080-1084

（山﨑琢士）

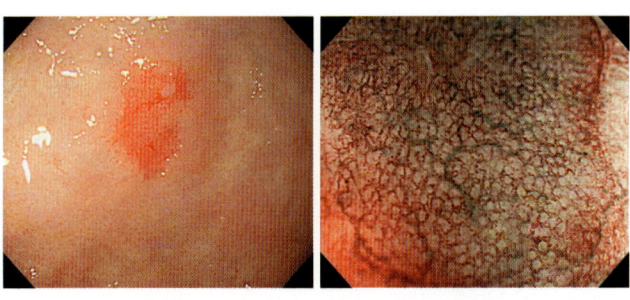

白色光　　　　　　　NBI拡大

図1　network pattern（分化型癌）

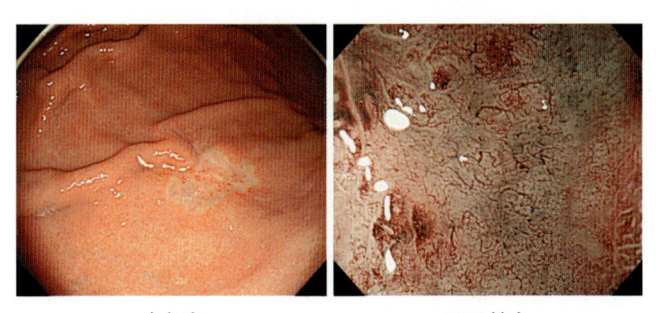

白色光　　　　　　　NBI拡大

図2　corkskrew pattern（未分化型癌）

胃潰瘍の分類　［胃］

田辺　聡，樋口勝彦，小泉和三郎，西元寺克禮

消化性潰瘍の主たる病因は Helicobacter pylori（H. pylori）感染であるが，近年，わが国では H. pylori 感染率の低下や高齢者の増加により NSAIDs（非ステロイド性消炎鎮痛薬）や低用量アスピリンに起因する潰瘍の割合が増えつつある．本稿では，胃潰瘍の時相（stage）分類，病理学的な潰瘍の深さによる分類，治癒速度による分類，さらに急性潰瘍と慢性潰瘍について概説する．

胃潰瘍の時相（stage）分類

内視鏡により観察される胃潰瘍の修復過程を表す分類であり，活動期（A_1-A_2），治癒過程期（H_1-H_2），瘢痕期（S_1-S_2）に分類している．﨑田・三輪により提唱された分類であり[1]，臨床の場において広く用いられている（図1）．

標準的な胃潰瘍の自然治癒過程を表した分類であり，発生初期の浮腫を伴う厚い白苔を呈する時期を活動期，浮腫が消失し，再生上皮が出現し，皺襞集中がみられるようになる治癒過程期，白苔の消失した時期を瘢痕期としている．

1. 活動期（active stage）

A_1 stage：潰瘍底は厚い白苔に覆われ，凝血塊や壊死物質が付着し，潰瘍辺縁は浮腫状を呈する．

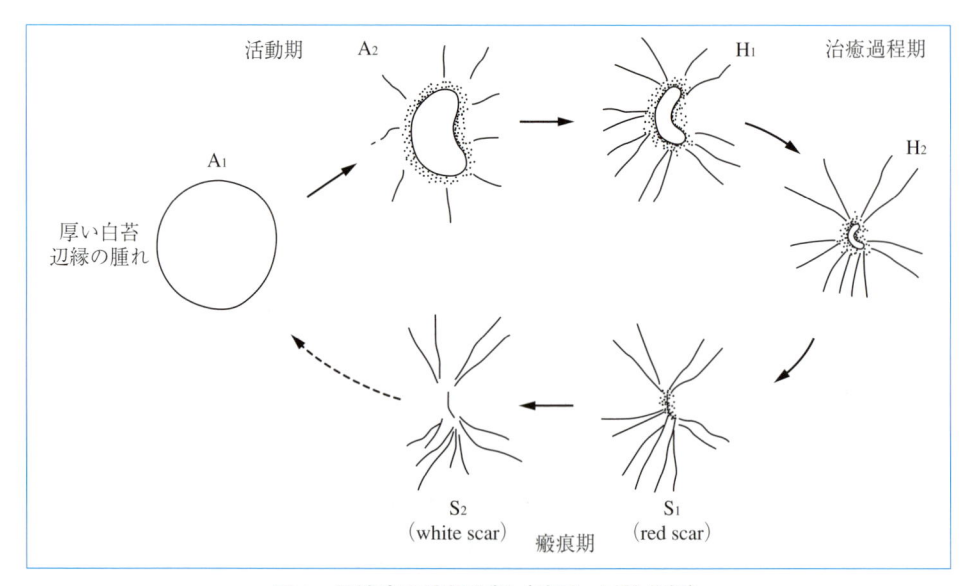

図1　胃潰瘍の時相分類（﨑田・三輪分類）
〔﨑田隆夫，小黒八七郎，三輪　剛，他：胃の病変―胃潰瘍（瘢痕を含む）．消化管内視鏡研修の実際．中外医学社，東京，1981；376-396[1] より転載〕

A₂ stage：白苔のはみ出しが消失し，潰瘍辺縁の浮腫も次第に軽快して，一部に再生上皮が出現し始める．

2. 治癒過程期（healing stage）

H₁ stage：急性期を脱し治癒過程に入った状態で，白苔は薄くなり潰瘍辺縁の浮腫も消退する．潰瘍の全周に再生上皮の出現を認め，潰瘍の中心に向かう集中皺襞も出現する．

H₂ stage：潰瘍がさらに縮小し，白苔も薄くなる．再生上皮による発赤部はより広くなり，集中皺襞はいっそう明瞭になる．

3. 瘢痕期（scar stage）

S₁ stage：粘膜欠損が再生上皮で覆われ白苔が消失した状態である．近接してみると柵状の発赤した再生上皮が豊富にみられ，赤色瘢痕（red scar）と呼ばれる．

S₂ stage：さらに粘膜の修復が進み，赤味が消えて周囲の粘膜と同等かいくぶん白色調となり，白色瘢痕（white scar）と呼ばれる．

潰瘍の深さによる分類（村上分類）

潰瘍の深さについては村上の分類[2]が用いられている（図2）．粘膜欠損を深さによってUl-Ⅰ～Ul-Ⅳに分類している．Ul-Ⅰは粘膜内に限局する欠損であり，通常びらんと呼ばれる．Ul-Ⅱ以上がいわゆる潰瘍であり，組織欠損が粘膜下層以下に及んだ状態である．Ul-

Ul-Ⅰ：組織欠損が粘膜層内にとどまり，びらんと呼ばれる．

Ul-Ⅱ：組織欠損は粘膜下層に及ぶ．

Ul-Ⅲ：組織欠損は固有筋層に達する．

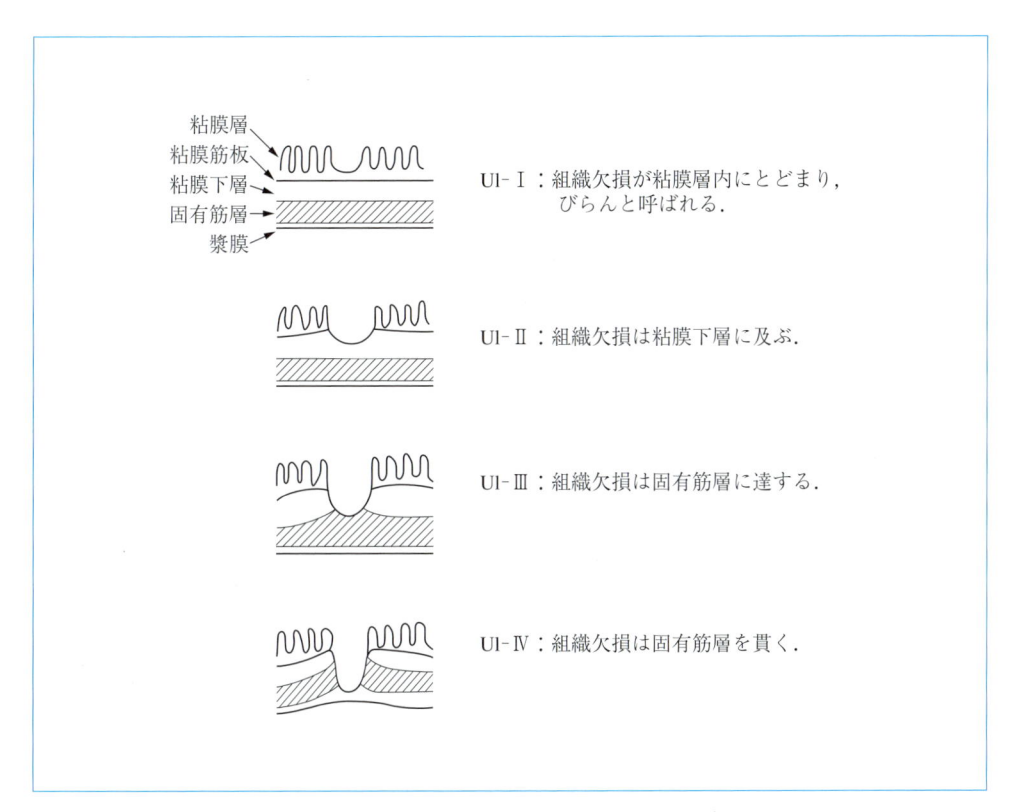

Ul-Ⅳ：組織欠損は固有筋層を貫く．

図2　潰瘍の深さによる分類（村上分類）[2]

Ⅲは欠損が固有筋層に及び，Ul-Ⅳは固有筋層が断裂した穿通性潰瘍である．

治癒速度による分類―難治性潰瘍

通常，H_2受容体拮抗薬やプロトンポンプ阻害薬の投与を行うと，胃潰瘍で8週間，十二指腸潰瘍では6週間程度で80％の潰瘍が治癒に至る．しかしながら，一定期間治療しても治癒しない潰瘍〔H_2受容体拮抗薬投与で12週，プロトンポンプ阻害薬投与8週でも治癒しないもの〕は難治性潰瘍とされている．形態的特徴としては胃角部の線状潰瘍，線維化の強い下掘れ型（Ul-Ⅳ）潰瘍などである．

急性潰瘍と慢性潰瘍

急性潰瘍はNSAIDsなどの薬剤，精神的ストレス，脳疾患，手術侵襲，熱傷などなんらかの要因によって発症する．脳疾患に関連した場合はcushing ulcer，熱傷に関連して発症した場合はcurling ulcerと呼ばれる．前述したように，最近ではNSAIDsや低用量アスピリンなど薬剤によるものが増加している．急性潰瘍はUl-Ⅱ～Ⅲの比較的浅い潰瘍が多発する傾向がある．

一方，慢性潰瘍は胃角部の下掘れ型潰瘍に代表される線維化の強いUl-Ⅳ潰瘍を呈する．難治性あるいは再発性となる場合が多い．

文　献
1) 崎田隆夫，小黒八七郎，三輪　剛，他：胃の病変―胃潰瘍（瘢痕を含む）．消化管内視鏡研修の実際．中外医学社，東京，1981；376-396
2) 村上忠重，鈴木武松：病理．内科シリーズ No.2 胃・十二指腸潰瘍のすべて．南江堂，東京，1971；79-102

胃潰瘍の時相分類（﨑田・三輪分類）

A_1 stage

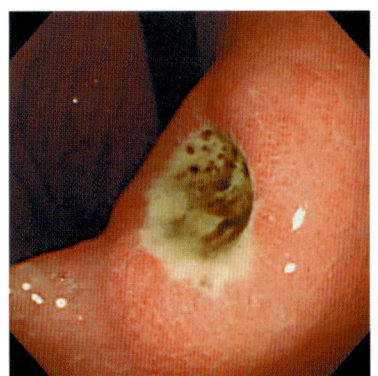

胃角後壁に深掘れの潰瘍をみる．潰瘍底には凝血の付着がみられ，白苔のはみ出しもある．周囲は浮腫状であり再生上皮はみられない．この時期の潰瘍性病変では良悪性の鑑別が困難な場合もあり，注意が必要である．

A_2 stage

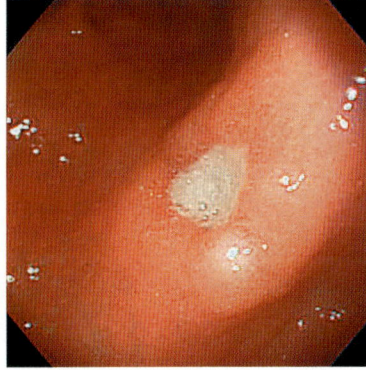

胃角小弯の潰瘍であるが，潰瘍辺縁にはごくわずかに再生上皮がみられる．白苔のはみ出しも消失し，潰瘍底も均一化している．

H_1 stage

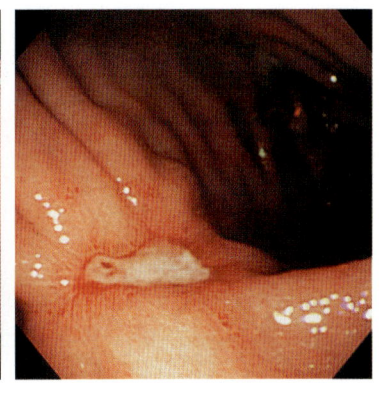

潰瘍は，白苔も均一化し周囲にほぼ全周性に再生上皮がみられる．潰瘍周囲の浮腫も改善している．

H_2 stage

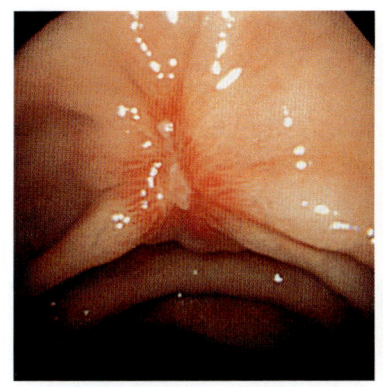

潰瘍はさらに縮小し，周囲には柵状の均一な再生上皮がより広い範囲にみられる．

S_1 stage

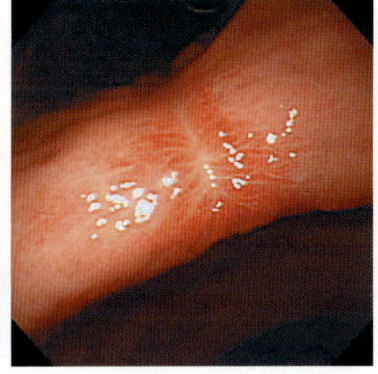

胃角部の潰瘍は，白苔が消失し発赤した柵状の再生上皮をみる．S_1 stage（赤色瘢痕）の所見である．

S_2 stage

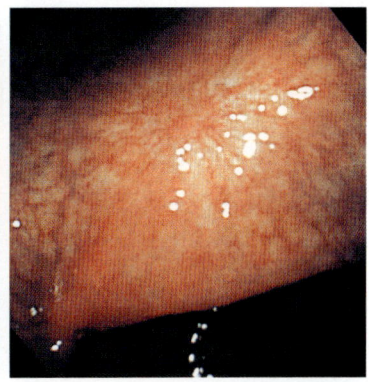

胃体部の粘膜は萎縮し，胃体下部小弯に放射状の瘢痕像をみる．周囲粘膜と同色を呈し，S_2 stage（白色瘢痕）と診断される．

疾患別内視鏡像　［胃］胃潰瘍の分類

Ⅲ．疾患別内視鏡像　［胃］

胃潰瘍の治癒速度による分類（難治性潰瘍）

■ 難治性潰瘍

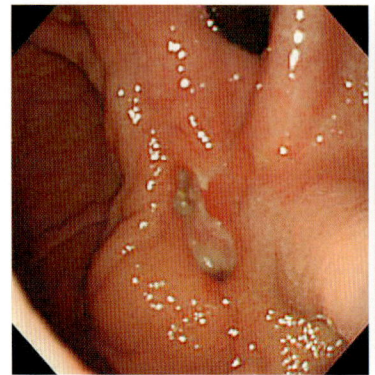

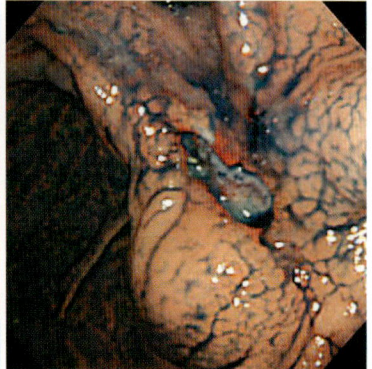

穹窿部前壁寄りの難治性潰瘍である．潰瘍周囲の線維化が強く，周囲は粘膜下腫瘍様に隆起している．いわゆる胼胝性潰瘍の状態である．噴門部側に発赤する陥凹部を認め，0-Ⅱc＋Ⅲ型との鑑別が必要となる．ひだの先端に明らかな蚕食像などの悪性所見は指摘できない．

■ 難治・再発性潰瘍

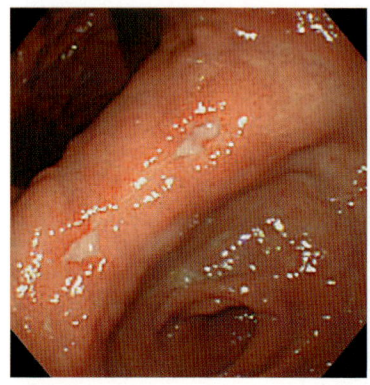

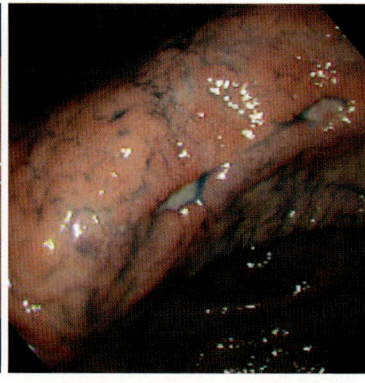

胃角部の線状潰瘍で，前壁側と後壁側に白苔を認める．小弯側は線状に瘢痕化している．胃角部に好発し，小弯の短縮を生じやすい．難治性であり，再発を繰り返す．Ⅱc＋Ⅲ型早期胃癌との鑑別が必要であるが，ある一定の範囲の陥凹面（Ⅱc面）はみられない．

胃潰瘍（急性潰瘍と慢性潰瘍）

■ 急性潰瘍

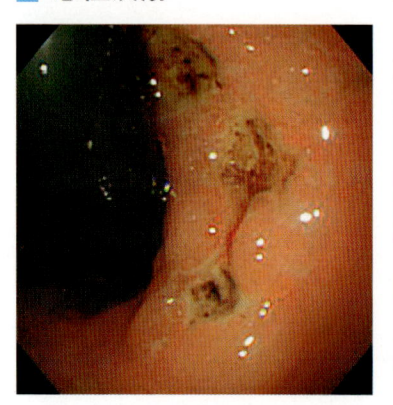

不整形の比較的浅い潰瘍が多発している．白苔がはみ出し，潰瘍底には凝血の付着もみられる．周囲には浮腫もみられ，このような時期に良悪性の鑑別は困難である．
　潰瘍が多発する傾向がある．急性期に良悪性を鑑別するのは難しく，経過を追うことが重要である．

■ 慢性潰瘍

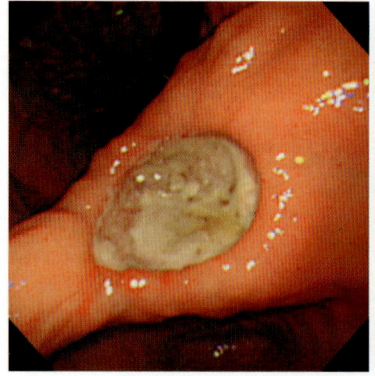

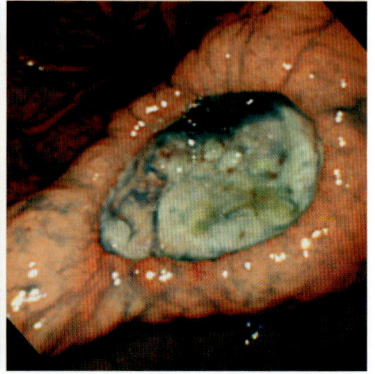

胃角部の深掘れ潰瘍である．前壁側にはわずかにひだの集中があり，再発性の慢性潰瘍であることが示唆される．潰瘍の辺縁には不整像はなく，良性潰瘍と診断できる．

Column

コラム ESD・EMR の適応病変（胃）

　ESD・EMR の絶対適応病変は，2 cm 以下の UL（−）肉眼的粘膜内癌（cT1a）と診断される分化型癌であるが，2010 年 10 月，「胃癌治療ガイドライン」[1]の改訂に伴い，これまでコメントとして付記されていた適応拡大病変が，絶対適応病変の次に併記された．すなわち，①2 cm を超える UL（−）の分化型 cT1a，②3 cm 以下の UL（+）の分化型 cT1a，③2 cm 以下の UL（−）の未分化型 cT1a の 3 グループに属する病変は，リンパ節転移の危険性がきわめて低く，適応を拡大してよい可能性があると明記されたのである．ただ適応拡大病変は EMR では不完全切除となる可能性が高いため，ESD を行うべきとしている．

　一方で，ガイドラインは随所に慎重さを求め，適応拡大病変の ESD は，現時点ではなお臨床研究として行うべきであると述べている．根治性の評価に関しても，治癒切除とは別に適応拡大治癒切除という項目を設定し，さらに上記 ① で未分化成分が長径で 2 cm を超えるもの，② で未分化成分を有するものは非治癒切除として追加外科手術を推奨している．また適応拡大治癒切除と判定した場合も，経過観察の内視鏡検査に加え，腹部超音波検査，CT 検査などで転移の有無を調べることが望ましいとしている．これらは，適応拡大病変に対する ESD の長期予後に関するエビデンスが乏しい現状においては，臨床医に求められる当然の慎重さと考えられる．

　SM 癌に関しては，根治性の評価・適応拡大治癒切除の項目の一つとして，3 cm 以下の分化型かつ深達度が pT1b（SM1）の場合が挙げられている．ただ術前に SM 微少浸潤を診断することは困難であり，現時点では肉眼的粘膜内癌を適応とせざるをえないと考えている．

　理論的には以上のとおりであるが，UL（+）病変に対する ESD の技術的困難さ，未分化型の範囲診断の難しさなどの臨床的要素も十分勘案し，治療に臨むことが重要である．

文　献
1) 日本胃癌学会 編：胃癌治療ガイドライン（医師用）．金原出版，東京，2010

（三島利之，長南明道）

胃　炎
（Schindler 分類/木村・竹本分類/Sydney system）　［胃］

伊藤公訓

Schindler 分類

　　内視鏡観察による胃炎の診断学は，1923 年，Schindler の研究に端を発する[1]．1950 年に発表された分類[2]を図 1[3]に示す．この分類では，慢性胃炎を①胃内に胃炎のみを認める特発性と，②他の胃病変に併存する随伴性に分け，さらに前者を表層性，萎縮性，肥厚性とに分類するものである．この分類が常に特筆される理由は，内視鏡（当時の胃鏡）診断と，組織診断を初めて詳細に対応させた点にあり，その後の各種分類の基本となっている．Schindler 分類は，後に本邦で発表された﨑田[4]，丹羽[5]らの分類にとって欠くことのできない基盤となった．木村・竹本分類が胃炎を広さで分類したのに対して，﨑田，丹羽分類では，胃腺の減少の程度をさらに軽度，中等度，高度に分けた．彼らの分類では，過形成性変化，腸上皮化生を萎縮に伴う変化と捉え，萎縮性過形成性胃炎といわゆる肥厚性胃炎を厳密に分けたのが特徴であり，Schindler 分類ではこの点が曖昧であった．

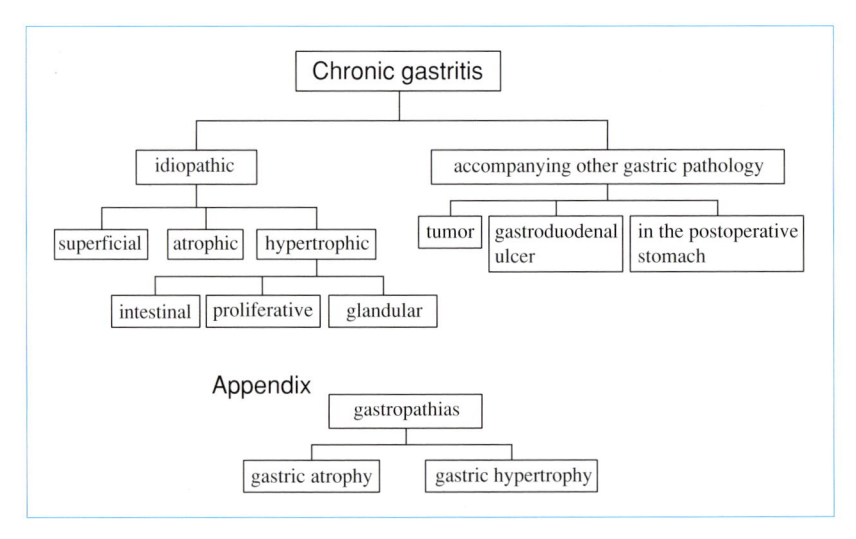

図 1　Schindler 分類
〔丹羽寛文：臨牀消化器内科　1994：9：9-16[3] より抜粋，一部改訂〕

木村・竹本分類

　　1966 年に竹本[6]，1969 年に木村・竹本[7]により，内視鏡的萎縮移行帯の概念が発表され，萎縮性胃炎に関する新たな分類法が確立した．これは胃粘膜萎縮の広がりを内視鏡的に診断する方法である（図 2[8]，3）．本邦において，胃炎の病態・進展は，Strickland らの分類

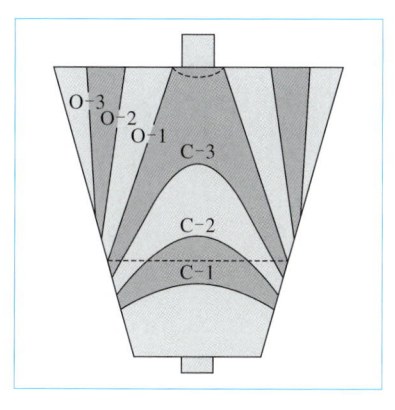

図2　内視鏡的萎縮境界
（木村・竹本分類による）

内視鏡的萎縮境界は，胃体部小弯側で噴門を越えない closed type（C-1～3）と，それを越え大弯側に進展する open type（O-1～3）に分類される．
〔木村　健：最新内科学大系．胃炎．1993[8]より抜粋〕

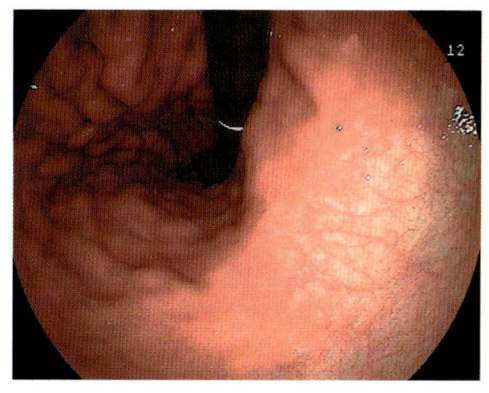

図3　内視鏡的萎縮境界
（木村・竹本分類による）

胃体部小弯の見上げ像．楔状の萎縮境界が認められる．境界より遠位の粘膜は菲薄化し白色調となっている．血管透見も明らかである．木村・竹本分類のC-2に相当する．

によるB型胃炎をベースとしていることを考えれば，この分類は非常に合理的である．組織学的には，内視鏡的萎縮移行帯は，（幽門腺，胃底腺の）中間帯近位部境界にほぼ一致する．中間帯がきわめて狭い例では，萎縮境界は明瞭な線として認識されるが，中間帯が幅広い場合，ないしは不規則な場合は，内視鏡的に認識されにくいこともある．

Sydney system

胃炎に関する国際的な共通言語をもつことは永年の懸案であった．1990年，シドニーで開催された第9回世界消化器病会議で，新たな胃炎に関する表記法（Sydney system）が提唱された[9]．これは，これまでの胃炎分類を基に，形態のみならず，成因や胃炎の広がりを意識した新しい表記法である．内視鏡的分類と組織学的分類の二つの部門から構成され

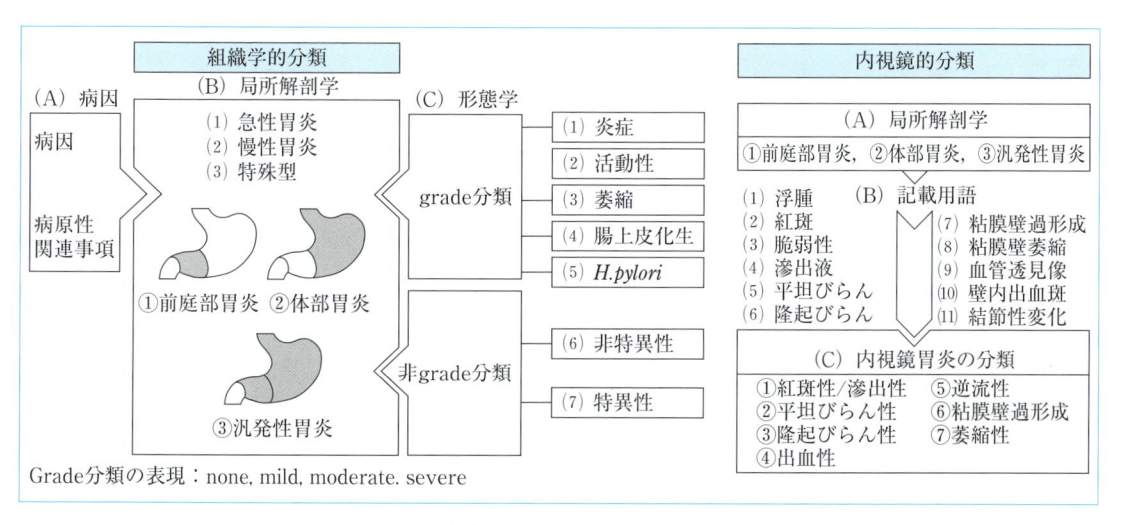

図4　Sydney system
〔春間　賢：日内会誌　1998；87：826-831[10]より抜粋〕

ている.

　内視鏡部門では，腫瘍，潰瘍などの局在病変を除く，すべての内視鏡的異常所見を胃炎と定義している．内視鏡所見としては，**図4**[10]のごとく11項目が記載されている．さらに分類としては，紅斑性/滲出性，平坦びらん性，隆起びらん性，出血性，逆流性，粘膜壁過形成性，萎縮性の七つの胃炎と，一つの胃症（うっ血性）に分類されている．今後は，本分類を用いて胃炎診断を表記することが望まれるが，実際には一つの胃に複数の胃炎所見を認めることもあり（たとえば体部に萎縮があり，前庭部に平坦びらんを認める場合など），日常診療に使用するには，いささか困難な面も否定できない．なお，1996年には改訂Sydney systemが発表され，生検組織による萎縮・非萎縮のgradingのこまかい記載法が定められ，5点定点生検を含む胃炎診断の国際基準が確立した[11]が，内視鏡所見については，ほとんど記載がない．

文　献

1) Schindler R：Lehrbuch und Atras der Gastroscopie. Lehmanns Verlag, Munchen, 1923
2) Schindler R：Gastroscopy—The Endoscopic Study of Gastric Pathology（2nd ed）. University of Chicago Press, Chicago, 1950
3) 丹羽寛文：Schindler分類をめぐって．臨牀消化器内科　1994；9：9-16
4) 田坂定孝，他：ガストロカメラによる胃疾患の研究．綜合臨牀　1957；6：1-16
5) 丹羽寛文：慢性胃炎に関する研究—ガストロ・カメラを中心とした経過観察的研究．Gastroenterol Endosc　1959；1：3-23
6) 竹本忠良：慢性胃炎の内視鏡診断の問題点．診断と治療　1966；54；1274
7) Kimura K, Takemoto T：An endoscopic recognition of the atrophic border and its significance in chronic gastritis. Endoscopy　1969；3：87
8) 木村　健：慢性胃炎—病態．井村裕夫，他 編：最新内科学大系．木村　健，他（専門編集）：第41巻 胃炎．254-261，中山書店，東京，1993
9) Misiewicz JJ, Tytgat GNJ, Goodwin CS, et al：The Sydney system—A new classification of gastritis. J Gastroenterol Hepatol（Working Party Reports），1990；1-10
10) 春間　賢：*Helicobacter pylori*と疾患　1．胃炎．日内会誌　1998；87：826-831
11) Dixon MF, Genta RM, Yardley JH, et al：Classification and grading of gastritis. The updated Sydney system. International Workshop on the Histopathology of Gastritis, Houston 1994. Am J Surg Pathol　1996；20：1161-1181

胃炎（Schindler 分類/木村・竹本分類/Sydney system）

■ 萎縮性胃炎
（Atrophic gastritis）

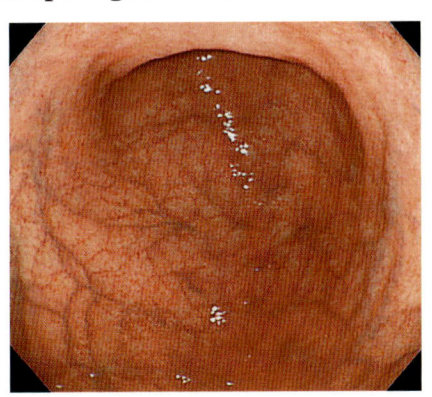

胃体部の見下ろし像．小弯，大弯のひだは完全に消失している．菲薄化した粘膜はまだらな灰白色調であり，血管透見が明らかである．

■ 紅斑性/滲出性胃炎
（Erythematous/Exdative gastritis）

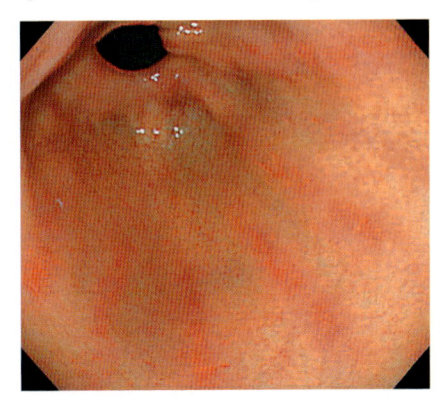

胃前庭部に縦走する線状発赤を認める．Schindler の分類などでは表層性胃炎（superficial gastritis）とされる内視鏡像である．組織学的には，粘膜表層部の軽度の炎症性変化にとどまり，萎縮を伴う H. pylori 関連胃炎とは質的に異なる．

■ 平坦びらん性胃炎
（Flaterosive gastritis）

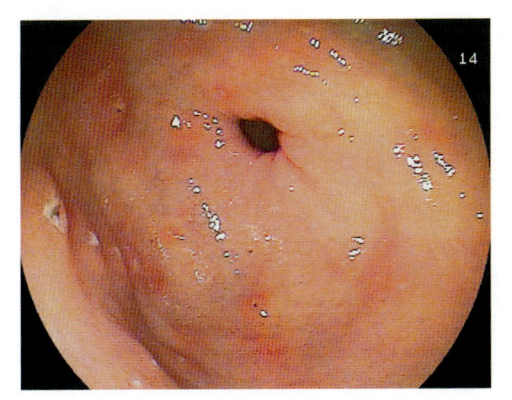

胃前庭部に白苔を伴う多発性の平坦びらんを認める．びらん周囲には発赤を伴っている．H. pylori 陰性の胃に多くみられる所見である．

■ 隆起びらん性胃炎
（Raised erosive gastritis）

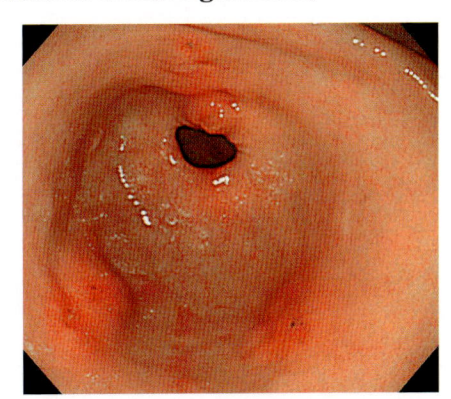

多発性の隆起びらんを散見する．なだらかな隆起の中心にびらんを伴う特徴的な形態で，いわゆる"たこいぼ胃炎"とも呼ばれているものである．組織学的には固有層内の炎症細胞浸潤に加え，幽門腺の過形成（びらんを中心として周辺の粘膜が隆起している）がみられる．

胃炎（Schindler 分類/木村・竹本分類/Sydney system）

■ 過形成性胃炎
（Hyperplastic gastritis）

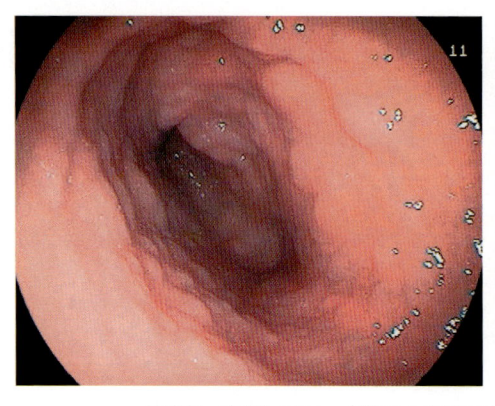

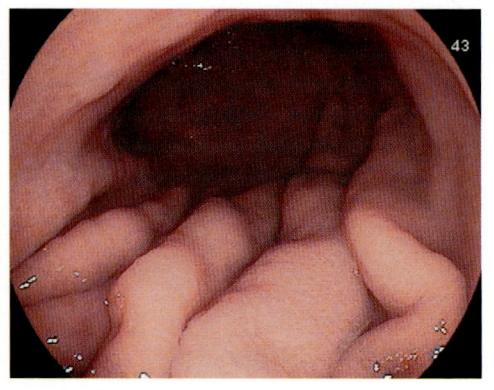

前庭部（左図）では，多数の大小不同結節状隆起がみられる．組織学的には幽門腺の萎縮および腺窩上皮の過形成性変化が認められる．腸上皮化生が混在していることも多い．右図は同じ症例の胃体部粘膜であり，大弯の粘膜ひだ肥厚が著明である．組織学的には，前庭部同様に固有胃腺の萎縮と腺窩上皮の著しい過形成がみられる．

■ 萎縮性胃炎に伴う特異型腸上皮化生
（Intestinal metaplasia）

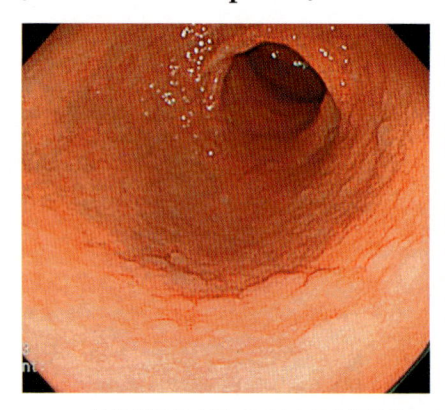

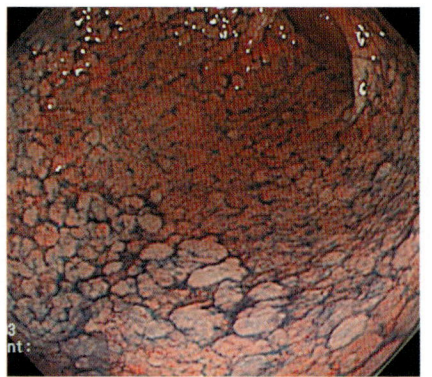

萎縮性胃炎症例の胃前庭部内視鏡像である．全周性に大小の褪色調扁平隆起がみられる．右の色素散布像では，その存在が明瞭となる．組織学的には高度の萎縮を伴う腸上皮化生粘膜であり，組織学的に Paneth 細胞の出現を伴わない不完全型腸上皮化生であることが多い．分化型胃癌の発生母地として因果関係が指摘されている．

Column
コラム *H. pylori* と胃炎，胃潰瘍

　日本人の組織学的胃炎のほとんどは，*Helicobacter pylori*（*H. pylori*）感染によって起こる．すなわち，組織学的胃炎の有無を正しく診断できれば，*H. pylori* 感染診断は内視鏡観察のみで概ね可能である．通常内視鏡観察で，もっとも組織学的胃炎と対応する所見は，胃体部のひだの変化であろう．小弯のひだの消失や大弯のひだの肥厚，蛇行を見た場合，組織学的胃炎がある（すなわち *H. pylori* 陽性）としてほぼ間違いない．一方，前庭部での内視鏡所見は組織学的変化との対応が意外に難しい．十二指腸潰瘍症例でみられる前庭部優位型胃炎では，内視鏡所見から組織学的胃炎の状態を類推することが難しいことも少なくない．

　胃潰瘍においても，*H. pylori* 感染が主因であるが，一方で NSAID などによる薬剤起因性潰瘍も近年増えつつある．内視鏡所見からその主因が *H. pylori* なのか NSAID なのかを推測することは困難なこともあり，実際両者が併存することも少なくない．しかし，典型的な NSAID 起因性潰瘍のイメージをもっておくことは重要である．*H. pylori* 陰性の NSAID 起因性胃潰瘍症例の典型的な内視鏡像は，「前庭部に認められる不整な多発性潰瘍」である．

〈伊藤公訓〉

胃ポリープ（山田分類）　［胃］

仲吉　隆，田尻久雄

歴史，定義，そして病理に及ぶ中村[1]の研究によると，「polyp という名称は，many footed を意味するラテン語由来の言葉で，最初は烏賊の名称」であった．後に動物学的用語に，さらに医学用語に導入され，初めは鼻の有茎腫瘤に使用されていたが，「その後，次第に鼻腔のみならず消化管の粘膜に発生した有茎の腫瘤に対しても適用されるようになったものであり，本来肉眼的な形状に由来する名称であり，大部分の人は上皮性の腫瘤で粘膜起源のものに用いている」と述べ，「本来肉眼的な形状に由来することを忘れてはならない」と強調している．さらに「形状は有茎でも無茎でもかまわないし，大きさも限定するわけにはいかない．しかしそれはあくまで周囲から判然と識別しうる隆起でなければならない」とし，そして「"ポリープ"とは"胃粘膜の局所的異常増殖により胃内腔へ突出した周囲粘膜から判然と識別し得る腫瘤であって，肉眼的に良性ポリープ由来を証明できない癌を除外したもの"」と定義している．

山田の胃隆起性病変の肉眼分類

山田ら[2]は胃ポリープなる名称を使用せず，胃内腔に突出した病変すべてを胃隆起性病変として一括し，その起始部の形態から4型に分類している（図）．この分類は，胃炎性隆起，粘膜下腫瘍，隆起型早期胃癌などのすべての隆起性病変を含み，良性・悪性の区別や上皮性・非上皮性の区別など組織学的所見とは無関係である．

隆起Ⅰ型：隆起の起始部が滑らかで，明確な境界線を形成しないもの．
隆起Ⅱ型：隆起の起始部に明確な境界線を形成しているが，くびれを認めないもの．
隆起Ⅲ型：隆起の起始部に明らかなくびれを形成しているが，茎の認められないもの．
　　　　　すなわち半球〜球形のものを平面上に載せたような形である．
隆起Ⅳ型：明らかに茎のあるもの．

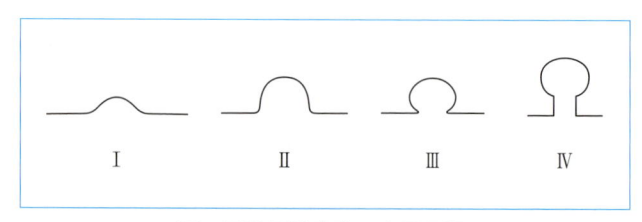

図　胃隆起性病変の肉眼分類
（山田達哉，福富久之：胃隆起性病変．胃と腸　1966；1：145-150[2]より引用）

病理組織学的所見からみた肉眼所見の特徴

　良性の隆起性病変の病理組織学的分類にはWHO分類に準じて過形成性ポリープと腺腫に大別されることが多い．その病理組織学的所見からみた肉眼所見の特徴は，過形成性ポリープは胃前庭部に好発し，大きさは直径0.5 cm以下から3 cmくらいまでであり，山田のⅡ型，Ⅲ型，Ⅳ型の形態をとる．腺腫は褪色調の扁平な隆起性病変としてみられることが多く，表面は比較的平滑または粗大顆粒状で，山田のⅡ型，Ⅲ型の形態をとる．

文　献
1) 中村卓次：胃ポリープ．日本臨牀　1964；22：1979-1987
2) 山田達哉，福富久之：胃隆起性病変．胃と腸　1966；1：145-150

胃ポリープの分類（山田分類）

■ 山田Ⅰ型ポリープ

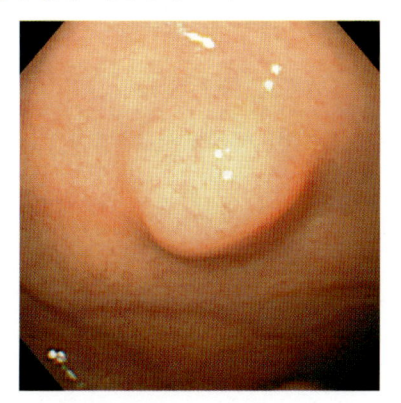

胃体上部前壁，大きさ約5 mm大，隆起の起始部が滑らかで，明確な境界線を形成していない隆起．

■ 山田Ⅱ型ポリープ

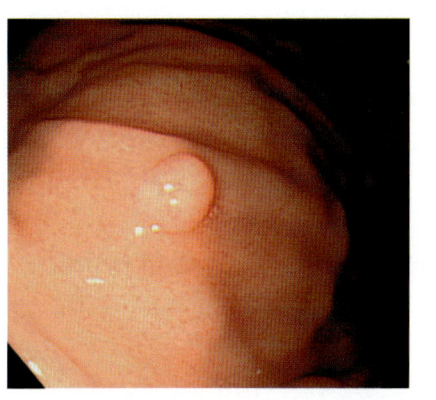

胃体中部後壁，大きさ3 mm大，同色調，隆起の起始部に明確な境界線を形成しているが，くびれの認められない隆起．

■ 山田Ⅲ型ポリープ

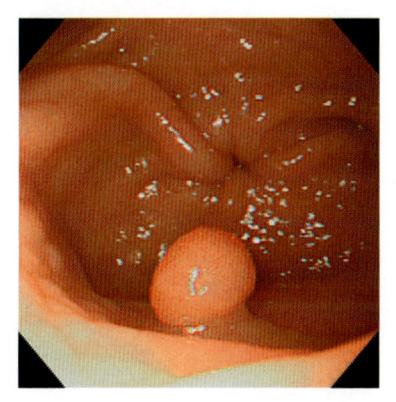

胃幽門部大弯，大きさ10 mm大，発赤調，隆起の起始部に明らかなくびれを形成しているが，茎の認められない隆起．

■ 山田Ⅳ型ポリープ

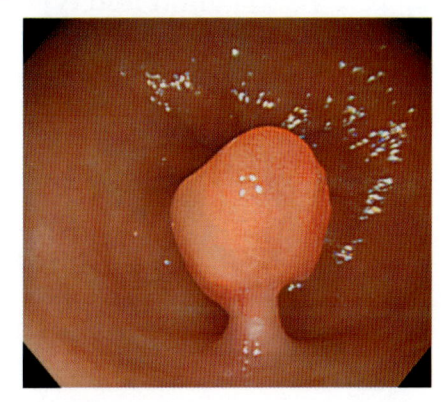

胃幽門部大弯，大きさ15 mm大，発赤調，有茎性隆起．

悪性リンパ腫
（佐野分類/『胃と腸』胃悪性リンパ腫編集小委員会の分類）　［胃］

中村常哉

　胃悪性リンパ腫の肉眼分類の代表的なものとして佐野分類[1]と『胃と腸』胃悪性リンパ腫編集小委員会の分類[2]（以下，「胃と腸分類」と略す）がある．これらは MALT（mucosa associated lymphoid tissue）リンパ腫[3]の概念が提唱される前に発表されているが，胃悪性リンパ腫の肉眼分類の基本として現在でも広く用いられている（表）．

佐野分類

1．表層型（superficial type）
　肉眼的に早期胃癌の 0-Ⅱc，0-Ⅱc＋Ⅲ型との鑑別が必要．0Ⅱc 様に集中するひだは中心に向かって凹のやせを示すが，全周性に追えず非連続性である．

2．潰瘍型（ulcer type）
　消化性潰瘍の所見が目立つ型で，進行癌では 3 型，早期癌では 0Ⅲ＋Ⅱc 型癌との鑑別を必要とする．粘膜ひだの集中が著明である．

3．隆起型（polypoid type）
　粘膜隆起を主体とし 1 型または 0-Ⅰ型の早期癌の外見を呈するものが多い．

4．決潰型（fungated type）
　2 型様に境界は比較的限局し，隆起表面は大きく決潰し，その内部には不規則なポリポイド様隆起をみるものである．粘膜ひだの集中がみられないのが普通である．

5．巨大皺襞型（giant fold type）
　粘膜ひだの巨大皺襞性肥厚を主体とする型で，びまん性または限局性に出現する．4 型癌あるいは肥厚型胃炎（メネトリエ病）との鑑別が必要．肥厚性胃炎では巨大皺襞の幅，太さに規則性をもって腫大しているのに対し，リンパ腫の場合のそれは走行が不規則で結

表　胃悪性リンパ腫の肉眼分類

佐野分類	「胃と腸」胃悪性リンパ腫編集小委員会の分類
表層型 潰瘍型	表層拡大型
隆起型 決潰型	腫瘤形成型
巨大皺襞型	巨大皺襞型

節状に隆起している．また癌に比較して胃壁の伸展性が比較的維持されている．

胃と腸分類

（A）表層拡大型，（B）腫瘤形成型，（C）巨大皺襞型の三つの型からなる．佐野分類と比較すると，（A）表層拡大型が表層型と潰瘍型に，（B）腫瘤形成型が隆起型と穿潰型に，（C）巨大皺襞型が巨大皺襞型に対応する．

文　献
1) 佐野量三：胃と腸の臨床病理ノート．胃の悪性リンパ腫．医学書院，東京，1977；159-172
2) 八尾恒良，中沢三郎，中村恭一，他：胃悪性リンパ腫の集計成績．胃と腸　1980；15：906-908
3) Isaacson P, Wright DH：Malignant lymphoma of mucosa-associated lymphoid tissue. A distinctive type of B-cell lymphoma. Cancer　1983；52：1410-1416

悪性リンパ腫（佐野分類）

■ 表層型（superficial type）

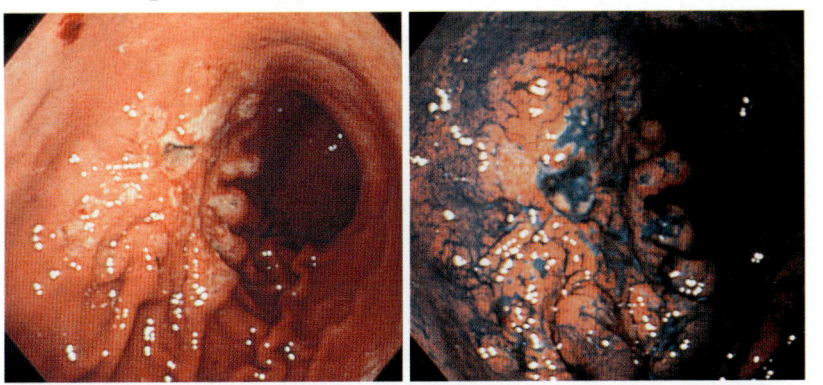

早期胃癌の0 IIc＋III型に類似しているが，集中する襞に中断や虫食い様の所見はない．病巣の局面には潰瘍が多発している．佐野分類の表層型，胃と腸分類の表層拡大型に相当する．

■ 潰瘍型（ulcer type）

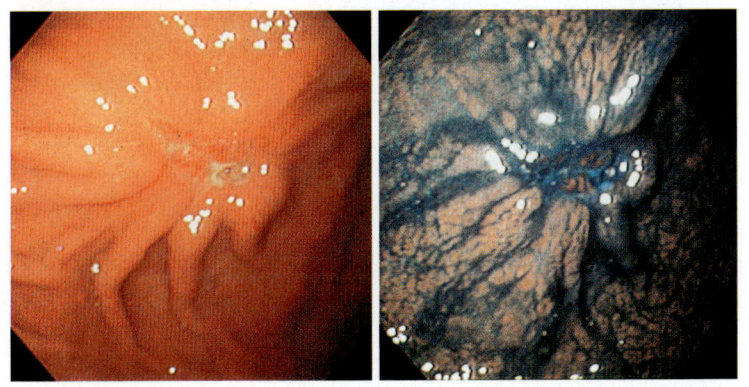

3型胃癌類似の所見を呈する．粘膜ひだの集中が著明であるが，陥凹辺縁に癌の不整さが乏しい．

悪性リンパ腫（佐野分類）

■ 隆起型（polypoid type）

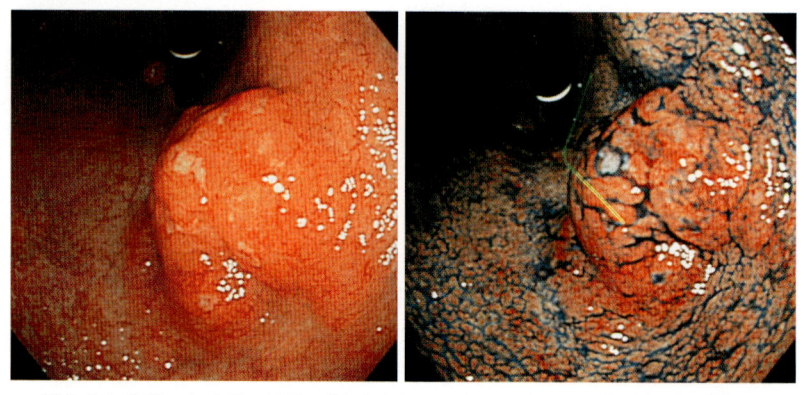

明らかな隆起であるが，表面にびらんを認めるものの多くは正常の粘膜に覆われている．

■ 決潰型（fungated type）

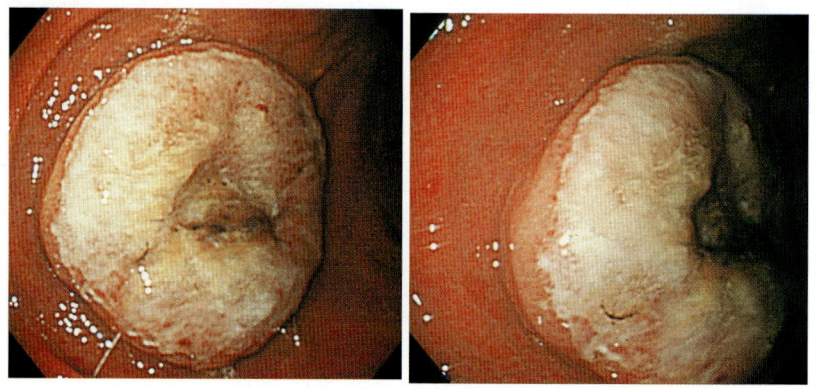

2型進行癌様であるが，陥凹の辺縁は癌の不整さに欠ける．

■ 巨大皺襞型（giant fold type）

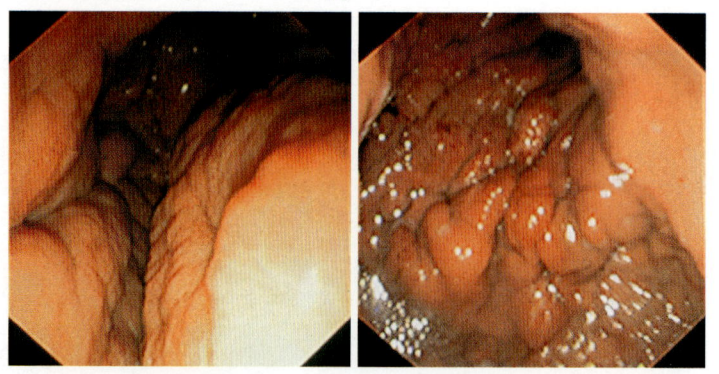

粘膜ひだの巨大皺襞性肥厚を認める．4型癌に比して胃壁の伸展性が比較的維持されている．

コラム　胃型形質の分化型癌

　国際的に胃癌の組織学的分類法としては Lauren による分類（Intestinal type と Diffuse type に分類）がよく用いられる．これは，本邦で用いられる分化型，未分化型という分類にほぼ対応している．Correa[1]が提唱した分化型胃癌に至る sequence によると，正常胃粘膜は，表層性胃炎，萎縮性胃炎，腸上皮化生，dysplasia を経て分化型癌へと進展するとされている．

　近年，胃癌細胞が発現する粘液形質により，胃型と腸型（胃腸混合型，無発現型）に分類する方法が提唱されている．Correa 学説のごとく，多くの分化型癌では腸上皮化生粘膜を背景に有するため，癌細胞も腸型形質を保持していることが予想される．ところが実際は分化型腺癌の 20～30％は胃型形質を示すことが最近の研究で明らかとなった．

　胃型形質を有する分化型腺癌（図）は特有の臨床病理学的特徴を有している．組織学的には細胞異型，構造異型が軽度である反面，病変内に未分化型癌成分が混在する割合が高いとされる．内視鏡的には Ⅱb 様の側方進展傾向が強く，しばしば病変の境界を認識しにくいのも大きな特徴である．

　すなわち，診断しにくく，潜在的な悪性度も高い．今後，内視鏡治療を行う際に問題となる特別な疾患単位となるかもしれない．内視鏡治療医泣かせの胃癌といえよう．

文　献

1) Correa P：*Helicobacter pylori* infection and gastric cancer. Cancer Epidemiol Biomarkers Prev　2003；12：238s-241s

（伊藤公訓）

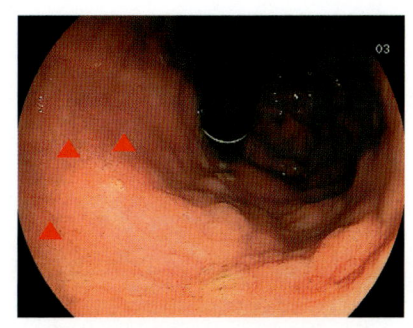

図　胃型形質の分化型癌の内視鏡像
やや褪色調の平坦隆起性の病変であるが，腫瘍の側方断端が不明瞭である．この病変においても褪色域（赤矢頭）のさらに側方に癌の進展を認めた．

MALT リンパ腫　　［胃］

大仁田賢，磯本　一

　胃悪性リンパ腫の肉眼分類として佐野の分類（表層・潰瘍・隆起・決潰・巨大皺襞）[1]や「胃と腸」胃悪性リンパ腫編集小委員会の分類（表層拡大・腫瘤形成・巨大皺襞）[2]が汎用されている（表）．胃MALT（mucosa-associated lymphoid tissue）リンパ腫もこれらの分類に準じて分類されるが，多くの例で表層型に集約される多彩な像を示す．中村は表層（胃炎類似型，Ⅱc様陥凹型，多発潰瘍型）・腫瘤・肥厚・混合の4型に分類しており，潰瘍性病変は表層型か腫瘤型のいずれかに入れている[3]．表層型の所見は早期胃癌との鑑別が必要であるが，その鑑別のポイントは，病変の多発性に加え，病変の境界が不明瞭，敷石状粘膜や褪色調粘膜を併存することが多いことなどである[4]．

文　献
1) 佐野量三：胃と腸の臨床病理ノート．胃の悪性リンパ腫．159-172，医学書院，東京，1977
2) 八尾恒良，中沢三郎，中村恭一，他：胃悪性リンパ腫の集計成績．胃と腸　1980；15：903-908
3) 中村昌太郎，飯田三雄：消化管悪性リンパ腫の臨床．日消誌　2001；98：624-635
4) 江口貴子，小田一郎，斉藤大三：胃MALTリンパ腫の内視鏡診断と長期経過．消化器内視鏡　2004；16：1399-1404

表　胃悪性リンパ腫とMALTリンパ腫の肉眼分類

佐野分類[1]	「胃と腸」胃悪性リンパ腫編集小委員会の分類[2]	中村分類[3]
表層型 潰瘍型	表層拡大型	表層型 ・胃炎類似型 ・Ⅱc様陥凹型 ・多発潰瘍型
隆起型 決潰型	腫瘤形成型	腫瘤型
巨大皺襞型	巨大皺襞型	肥厚型
―	―	混合型

佐野分類，「胃と腸」胃悪性リンパ腫編集小委員会の分類は悪性リンパ腫の分類．

MALT リンパ腫（中村分類）

■ 表層型（胃炎類似型）

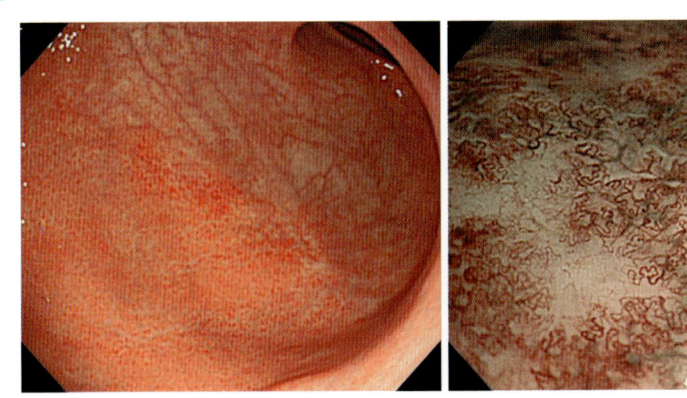

褪色調の粘膜で瘢痕様にも見える．NBI拡大観察（右図）では白色調のリンパ濾胞様構造，拡張，蛇行した血管を認める．病変内に背景粘膜と同様の腺管構造を認める．

■ 表層型（Ⅱc様陥凹型）

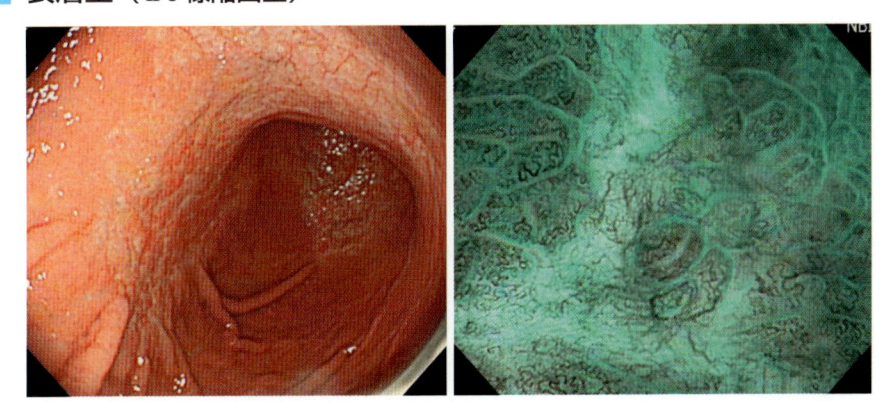

早期胃癌の0-Ⅱc型に類似しているが，集中するひだに中断や虫食い様の所見はない．褪色調，発赤調の色調が混在し，顆粒状粘膜を認める．クリスタルバイオレット染色後のNBI拡大観察（右図）では，腺管の膨化，無構造領域，蛇行・分岐した走行異常の血管を認める．

■ 表層型（多発潰瘍型）

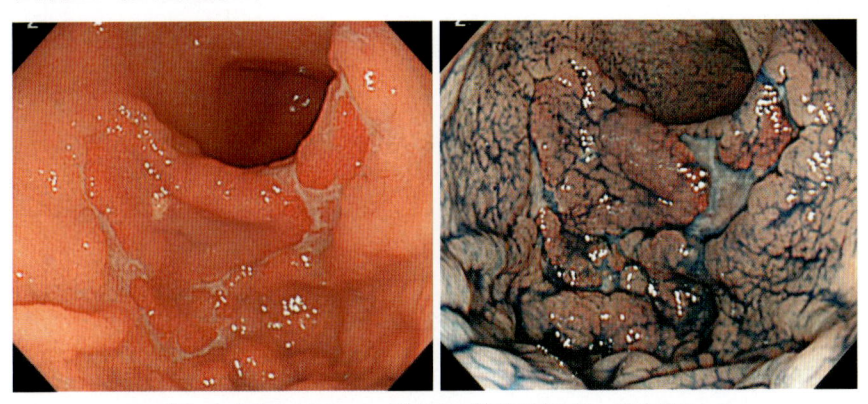

地図状の多発潰瘍を認める．潰瘍間の粘膜は発赤調，顆粒状である．

Ⅲ．疾患別内視鏡像　［胃］

MALT リンパ腫（中村分類）

■ 腫瘤型

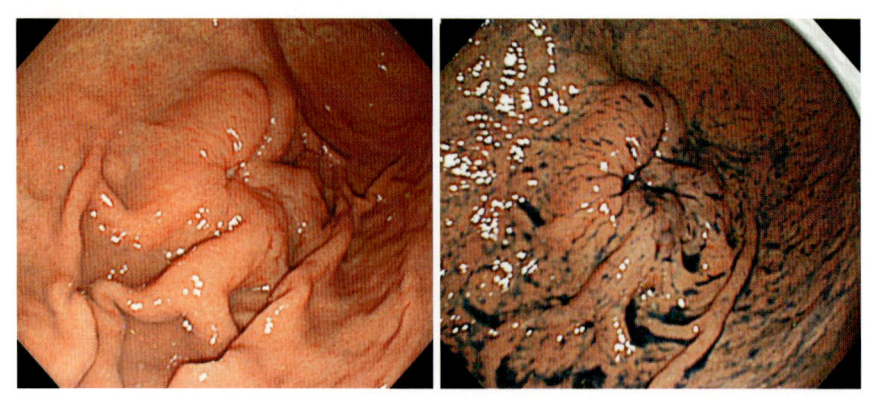

粘膜下腫瘍様の隆起を認める．中心に潰瘍を伴っている．隆起部分の粘膜には上皮性の変化は認めない．

■ 肥厚型

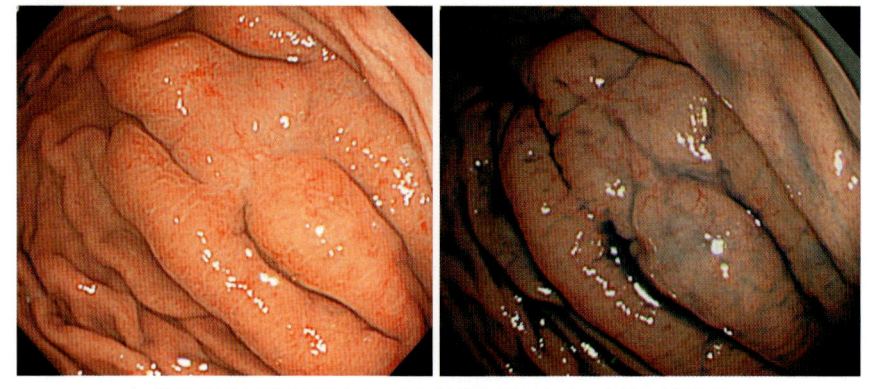

粘膜ひだの肥厚を認める．色調は褪色調であり，血管の拡張が目立つ．4型胃癌と比べると胃壁の伸展性がよい．

Column
コラム
H. pylori と胃癌,MALT リンパ腫

　Helicobacter pylori（*H. pylori*）感染が胃発癌の重要な因子であることは,もはや疑いの余地がない.多数の疫学的研究や動物モデルでの実験結果がこれを裏づけている.早期胃癌の内視鏡的治療後症例を対象とした本邦の無作為化前向き試験により,*H. pylori* 除菌治療は二次癌の発症率を約 1/3 に減少させることが示された[1].この研究結果により,2010 年 6 月,「早期胃癌に対する内視鏡的治療後胃」が除菌治療の適応に追加承認された.しかしながら,*H. pylori* 除菌治療で陰性化した状態と,元来 *H. pylori* 陰性の胃粘膜とは,発癌のリスクが異なっていることは容易に理解できる.感染直後（おそらく幼小児期）に除菌をすると,本来の陰性者に近い状態になることが期待できるが,高齢になって除菌しても,そうはいかない.実際に何歳までに除菌をすると有効な発癌予防が得られるのか,いわゆる point of no return をどこに設定できるかが,今後臨床的に重要であろう.

　胃癌と同様,胃 MALT リンパ腫も除菌治療の適応に追加承認された.除菌治療が胃 MALT リンパ腫の有効な治療法として確立したことは,患者にとってこの上ない福音となった.しかし,内視鏡診断のみならず,組織学的にも胃 MALT リンパ腫を正確に診断することは決して容易ではない.とくに,病理診断においては各病理医による診断基準に多少の差があるのも事実であり,実際の現場では本症に精通した病理医に診断を求めることも多いのではないだろうか.正確な診断を得るためには,内視鏡医と臨床病理医との密な連携が重要といえる.

文　献
1) Fukase K, Kato M, Kikuchi S, et al；Japan Gast Study Group：Effect of eradication of *Helicobacter pylori* on incidence of metachronous gastric carcinoma after endoscopic resection of early gastric cancer：an open-label, randomised controlled trial. Lancet　2008；372：392-397

〈伊藤公訓〉

NBI併用胃拡大内視鏡による早期胃癌のVS classification system

［胃］

八尾 建史，岩下 明德，松井 敏幸

◎ 拡大内視鏡診断の原則

　NBIを胃粘膜の拡大内視鏡観察に併用すると，微小血管構築像（V, microvascular pattern）と表面微細構造（S, microsurface pattern）が視覚化される．筆者らは，これらの拡大内視鏡所見を系統的に解析し診断に用いる診断体系 VS classification system を提唱している[1〜5]．原則は，VとSについて，独立して別々に判定し，一定の診断基準に照らし合わせ，これらの所見を統合して診断を行うことである[1〜5]．

◎ 正常胃拡大内視鏡所見（図1）

　正常な胃粘膜の拡大内視鏡像は，体部腺領域と幽門腺領域では，まったく異なっている[6),7)]．

1．正常胃体部腺粘膜（normal gastric fundic gland mucosa，図1a）

　NBI併用拡大内視鏡所見
　　微小血管構築像（V）：Regular honeycomb-like SECN pattern with a regular CV pattern
　　表面微細構造（S）：Regular oval CO pattern and circular MCE pattern

　V：褐色に描出される上皮下毛細血管（subepithelial capillary；SEC）とシアン調に視覚化される集合細静脈（collecting venule；CV）からなる．SECの個々の形態は，正多角形を呈し，それらが上皮下で吻合を繰り返し，規則的な蜂の巣状（honeycomb-like）の上皮下毛細血管網〔subepithelial capillary network（SECN）pattern〕を形成している．これらのSECNはCVに灌流している．正常体部腺粘膜では，SECやCVの形態や配列は規則的である．
　S：褐色の腺開口部（crypt-opening；CO）と白色半透明の腺窩辺縁上皮（marginal crypt epithelium；MCE）からなる．COの形態は類円形であり，周囲を類円形MCEにより縁取られている．

2．正常胃幽門腺粘膜（normal gastric pyloric grand mucosa，図1b）

　NBI併用拡大内視鏡所見
　　微小血管構築像（V）：Regular coil-shaped SECN pattern with absence of a regular CV pattern
　　表面微細構造（S）：Regular polygonal/curved MCE pattern
　V：褐色に描出されるSECを認めるが，体部腺粘膜と異なりシアン調に視覚化される

<a> 正常胃体部腺粘膜
V：Regular honeycomb-like SECN pattern with a regular CV pattern
S：Regular oval CO pattern and circular MCE pattern

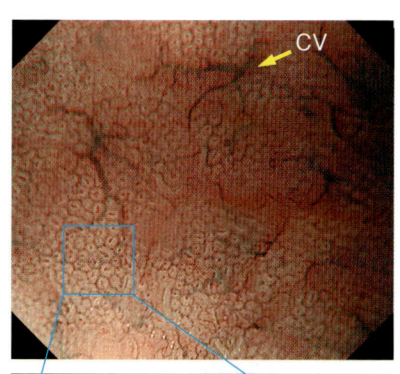

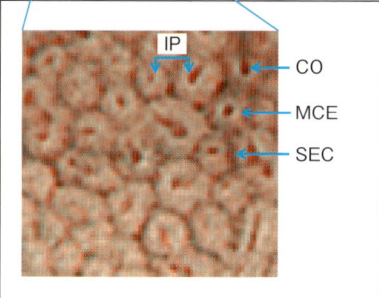

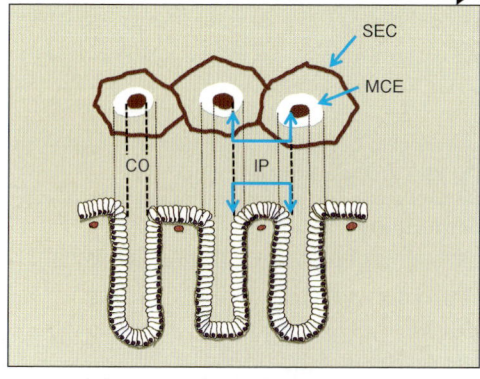

<b> 正常胃幽門腺粘膜
V：Regular coil-shaped SECN pattern with absence of a regular CV pattern
S：Regular curved/polygonal MCE pattern

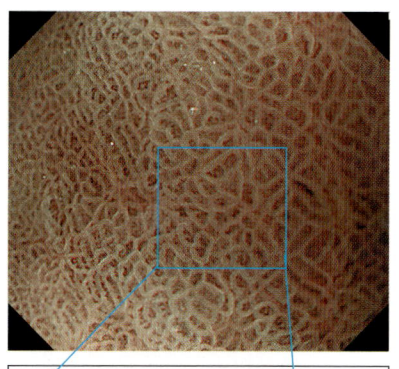

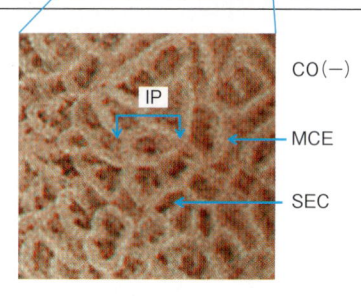

NBI拡大内視鏡像と解剖学的所見

NBI拡大内視鏡像と解剖学的所見
前庭部では，体部と異なり腺窩上皮が垂直でないので，こげ茶色のCOそのものは，視覚化されない．

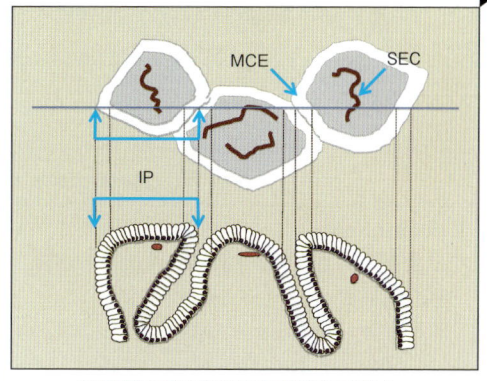

粘膜表層部の解剖学的構造（下段）とNBI併用拡大内視鏡像（上段）との対応

粘膜表層部の解剖学的構造（下段）とNBI併用拡大内視鏡像（上段）との対応

図1　正常胃体部腺粘膜・幽門腺粘膜のNBI併用拡大内視鏡像

CO：crypt-opening（腺開口部），CV：collecting venule（集合細静脈），
IP：intervening part（窩間部），MCE：marginal crypt epithelium（腺窩辺縁上皮），
SEC：subepithelial capillary（上皮下毛細血管），SECN：subepithelial capillary network（上皮下毛細血管網）

CV が認められる頻度は低い．SEC の個々の形態はコイル状ないし開放性ループ状である．これらが規則的に配列し regular coil-shaped SECN pattern を呈している．

　S：白色半透明に視覚化される MCE からなり，正常体部腺粘膜と異なり，褐色の CO が視覚化されることは，まれである．MCE の形態は，多角形（polygonal），または弧状（curved）であり，配列は規則的である．

◯ 拡大内視鏡による早期胃癌診断体系：VS classification system[1)~5)]

1．NBI 併用胃拡大内視鏡により視覚化される解剖学的構造（表 1）

　V については，SEC，CV，微小血管（microvessel；MV）である．病的な状態で出現する血管については，毛細血管，細静脈，新生血管の区別がつかないので，MV と総称している．

　S については，MCE，CO，窩間部（intervening part；IP）である．そのほかの S の指標として，LBC（light blue crest）[8)]と，WOS（白色不透明物質，white opaque substance）[9)]がある．

　LBC は，NBI 併用拡大観察において，腸上皮化生の刷子縁（brush border）に一致して，青白い線状の反射光が観察される現象である．腺窩辺縁上皮の腺腔側に腺窩を縁取るように視覚化される．NBI でのみ観察される現象である．腸上皮化生の客観的所見として注目されている．一般的には，境界診断の際，規則的な LBC が消失した所見が，癌と非癌の境界線（demarcation line；DL）を同定する際に，有用な指標となる．

　WOS は，上皮表層に存在し，粘膜上皮下の血管を不可視化する．IP 表面上皮に局在する．白色光観察でも観察できるが，NBI ではより明瞭である．WOS が存在する場合は，微小血管像が観察できないので，absent MV pattern と表記し，血管の代わりに WOS の形態を癌・非癌の鑑別診断の指標に用いる．腺腫では，形状は均一，配列は規則的，分布は対称性である．すなわち VS classification は，absent MV pattern plus regular MS pattern である．癌では形状は不均一，配列は不規則で，非対称的な分布を呈する．すなわち VS classification は，absent MV pattern plus irregular MS pattern である（具体例を p.404 に示す）．

表 1　VS classification system に用いる解剖学的指標

V components	S components
上皮下毛細血管 subepithelial capillary（SEC）	腺窩辺縁上皮 marginal crypt epithelium（MCE）
集合細静脈 collecting venule（CV）	窩間部 intervening part（IP）
微小血管 microvessels（MV）	腺開口部 crypt-opening（CO）
	Light blue crest（LBC）
	White opaque substance（WOS）

表 2　VS classification

V：regular/irregular/absent
S：regular/irregular/absent

表 3　Criteria for cancerous lesion by VS classification sytem

（1）or（2）can be diagnosed as cancerous lesion
　（1）Presence of irregular MV（microvascular）pattern with a demarcation line
　（2）Presence of irregular MS（microsurface）pattern with a demarcation line

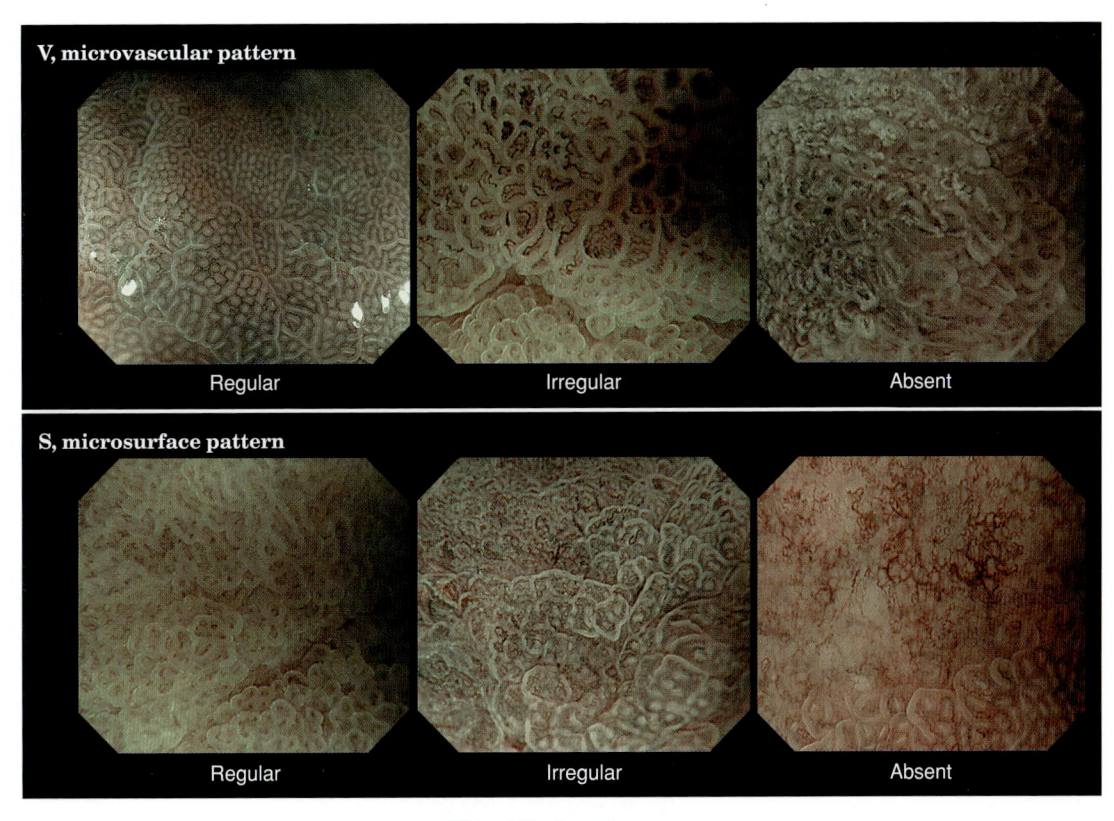

図2　VS classification

表4　VS classification system による局在病変の癌・非癌の鑑別診断

1. Demarcation line の有無について判定する．
2. V：微小血管像．個々の形態と分布・配列について解析する．
3. S：表面微細構造．個々の形態と分布・配列について解析する．
4. V，S それぞれについて，Regular，Irregular，Absent に分類する．
5. 癌・非癌の診断基準に照らし合わせる．

2．癌・非癌を鑑別診断する VS classification system（表2，3）

　以上の V と S を指標にした診断体系は，さまざまな臨床応用の可能性がある．まずは，癌と非癌を鑑別することが臨床的に重要である．本診断体系は，まず，Barrett 腺癌の拡大内視鏡診断体系として，筆者らが考案し[10),11)]，その後，胃腺癌の診断に応用した[1),2)]．そして，筆者・ヨーロッパ・英国の3カ国の内視鏡医でコンセンサスを得た診断体系として「Endoscopy」誌に報告した[3)]．

　それによると，上記の V と S の解剖学的指標を用い，V と S それぞれについて，regular（整）/irregular（不整）/absent（視認できない）と分類する（表2，図2）．そしてこれらの所見を統合し，一定の診断基準に基づいて，癌・非癌の診断をする．

　VS classification system に用いる癌・非癌の診断基準（表3）は，下記の ① または ② を満たす場合を癌と診断し，それ以外を非癌と診断する．

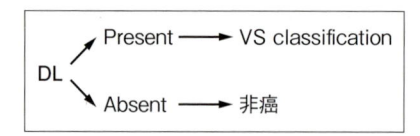

図3 Demarcation line（DL）

まず，DL の有無を判定する．病変の境界部に，明瞭な DL がない場合は，非癌と診断し，明瞭な DL がある場合は，VS classification を行う．

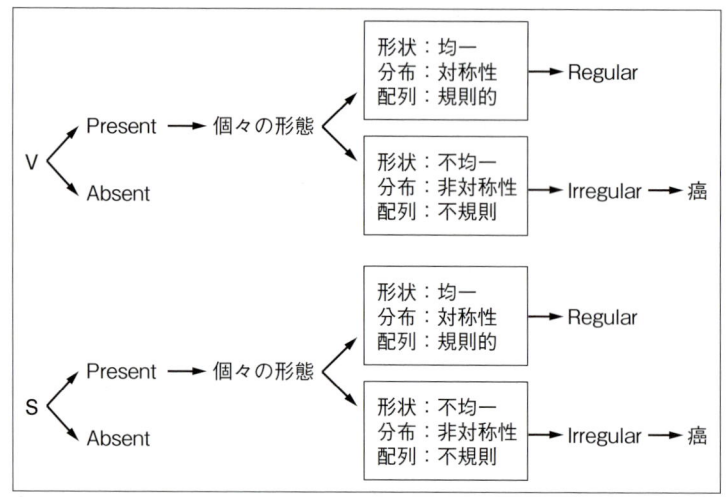

図4 VS classification

V：微小血管像を視認できる場合は，まず，微小血管（V）の個々の形態を判定する．その後，V の互いの形態学的特徴について，① 形状（均一 vs. 不均一），② 分布（対称性 vs. 非対称性），③ 配列（規則的 vs. 不規則）を判定し，regular MV pattern または，irregular MV pattern に分類する．

S：表面微細構造を視認できる場合は，まず，表面微細構造（S）の個々の形態について判定する．その後，S の互いの形態学的特徴について，① 形状（均一 vs. 不均一），② 分布（対称性 vs. 非対称性），③ 配列（規則的 vs. 不規則）を判定し，regular MS pattern または，irregular MS pattern に分類する．

① Irregular MV pattern with a DL

病変と背景粘膜に明瞭な DL が存在し，かつ，DL の内側に不整な微小血管像（irregular MV pattern）を認める場合を指す．

② Irregular MS pattern with a DL

病変と背景粘膜に明瞭な DL が存在し，かつ，DL の内側に不整な表面微細構造（irregular MS pattern）を認める場合を指す．

VS classification system の原則は，上記した解剖学的指標を用いて，V と S それぞれについて別々に独立して解析することである（**表4，図3，4**）．実際の読影法[12]については，p.402〜404 に示す．

VS classification system の臨床応用

現在まで報告されている臨床的有用性は，以下のとおりである．

1）早期胃癌の術前範囲診断[13)〜15)]
2）早期胃癌（0-Ⅱb，微小癌）と限局した胃炎の鑑別診断[16)〜18)]
3）扁平隆起性病変における癌と腺腫の鑑別診断[9)]

文　献

1) Yao K, Takaki Y, Matsui T, et al：Clinical application of magnification endoscopy and narrow-band imaging in the upper gastrointestinal tract：New imaging techniques for detecting and characterizing GI neoplasia. Gastrointest Endosc Clin North Am　2008；18：415-433
2) Yao K, Iwashita A, Matsui T：A new diagnostic classification system by magnification endoscopy and narrow-band imaging in the stomach：microvascular（MV）architecture and microsurface（MS）structure. Tajiri H, Nakajima M, Yasuda K（eds）：New Challenges in Gastrointestinal Endoscopy. 169-176, Springer, 2008
3) Yao K, Anagnostopoulos GK, Ragunath K：Magnifying endoscopy for diagnosing and delineating early gastric cancer. Endoscopy　2009；41：462-468
4) 八尾建史：VS classification system の提唱—NBI 併用拡大内視鏡所見を解析する原則．八尾建史 著：胃拡大内視鏡．89-90，日本メディカルセンター，東京，2009
5) 八尾建史：早期胃癌診断に用いる VS classification system．八尾建史 著：胃拡大内視鏡．107-111，日本メディカルセンター，東京，2009
6) Yao K, Oishi T：Microgastroscopic findings of mucosal microvascular architecture as visualized by magnifying endoscopy. Dig Endosc　2001；13（Suppl）：S27-S33
7) 八尾建史：NBI 併用胃拡大内視鏡所見の成り立ち—腺上皮において狭帯域光は解剖学的に何をどのように視覚化するか？．八尾建史 著：胃拡大内視鏡．75-87，日本メディカルセンター，東京，2009
8) Uedo N, Ishihara R, Iishi H, et al：A new method of diagnosing gastric intestinal metaplasia：narrow-band imaging with magnifying endoscopy. Endoscopy　2006；38：819-824
9) Yao K, Iwashita A, Tanabe H, et al：White opaque substance within superficial elevated gastric neoplasia as visualized by magnification endoscopy with narrow-band imaging：a new optical sign for differentiating between adenoma and carcinoma. Gastrointest Endosc　2008；68：574-580
10) Anagnostopoulos GK, Yao K, Kaye P, et al：Novel endoscopic observation in Barrett's oesophagus using high resolution magnification endoscopy and narrow band imaging. Gut　2006；55：S11：A105
11) Anagnostopoulos GK, Yao K, Kaye P, et al：Novel endoscopic observation in Barrett's oesophagus using high resolution magnification endoscopy and narrow band imaging. Aliment Pharmacol Ther　2007；26：501-507
12) 八尾建史：胃粘膜における NBI 併用拡大内視鏡所見の成り立ちと診断体系（VS classification system）．胃と腸　2011；46：1279-1285
13) Yao K, Iwashita A, Kikuchi Y, et al：Novel zoom endoscopy technique for visualizing the microvascular architecture in gastric mucosa. Clin Gastroenterol Hepatol　2005；3：S23-S26
14) 八尾建史，長浜　孝，槙信一郎，他：0 Ⅱb に対する進展範囲度診断：通常内視鏡・境界不明瞭病変に対する拡大内視鏡の有用性と限界—フルズーム派の立場から．胃と腸　2010；45：86-100
15) Nagahama T, Maki S, Yao K, et al：Advantages and limitations of magnifying endoscopy with narrow-band imaging in comparison to standard endoscopy with dye-spraying for determining the horizontal extent of early gastric cancers. Endoscopy　2010；42（SupplⅠ）：A99
16) Yao K, Iwashita A, Tanabe H, et al：Novel zoom endoscopy technique for diagnosis of small flat gastric cancer, a prospective, blind study. Clin Gastroenterol Hepatol　2007；5：869-878
17) 八尾建史，江副康正，NBI Gastric Study Group：胃癌診断における拡大内視鏡併用 Narrow-band imaging（NBI）の有用性：多施設ランダム化試験．Gastroenterol Endosc　2011；53（Suppl 1）：619
18) Uedo N, Ezoe Y, Muto M, et al：Differential diagnosis of small gastric depressed lesions by magnifying narrow band imaging：a multicenter prospective randomized controlled trial. Gastrointest Endosc　2011；73：AB146

Ⅲ．疾患別内視鏡像　［胃］

VS classification system

■ V：個々の血管の形態の判定例（閉鎖性多角形血管の場合）

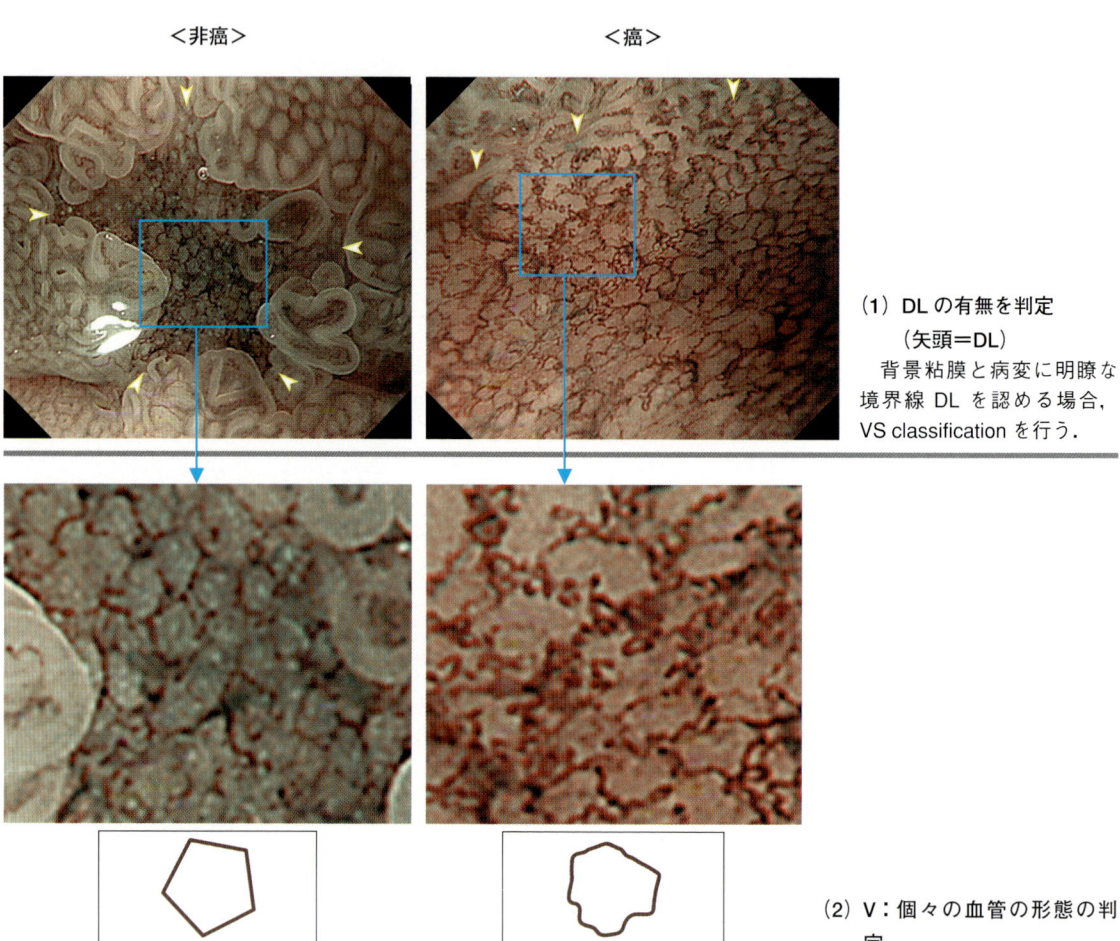

＜非癌＞　　　　　　　　　　＜癌＞

（1）DL の有無を判定
　　（矢頭＝DL）
　背景粘膜と病変に明瞭な境界線 DL を認める場合，VS classification を行う．

非癌：正多角形　　　　癌：不整な多角形

（2）V：個々の血管の形態の判定
〔図は，文献 12）より引用・改変〕

① 形状：均一
② 分布：対称性
③ 配列：規則的
→regular MV pattern と分類する．

① 形状：不均一
② 分布：対称性
③ 配列：不規則
→irregular MV pattern と分類する．

（3）血管相互の形態学的特徴の判定
　① 形状，② 分布，③ 配列を判定し，regular，irregular，absent に分類する．

VS classification system

■ S：個々の表面微細構造の形態の判定例（弧状 MCE の場合）

＜非癌の MCE 形態例＞　　　＜癌の MCE 形態例＞

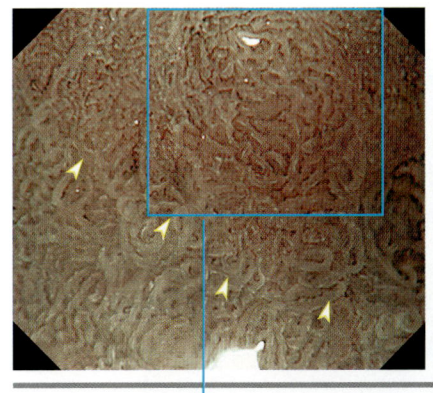

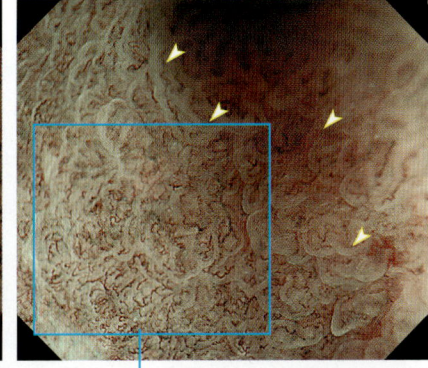

(1) DL の有無を判定
（矢頭＝DL）

背景粘膜と病変に明瞭な境界線 DL を認める場合，VS classification を行う．

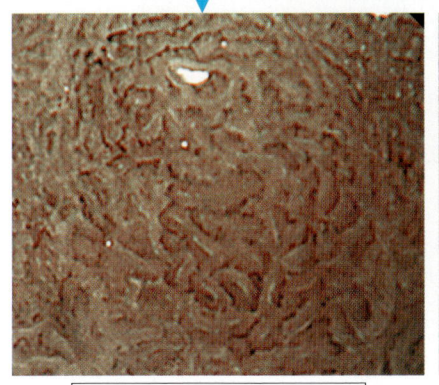

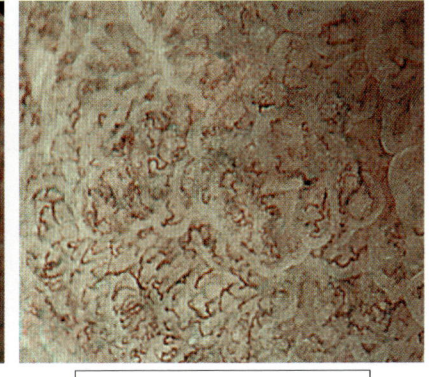

非癌：単純な円弧状 MCE

癌：複雑で不整な弧状 MCE

(2) S：個々の表面微細構造の判定

〔図は，文献 12）より引用・改変〕

① 形状：均一
② 分布：対称性
③ 配列：規則的

→regular MS pattern と分類する．

① 形状：不均一
② 分布：非対称性
③ 配列：不規則

→irregular MS pattern と分類する．

(3) MCE 相互の形態学的特徴の判定

① 形状，② 分布，③ 配列を判定し，regular, irregular, absent に分類する．

疾患別内視鏡像

［胃］NBI 併用胃拡大内視鏡による早期胃癌の VS classification system

403

Ⅲ．疾患別内視鏡像　［胃］

VS classification system

■ WOS の判定（血管が視覚化されない場合）

血管が視覚化されない場合は，absent MV pattern と判定し，白色不透明物質 white opaque substance（WOS）を表面微細構造（S）の指標とし，解析を行う．

＜腺腫（非癌）の WOS の判定＞

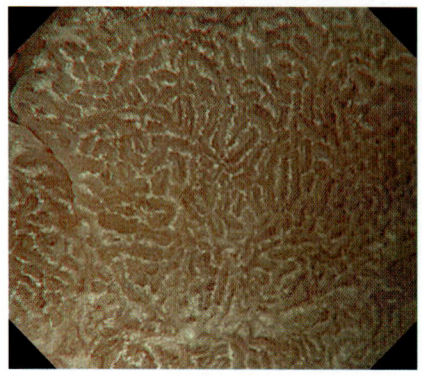

- 個々の形態：迷路状

- WOS 相互の形態学的特徴：
  ① 形状：均一
  ② 分布：対称性
  ③ 配列：規則的
  →regular MS pattern と分類する．

absent MV pattern plus regular MS pattern（WOS＋）と記載する．VS classification system の診断規準により，非癌と診断する．

＜高分化腺癌（癌）の WOS の判定＞

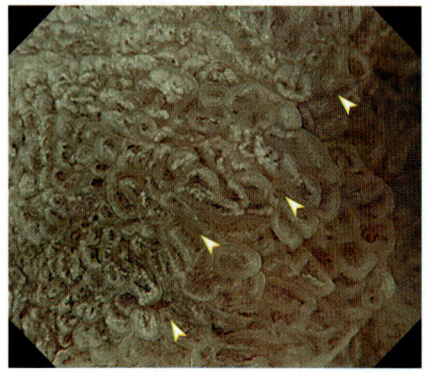

- 個々の形態：斑状 speckled

- WOS 相互の形態学的特徴：
  ① 形状：不均一
  ② 分布：非対称性
  ③ 配列：不規則
  →irregular MS pattern と分類する．

absent MV pattern plus irregular MS pattern（WOS＋）with a demarcation line と記載する．VS classification system の診断規準により，癌と診断する．

■ 参考＜慢性胃炎粘膜における LBC の有用性＞

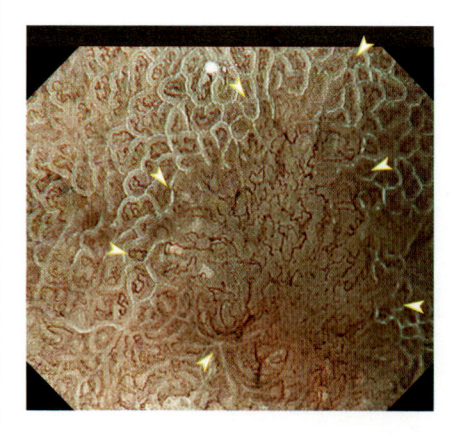

背景粘膜（非癌粘膜）に LBC が認められた，高分化腺癌症例である．
　病変境界部の NBI 併用拡大内視鏡所見を示す．DL（矢頭）は明瞭であり，背景粘膜（矢頭外側）では，MCE の形態は弧状，幅は一定で規則的に配列し，LBC に青白く縁取られている．同部は病理組織学的に腸上皮化生であった．LBC の消失と DL はほぼ一致している．
　VS classification は下記のように記載する．
　背景粘膜：regular MV pattern plus regular MS pattern（LBC＋）
　病変部：irregular MV pattern plus absent MS pattern
〔八尾建史：胃拡大内視鏡．日本メディカルセンター，2009，p.210 より転載〕

Column

コラム　未分化癌と未分化型癌（胃癌）

　未分化癌と未分化型癌，この二つの言葉が理解されず，時として混同して使用されているのを散見する．『胃癌取扱い規約』をよく理解して，言葉を正しく使用する必要がある．

　表に示すように，一般型のなかの組織型を分化型（intestinal type ともいう）と未分化型（diffuse type ともいう）に細分類する．一方，未分化癌（undifferentiated carcinoma）は，表においては特殊型に属するもので，腺癌のような腺腔形成に乏しく，むしろ肉腫（sarcoma）と鑑別を要する病変である．

　学会や研究会の発表や討論中に「未分化型癌」と「未分化癌」の違いを理解されていない発言が散見されるが，言葉の定義をきちんと理解したうえで正しく使いたいものである．

（田中信治）

表　組織型分類

1）一般型　Common Type（略号）

【分化型】
- 乳頭腺癌　Papillary adenocarcinoma（pap）
- 管状腺癌　Tubular adenocarcinoma（tub）
  - 高分化型　well differentiated type（tub1）
  - 中分化型　moderately differentiated type（tub2）

【未分化型】
- 低分化腺癌　Poorly differentiated adenocarcinoma（por）
  - 充実型　solid type（por1）
  - 非充実型　non-solid type（por2）
- 印環細胞癌　Signet-ring cell carcinoma（sig）
- 粘液癌　Mucinous adenocarcinoma（muc）

2）特殊型　Special Type
- a．カルチノイド腫瘍　Carcinoid tumor
- b．内分泌細胞癌　Endocrine carcinoma
- c．リンパ球浸潤癌　Carcinoma with lymphoid stroma
- d．肝様腺癌　Hepatoid adenocarcinoma
- e．腺扁平上皮癌　Adenosquamous carcinoma
- f．扁平上皮癌　Squamous cell carcinoma
- g．未分化癌　Undifferentiated carcinoma
- h．その他の癌　Miscellaneous carcinomas

〔日本胃癌学会 編：胃癌取扱い規約　第14版．金原出版，東京，2010，3月，より改変引用〕

Ⅲ．疾患別内視鏡像　［胃］

AFIによる早期胃癌の内視鏡像　　［胃］

上堂文也

　自家蛍光電子内視鏡装置（autofluorescence imaging system；AFI）は，青色の励起光を照射した際に内因性の蛍光物質から生じる微弱な自家蛍光を内視鏡下に捉え，リアルタイムに画像化する装置である．通常，食道や大腸などの消化管粘膜はAFI画像で明るい緑色に描出される．しかし，胃では萎縮・腸上皮化生のない体部の正常な胃底腺粘膜は自家蛍光が減弱した紫色に描出される．これに対して，幽門腺粘膜や慢性胃炎によって萎縮・腸上皮化生のある体部粘膜は緑色に描出される．これによって体部の萎縮性胃炎の広がりを緑色の粘膜の広がりとして評価できる（p.346上段）．

早期胃癌のAFI色調パターン

　AFI画像で早期胃癌の色調も紫色と緑色とに大別され，これは癌の肉眼型（隆起型か陥凹型か）と強い関連性をもっていた．したがって，早期胃癌の色調パターンは背景粘膜の色調と癌の色調との関係から図のように大別される．このうち，頻度は低いが背景粘膜・癌ともに紫色となる場合，AFI画像で診断は困難である．また，緑色の腫瘍では内部に癌や再生粘膜による紫色の隆起を伴うことがある．したがって，早期胃癌の色調パターンをおもに以下の三つにあてはめて診断を進めるとよい．すなわち，①緑色の背景粘膜内の紫色域（p.346中段），②緑色の背景粘膜内の紫に縁取られた緑色域（p.346下段），③紫色の背景粘膜内の緑色域（p.347）である．

AFIの診断能

　早期胃癌の広がりに対するAFIの診断能は，早期胃癌全体でみると色素内視鏡に劣る

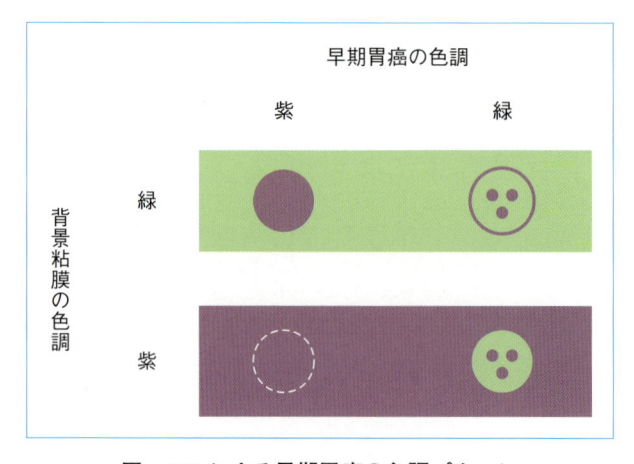

図　AFIによる早期胃癌の色調パターン

が，白色光観察に比べると良好で，とくに形態・色調変化に乏しい平坦病変の診断に優れていた．また，病変内の潰瘍性変化や背景粘膜の炎症は，浮腫や粘膜の肥厚などにより正診率を低下させる．早期胃癌内視鏡治療例において，同時性多発癌のスクリーニング能を比較したところ，AFIは白色光観察で発見困難な平坦もしくは同色調の小病変をより多く診断することが可能であった．ただしAFIは，限局性の炎症，びらん，ポリープ，腸上皮化生など，癌以外の非特異な所見も多く拾い上げるため，検出した病変の質的診断に関してNBI拡大観察を行うなどして鑑別能を高める工夫が必要である．

参考文献

1) Uedo N, Iishi H, Tatsuta M, et al：A novel videoendoscopy system by using autofluorescence and reflectance imaging for diagnosis of esophagogastric cancers. Gastrointest Endosc 2005；62：521-528
2) Inoue T, Uedo N, Takeuchi Y, et al：Autofluorescence imaging videoendoscopy in the diagnosis of chronic atrophic fundal gastritis. J Gastroenterol 2010；45：45-51
3) Kato M, Uedo N, Takeuchi Y, et al：Analysis of the color patterns of early gastric cancer using an autofluorescence imaging video endoscopy system. Gastric Cancer 2009；12：219-224
4) Uedo N, Iishi H, Ishihara R, et al：A novel autofluorescence videoendoscopy imaging system for diagnosis of cancers in the digestive tract. Dig Endosc 2006；18：S131-S136
5) Uedo N, Iishi H, Takeuchi Y, et al：Diagnosis of early gastric cancer using endoscopic screening with autofluorescence videoendoscopy. Endoscopy 2005；37（Suppl I）：A26（Abstract）

AFIによる胃炎，早期胃癌の内視鏡像

■ *Helicobacter pylori* による萎縮性胃炎

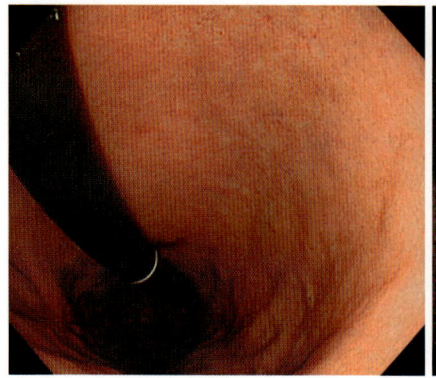

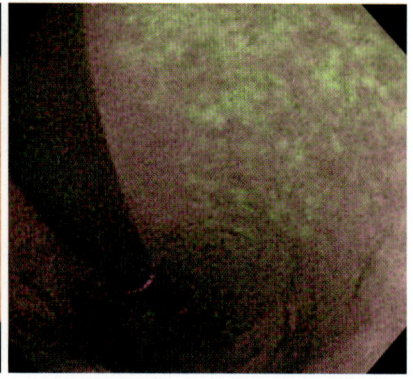

| 白色光観察 | AFI で萎縮のある体部小弯粘膜は緑色に描出される． |

■ 0-Ⅱa（表面隆起型）早期胃癌（胃角小弯の萎縮粘膜内）

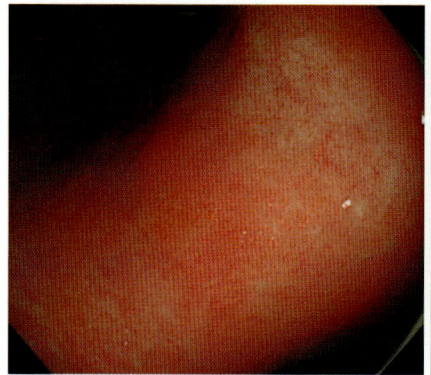

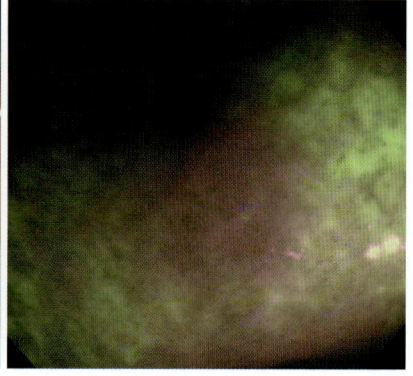

| 白色光観察 | AFI で緑色の背景粘膜内の紫色域として描出される． |

■ 0-Ⅱc（表面陥凹型）早期胃癌（体下部小弯の萎縮粘膜内）

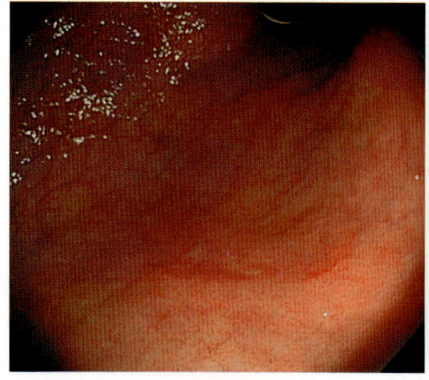

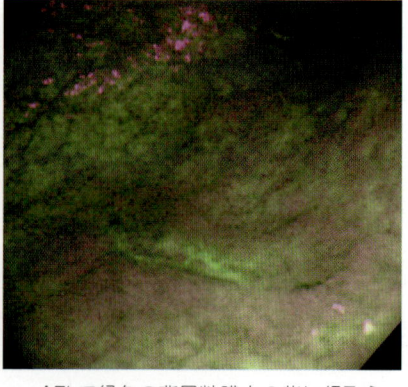

| 白色光観察 | AFI で緑色の背景粘膜内の紫に縁取られた緑色域として描出される． |

AFIによる早期胃癌の内視鏡像

■ 0-Ⅱc（表面陥凹型）早期胃癌（体中部大弯の胃底腺領域内）

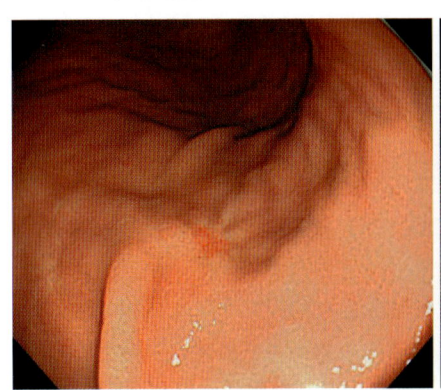

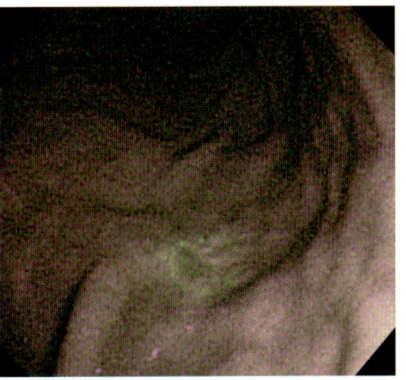

白色光観察

AFIでは紫色の背景粘膜内の緑色域として描出される．

十二指腸潰瘍
（型分類・Stage 分類）

［十二指腸］

川口　淳，永尾重昭，丹羽寛文

型分類

　従来よりわれわれは丹羽の分類を用い，十二指腸潰瘍を単発，接吻，線状の3型に分類している[1]．

　単発潰瘍：1個の潰瘍がみられるものである．

　接吻潰瘍：2個の潰瘍が向かい合ってみられるものであるが，幽門輪直下の潰瘍瘢痕に限っては，3個以上多発していてもそれぞれが独立している場合には接吻潰瘍とする．

　線状潰瘍：潰瘍ないしは瘢痕が断続的であっても線状に追えるもので，その長さは球部の1/3周以上あるものである．

　この型決定のためには十分量の空気を送気し，球部を十分展開させたうえで，球部内をくまなく観察する必要がある．通常の内視鏡検査では過度の送気を避ける傾向にあり，さらに十二指腸球部が幽門輪をもって胃と境されることから，幽門輪を越えてすぐの球部粘膜を従来の直視型ファイバースコープで観察することは決して容易なことではなかったし，現在主流となっている電子スコープをもってしても，相当に意識しないことには困難であることに変わりはない．このようなことから往々にして潰瘍の見逃しや型の判定に誤りがみられてきたことは残念であるが，十二指腸球部の観察に側視型十二指腸鏡が用いられてきた歴史的背景を鑑みれば致し方のない面もあったと考える．

　丹羽らは職域集検で発見された35歳以上の十二指腸潰瘍症例のうち長期観察可能であった272例の検討から，上記3型の多くは経過中に基本的な形態は同一に推移し，単発潰瘍や接吻潰瘍が再発再燃を繰り返して線状潰瘍へと明らかに進展した症例は認められなかったと述べている．これは，各形態は別個の独立したものであることを示唆していると考えられる[2]．現在，*Helicobacter pylori*（*H. pylori*）除菌治療が広く行われており，十二指腸潰瘍の型分類を追究することは困難であると考える．

1．単発潰瘍

　単発潰瘍は，十二指腸球部前壁と幽門輪直下を好発部位とすることが多い．なかでも幽門輪直下の軽度の楔状ひきつれとして発見される潰瘍瘢痕は経過を追っても再発はまれであり[3]，丹羽らは幽門輪直下の単発潰瘍瘢痕の頻度が高頻度にあることを指摘してきた．

　金澤らは，胃癌手術の際に通常の内視鏡検査では見落とされて再度の詳細な内視鏡検査で見出された，幽門輪直下の軽度の楔状ひきつれを主体とする変化を病理組織学的に検討し，エラスチカ・ワンギーソン染色で弾性線維の増生が認められたことから，古い瘢痕組織であることを証明した[4]．この潰瘍瘢痕はUL-ⅡないしⅢの比較的浅い潰瘍瘢痕で，その胃粘膜における*H. pylori*感染は一時的なものであったと指摘した[5]．

　この潰瘍は経過を観察しても再発はほとんどみられない．幽門輪直下の単発潰瘍は十二指腸潰瘍ではきわめてまれで，その多くは線状あるいは接吻潰瘍の一部分だけを見ている

ことが多いと考える．接吻潰瘍や線状潰瘍の一部分が幽門輪直下の前壁に開放性の潰瘍として存在することがあり，この場合には漫然と観察すると単発潰瘍を見誤る危険が大きい．

現在使用されている最新型の直視型電子内視鏡を用いることで，この幽門輪をすぐ越えた前壁の単発瘢痕が広く見出される可能性もあると考える．

2．接吻潰瘍

通常，前後壁にあるいは小彎と前壁に対応して2個の潰瘍がみられ，ridge（潰瘍または瘢痕に伴って生じる球部粘膜の尾根状隆起）の両端に潰瘍がみられることが多い．ridgeの明らかでない症例もあるが，この場合のridgeは単なるひきつれである．

3．線状潰瘍

線状潰瘍の長さは，内視鏡的には球部の1/3周以上のものとされる．線状潰瘍はUL-Ⅲ以上の潰瘍で，その胃粘膜における*H. pylori*感染は持続的である．線状潰瘍でみられるridgeの内視鏡的特徴としては，幅が広く，全長にわたって一様でなく部位によって異なり，しかも辺縁が平滑でなく硬さ，凹凸がみられる．このridge上に線状溝もしくは潰瘍が存在することが特徴である．線状潰瘍は複雑な形態を示すため，視方向を変えてくまなく観察する必要がある．

この線状潰瘍は，*H. pylori*除菌治療が導入されるまでは容易に再発再燃を繰り返し，難治性潰瘍ともいえたが，除菌治療により治癒がもたらされるようになった．筆者は臓器反射スペクトル法を用い，*H. pylori*除菌が線状潰瘍のridge上の粘膜血行動態の改善に寄与することを明らかにした[6]．しかし，現在でも除菌に失敗した場合には，以前より行われてきた維持療法が必要な型である．

Stage分類

十二指腸潰瘍のStage分類はさまざまな考えで行われてきた．過去には竹本は十二指腸潰瘍を急性期，治癒期，瘢痕期と分類し[7]，佐久本らはacute stage, chronic stage, healing stage, ulcer-scarと分類し[8]，岡田は開放期（活動型，中断型）と瘢痕期に分けている[9]．さらに中村らは，胃潰瘍の﨑田・三輪分類に準じて病期分類をしており，いわゆるH_3 stageと呼ばれる，わずかに点状白苔の残存するように見える時期を略治期として，瘢痕期には含めていない[10]．

現在一般的には胃潰瘍の分類に準じて行われ，活動期（A_1，A_2），治癒期（H_1，H_2），瘢痕期（S_1，S_2）に分類される[11]．活動期は潰瘍周辺の粘膜が浮腫状に腫脹しており，A_1では出血，凝血塊，露出血管が認められ，A_2では出血，凝血塊は消失し露出血管も潰瘍底に埋没する．治癒期では周辺の浮腫は消退し，H_1では浮腫が消退するのみでまだ潰瘍の縮小は明らかとはならず，H_2をもって明らかとなる．白苔の消失をもって瘢痕期とするが，S_1は瘢痕中央が赤味を帯びており，さらにS_2では同部が白色となっている．白苔の消失をもって内視鏡診断上からは治癒と考えてしまうが，*H. pylori*感染の問題があり，現在では*H. pylori*感染が治癒しかつ白色瘢痕となった場合を治癒と考えている．

"しもふり"とは，潰瘍周辺のやや発赤した粘膜面に時に斑点状に小白斑がみられる像であり，潰瘍に伴うびらん性変化をさすものである．

附）十二指腸炎

　田中らは，十二指腸球部粘膜の内視鏡所見を表在性十二指腸炎，萎縮性十二指腸炎，その他に分けており[12]，十二指腸潰瘍とは無関係にかなり高頻度で存在するとしている．この十二指腸炎が独立した疾患として認知されているとは言い難いが，これまでの研究で本疾患が腹部症状の原因となる可能性が示唆されている．

　十二指腸炎は内視鏡的には，以下の3型に分類されている[13]．

　① 発赤型：明らかな白苔がなく，発赤として認められ，同部に一致して浮腫を伴うことがある．

　② びらん型：白苔または凝血塊に覆われたびらんの形態をとり，周辺部には通常発赤と浮腫を伴う．

　③ 粘膜粗糙型：粘膜面は色調の変化に乏しく，びまん性に凹凸を示す．

　十二指腸炎にみられる隆起は炎症性ポリープ，過形成性ポリープ，ブルンネル腺腺腫などとの鑑別が必要である．なお病理組織学的な分類にはWhiteheadらの分類がある[14]．

文　献

1) 丹羽寛文：十二指腸潰瘍の内視鏡診断．最新医学　1982；37：524-530
2) 丹羽寛文, 金澤雅弘, 河野俊彦, 他：十二指腸潰瘍の長期経過. Gastroenterol Endosc　1991；33：2019-2026
3) 金澤雅弘, 川口　淳, 河野敏彦, 他：再発しにくい十二指腸潰瘍の形態的特長．消化器内視鏡の進歩　1990；37；65-69
4) 金澤雅弘, 佐野順次郎, 川口　淳, 他：十二指腸単発潰瘍の病理組織学的検討―幽門輪直下の潰瘍瘢痕について. Gastroenterol Endosc　1990；32：2820-2825
5) 金澤雅弘：十二指腸潰瘍の臨床病理学的検討―病理組織および*Helicobacter pylori*検出率からみた線状潰瘍と単発潰瘍の違いについて. Gastroenterol Endosc　1994；36：3-15
6) 川口　淳：十二指腸線状潰瘍における十二指腸球部粘膜血行動態の検討―酸分泌抑制薬ならびに*Helicobacter pylori*除菌療法の意義. Gastroenterol Endosc　1995；37：2687-2700
7) 竹本忠良：十二指腸潰瘍の診断―胃内視鏡，十二指腸鏡内視鏡両面より．吉利　和編：胃・十二指腸潰瘍のすべて（第1版）．239-245, 南江堂，東京，1971
8) 佐久本健, 沖田瑛一, 栗原達郎, 他：十二指腸潰瘍の診断とその問題点―内視鏡診断を中心に．胃と腸　1973；8：1593-1599
9) 岡田昌之：十二指腸潰瘍に関する研究―特にその治癒像に関する考察. Gastroenterol Endosc　1976；18：273-286
10) 中村孝司, 山中正巳, 丹羽寛文, 他：内視鏡的にみた十二指腸潰瘍の経過に関する検討. Gastroenterol Endosc　1979；21：538-547
11) 﨑田隆夫, 三輪　剛：悪性潰瘍の内視鏡診断―早期診断のために．日消誌　1970；67：984-989
12) 田中三千雄, 丸山正隆：ふたたび十二指腸炎をめぐって―見直しシンポジウム. Gastroenterol Endosc　1992；34：2432-2444
13) 稲土修嗣, 田中三千雄, 佐々木博：内視鏡分類に基づく十二指腸炎の機能的ならびに形態学的研究. Gastroenterol Endosc　1987；29：492-503
14) Whitehead R, Roca M, Meikle DD, et al：The histological classification of duodenitis in fiberoptic biopsy specimens. Digestion　1975；13：129-136

十二指腸潰瘍（型分類）

■ 単発潰瘍

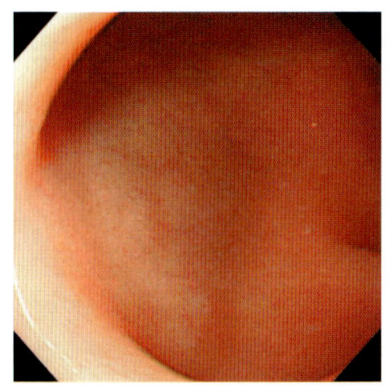

幽門輪直下前壁の楔状ひきつれの所見．過去に明らかな十二指腸潰瘍を思わせる病歴はない．

■ 接吻潰瘍

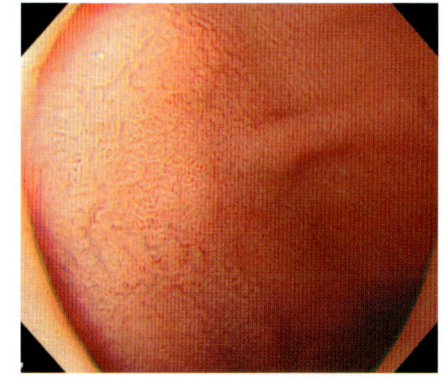

前壁，その対側に浅い潰瘍を認める．両者をつなぐridge（潰瘍または瘢痕に伴って生じる球部粘膜の尾根状隆起のこと）や線状溝や瘢痕は明らかでなく，接吻潰瘍と考える．

■ 線状潰瘍

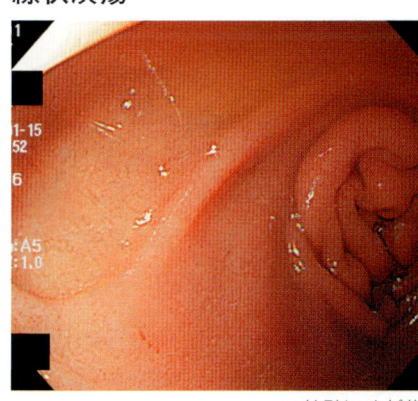

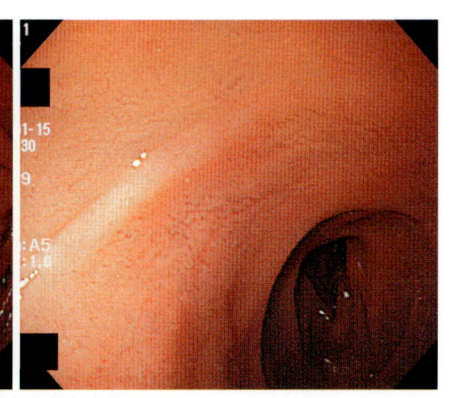

前壁にひだ集中を伴う白色瘢痕を認め，ridge が 7 時から 1 時方向へ伸びている．

■ 線状潰瘍

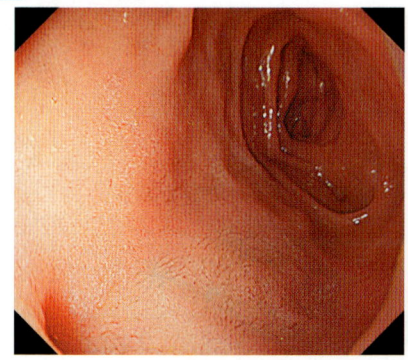

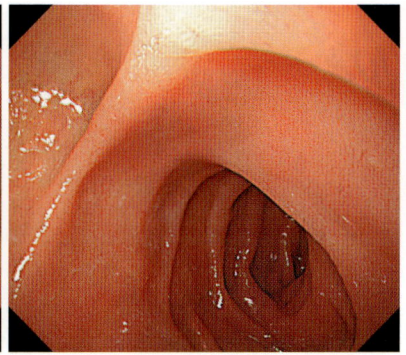

前壁にひだ集中を伴う白色瘢痕を認め，前壁では ridge が平底化し，小弯に向け立ち上がっている．大弯からも前壁に向けひだ集中を認める．

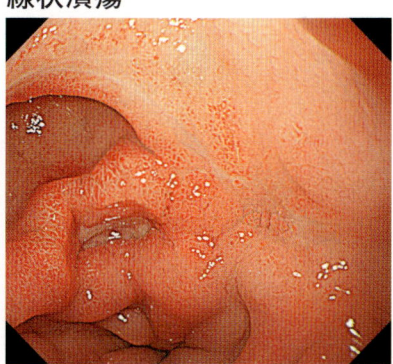

■ 線状潰瘍

小弯に複雑な ridge 形成を認め中央の ridge 上には open ulcer（H_1）を認める．後壁には瘢痕を認めるがさらに後壁をまわり大弯へと伸びるのを認め，前壁では ridge が平底化し，小弯に向け立ち上がっている．大弯からも前壁に向けひだ集中を認める．

疾患別内視鏡像　［十二指腸］十二指腸潰瘍

乳頭部癌　[十二指腸]

高橋邦幸，真口宏介，小山内学

肉眼型と部位

乳頭部癌の肉眼的形態は『胆道癌取扱い規約』[1]により，腫瘤型，混在型，潰瘍型に大別され，その他の型として，正常型，ポリープ型，特殊型に分類される（図1）．腫瘤型は十二指腸側に腫瘍が露出する露出腫瘤型と，露出しない非露出腫瘤型に細分類され，混在型は腫瘤が優勢な腫瘤潰瘍型と，潰瘍が優勢な潰瘍腫瘤型に分けられる．発生頻度については，腫瘤型が2/3以上を占め，潰瘍型が1/3以下とする報告が多い．進行度別にみると，StageⅠでは腫瘤型が大半を占め，Stageの進行とともに混在型や潰瘍型の割合が増える．このことから，乳頭部癌の多くは腫瘤型として発生し，浸潤発育に伴って潰瘍を形成するが，少数例では発癌時から潰瘍を形成するものも存在すると想定される．

組織型と肉眼型の関係では，腫瘤型は乳頭腺癌や高分化型管状腺癌が多く，しばしば腺腫成分の混在がみられるのが特徴であり，adenoma-carcinoma sequence を介した発癌機序が想定される．一方，潰瘍型では中分化型あるいは低分化型管状腺癌の割合が高く，腺腫成分の併存はまれであり，*de novo* 的な発癌機序が想定される[2]．

十二指腸乳頭部は『胆道癌取扱い規約』[1]では，Oddi筋に囲まれた部分とされ，その目安は胆管が十二指腸壁（十二指腸固有筋層）に貫入してから十二指腸乳頭開口部までとし，以下のように表記する（図2）．

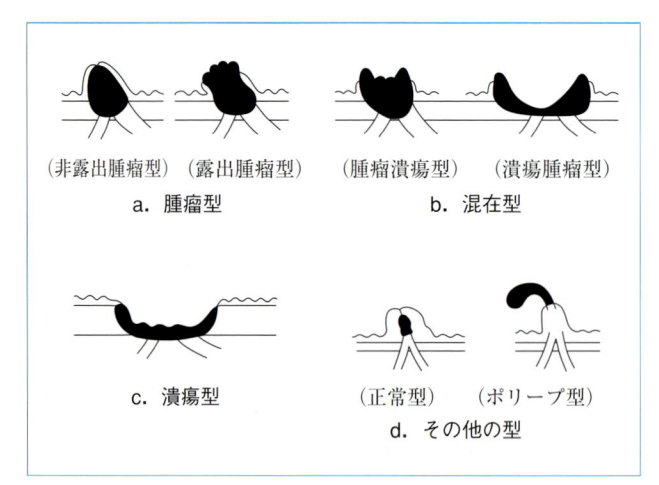

図1　乳頭部癌の肉眼型
〔日本胆道外科研究会 編：外科・病理 胆道癌取扱い規約（第5版）．金原出版，東京，2003[1]，p.41 より引用〕

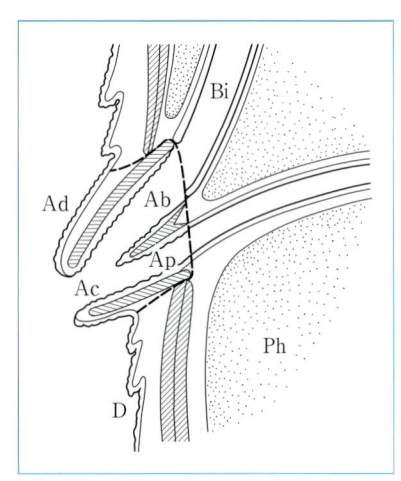

図2　乳頭部の範囲および区分
〔日本胆道外科研究会 編：外科・病理 胆道癌取扱い規約（第5版）．金原出版，東京，2003[1]，p.4 より引用〕

(1) 乳頭部胆管（Ab）
(2) 乳頭部膵管（Ap）
(3) 共通管部（Ac）
(4) 大十二指腸乳頭（Ad）

好発部位

　乳頭部癌の好発部位はAcであり，その頻度はおよそ60％と考えられる[3),4)]．発生領域別に組織分化度をみると，Adでは，乳頭腺癌や高分化型管状腺癌などの高分化型癌が多いのに対し，Acでは低分化型癌の頻度が多くなる．Ab/Apでは，さらに低分化型癌の率が高くなる[5),6)]．したがって，乳頭部癌の生検診断を行う際には，AcやAb/Apに腫瘍が存在するかどうかを確認し，腫瘍が疑われる場合にはAc, Ab, Ap部から生検することが必要となる．

文　献

1) 日本胆道外科研究会 編：外科・病理 胆道癌取扱い規約（第5版）．金原出版，東京，2003
2) 新田　篤，山内英生：十二指腸乳頭部癌の臨床病理学的並びに免疫組織学的研究．日外会誌　1992；93；699-707
3) 遠城寺宗知，城戸英希：十二指腸乳頭部癌の発生母地．胆と膵　1981；2：1651-1656
4) 和田祥之，木村　理，黒田　慧，他：乳頭部癌の発生，発育，進展に関する病理組織学的検討．消化器科　1988；8：249-258
5) Noda Y, Watanabe H, Iida M, et al：Histologic follow-up of ampullary adenomas in patients with familial adenomatosis coli. Cancer　1992；70：1847-1856
6) 山野三紀，渡辺英伸，黒崎　亮，他：十二指腸乳頭部腫瘍の病理．消化器画像　2001；3：159-171

乳頭部癌

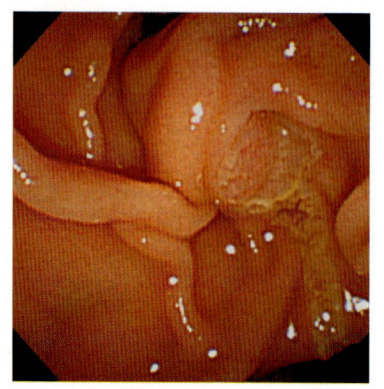

正常型
十二指腸側から癌腫がほとんど見えず，十二指腸粘膜で覆われており乳頭は，ほぼ正常の所見である．

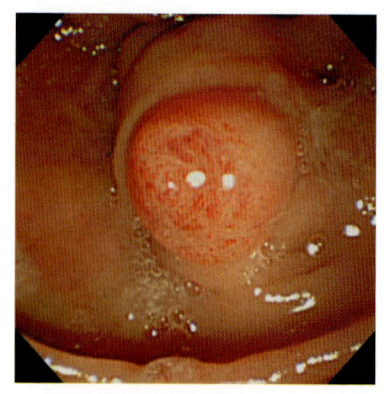

非露出腫瘤型
十二指腸側から癌腫がほとんど見えず，十二指腸粘膜で覆われている．口側隆起が軽度腫大している．

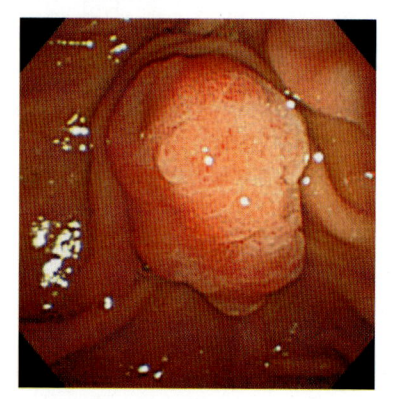

露出腫瘤型
癌腫が十二指腸側に露出しており，潰瘍形成を認めない．

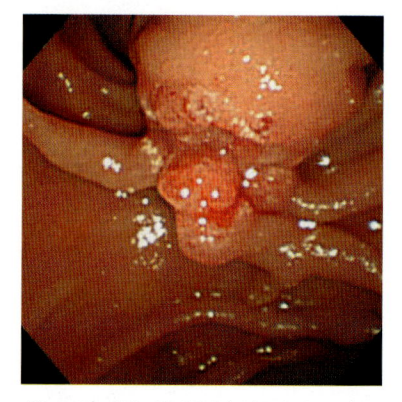

腫瘤潰瘍型
腫瘤の一部に潰瘍形成がみられ，癌露出部は潰瘍辺縁を越えてみられる．

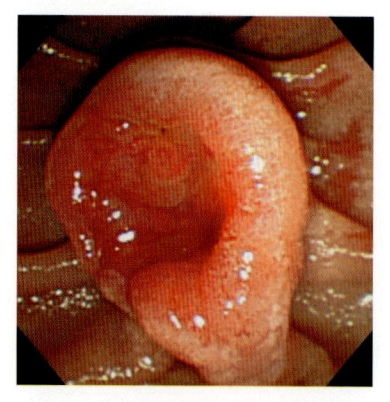

潰瘍腫瘤型
腫瘤内に潰瘍形成がみられ，癌露出部は潰瘍辺縁を越えてみられる．

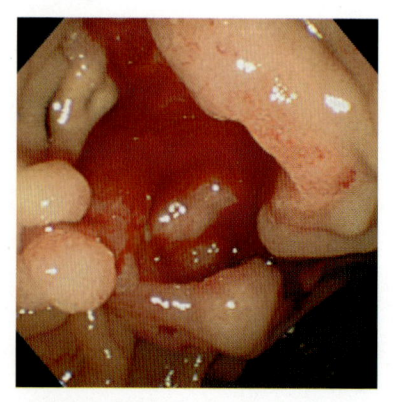

潰瘍型
乳頭部は潰瘍化し，出血を伴っている．正常粘膜が潰瘍縁までほぼ追える．

附

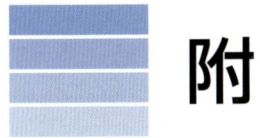

胆膵の内視鏡像
―挿入・観察・読影のポイント

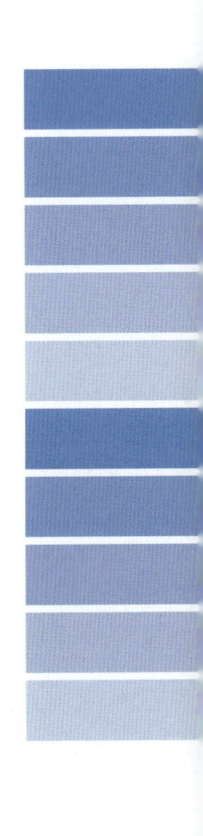

超音波内視鏡（EUS）

真口宏介，小山内学，高橋邦幸

　EUS は，走査方式からラジアル式とコンベックス・リニア式の二つに大別される．ラジアル式はスコープを中心に 360 度の観察が可能であり，最近では THI（tissue harmonic imaging）やドプラ機能を搭載した電子ラジアル式が使用可能となった．これに対し，コンベックス・リニア式は，描出範囲は限られるが，電子スキャンが採用されているためドプラ機能による血流評価が可能であり，さらに超音波内視鏡下穿刺吸引術（EUS-guided fine needle aspiration；EUS-FNA）による細胞診・組織診のほか，内視鏡治療にも応用されている．

　しかし，EUS による膵・胆道領域の描出手技は，他の消化管内視鏡操作に比べ難易度が高く，診断能が術者に依存することが問題点である．このため，EUS 教育と普及のために，2003 年にラジアル式 EUS による膵・胆道領域の標準的描出法[1, 2]が確立され，さらに 2006 年には EUS-FNA のためのコンベックス式 EUS による標準的描出法[3, 4]が報告された．

　また，胆管・膵管内やその周囲領域の精密診断に際しては，ERCP に引き続いて胆管あるいは膵管内に細径の超音波プローブを挿入して観察する管腔内超音波検査（intraductal ultrasonography；IDUS）が行われる．

ラジアル式 EUS による膵・胆道領域の描出法

1．走査位置とポイント

　基本的に走査位置は，① 胃，② 十二指腸球部，③ 十二指腸下行脚の 3 領域に分けられ，胃内からは膵体・尾部，十二指腸下行脚からは膵頭部，膵頭体移行部，乳頭部，胆管，胆嚢を観察する．十二指腸球部からの走査については胃と十二指腸下行脚からの観察の間を

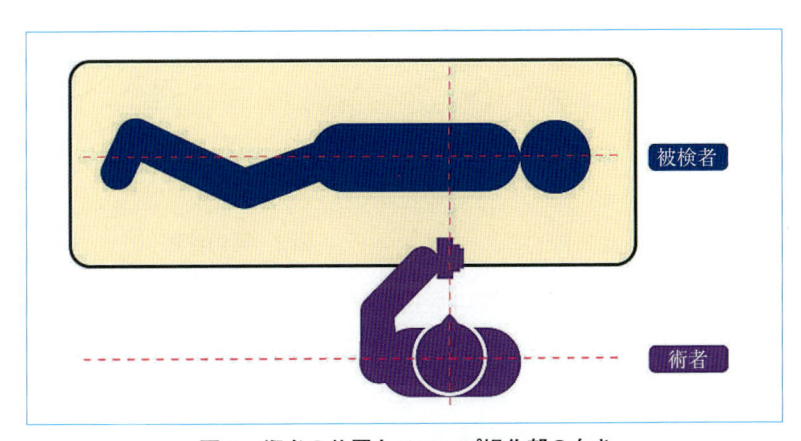

図1　術者の位置とスコープ操作部の向き
術者は被検者に正対し，操作部を被検者の体軸に直交させるようにする．

附）胆膵の内視鏡像—挿入・観察・読影のポイント

カバーするものであり，膵頭部，膵頭体移行部，膵体部，胆管，胆囊を観察する．観察順序については，①→③→② または ③→②→① で行う．

EUS で描出される画像はスコープ軸の向きや傾きに影響されるため，術者の位置とスコープ操作部の向きが大事となる．術者は被検者に正対し，操作部を被検者の体軸に直交させるようにする（**図1**）．

2．走査の実際

1）胃内走査

スコープの挿入は，上部消化管内視鏡検査と同様に左側臥位で行う．胃体部までスコープを進め，胃内の空気を吸引，バルーンを膨らませ，超音波走査を開始する．まず，脾動・静脈，上腸間膜動脈を探し，胃壁との間に膵体部実質を描出する（**図2a**）．この画像は体外式 US 検査の心窩部横走査で描出される画像と類似しているため理解しやすい．ここからスコープを引くことで脾動・静脈，左腎，脾臓が観察される．次に，膵尾部の観察を行うが，膵尾部は被検者の頭側に向かうことが多く，スコープを引きながら胃体上部から左腎と脾門部を目標に観察する．脾門部の確認は脾静脈の分岐を目標とする．そこからスコープの出し入れにより膵尾部を描出する（**図2b**）．

注意点として胃内走査では膵体部の全域，とくに膵体部の右側は観察できないため，後に示す十二指腸球部からの走査を加える必要がある．

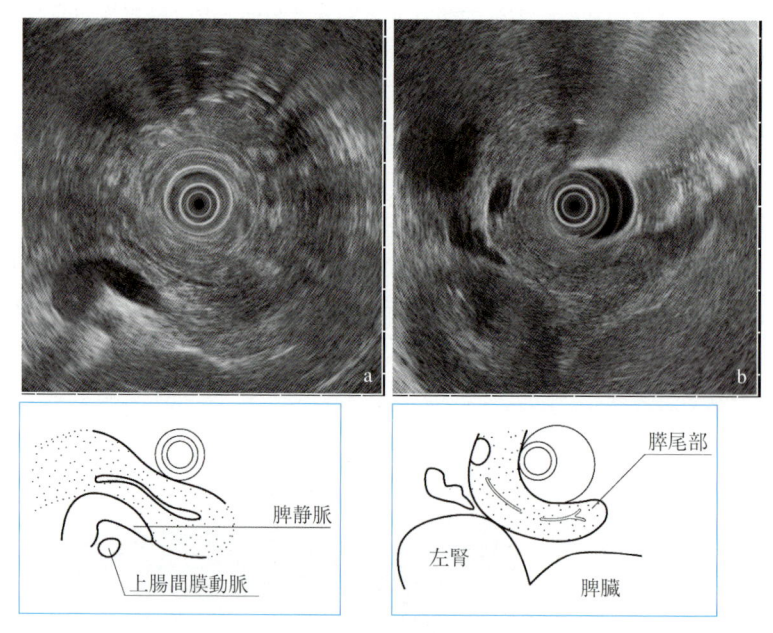

図2 胃内走査
a：脾動・静脈，上腸間膜動脈を探すことにより，胃壁との間に膵体部実質が描出される．
b：スコープを引くことで左腎，脾臓，膵尾部が観察される．

2）十二指腸下行脚内走査

十二指腸下行脚からの走査法は大きく PULL 法と PUSH 法に分かれる．

PULL法は，ERCPのstretch法の要領でスコープを下十二指腸角まで進め，引き抜きながら走査する観察法である．PUSH法は，スコープを十二指腸球部から上十二指腸角に進め下行脚に押し込みながら走査する．

　通常は，まずPULL法で走査し，胆管の描出が困難な場合にPUSH法を用いる．

　PULL法には，スコープのアングルの向きの違いにより縦断法と横断法がある．

　縦断法は，UPアングルをかけて膵頭部を縦断像で描出するイメージであり，大動脈および下大静脈も縦断像で観察される．横断法は，UP-DOWNアングルがフリーで膵頭部，大動脈，下大静脈を横断像で描出するイメージである[5]（図3）．縦断法の利点は，膵頭下部，膵頭部を広範囲に描出できる，乳頭部近傍の胆管・膵管を長軸方向に長く描出できることであるのに対し，横断法では乳頭部の同定が容易という利点がある．通常は，縦断法で観察し，乳頭部の同定が困難な場合に横断法を用いる．

a）PULL法

　ERCPのstretch法の要領でスコープを下十二指腸角へ進め，水平脚の入口が確認できたら超音波走査を開始する．ここでの指標は，大動脈，下大静脈，上腸間膜動・静脈である．UPアングルがかかっていない状態では，超音波画像の6時から9時方向に下大静脈，大動脈が円形の横断像（輪切り像）として観察される（図4）．ここがスタート地点である．

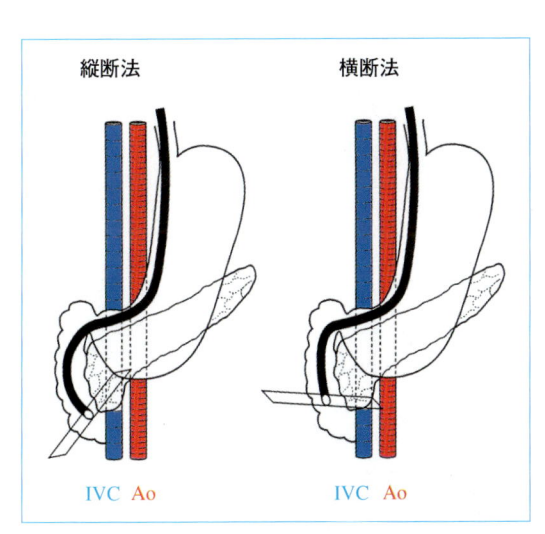

図3　十二指腸下行脚内走査—PULL法
縦断法：スコープにUPアングルをかけて大動脈，下大静脈，膵頭部を縦断像で描出する方法である．
横断法：スコープのアングルをフリーとして大動脈，下大静脈，膵頭部を横断像で描出する方法である．

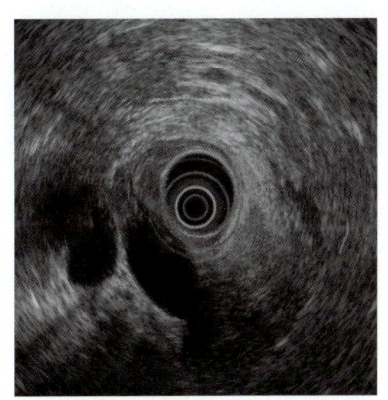

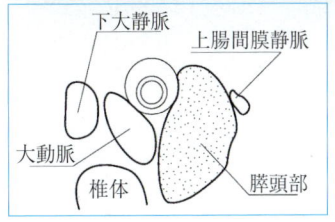

図4　十二指腸下行脚内走査のスタート地点
　スコープ先端が下十二指腸角に到達し，十二指腸水平脚の入口が確認できたら超音波走査を開始する．UPアングルがかかっていない状態では，超音波画像の6時から9時方向に下大静脈，大動脈が円形の横断像（輪切り像）として観察される．

縦断法：スタート地点から UP アングルをかけると，画面左側に下大静脈，大動脈が縦走する管腔像（縦断像）として描出され，対側に上腸間膜動・静脈（通常は膵近傍に上腸間膜静脈）が縦走する管腔構造として確認され，大動脈，上腸間膜静脈とスコープに囲まれた膵頭下部が描出される（図 5a）．スコープをゆっくり引き抜きながら膵実質を観察する．さらにスコープを引くと，スコープに隣接する部分に三角形様に低エコーの領域が観察される．この部分が乳頭部近傍である（図 5b）．スコープをわずかに引くことにより，低エコー領域内に胆管，膵管の合流部付近が管腔構造として描出される（図 6a）．さらに引くことにより，胆管，膵管を長軸に描出できる（図 6b）．膵管，胆管合流部を画面の下側に位置させたいときにはイメージローテーションシステムを用いる（図 7）．

ここからスコープに反時計回りのトルクをかけると胆管が長軸方向に観察される（図 8a）．さらにスコープを引いていくと，胆管，胆嚢が画面左側に描出される（図 8b）．

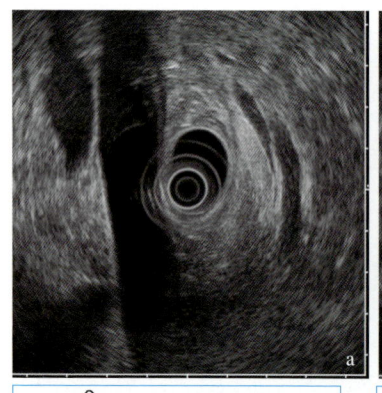

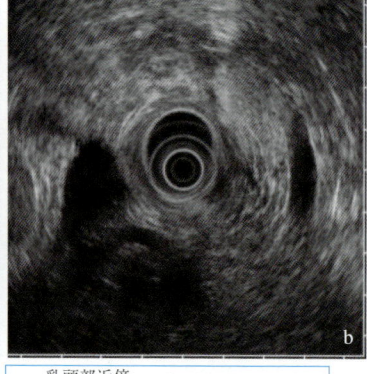

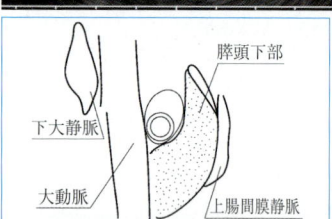

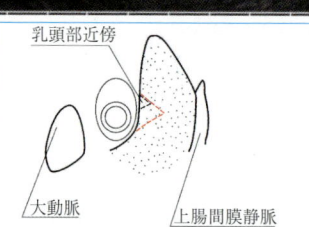

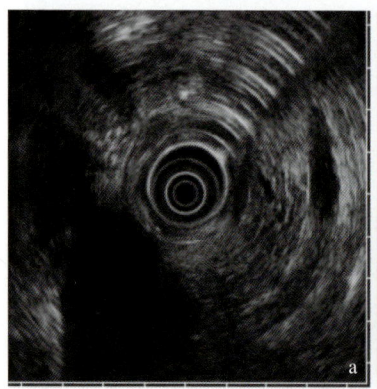

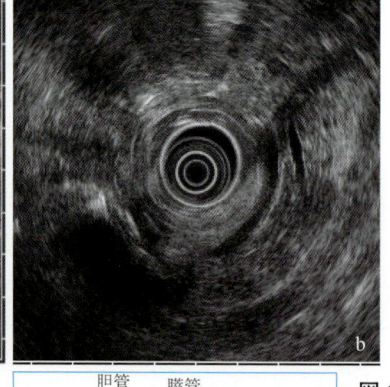

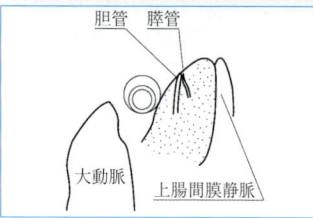

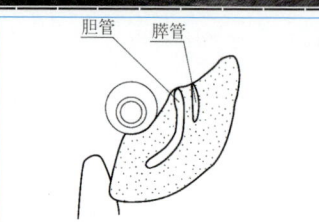

図 5 縦断法による膵頭部の観察（1）
a：スコープに UP アングルをかけると，画面左側に下大静脈，大動脈が縦断像（縦走する像）として描出される．このとき，対側に上腸間膜動・静脈（通常は膵近傍に静脈）が縦断像として確認できる．画面右側から下方に膵頭下部が描出される．
b：スコープをゆっくり引くと，膵頭部実質内のスコープに隣接した部分に三角形様に低エコー領域が観察される（赤ライン）．この部分が乳頭部近傍に相当する．

図 6 縦断法による膵頭部の観察（2）
a：さらにスコープを引くことにより，低エコー領域内に胆管，膵管の合流部付近が管腔構造として描出される．
b：さらに引くことにより，胆管，膵管を長軸に描出する．

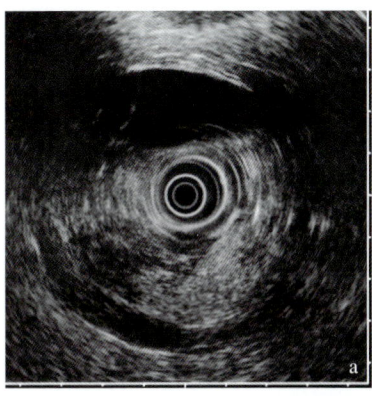

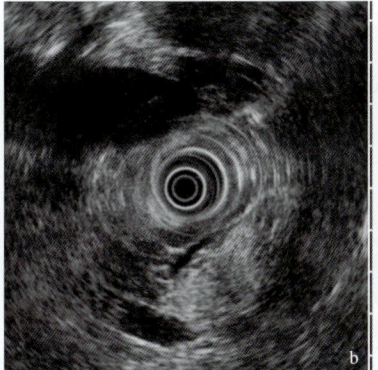

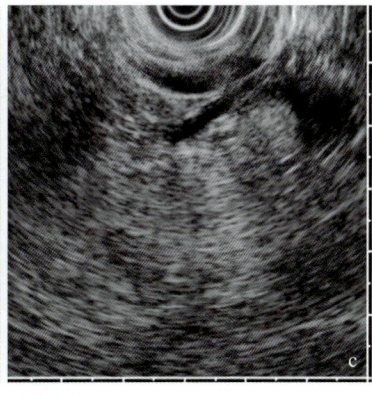

図7 イメージローテーションを用いた膵頭部の観察
大動脈，下大静脈を縦断像で描出した後，イメージローテーションを用いて画面上方に位置させると下方に上腸間膜静脈，膵頭部が観察される (a)．ここからスコープを引くことで胆管，膵管の合流部付近を画面下方に描出できる (b, c)．

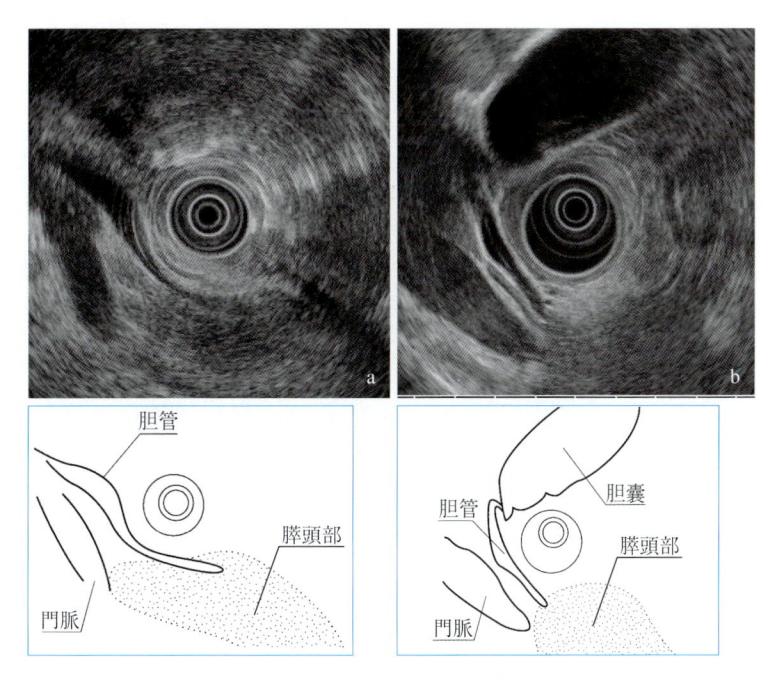

図8 縦断法による胆管，胆囊の観察
a：膵頭部の観察に続いてスコープを引きながら胆管を観察する．
b：さらにスコープをゆっくり引くと胆囊が描出される．

横断法：スタート地点から UP アングルをかけずにスコープを引いてくると，大動脈と上腸間膜静脈に囲まれて膵頭部が認識できる（**図9**）．ここから大動脈近傍の十二指腸壁に注目しながらスコープを引くことにより壁肥厚部が認識できる．これが乳頭部である（**図10a**）．乳頭部を認識後，わずかにスコープを引くと膵管と胆管が輪切り像で観察される（**図10b**）．

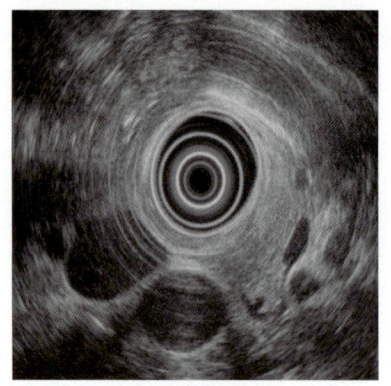

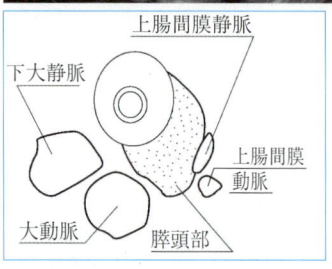

附）胆膵の内視鏡像—挿入・観察・読影のポイント

図9　横断法による膵頭部の観察（1）
下十二指腸角からUPアングルをかけずにスコープをゆっくり引くと，大動脈の右側に膵頭部が観察される．

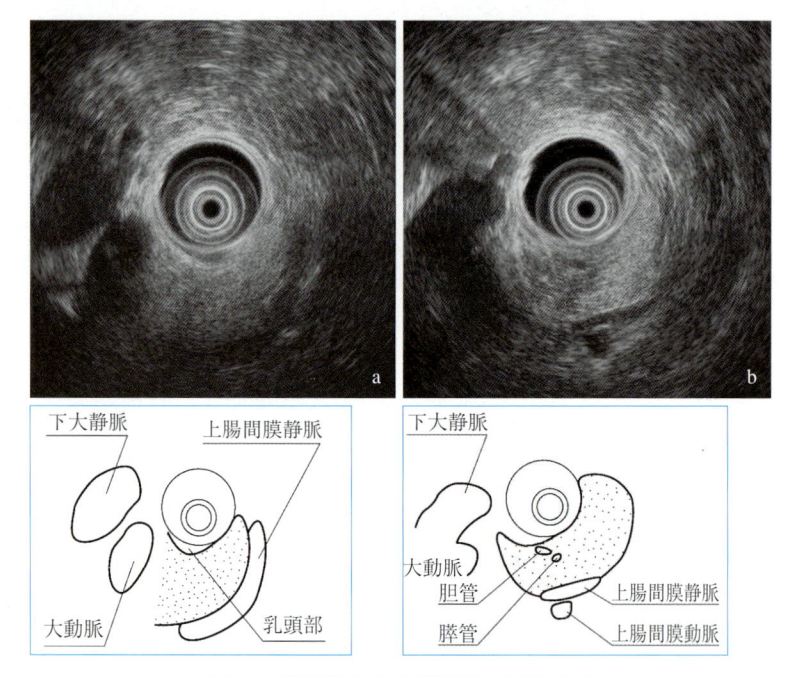

図10　横断法による膵頭部の観察（2）
a：大動脈近傍の十二指腸壁に注目しながらスコープを引くことにより壁肥厚部が観察される．これが乳頭部である．
b：わずかにスコープを引くと膵管と胆管が輪切り像で描出される．通常最初に描出される管腔構造が膵管で，後から胆管が膵管の左側に描出される．

b）PUSH 法

　PULL法にて胆管の描出が不十分な場合には，いったんスコープを胃内まで引き，十二指腸球部へスコープを再挿入して走査を開始する．スコープと肝臓との間に胆嚢が描出され，下方に膵が観察される（**図11**）．ここからスコープを上十二指腸角へ進め下行脚にスコー

プ先端を挿入すると，画面左側に門脈が縦走する管腔構造として描出され，スコープと門脈との間に胆管が観察される（**図12a**）．胆管を認識後，スコープのアングルを調節しながら，さらに押し入れると下部胆管まで描出可能である（**図12b**）．ただし，膵管，胆管の合流部の正確な描出にはPULL法が必要であり，PUSH法での無理な押し込みは穿孔の危険があるため避ける．

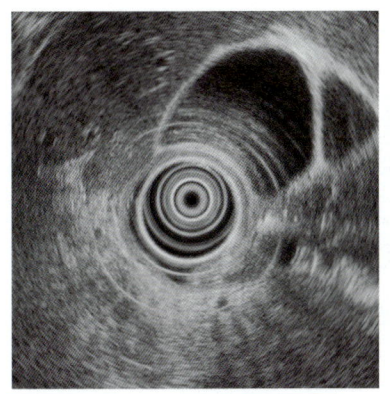

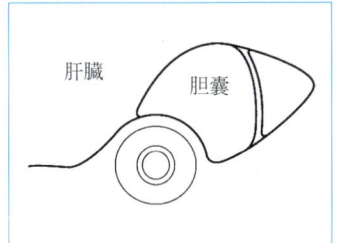

図11　PUSH法による十二指腸球部，下行脚内走査（1）
十二指腸球部にスコープを再挿入し走査を開始する．スコープと肝臓の間に胆囊，下方に膵が描出される．

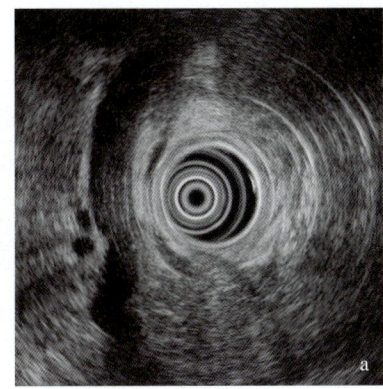

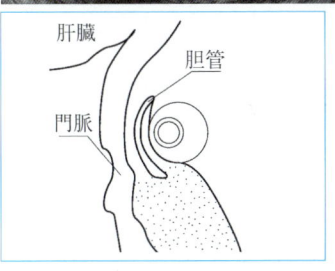

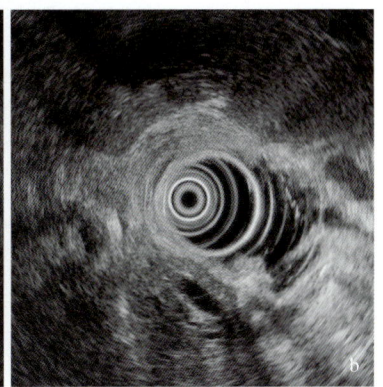

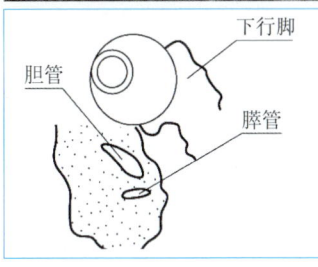

図12　PUSH法による十二指腸球部，下行脚内走査（2）
a：スコープ先端を上十二指腸角から下行脚に進めると，画面左側に門脈が縦走する管腔像として描出されスコープとの間に胆管が観察される．
b：胆管を描出後，スコープのアングルを調節しながら押し込むと胆管下部まで観察される．

3）十二指腸球部内走査

十二指腸球部にスコープ先端が位置した状態からスコープを引いてくる．引きながらUPアングルをゆるめていくと，胆管と脾静脈（門脈合流部付近）が横断像（輪切り像）として描出される．その間に膵頭体移行部から体部（右側）が確認される（**図13a**）．ここからスコープを引くことで上腸間膜動脈が確認され，膵体部がスコープに近接して描出される．さらに引くと，縦走する脾静脈と膵体部が観察できる（**図13b**）．

胃内からの観察と併せて膵体部全域の観察となる．

胆囊観察時の注意点：胆囊観察時，十二指腸下行脚からの引き抜きでのPULL法では胆囊頸部は画面左側に位置するが，押し込みでのPUSH法では画像は逆転し胆囊頸部が右側に位置する（**図14**）．この現象は，スコープ先端の向きがPULL法では被検者の足側を向くのに対し，PUSH法では逆に頭側を向くことによる[6]（**図15**）．

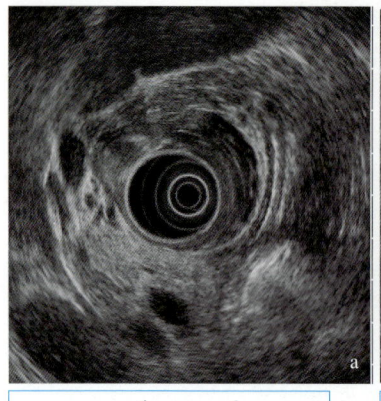

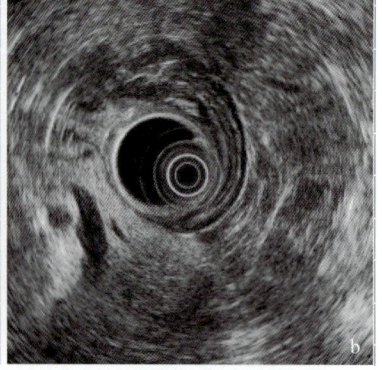

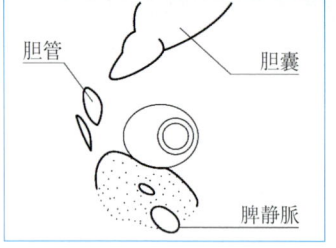

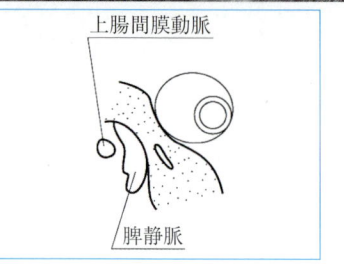

附）胆膵の内視鏡像―挿入・観察・読影のポイント

図13 十二指腸球部内走査
a：十二指腸球部にスコープ先端が位置した状態からスコープをゆっくり引きながらUPアングルをゆるめていくと，長軸に描出されていた胆管が横断像（輪切り像）に，脾静脈（門脈合流部付近）も横断像（輪切り像）として描出される．その間に膵頭体移行部から膵体部（右側）が観察される．
b：さらにスコープを引くと，脾静脈が縦走し，上腸間膜動脈が確認され膵体部が描出される．

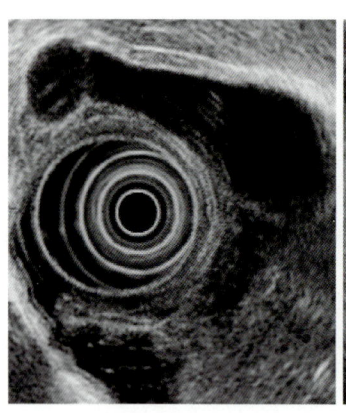

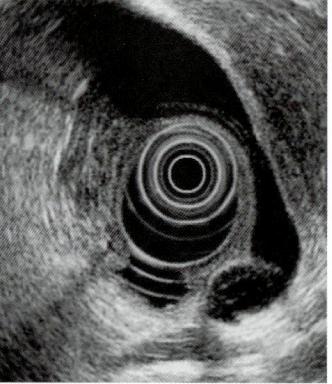

図14 胆嚢観察時の注意点
十二指腸下行脚から引き抜きながらのPULL法では胆嚢頸部は画面左側に位置するが，押し込みでのPUSH法では画像は逆転し胆嚢頸部は右側に位置する．

PULL法　　PUSH法

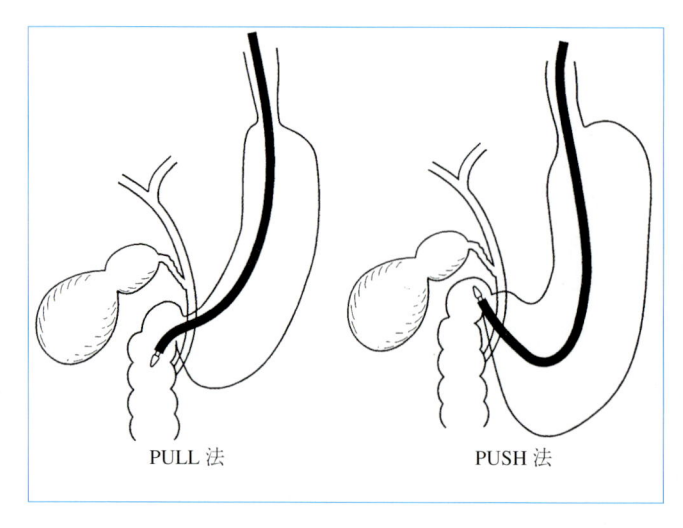

図15 スコープ先端の向きの違い
PULL法ではスコープ先端は被検者の足側を向くのに対し，PUSH法では頭側を向く．

PULL法　　PUSH法

3．EUS 診断の実際

1）膵・胆管合流異常の診断

合流異常の診断は，十二指腸固有筋層と膵管，胆管の合流する位置関係で判定する．

正常例では胆管，膵管は低エコーを示す帯状の構造として描出される十二指腸固有筋層より左側（膵側）では合流しないが，合流異常の場合は十二指腸固有筋層より左側（膵側）で合流する（**図 16**）．

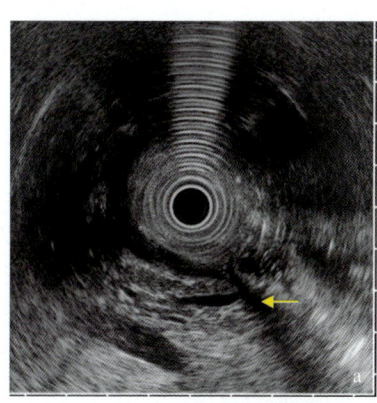

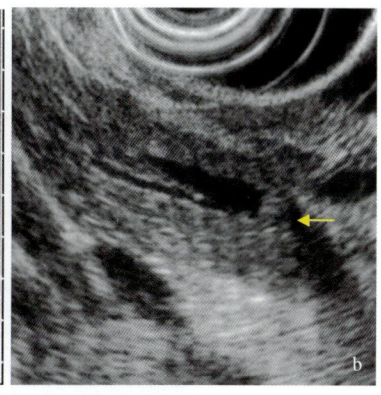

図 16　膵管，胆管合流部の診断
a：正常では膵管と胆管は，帯状の低エコーとして描出される十二指腸固有筋層（→）より左側（膵側）では合流しない．
b：膵管と胆管が十二指腸固有筋層（→）より左側（膵側）で合流する所見がみられれば合流異常と診断できる．

2）十二指腸乳頭部腫瘍の進展度診断

乳頭部腫瘍の進展度診断も十二指腸固有筋層を目安とする．腫瘍エコーが十二指腸固有筋層に影響がみられない場合には十二指腸浸潤（Du）陰性と診断し，腫瘍エコーが筋層に影響を及ぼし，さらに膵実質にも影響がみられる場合に Du 陽性，膵浸潤（Panc）陽性と判定する[7]．また，胆管および膵管内への腫瘍進展の判定も重要であり，腫瘍に連続する胆管あるいは膵管内の隆起，壁の肥厚所見がみられれば進展ありと判定する（**図 17**）．

3）膵病変の診断

画像診断の発達した現状でも膵癌の早期発見は容易ではない．しかし，US や CT にて腫瘍の存在が明らかでない症例でも EUS を行うことにより腫瘍の指摘が可能な場合が多い．

たとえば，内視鏡的逆行性胆管造影（ERCP）で下部胆管に軽度の狭窄がみられ，膵管に異常所見がみられない場合（**図 18a**）でも，EUS で観察すると胆管狭窄近傍の膵頭部実質内に低エコーの腫瘤像が指摘され，膵癌と診断できる（**図 18b**）．膵癌の EUS 像の特徴は，辺縁結節状の低エコー腫瘤像である．

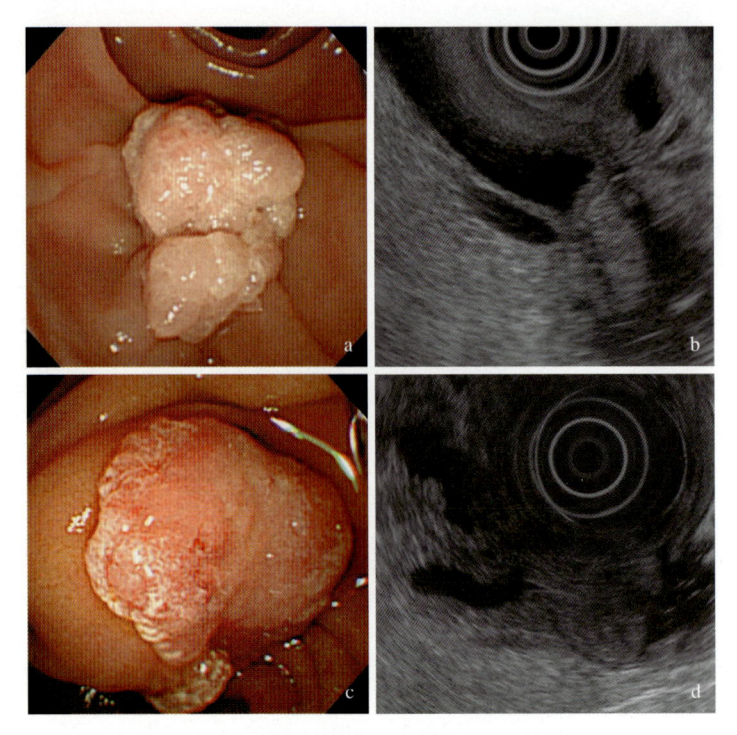

図 17　十二指腸乳頭部腫瘍の進展度診断
a：内視鏡所見，b：EUS 所見
　露出腫瘤型の乳頭部腫瘍は EUS ではやや高エコーの腫瘤像を呈し，十二指腸固有筋層には腫瘍エコーの影響はみられない．
c：内視鏡所見，d：EUS 所見
　露出腫瘤型であるが，EUS にて低エコーの腫瘤像を呈し，腫瘍エコーが十二指腸固有筋層に連続し，さらに胆管壁の肥厚と隆起を認めることから十二指腸浸潤陽性，胆管進展陽性と診断する．

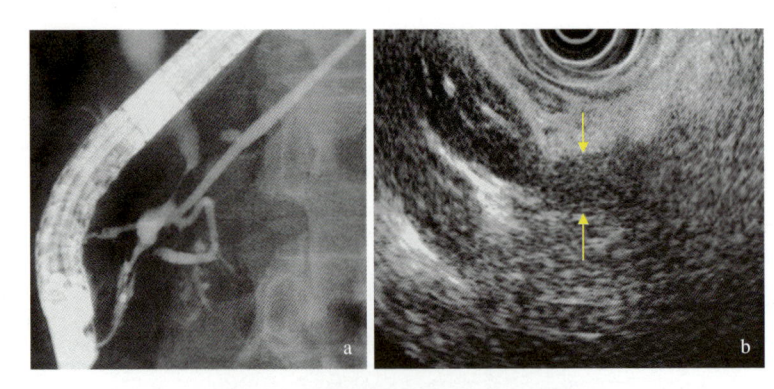

図 18　胆管限局狭窄例の EUS 診断
a：ERCP では膵管像には異常所見を認めず，下部胆管に限局狭窄がみられる．US，CT では腫瘤像は指摘できない．
b：EUS を施行すると下部胆管近傍の膵頭部実質内に小さな低エコー腫瘤像（矢印）が指摘され，膵癌による胆管狭窄と診断した．

4）胆管癌・胆嚢癌の深達度診断

EUS により，胆管壁は内側低エコーと外側高エコーの2層構造で描出され，胆嚢壁は胆管同様に2層あるいは内腔の表層に境界エコーを認める場合には高，低，高の3層構造を示す．

胆管壁の内側低エコー層は，粘膜（m）と線維筋層（fm）に加え漿膜下層（ss）の浅層が含まれ，外側高エコー層は漿膜下層と漿膜（s）に相当している．したがって，癌の深達度診断は腫瘍エコーが外側高エコー層に影響を及ぼすか否かで M～SS 浅層までか SS 以深かで判定する（**図19**）．

胆嚢壁の低エコー層には，粘膜（m）と固有筋層（pm）に加え胆管と同様に漿膜下層（ss）の浅層が含まれ，外側高エコー層は漿膜下層と漿膜（s）に相当しているため，癌の深達度診断も胆管と同様に，腫瘍エコーが外側高エコー層に影響するか否かにより M～SS 浅層までと SS 以深で判定する（**図20**）．したがって，EUS を用いても早期癌と進行癌の区別は困難である[8]．ただし，有茎性で細い茎をもつポリープ型の場合は M 癌と診断する．

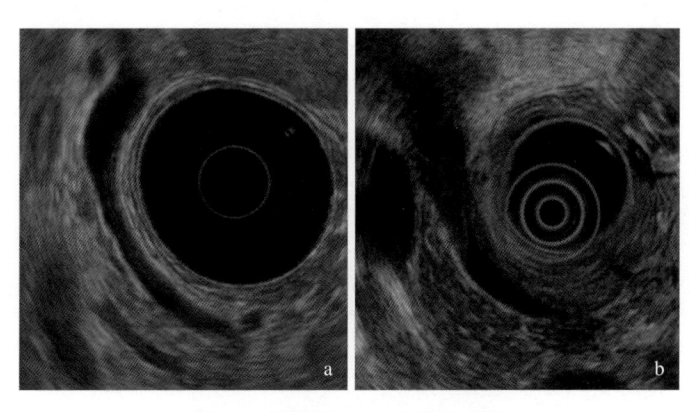

図19 胆管壁の EUS 像の解釈
a：通常胆管壁は内側低エコーと外側高エコーの2層構造を示す．
b：胆管癌は低エコーの腫瘤像として描出され，外側高エコー層に腫瘍エコーが影響を及ぼす場合に深達度 SS 以深と診断する．

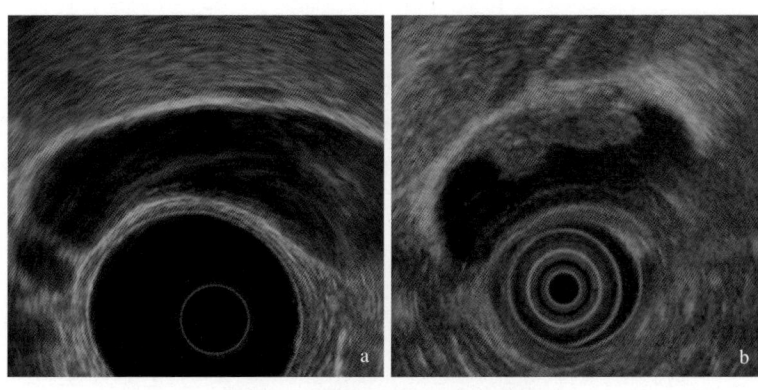

図20 胆嚢壁の EUS 像の解釈
a：通常胆嚢壁は内側低エコーと外側高エコーの2層構造あるいは内腔に境界エコーがみられる場合には高，低，高の3層構造として描出される．
b：胆嚢癌もやや低エコーの腫瘤像を呈し，外側高エコー層に腫瘍エコーの影響がみられれば深達度 SS 以深と診断する．

IDUS（intraductal ultrasonography）

　IDUS の適応は，胆管，主膵管内およびその周囲の画像情報を得る必要がある病態である．

1．走査の実際

　胆管内 IDUS に際しては，経乳頭的のほか経皮経肝胆道ドレナージ（percutaneous transhepatic biliary drainage；PTBD）ルートを介して行う．膵管内 IDUS は経乳頭的に行う．乳頭からの胆管，膵管内 IDUS は，ERCP に引き続いてガイドワイヤを挿入し，ガイドワイヤに沿わせて超音波プローブ（ガイドワイヤ誘導式）を胆管，膵管内へ誘導し走査する（図 21）．

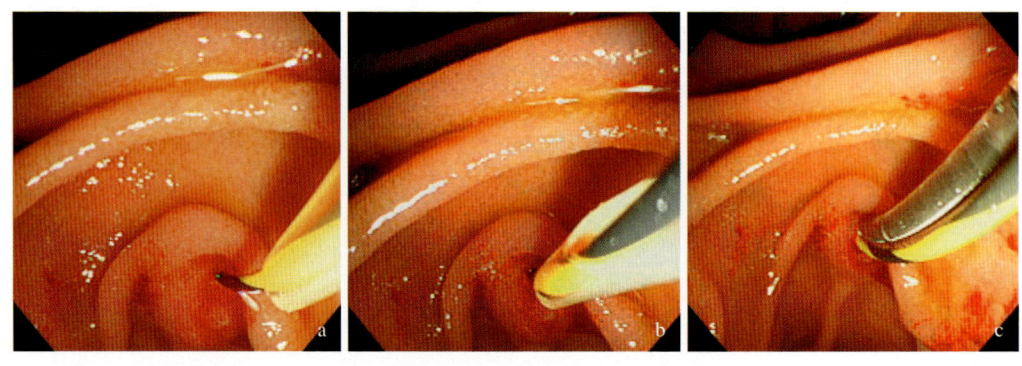

図 21　ガイドワイヤ誘導式超音波プローブによる経乳頭的 IDUS
ERCP に引き続いてガイドワイヤを膵管あるいは胆管に挿入し，超音波プローブを誘導する．

2．IDUS 診断の実際

1）胆管癌の進展度診断

　胆管癌は IDUS により低エコー腫瘤像あるいは壁肥厚所見として捉えられる．進展度診断として重要なことは，周囲への浸潤，とくに右肝動脈（right hepatic artery；RHA）浸潤の有無の判定と胆管長軸方向への進展範囲診断である．病変上流までプローブを誘導し，引き抜きながら走査する．右肝動脈は上部胆管のすぐ背側を横切るように走行するため，腫瘍エコーと動脈の間に高エコーがみられれば浸潤なし，高エコーが消失していれば浸潤ありと判定する（図 22）．壁深達度については，EUS と同様に腫瘍エコーが外側高エコー層に影響を及ぼしていなければ M～SS 浅層までと判定し，外側高エコー層に影響がみられれば SS 以深と診断する[5]．

2）乳頭部癌の進展度診断

　乳頭部は，解剖学的に Oddi 筋のほか胆管，膵管が合流する複雑な構造をとる．早期癌とは粘膜内癌と Oddi 筋にとどまる癌と定義されるため Oddi 筋の診断が求められるが，残念ながら EUS では Oddi 筋の描出はできない．IDUS では，症例によって Oddi 筋が帯状の低エコーとして同定できる場合もあるが，腫瘍が存在すると腫瘍エコーと Oddi 筋の低エコーの区別がつかなくなる（図 23）．したがって，IDUS では十二指腸固有筋層浸潤の有無と胆管・膵管内への腫瘍進展の判定を行うことが主たる目的となる．

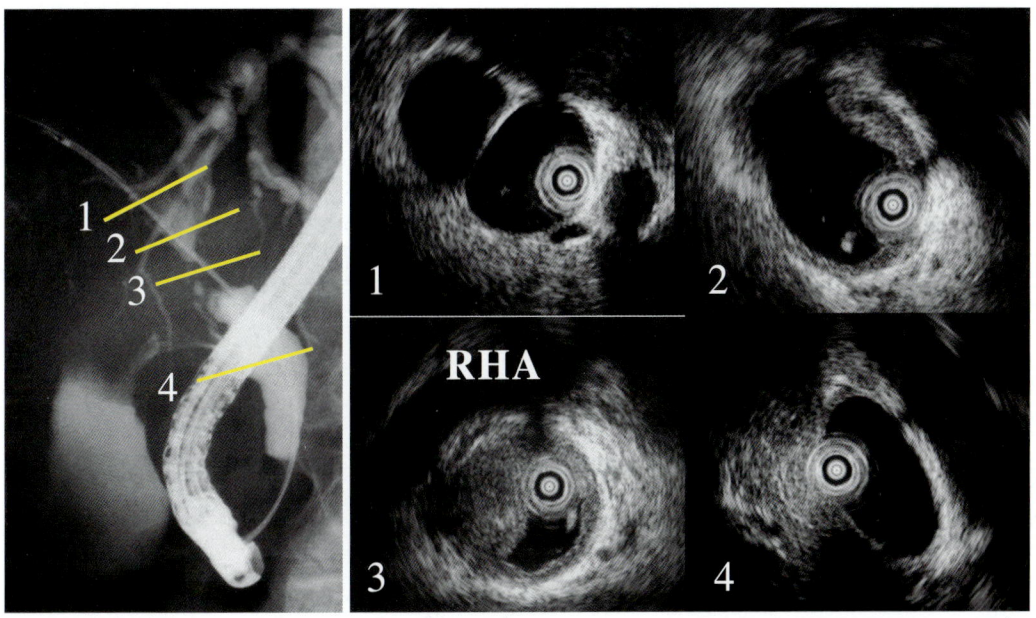

図22　胆管癌のIDUS
a：上部胆管狭窄部を越えて超音波プローブを挿入し，引きながら走査する．
b：肝門部付近(2)で胆管壁は半周性の壁肥厚所見がみられ，上部胆管(3)で低エコー腫瘤像がみられる．腫瘍エコーは外側高エコー層に影響を及ぼし深達度SS以深と診断する．しかし，右肝動脈（RHA）との間には高エコーがみられるため右肝動脈浸潤陰性と判定する．

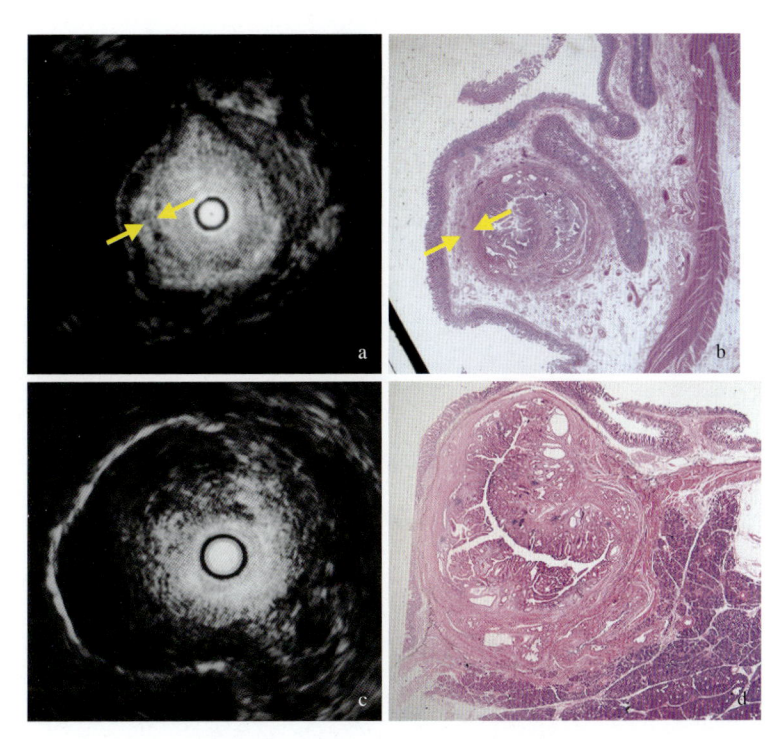

図23　IDUSによるOddi筋の描出
a, b：乳頭部腫瘍が存在しない場合には，Oddi筋（矢印）はプローブの周囲に帯状の低エコーとして描出されることがあるが，境界はわかりにくい．
c, d：乳頭部腫瘍が存在すると低エコーを示す腫瘍エコーとOddi筋の低エコーの境界がさらにわかりにくくなる．

文　献

1) 膵・胆道領域の標準的描出法に関する検討会：超音波内視鏡による膵・胆道領域の標準的描出法．第65回日本消化器内視鏡学会総会，2003
2) EFJ working Group on Standardization of Pancreatobiliary EUS：Standard imaging techniques in the pancreatobiliary region using radial scanning endoscopic ultrasonography．Dig Endosc 2004；16(Suppl)：S118-S133
3) 超音波内視鏡下穿刺術標準化検討委員会　監：超音波内視鏡下穿刺術のためのコンベックス型超音波内視鏡による標準的描出法．第71回日本消化器内視鏡学会総会，2006年5月14日，名古屋
4) EUS-FNA Standardization Committee：Standard imaging techniques of endoscopic ultrasound-guided fine-needle aspiration using a curved linear array endoscope．Dig Endosc 2007；19(Suppl)：S180-S205
5) 真口宏介：超音波内視鏡（ラジアル走査式）による膵・胆道領域の描出法．第3回　十二指腸下行脚から膵頭部を描出する．消化器画像　2004；6：103-111
6) 真口宏介，小山内学，高橋邦幸，他：胆・膵疾患のEndoscopic Ultrasonography—手技と診断．J Med Ultrasonics　2006；33：553-563
7) 真口宏介：乳頭部腫瘍の画像診断と治療．胆道　2007；21：55-67
8) 真口宏介，小山内学，潟沼朗生，他：胆管癌に対する進展度診断—最近の動向．日本消化器病学会雑誌　2010；107：1089-1095

胆道鏡

五十嵐良典

胆管内を内視鏡で観察する方法としては，経口的胆道鏡，経皮経肝的胆道鏡および術中胆道鏡がある．内視鏡的逆行性膵胆管造影法（ERCP）に引き続いて施行できる方法として経口的胆道鏡を著者は施行している．

初期には，上部消化管用ファイバースコープを用いて，直接胆管内を観察する方法などが用いられた[1]が，確実に胆管内へ挿入するために親子スコープ式挿入法が用いられている[2)~4)]．しかし，主乳頭を経由するために使用できる子スコープ用胆道ファイバースコープの太さには制限があった．ファイバースコープでは内視鏡画像も明瞭ではなかったので，子スコープのビデオスコープが試作された[5),6)]．内視鏡画像は良好になかったが，挿入性などに問題があり市販化されなかった．

近年，ビデオスコープもより細径化されたことで胆道ビデオスコープが製品化された[7)]．またNarrow Band Imaging（NBI）の併用による観察も可能であり，胆管粘膜の詳細な観察も可能になった[8)]．一方，経鼻内視鏡用に市販された細径上部消化管用ビデオスコープを用いて，直接経口的胆道鏡も施行されるようになっている[9)]．

本稿では，経口的胆道鏡による胆道疾患に対する内視鏡診断について述べる．

適　応

US，CT，MRCPなどの各種画像診断で胆管に異常が指摘され，ERCPで胆管内に陰影欠損像や狭窄像が認められる症例が適応である．また，内視鏡下に組織診断が必要な症例も適応である．治療としては，嵌頓結石や巨大結石を電気水圧衝撃波（electrohydraulic lithotriptor；EHL）やHolmiumYAGレーザーで内視鏡下に砕石をする．狭窄部への選択的なガイドワイヤー挿入などにも使用される．

機　材

1．親子スコープ方式―使用上の注意

経口的胆道鏡を施行する場合には，親スコープ（十二指腸スコープ）と子スコープ（胆道スコープ）による親子方式のため，2台の光源装置を用意する．

現在使用している経口胆道スコープは表のごとくである．

CHF-BP260，CHF-B260はビデオスコープであり，TJF-240（オリンパスメディカルシステムズ社製）を親スコープとして使用する．TJF-260Vは起上装置のV溝による子スコープ損傷を認めることがあるため，親スコープとして使用していない．またTJF-240の鉗子起上装置のワイヤーの劣化により起上装置の戻りが不良になり，子スコープの先端部分を破損することにも注意する．

表 胆道ビデオスコープの仕様		
	CHF-B260	CHF-BP260
外径（先端部）	3.4 mm	2.6 mm
外径（挿入部）	3.5 mm	2.9 mm
最大湾曲角度	70°/70°	70°/70°
鉗子口径	1.2 mm	0.5 mm
親スコープ	TJF-240	TJF-240
（オリンパスメディカルシステムズ社製）		

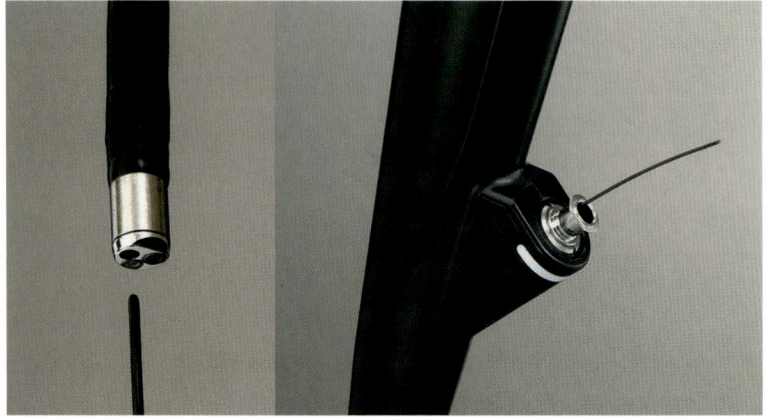

図 CHF-B260における鉗子口構造の改良
鉗子口の構造が改良され，ガイドワイヤーはスコープ先端より挿入すると，操作部の鉗子口より容易に取り出すことが可能になった．

2．CHF-B260，CHF-BP260の特徴

CHF-B260はビデオスコープで画像は良好であり，先端部外径は3.4 mmで，細径であることより胆管への挿入性に優れる．またCHF-B260はスコープの手元操作部の改良により，ガイドワイヤーの使用が容易になった（図）．この結果，胆道への挿入性が改善された．鉗子口径が1.2 mmであることより，3 Fr鉗子の使用が可能であり，内視鏡下狙撃生検も可能である．また1.9 Fr EHLプローブを用いた結石破砕も可能である．

CHF-BP260も同様にビデオスコープであり，先端外径は2.6 mmとB260より細く，挿入性や操作性に優れており，肝内胆管への挿入観察も可能である．しかし鉗子口径は0.5 mmであることより送水による胆管内の洗浄は可能であるが，生検組織診断はできない．

両スコープともビデオスコープであることより，EVIS-260SLシステム（オリンパスメディカルシステムズ社製）との組み合わせでNBIによる胆管粘膜の詳細な観察も可能である．

前処置および前投薬

1．前処置

施行当日は絶飲食とする．降圧薬や狭心症薬は早朝に服用させる．抗凝固薬は薬剤の作

用期間に従って服薬を中止する．脱水症の予防や患者状態の変化に対応するために，検査前より輸液ラインを確保し，補液する．

前処置として，上部消化管内視鏡と同様に咽頭麻酔を行う．

2．投与時の注意

前投薬として，鎮静薬や鎮痛薬を使用することより，患者監視装置（血圧，脈拍数，血中酸素飽和度など）を装着して，患者の状態を術前および術中監視する．

鎮静薬の投与やスコープ挿入により血中酸素飽和度が低下する場合には，経鼻カテーテルにより酸素吸入する．臭化ブチルスコポラミン（ブスコパン® 20 mg/A）を検査直前に静脈内投与する．しかし，緑内障，前立腺肥大，虚血性心疾患や高齢者には使用を避ける．代わりにグルカゴン（1 mg/1 ml/A）を静脈内投与する．

3．ドルミカム使用上の注意

ミダゾラム（ドルミカム® 10 mg/2 ml/A）を生理食塩水 20 ml で希釈して，患者監視装置で確認しながら緩徐に 1/5～1/2 A 程度を静脈内投与する．必要に応じて投与量を増減する．呼吸抑制を起こすことがあり，注意しながら使用する．またスコープの胆管への挿入や送水などによる胆管内圧上昇で患者が疼痛を訴えることがあるため，事前に塩酸ブプレノルフィン（レペタン® 0.3 mg/1.5 ml/A）を 1 A 投与する．

ドルミカムを使用する際には，拮抗薬であるフルマゼニル（アネキセート® 0.5 mg/5 ml/A）を用意し，検査終了後に静脈内投与する．

挿入方法

いずれの子スコープも胆道へ挿入するために，あらかじめ内視鏡的乳頭切開術や内視鏡的乳頭拡張術を前処置として施行する．

経口胆道スコープの挿入方法は，直接挿入法や親子式挿入法などが開発されたが，当施設では，挿入の確実性や容易性から親子式挿入法で行っている．

親子式の挿入方法としては，子スコープを直接胆管へ挿入する方法と，あらかじめガイドワイヤーを胆管内へ留置しておきロープウェイ方式で挿入する方法がある．

直接挿入する場合には，胆道スコープの上下アングルを使用して，胆管方向に角度を合わせる．次いで主乳頭の胆管口に子スコープを押し当てて挿入する．

スコープが胆管へ挿入できない場合には，親スコープの起上装置を使用しながらゆっくり親スコープを十二指腸の深部へ挿入することで，胆管との角度が合って胆道スコープが挿入可能になる．

ガイドワイヤーを使用する場合には，ERCP 造影チューブを胆管内へ挿入し，0.035 インチ 450 cm のガイドワイヤーに交換する．鉗子口にガイドワイヤーを挿入し，胆道スコープを徐々に挿入し，ロープウェイ方式で透視下に胆管内へ挿入する．

ガイドワイヤーを使用したほうが挿入は容易であるが，胆管粘膜に発赤，出血などを生じやすいので観察に注意する．視野を胆管内の中心にもっていくためには親スコープと子スコープの協調操作が重要である．また子スコープからは生理食塩水を緩徐に注入および吸引しながら観察する．空気を送気しながら観察すると空気塞栓を起こす危険性があるの

で生理食塩水を環流させて観察する．病変を認めたら，生検鉗子で組織診断を行うか，擦過細胞診を施行する．

CHF-B260では3Fr生検鉗子を使用する．組織の採取が不十分な場合には，擦過細胞診または胆汁細胞診を併用する．

術後管理

観察が終了したら，子スコープを抜去して，十二指腸内や胃内の生理食塩水を吸引する．検査終了2～3時間後に血液検査を行う．問題がなければ，翌日から飲食を再開する．

文　献

1) 竹腰隆男, 丸山雅一, 杉山憲義, 他：逆行性膵・胆管鏡. Gastroenterol Endosc　1975；17：678-683
2) 中島正継, 福本圭志, 光吉靖夫, 他：経口的膵・胆管内視鏡検査法（PCPS）の開発と臨床応用．日消誌　1976；73：1381-1388
3) 藤田力也, 山村光久, 平田信人：経口的胆管内視鏡―機種の選択, 手技, 問題点. 胆と膵　1985；6：1357-1363
4) 五十嵐良典, 石黒　淳, 安斎　保, 他：経口胆道鏡による胆道癌の診断. 胃と腸　1994；29：777-784
5) 田中聖人, 向井秀一, 中島正継, 他：経口的胆膵管内視鏡法（PCPS）における電子内視鏡システムの応用. Gastroenterol Endosc　1998；40：824-832
6) Igarashi Y, Ukita T, Inoue H, et al：Clinical evaluation of the peroral cholangioscopy using a new videoscope. Diagnostic and Therapeutic Endoscopy　1999；5：231-237
7) Igarashi Y, Okano N, Satou D, et al：Peroral cholangioscopy using a new thinner videoscope（CHF-B260）. Digest Endosc　2005；17：S63-S66
8) Igarashi Y, Okano N, Ito K, et al：Endoscopic observation of mucosal spread lesion of cholangiocarcinoma using peroral cholangioscopy with narrow band imaging. Dig Endosc　2007；19：S109-S114
9) Moon JH, Ko BM, Choi HJ, et al：Direct peroral cholangioscopy using ultra-slim upper endoscope for the treatment of retained bile duct stones. Am J Gostroenterol　2009；104：2729-2733

胆道の内視鏡像

正常胆管粘膜像

胆管粘膜には小血管透見像が認められる．NBI画像では粘膜模様や小血管網が明瞭になる．

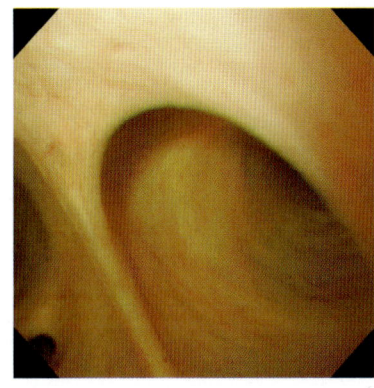

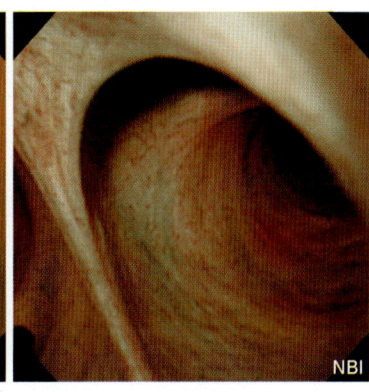

良性胆管狭窄

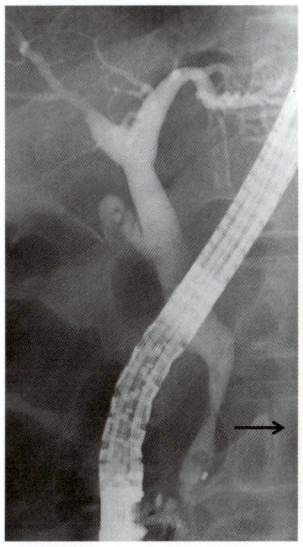

自己免疫性膵炎に伴う総胆管下部狭窄を認める．ステロイド治療により狭窄は改善したが，総胆管下部に粘膜の凹凸像が目立つ．NBIにより隆起が明瞭になり，粘膜血管網の消失が明らかである．

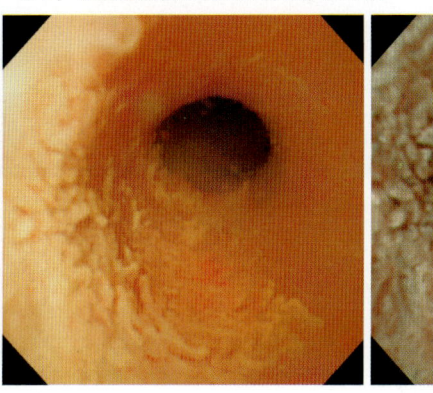

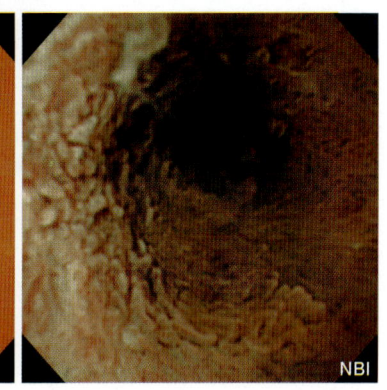

原発性硬化性胆管炎

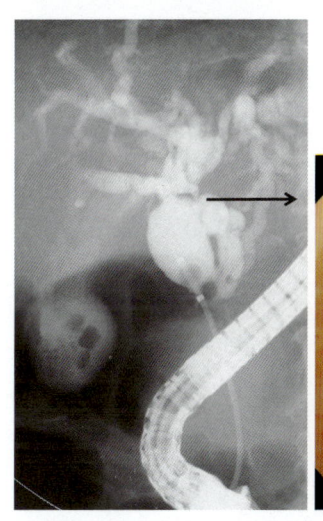

胆管全体に不整拡張を認め，肝門部に狭窄を認める．狭窄部に腫瘤はなく，粘膜血管網が消失している．NBIでは多数の瘢痕が明瞭になっている．

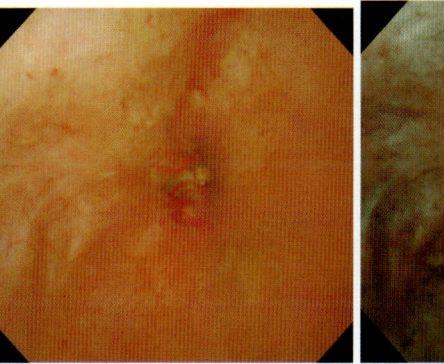

附 胆道鏡

胆道の内視鏡像

■ 早期胆管癌

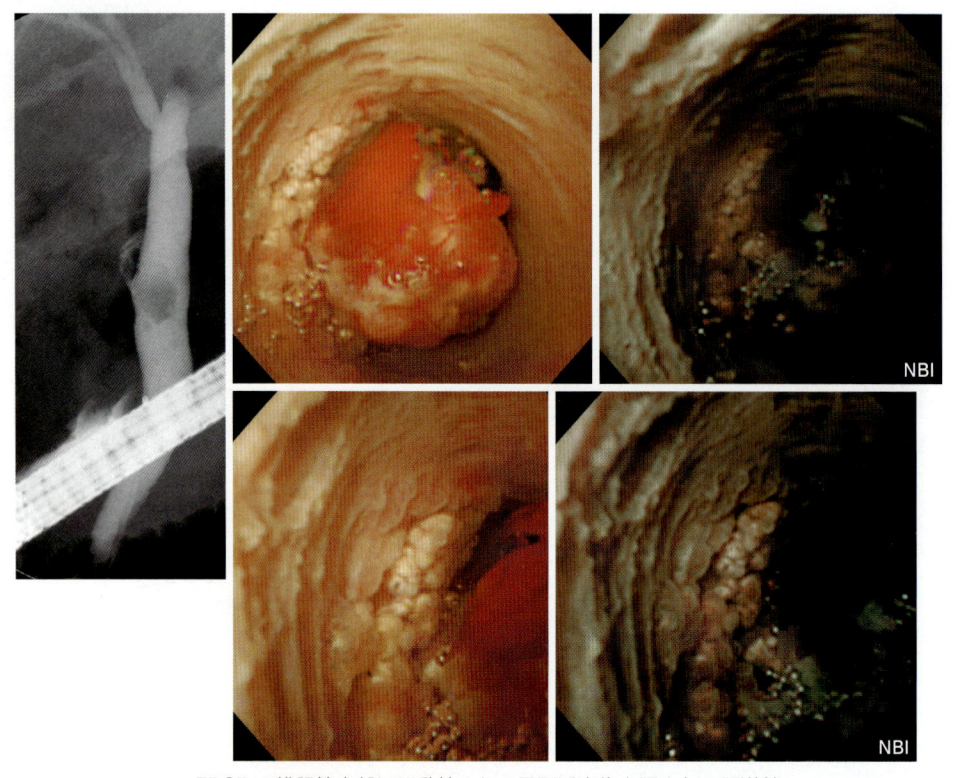

ERCPで総胆管中部に可動性のない円形透亮像を認めた．胆道鏡では球状腫瘤を認め，易出血性であり，基部には黄色の小結節（コレステローシス）を認めた．切除組織所見では，中分化型管状腺癌で，粘膜癌であった．

胆道の内視鏡像

■ 悪性胆管狭窄（進行胆管癌の表層進展）

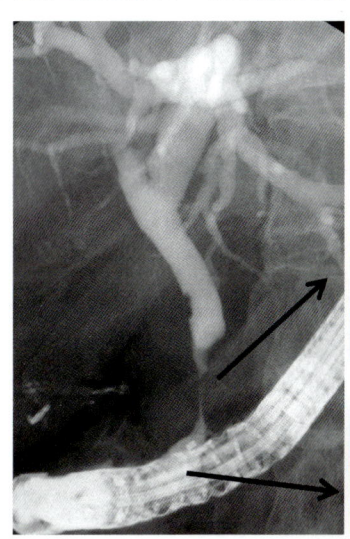

結節浸潤型の進行胆管癌．ERCP で総胆管中部に狭窄を認めた．狭窄部から膵内胆管へ連続して不整な粘膜を認め，NBI では粘膜の凹凸が明瞭であり，膵内胆管浸潤陽性と診断した．狭窄部から肝門部まで不整な粘膜の進展を認め，右肝管は正常で，狭窄部から肝門部までの癌の表層進展と診断した．切除組織所見でも，膵内胆管および肝門部への癌の表層進展を認めた．

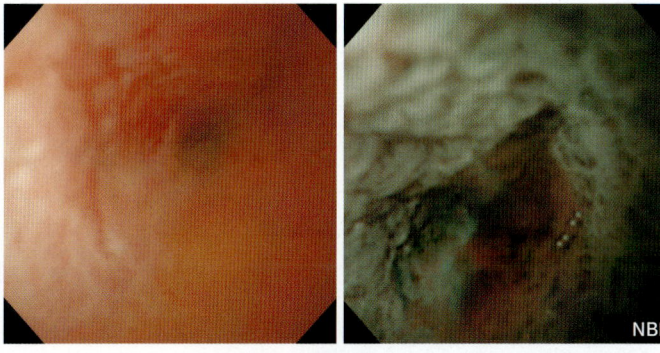

狭窄部

膵内胆管

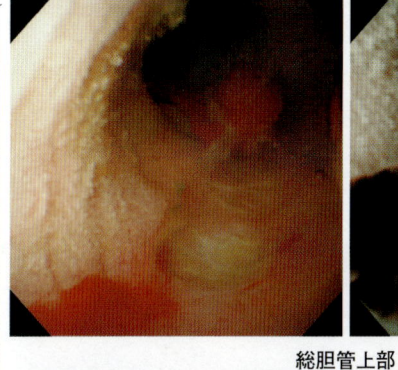

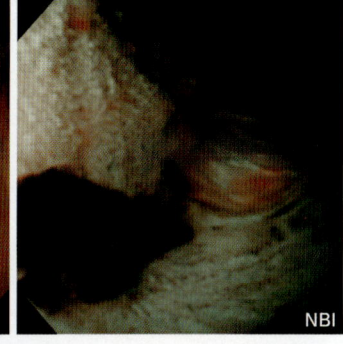

狭窄上流

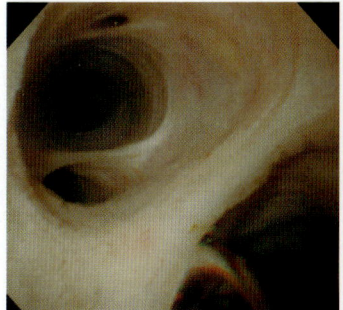

総胆管上部

肝門部　　　　　右肝管

附）胆膵の内視鏡像—挿入・観察・読影のポイント

胆道の内視鏡像

■ 悪性胆管狭窄（進行胆管癌）

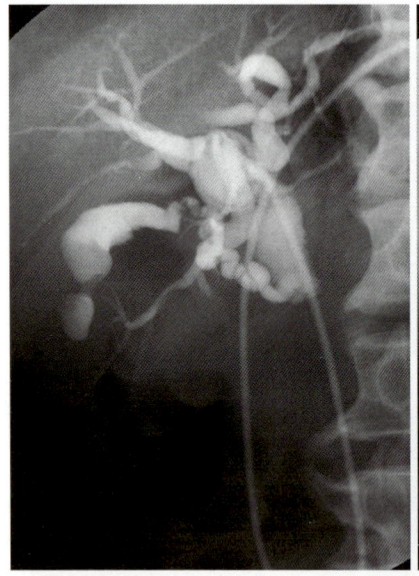

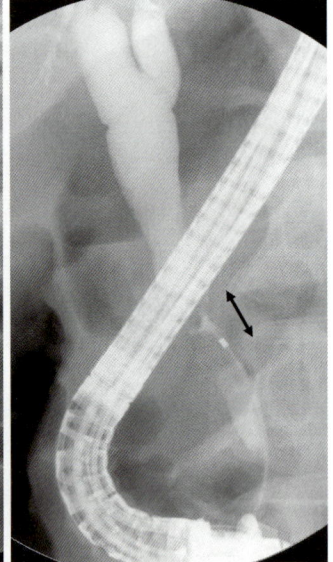

ERCPで下部胆管に狭窄を認めた．狭窄部は，結節状隆起で腫瘍血管の増生を認め，NBIでは隆起が明瞭になり，狭窄部から膵内胆管まで連続した不整な粘膜を認め，膵内胆管浸潤陽性と診断した．狭窄部から上部には不整な粘膜は認めず，肝門部は正常と診断した．切除組織所見では，印環細胞癌で，リンパ節転移は認めなかった．膵内胆管に癌浸潤陽性であったが，総胆管上部は正常粘膜であった．

下部胆管癌

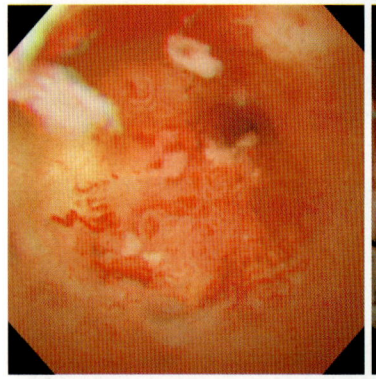

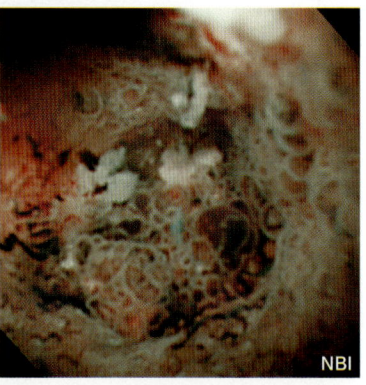

狭窄部

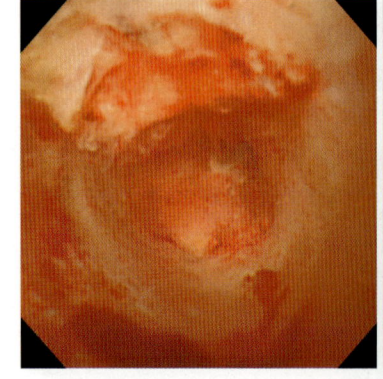

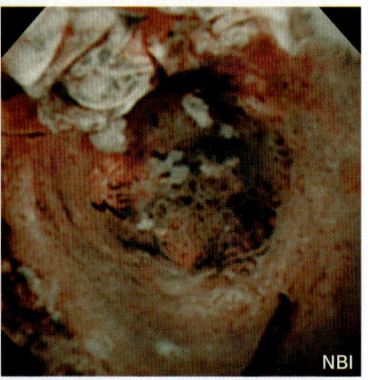

膵内胆管

膵管鏡

宮川宏之，須賀俊博

　膵管鏡検査（peroral pancreatoscopy）は，経口的に Vater 乳頭口より膵管内を観察する検査である．直接十二指腸スコープや上部用直視スコープを乳頭から挿入するのはほとんど不可能であり，二つのスコープを親子方式に使用して挿入する．内視鏡的逆行性膵胆管造影法（ERCP）の延長の手技であるこの検査はおもに胆管内視鏡として開発されてきたが，膵管にも用いられるようになってきた．子スコープはアングル機構と生検鉗子口を具備するものが開発されたが，膵管内の観察には太いために挿入が困難であることが多かった．そこで膵管内への挿入性の向上のために極細径の子ファイバースコープも用いられるようになった．これはアングル機構はもたないものの尾側の主膵管まで観察できる利点がある．症例によりこれらを使い分け，病変の観察が行われる．

膵管鏡の適応（表1）

　膵管鏡の適応は，まず病変が主膵管に変化を起こすものであることが必要である．膵管癌や主膵管型の膵管内乳頭粘液性腫瘍（intraductal papillary-mucinous neoplasm；IPMN）がよい適応と考えられる．また膵液性状の変化をきたす病態でも間接的な診断が可能なことがある．これがよくみられるのは分枝型 IPMN で主膵管内の大量の粘液から分枝病変の存在診断ができる．さらに主膵管がほぼ正常でも大量の蛋白栓の浮遊により慢性膵炎の診断ができる．主膵管病変以外では，副乳頭から挿入可能な例で Santorini 管病変や，膵頭部領域で分枝に挿入できれば分枝病変も観察できる．

表1　膵管鏡の適応

主膵管病変：膵癌（閉塞，狭窄），慢性膵炎（膵石，狭窄），IPMN（腫瘍）
分枝病変　：囊胞性疾患（内部粘膜主膵管と連続するもの），IPMN 分枝型（粘液や腫瘍の進展部）

膵管鏡の種類

　膵管鏡は用いる子スコープの性能により二つに分けられる．一つは従来おもに経口胆道鏡用として開発されてきたアングル機構をもつ機種で，子スコープの外径は 2〜4.5 mm のものである．一方は極細径膵管鏡検査（peroral micro-pancreatoscopy；PMPS）として極細径ファイバースコープ（1 mm 以下）を使用するものである[1〜5]．屈曲可能な機種でより太いものは，子スコープ自体に鉗子チャンネルをもち生検可能なものもあるが，この子スコープを挿入するには親スコープとして大口径鉗子チャンネル付き十二指腸側視鏡が必要であった．最近は十二指腸側視鏡の鉗子チャンネル口径の増大により ERCP で使用されるスコープを親スコープとして，多くの膵管鏡の通過が可能となった．

膵管の生検が可能な子スコープは，乳頭口がやや開大し主膵管拡張の強い例や，乳頭切開術の行われた例に使用される．太い子スコープのメリットは直視下の生検が可能で比較的明瞭な観察ができることであるが，挿入性の点で症例が限られる．

外径が2〜3 mmのものは生検が不能なものが多いが，極細径のものと違い屈曲が可能で，さらにより光量が多く観察時の画質はよい．とくに最近，電子スコープが開発されており，従来のものよりさらに良好な内視鏡像が得られるようになった[6]．

PMPSは子スコープが1 mm以下のものが使用され，おもにERCPの造影カニューレをガイドとして膵管内に挿入される．主膵管径に影響されずに検査可能であるが直視下生検は不能であり，透視下生検，細胞診が行われる．

このように膵管鏡は，主膵管径によって使用される機種が決定され，主膵管径の太い症例にはより機能の多い機種が用いられる．

膵管鏡の挿入性 (図1, 2, 表2)

膵管鏡の挿入性は症例にもよるが，おもに膵管鏡外径と膵管の口径によって決まる．

極細径膵管鏡では検査時5Frガイドカニューレ内に通して使用されるため，カニューレの挿入できる範囲がすべて観察可能である．カニューレはガイドワイヤーを使用するとある程度の狭窄部も通過できることから，主膵管のかなりの部分が観察可能である．ただし膵管の走行がZ状を呈したり，発生学的に背側膵と腹側膵が分枝で交通したような不全非癒合の場合などは，ガイドワイヤーすら尾側膵管に挿入困難なことから膵管鏡検査は不可能となる．ガイドワイヤーが通過しても，カニューレが通過しないような狭窄や屈曲があれば膵管鏡検査は難しい．これら膵頭部の膵管の走行異常などで尾側へ挿入不能例では副乳頭からのアプローチが有効なことが多く，副乳頭からガイドワイヤーを使用しカニューレがSantorini管を越え尾側に入れば，このタイプの膵管鏡では観察が可能である．

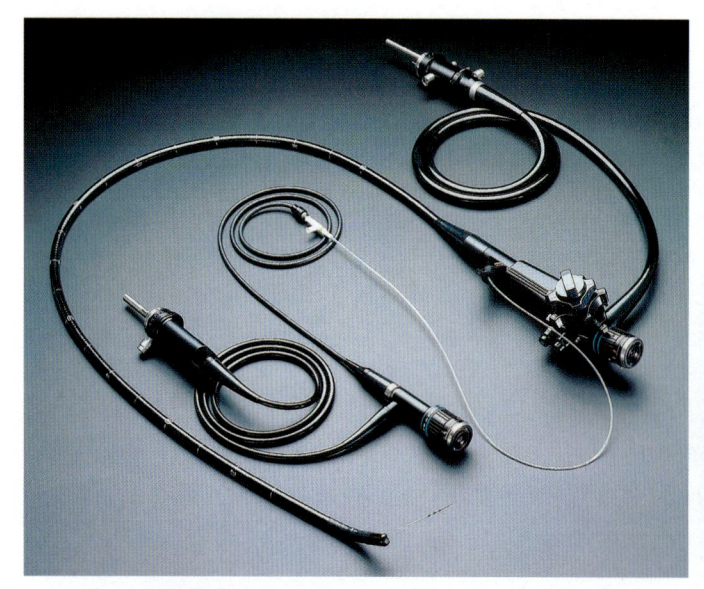

図1　極細径膵管鏡（PF-8P）と親ファイバースコープ
0.8 mmの外径で，カニューレをガイドとして膵管に挿入される．

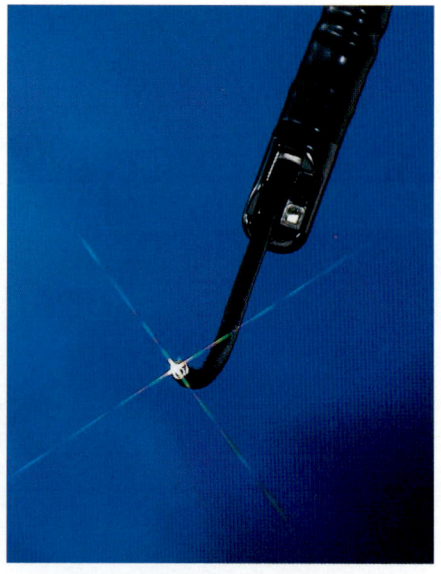

図2　経口膵管鏡（CHF-B30）
アングル機構や1.2 mm径の鉗子チャンネルをもつ．

表2 膵管鏡の比較

	極細径膵管鏡	アングル付き膵管鏡
検査可能膵管径	制約なし	約3mm以上の拡張
ファイバー外径	0.75 mm, 0.8 mm	2〜4.5 mm
鉗子チャンネル	なし	多くはあり
生検	直視下生検不能,透視下生検のみ	直視下生検可能なものあり
画質	光量少なく視野狭い	とくに電子スコープは良い
乳頭処置	なし	時に乳頭切開や拡張
機種	PF-8P,など	CHF-B30, B260, スパイグラス内視鏡など

　アングル付き膵管鏡での挿入性は膵管鏡が主膵管より細いことが絶対条件で,次に強い屈曲や狭窄がない膵管であることが必要である.鉗子チャンネルのあるものは,ガイドワイヤーを使用して挿入性を向上させることが可能である.外径が3mmを超える膵管鏡は,IPMN症例やそれに準じた膵管径をもつ症例が対象である.

　疾患別による検査では,膵癌では狭窄部や閉塞部を観察するが,できれば病変を越えた深部までの挿入が望ましい.慢性膵炎は膵石や狭窄部の変化を観察し,蛋白栓の浮遊の確認もする.IPMNでは深部への挿入は比較的容易であるが,観察時に粘液により膵管内の観察が著しく妨げられることが多く,観察前に十分粘液を排除することが検査の要となる.

膵管鏡所見

1. 膵　癌（表3,図3,4）

　膵癌の検討では,膵管鏡は75例中72例（96%）に挿入可能であった.膵癌の病変部での所見は閉塞（45.8%）,発赤,びらん（38.9%）,不整粘膜（38.9%）,易出血（37.5%）,粘液浮遊物（37.5%）,圧排（18.1%）,瘢痕（12.5%）などであった.

　すべての膵癌症例で粘膜の不整がみられるわけではなく,粘膜表面の浮遊物や出血などや直前の膵管の変化で観察が不十分となりやすい.閉塞は膵癌でもっともよくみられる所見である.発赤,びらんは腫瘍の直接的な変化だけではなく随伴性の変化もみていると思

表3 膵癌でみられた所見

所見	n (72)	%
閉塞	33	45.8
発赤,びらん	28	38.9
不整粘膜	28	38.9
易出血	27	37.5
粘液浮遊物	27	37.5
圧排	13	18.1
瘢痕	9	12.5
所見なし	22	30.6

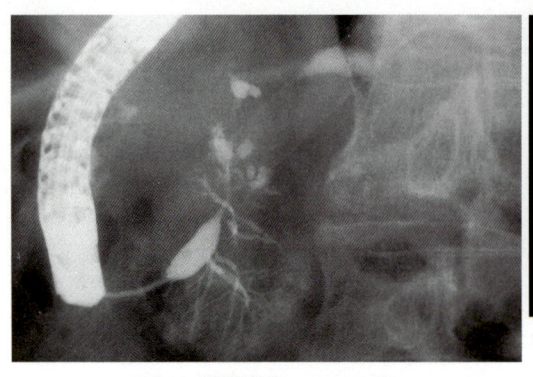

図3　膵頭膵癌：ERCP 像
78歳，男性．主膵管閉塞例で ERCP では膵頭部に閉塞に近い狭窄が認められる．

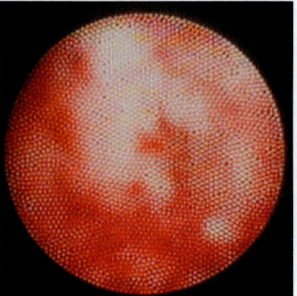

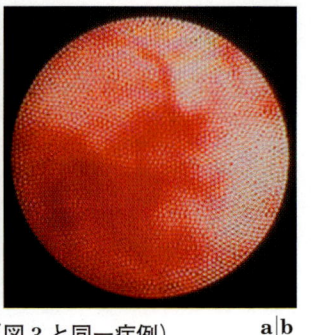

図4　膵管鏡像（図3と同一症例）
a：膵頭部の閉塞部に向かって粘膜は易出血でびらん状を呈している．
b：閉塞部は褪色調不整で周囲に発赤を認める．

われ，多くの症例で認められる．不整粘膜は病変部の粘膜が癌組織に置換されている場合と考えられ，明らかな不整がみられれば癌の浸潤と考えられる．膵管鏡では機械的な接触などで出血も起こるが，通常の粘膜面からは自然な出血や軽い接触による出血はほとんどみられず，易出血性は膵癌に特徴的な所見である．粘液の多くは膵管に面した癌病巣に由来すると思われるが，正常でも少量の粘液状浮遊物がみられる．膵管造影所見での閉塞部の観察で，粘膜面がまったく正常で閉塞している場合があり，これらは生検でも陽性所見は得られにくく，より深部の腫瘍による実質部側からの圧迫による閉塞と考えられる．比較的少ないが狭窄部がびらん状を呈したり，潰瘍がみられる場合があり，慢性膵炎による狭窄ではみられない所見であった．まったく所見のみられないものも 30.6% あり，これは膵管鏡が病変に完全にたどり着いていない例があるものの，膵癌が分枝から発生する可能性の一つを提示しているのかもしれない．

2．慢性膵炎に対する検討（表4）

142例の慢性膵炎の膵管鏡検査結果から，確診所見の結石の確認は 15.5% であった．結石以外では瘢痕が 56.3% に認められた．慢性膵炎における主膵管の不整の強いものでは，膵管鏡では瘢痕状にみられ，膵実質の脱落壊死による変化が膵管系にも変化を起こすものと考えられる．狭窄も 47.2% 認められ，同様な変化をみているものと考えられる．発赤やびらんもみられたが比較的少なく，炎症の強い例でみられる傾向がある．蛋白栓など浮遊物が 97 例（68.3%）にみられた．進行した慢性膵炎では白色の浮遊物が多くみられ蛋白栓

表4　慢性膵炎の所見

所見	n (142)	%
結石	22	15.5
瘢痕	80	56.3
狭窄	67	47.2
発赤，びらん	11	7.7
浮遊物（蛋白栓，粘液）	97	68.3
所見なし	4	2.8

と診断できるが，進行していないものではすべてが蛋白栓とは言い難く，粘液などが含まれている可能性もある．したがって明らかな純白色の微小塊状のもの（蛋白栓）以外の浮遊物のみの場合は，慢性膵炎の診断は慎重にすべきである．また膵管の変化が比較的限局した慢性膵炎においても，瘢痕様変化や狭窄や蛋白栓が同じように主膵管内に観察され，膵管鏡が慢性膵炎の診断に有用であることが示された．膵癌との鑑別は膵管鏡でも簡単ではなく[7)～9)]，両疾患に特徴的な所見のないものでは他の検査を含めた総合的診断が必要である．

3．IPMN（図5，6）

118例のIPMN症例で乳頭状腫瘍のみられたのは87例（73.7％），粘液は89例（75.4％）に認められた．主膵管を這う特徴的な乳頭状腫瘍が観察できる．IPMNでは分枝型が多くを占めるが，多くの症例で腫瘍が分枝より主膵管に這い出してきており，乳頭状の変化が

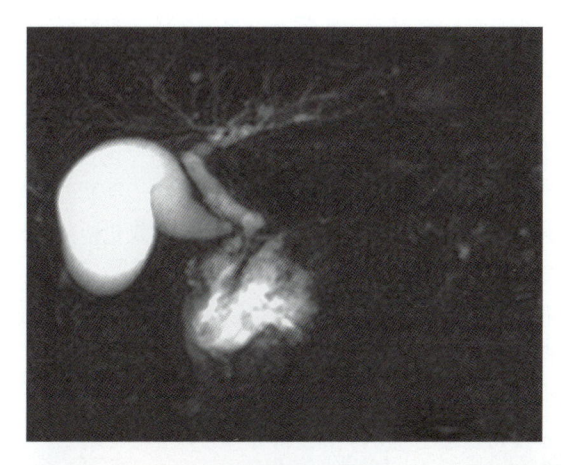

図5　膵管内乳頭状腫瘍（腺癌）：MRCP像
72歳，男性．高度に膵頭部主膵管の拡張を認める．尾側膵管の拡張は認められなかった．

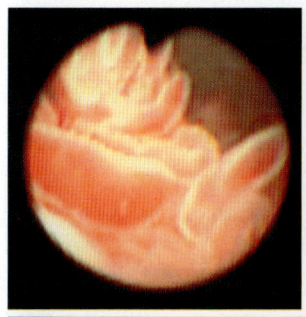

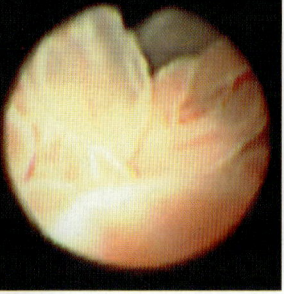

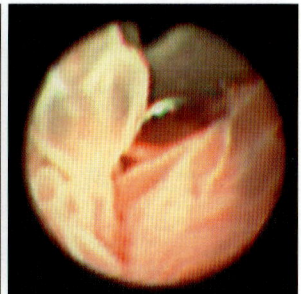

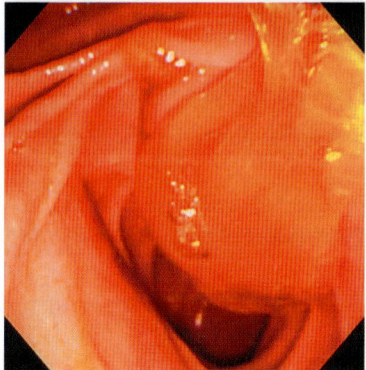

a	b	c
d		

図6　膵管鏡像と乳頭部所見（図5と同一症例）
膵管内は大量の粘液があり，バルーンカテーテルなどで粘液を排除後，アングル鉗子チャンネル付き膵管鏡にて観察．a～cは膵管鏡像で，血管の増生や出血により多くの赤色乳頭状腫瘍が密生している．dの親スコープによる乳頭部の観察では乳頭口は著明に開大し，多量の粘液の排出がみられる．

認められる．IPMN のうち癌症例では粘液の分泌の激しいものが多く，乳頭状腫瘍の観察には粘液を膵管内からできるだけ排除してから検査を行わなければならない．図 5，6 の IPMN 例では乳頭切開をしなくてもより太い径の膵管鏡が挿入でき，子スコープのアングル操作をしながら直視下生検が可能であった．

膵管鏡の意義

従来，膵疾患に対するアプローチは超音波，CT などの画像診断と ERCP による膵管造影が主体であった．最近では核磁気共鳴胆道膵管造影（MRCP）と超音波内視鏡が診断に取り入れられ，診断的 ERCP が減少している．膵管鏡はこれらの検査では診断が困難な膵管内病変を内視鏡的に観察し，より早期の診断を目指した検査法である．膵管鏡による膵癌の内視鏡診断は，膵管上皮の不整隆起，腫瘤，びらん，潰瘍などにより診断が可能となりつつあるが，膵管鏡所見と組織像の対比は病変部位を一致させることが難しく困難を伴う．しかしながら癌の膵管内進展の検討や，小膵癌の診断を目指すには，病理学的な裏づけが重要な課題である．柳沢ら[10]の膵癌の切除材料を用いた検討では主膵管への癌浸潤が膵頭部癌で 85%，体尾部癌で 100% にみられるとされ，また安田ら[11]によると，通常型膵癌では進行したものより小さいもので主膵管内の癌の進展が認められた症例が多いことから，膵管鏡ではかなりの例で主膵管の癌浸潤の照診が期待され，早期の膵癌が膵管鏡で診断できる可能性が示唆される．膵管鏡は癌以外でも主膵管内の変化の観察に大変優れており，慢性膵炎，膵石症などは確定診断が得られた．

以上述べてきた診断の有用性に対して，未だに膵管鏡の挿入性や得られる画質と直視下生検能や耐久性に問題を残している．

膵管鏡では膵炎の偶発症は避けて通れない問題であるが，適応を考慮して行えば，膵管の病変診断に有用な情報が得られることが十分期待できる検査法である．

最近上・下部消化管内視鏡検査に NBI が用いられ診断の有用性が示されている．膵胆管内のアプローチも行われ始めている．膵管では拡張の強い IPMN に限られるが，粘膜血管の変化から進展範囲や良悪性の判断できるようになることが期待されている[12],[13]．

文献

1) Suga T, Miyakawa H, Murasima Y, et al：Peroral micro-pancreatoscopy（PMPS）for the diagnosis of pancreatic diseases. Dig Endosc 1990；2：345-350
2) 山雄健次，中沢三郎，芳野純治，他：超細径ファイバーを使用した経口膵管鏡検査（POPS）の臨床的検討─膵管鏡検査のルーチン化を目指して．膵臓 1989；4：449-454
3) Akiyama T, Fuji T, Tanaka S, et al：Clinical experience with prototype pancreatoscopes. Dig Endosc 1990；2：227-234
4) 須賀俊博，宮川宏之，村島義男：極細径経口膵管鏡．消化器内視鏡 1990；2：1585-1591
5) 宮川宏之，森田ゆかり，長川達哉，他：極細径膵管鏡をめぐって．腹部画像診断 1991；11：409-414
6) 児玉　正：電子膵管内視鏡の現状と未来．Gastroenterol Endosc 2002；44：1-3
7) 宮川宏之，須賀俊博，村島義男，他：経口的極細径膵管鏡による膵癌と慢性膵炎の鑑別診断について．腹部画像診断 1993；13：48-54
8) 宮川宏之，藤永　明，真口宏介，他：小膵癌における ERCP 下膵生検．消化器内視鏡 1995；7：1091-1096

9) 石原　武　山口武人，露口利夫，他：膵管像からみた腫瘤形成性膵炎の臨床的考察．日消誌　1996；93：725-731
10) 柳沢昭夫，加藤　洋：通常型膵癌における主膵管癌浸潤―とくに膵管鏡検査のために．消化器内視鏡　1991；3：841-845
11) 安田淳美，渡辺英伸，粕谷和彦，他：膵癌の進展形式と進行度分類．臨牀消化器内科　1995；11：1148-1156
12) Itoi T, Sofuni A, Itokawa F, et al：Initial experience of peroral pancreatoscopy combined with narrow-band imaging in the diagnosis of intraductal papillary mucinous neoplasms of the pancreas（with videos）. Gastrointest Endosc　2007；66：793-797
13) Miura T, Igarashi Y, Okano N, et al：Endoscopic diagnosis of intraductal papillary-mucinous neoplasm of the pancreas by means of peroral pancreatoscopy using a small-diameter videoscope and narrow-band imaging. Dig Endosc　2010；22：119-123

コラム

AIDS の上部消化管病変（HIV 感染者にみられる上部消化管病変）

〈HIV に感染すると？〉

HIV 感染症は，human immunodeficiency virus に感染した状態であり，AIDS は HIV に感染し，さらに AIDS 指標疾患を発症した状態と定義される．

HIV に感染すると，感染 2〜6 週後に発熱，発疹，咽頭痛，などの症状が出現する．しかし，感冒様症状のため感染しても気づかないことも多い．症状は通常 1〜2 週間で自然消失し，無症候期に入る．この時期は，HIV 感染自体による自覚症状はないが，免疫不全は徐々に進行し，時に日和見疾患を発症することもある．そして，数年かけて AIDS 期に移行する．AIDS 期に入るとさまざまな日和見疾患を発症する．

〈HIV 感染症は日本で増えている〉

欧米諸国で新規 HIV 感染者が減少しているのに対し，わが国では，新規 HIV 感染者は増加傾向が続いている．厚生労働省エイズ動向委員会によると，本邦における 2010 年までの HIV 感染者累積報告は 19,845 例である．とくに，日本国籍男性の同性間性的接触による国内の感染報告増加が著しい．これは HIV 抗体検査で判明したもののみの数字であり実際の感染者数はそれをかなり上回っていると考えられている．したがって，感染症の専門病院でなくとも今後，日常診療において HIV 感染症に関連した消化管疾患に遭遇する機会は増えてくると思われる．

〈HIV の上部消化管疾患〉

HIV 感染者にみられる上部消化管疾患は，malignant lymphoma，Kaposi's sarcoma などの悪性疾患と cytomegalovirus（CMV），herpes simplex virus（HSV），*Mycobacterium avium*-intracellulare complex（MAC）をはじめとする *Mycobacterium* 属，*Candida* 属などの感染症に分けられる[1]．前述した疾患はすべて AIDS 指標疾患である．まれではあるが，*Giardia*，*Cryptosporidium*，*Microsporidium* などの原虫症や HIV 関連の特発性食道潰瘍も報告がある[2]．

HIV 感染者とすでにわかっている場合，免疫状態（CD4 数），sexual behavior，症状を考慮することが早期診断の鍵である．さらに典型的な内視鏡像と正確な診断方法を熟知することが確定診断の鍵である．

〈各疾患の臨床的特徴と内視鏡像〉

malignant lymphoma：HIV 非感染者に比べきわめて頻度が高く，予後不良である．CD4 は 100 以上と比較的保たれている場合が多い．内視鏡像は，胃では多発性の隆起性病変，十二指腸では潰瘍性病変が特徴的である[3]（図1）．診断は生検が必須である．

Kaposi's sarcoma：本邦では HIV 感染者に起こる疾患と考えてよい．homosexual intercourse と低 CD4 値がリスクであるが，CD4 が 100 以上の症例も珍しくない[4]．皮膚に病変がある場合がほとんどであるが，まれに消化管のみに病変を認め

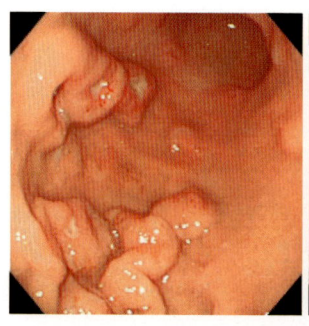

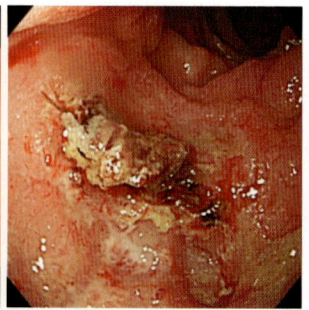

図 1　Malignant lymphoma
胃では多発する隆起性病変（左），十二指腸では潰瘍性病変（右）が特徴である．

こともある．内視鏡では，鮮やかな赤みを帯びた粘膜下腫瘍様隆起が特徴であるが，初期病変はポリープ様や平坦発赤のみのこともある[4]（**図2**）．全消化管に発生しうる．診断は，生検病理像における間質内の紡錘形細胞増殖とこれらの細胞間の裂隙形成である．免疫組織学的な第Ⅷ因子関連抗原やCD34, CD31抗体を用いた免疫染色法は確定診断に有用である[4]．

CMV感染症：CD4数50以下で発生頻度が高いとされる．HIV感染者は非感染者に比べ，胃だけでなく，食道，十二指腸にも病変を認める[5]．内視鏡では，食道は打ち抜き潰瘍が多く，胃，十二指腸病変はびらんから潰瘍まで多彩である[5]（**図3**）．また，食道潰瘍は後述するHIV関連特発性食道潰瘍と鑑別困難である．診断は，生検が必須であるが，抗CMV抗体染色やPCR法を追加することで診断率が向上する．

HSV感染症：CD4数200以下で発生頻度が高いとされる．食道病変にCMV感染症に比べて浅い潰瘍を形成する．診断は，生検にてすりガラス状の封入体（cowdry type-B）の形成や好酸球の核内封入体の形成（cowdry type-A）の証明であるが，抗HSV抗体染色やPCR法を追加すると明瞭にわかる場合がある．また，CMV潰瘍や後述するカンジダ食道炎と合併していることもある．

MAC感染症：CD4数50以下で発生頻度が高く，下痢の原因となることが多い．おもに十二指腸から小腸に病変を呈する．内視鏡では，絨毛の白色調，棍棒状腫大に出血，びらんなどを伴う．全体で観察すると黄色小結節がひしめくような像を呈する．診断は，結核と同様，十二指腸液，生検検体の培養とPCR，さらに生検組織をZiehl-Neelsen染色することが望ましい．

Candidiasis：CD4数100以下で発生頻度が高いとされる．低CD4値の患者は，Kodsi分類で重度の所見が多く，厚い白苔が食道を全周性に覆うこともまれではない（**図4**）．

特発性食道潰瘍：食道に病変を形成する．HIV初

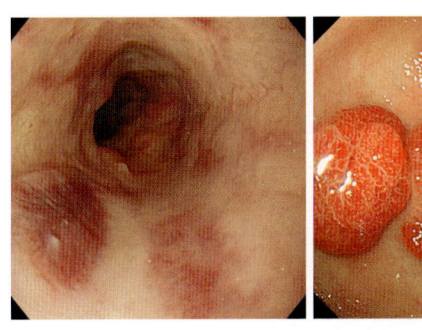

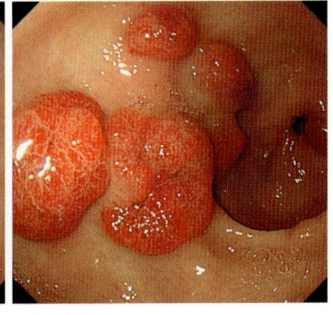

図2 Kaposi's sarcoma
食道病変（扁平上皮）では暗赤色の軽度隆起した病変として観察される（左）．胃や十二指腸では鮮やかな赤色隆起（右）が特徴である．

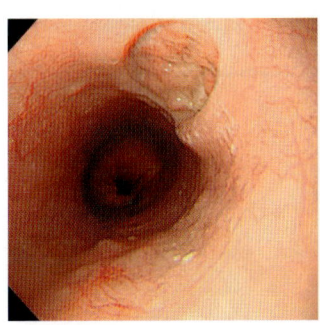

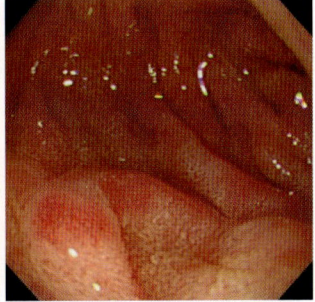

図3 CMV感染症
食道の病変は打ち抜き潰瘍が特徴である（左）．胃や十二指腸では潰瘍以外にも発赤，浮腫を呈することもある（右）．

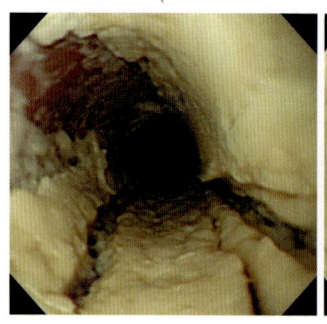

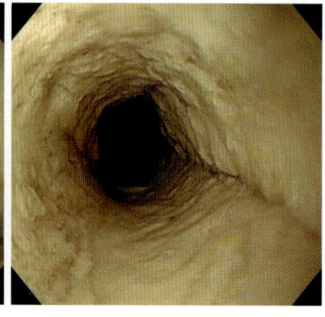

図4 カンジダ食道炎
食道に縦走する厚みのある白苔（左），食道を全周性に覆う白苔（右）が低CD4値の患者では特徴である．

感染時や，生検にてCMVやHSVが否定された場合に疑う．

〈疑わしければHIV検査を〉

通常，HIV抗体検査を内視鏡検査前にルーチンに行う施設はまれである．しかしながら，もし検査前に，性感染症（梅毒，HBV，HAV，アメーバ腸炎，尖圭コンジローマなど）に感染していると診断された場合，本人に対し十分なinformed consentを行い，HIV検査は勧めたほうがよい．上述した性感染症ではHIV抗体検査は保険適応がある．HIVと診断に至った場合は，患者本人に告知する．HIV感染症の治療はCD4数が350未満での開始が勧められているが，専門的であり，現在のところ，治療やその後の経過についてはAIDS拠点病院などの専門病院への紹介が望ましい．

抗HIV薬であるHAART（highly active anti-retroviral therapy）の登場でHIV感染症の予後は改善したが，延命によって消化管感染症や悪性腫瘍を合併する機会が増え，今後もHIV感染症による消化管疾患の重要性が減ずることはないと考えられる．典型的な内視鏡像を熟知することでHIV感染症を発見する手がかりになる可能性は高い．

文　献

1) Wilcox CM, Saag MS：Gastrointestinal complications of HIV infection：changing priorities in the HAART era. Gut　2008；57：861-870
2) Stark D, Barratt JL, van Hal S, et al：Clinical significance of enteric protozoa in the immunosuppressed human population. Clin Microbiol Rev　2009；22：634-650
3) Powitz F, Bogner JR, Sandor P, et al：Gastrointestinal lymphomas in patients with AIDS. Z Gastroenterol　1997；35（3）：179-185
4) 永田尚義，矢田智之，笹島圭太，他：カポジ肉腫の診断・治療．早期大腸癌　2008；12：51-58
5) 永田尚義，矢田智之，西村　崇，他：免疫不全患者におけるサイトメガロウイルスの上部消化管病変─内視鏡像と臨床像の検討．Gastroenterol Endosc　2009；51：2414-2425

（永田尚義）

●索引 (太字の頁には，症例画像があることを示す)

和　文

あ

アニサキス　208
アフタ　102
　――潰瘍　288
アミロイドーシス　149
悪性黒色腫
　――の胃転移　252
　――の十二指腸転移　281
　食道――　127，132
悪性リンパ腫　272，389，390
　――潰瘍型　389
　――巨大皺襞型　390
　――決潰型　390
　――表層型　389
　――隆起型　390
　胃――　190，197，207，224，239，240，263，266，297，388
　胃――（EUS）　239
　胃――の肉眼分類　388，392
　十二指腸――　281，295，297，299，300，303
　食道――　145
圧迫・圧排　262
　胃外――　61，183，201
　肝癌の胃――　269
　硬変肝左葉の胃――　269
　膵頭部腫瘍の十二指腸――　305
　壁外――による食道狭窄　176，177
　壁外性――　171
亜有茎性　101

い

イソギンチャク状　133
イソギンチャク様　108
インジゴカルミン　63，223
インフォームド・コンセント　27
胃　50
　――のインジゴカルミン散布像　66
　――の解剖　49
　――の再生上皮　247
　――の周囲臓器　49
　――の正常像　256，257
　――の内視鏡区分　50
　――の壁構造　51
胃 MALT（mucosa-associated lymphoid tissue）リンパ腫　220，224，233，240，236，392
　――腫瘤型　394
　――肥厚型　394
　――表層型（IIc様陥凹型）　393
　――表層型（胃炎類似型）　393
　――表層型（多発潰瘍型）　393
　――中村分類　393，394
胃アニサキス症　208
胃炎　380，383，384
　A型――　204，210
　萎縮性――　204，380，383，408
　萎縮性――に伴う特異型腸上皮化生　384
　疣状――　192
　過形成性――　384
　紅斑性/滲出性――　383
　肥厚性――　207
　隆起びらん性――　383
胃黄色腫　193，252
胃潰瘍　234，378
　――：A₁ stage　242，377
　――：A₂ stage　242，377
　――：H₁ stage　242，377
　――：H₂ stage　242，377
　――：S₁ stage　242，377
　――：S₂ stage　242，377
　――活動期　374
　――治癒過程期　375
　――と胃癌の鑑別　235
　――の鑑別診断　234
　――の時相（stage）分類　374，377
　――の治癒速度による分類　376，378
　――の内視鏡的ステージ分類（﨑田・三輪）　242
　――の深さ　375
　――瘢痕　210，218
　――瘢痕期　375
　急性――　243，378
　難治性――　243，376，378
　慢性――　376
　良性――　235
胃角小弯　57
胃拡張　262
胃過形成性ポリープ　183，195，196，247
　――の幽門からの脱出　267
胃型形質　391
胃カルチノイド　197
胃癌　96，223，263
　0-I型　185，186，248，370
　0-IIa型　187，188，231，248，370，408
　0-IIa+IIc型　188，189，250
　0-IIb型　251，370
　0-IIc型　210，211，212，217，218，219，228，232，233，249，251，259，260，370，408，409
　0-IIc+IIa型　229，230
　0-IIc+III型　236，237
　0-III型　371
　0-III+IIc型　236，237
　1型　190，372
　2型　215，238，265，372
　3型　238，266，372
　4型　205，265，372
　　――類似所見　206
　5型　372
　F-II(+)IIc型 SM2 癌（EUS）　95
　M癌　185，187，188，189，210，217，218，219，233，248，249，250，251，260
　SE癌　205，215，265
　SM癌　211，237，259

451

索 引

SM1癌　186, 188, 189, 219
SM2癌　248
SS癌　190, 266
UL-Ⅱs　218, 219
UL-Ⅱ（＋）Ⅱc型SM1癌
　（EUS）　95
UL（−）Ⅱc型SM2癌（EUS）　94
UL（−）早期胃癌　93
UL（＋）早期胃癌　95
分化型　77, 391
——と悪性リンパ腫の鑑別
　236
——と胃炎の鑑別診断　400
——による狭窄　264
——のEUS診断　93
——の拡大内視鏡診断　71, 396
——の肉眼型分類　368, 370,
　371, 372
——のハイリスク　366
未分化型——の拡大像　76
未分化型——（粘膜内）　77
未分化癌と未分化型癌　405
胃癌取扱い規約　118, 368
胃陥凹性病変の診断　212, 221
胃憩室　216, 270
胃酸逆流　147
胃軸捻転　262
胃脂肪腫　92
胃小区像　208
胃静脈瘤　201, 209, 285, 348
胃食道逆流症　78, 148, 336, 340
胃生検組織診断分類　118
胃接合部炎症性ポリープ　127
胃腺腫　183, 191, 250
胃体下部後壁　57
胃体下部大弯　57
胃体上部小弯　59
胃体上部大弯　56, 59
胃体中部大弯　57
胃底腺　255
——粘膜　69, 73
——ポリープ　194
『胃と腸』分類（胃悪性リンパ腫）
　388
胃粘膜
——萎縮　73, 213, 255
——炎症　255
異所性——　138, 160, 161,
　272, 277

胃粘膜下腫瘍　203, 209
胃粘膜下病変のEUS　184
胃囊胞　200
——（EUS）　91
胃の変形狭窄　60, 262
——の鑑別診断　263
——の主座　262
——面の粘膜所見　264
——をきたす疾患　263
胃病変の凹凸変化　66
胃びらん　213, 216, 222, 224
——（活動期）　227
——（治癒期）　226, 227
——性病変の鑑別診断　222
胃平滑筋腫　199
——（EUS）　93
胃壁の硬さ　262
胃壁の伸展性　262
胃壁の層構造　51
胃ポリープ　386
——の分類　387
胃迷入膵　199, 200
——（EUS）　92
胃隆起性病変　386
——（上皮性）　180
——（非上皮性）　180
——の種類　181
——の内視鏡診断　180
——の肉眼分類　386
小判状小——　245
米粒状小——　245
意識下鎮静法　35
——中の注意　39
——の禁忌　36
——の薬剤　37
萎縮性胃炎　204, 258, 380, 383,
　408
——に伴う特異型腸上皮化生
　384
萎縮粘膜　73, 202
——に観察される血管透見
　259
易出血性　444
異所性胃粘膜　138, 160, 161,
　272, 277
異所性静脈瘤　348
芋虫状　101
咽喉頭病変の通常光観察での色調
　別診断　120

咽頭　45, 55
——の解剖　45
——の血管間茶褐色調変化
　115
——の血管パターン　356
——の小隆起　114
——の発赤　115, 120
——の不整所見　115
咽頭glycogenic acanthosis　121,
　123
咽頭異形成　117
咽頭炎　118, 123
——性病変　114, 120
——性ポリープ　108
咽頭陥凹性病変の鑑別診断　115
咽頭癌　110, 111, 120, 320
　0-Ⅰ型　321
　0-Ⅱa型　109, 321
　0-Ⅱa＋Ⅰ型　110
　0-Ⅱa＋Ⅱc型下咽頭癌　112
　0-Ⅱb型　110, 111, 322
　0-Ⅱc型　323
——の高リスク患者　114
——の初期病変　105
——の内視鏡型分類　320
——の病期分類　114
咽頭血管腫　107
咽頭食道憩室　140
咽頭乳頭腫　108, 109, 121, 124
咽頭粘膜の構築　344
咽頭囊胞　104, 107
咽頭麻酔　33
咽頭メラノーシス　121, 124
咽頭隆起性病変の鑑別診断　105

え

遠位前庭部　57
円形　102
嚥下困難　23
炎症性疾患に伴う食道狭窄　171
炎症性食道胃接部ポリープ　133
炎症性浮腫　214
円柱上皮の伸展　163

お

横行結腸癌の胃浸潤　268
黄色腫

――（食道） 165
――（胃） 193, 252
嘔吐 21
凹凸不整 102, 214
凹凸変化 245
黄白色顆粒 165
悪心 21
親子スコープ方式 433, 441

か

ガストリン産生腫瘍 287
カポジ肉腫 200
カルチノイド 197, 283
カリフラワー状 111
カンジダ 145
　　――食道炎 450
潰瘍 101, 263
　　――型 414
　　――周囲の所見 235
　　――底 235
　　――病変の伸展性 235
　　開放性―― 292
　　活動期―― 411
　　癌性―― 213
　　急性―― 243, 378
潰瘍辺縁 235
　　――のⅡc面 235, 237
下咽頭 55, 55
　　――領域の隆起性病変 104
下咽頭癌 112, 113
　　――(0-Ⅱb) 122
化学放射線治療後の狭窄 174
架橋ひだ 102, 203, 209
拡大観察
　　――（H. pylori 胃炎） 70, 71
　　――（H. pylori 胃炎・NBI） 339
　　――（胃癌） 72, 74, 398
　　――（正常胃） 69, 396
　　――（未分化型胃癌） 76
　　――（食道癌） 352, 354, 355, 356, 360, 361
　　――（食道胃接合部・食道粘膜） 341
　　――食道癌の IPCL 分類 360, 361
　　――食道癌の微細血管分類 354, 355
　　――早期胃癌診断体系 398

過形成性ポリープ 387
　　胃―― 183, 195, 196, 247, 267
　　十二指腸―― 275, 276
過誤腫性ポリープ 196
画像強調観察 81
家族性大腸腺腫症 309
　　――に伴う十二指腸腺腫 277, 313
硬さ 182
可動性 137
下部胆管癌十二指腸浸潤 304
下部胆管の進行癌 440
顆粒状 101
顆粒所見 214
陥凹
　　――周囲のひだ 102
　　――性病変 102
　　――底 102
　　――辺縁 102
胃――型癌 371
胃――型分化型胃癌の特徴 223
胃――境界 213
胃――性病変の質診断 213
胃――性病変の生検 221
胃――性病変の存在診断 212
胃――の形・輪郭 213
胃――病巣に集中するひだ所見 204
胃――辺縁 214
胃――面 214
胃 MALT リンパ腫Ⅱc様――型 393
胃の――を主体とした病変 212
胃の area 状の周囲隆起を伴う星芒状―― 223
胃の周囲隆起を伴わない小不整―― 223
胃の深い―― 213
胃の平滑な周囲隆起を伴う小不整―― 223
咽頭――性病変の鑑別診断 115
食道――性病変の鑑別診断 139
食道軽度――型癌 139
十二指腸の――の鑑別診断 296

肝外発育型血管腫 201
肝癌の胃圧排 269
換気状態 39
鉗子触診 137
癌性狭窄症 173
癌の胃浸潤 263
癌肉腫（いわゆる） 131

き

寄生虫 288
木村・竹本分類 255, 380, 383, 384
逆流性食道炎 127, 138, 140, 141, 147, 162, 175, 340, 341, 343, 344
　　――：Grade A 343
　　――：Grade B 343
　　――：Grade C 151, 343, 344
　　――：Grade D 151, 343
　　――：Grade M 343
　　――：Grade N 343
逆行性胆管炎 303, 306
牛眼像 101
臼歯状 101
急性胃粘膜病変（AGML） 208, 252, 263
急性の腹痛 20
穹窿部 59
狭帯域フィルター内視鏡 69, 86
胸痛 26
強皮症 149
胸部上中部食道 56
胸部中部食道 56
棘状 102, 213
局所麻酔薬中毒 34
鋸歯状 102, 213
挙上円柱上皮 162, 163
巨大皺襞 206
巨大ひだ 102
近位前庭部 57

く

クッションサイン 102
クモ状小血管 245
クローバー状変形 302
クローン病 152, 288
　　――における十二指腸病変

453

索引

293
　十二指腸—— 288
空気量 203
櫛状発赤 245

け

げっぷ 22
経口的胆道鏡 433
憩室 263
経鼻内視鏡 34
下血 24
決潰型（悪性リンパ腫） 388
血管拡張症 255
血管腫
　咽頭—— 107
　肝外発育型—— 201
　食道—— 136
血管透見 101, 246, 254
　——像に変化を及ぼす病変（食道） 159
　——像の鑑別診断 254
　萎縮粘膜に観察される—— 259
　十二指腸球部の樹枝状——像 287
　食道の——像消失 162
　食道の正常——像 158
　正常食道粘膜の——像 158
　腺境界における——像 258
　幽門粘膜——像 255
結節状 101
検査同意書 28
原発性硬化性胆管炎 437

こ

コンゴーレッド 64
コントラスト法 63
光学法 83
高ガストリン血症 151, 207
硬口蓋外骨症 106
硬度 137
喉頭 45
　——の解剖 45
喉頭蓋嚢胞 106
喉頭癌 113
高齢者 36
鼓腸 22

固有筋層の傷害 262

さ

臍形成 102
﨑田・三輪分類（胃潰瘍） 377
錯角化 121
擦過細胞診 436
刷子縁 398
佐野分類（悪性リンパ腫） 388, 389, 390
残胃 208
　——空腸吻合部の線維性狭窄 270
塹壕状 102
蚕食像 102
酸素飽和度 36
散布チューブ 66

し

ジメチコン 33
しもふり 411
自家蛍光電子内視鏡 406
耳介様 102, 239
自家蛍光 87
色素散布のコツ 64
色素内視鏡観察 63
色調と胃組織構築 245
色調別にみた胃疾患 244
色調変化型食道炎 162
島状粘膜残存 102
島状隆起 102
周囲隆起を伴わない小不整陥凹 223
集合細静脈 69, 255
充実性病変 182
重層扁平上皮 320
周堤 235
周堤隆起 102, 103
十二指腸 51
　——（EUS） 425
　——下行部 58
　——球部 58
　——の解剖 51
　——の陥凹の鑑別診断 296
　——の周囲臓器 51
　——の腺腫と癌の鑑別 274
　——のびらん，潰瘍の鑑別診断 286
　——の変形狭窄 302
　——のリンパ濾胞過形成 277
　——への挿入 58
十二指腸 follicular lymphoma 285
十二指腸 GIST (gastrointestinal stromal tumor) 284
十二指腸 MALT (mucosa-associated lymphoid tissue) リンパ腫 296, 303, 305
十二指腸アミロイドーシス 285
十二指腸炎 287, 288, 290, 412
十二指腸潰瘍 413
　——：接吻潰瘍 287, 292, 411, 413
　——：線状潰瘍 287, 291, 410, 413
　——：単発潰瘍 286, 291, 410, 413
　——活動期 303
　——狭窄 304
　——の Stage 分類 411
　——の型分類 286, 410
　——瘢痕 270, 302, 410
十二指腸過形成性ポリープ 275, 276
十二指腸下降脚観察 303
十二指腸カルチノイド 283
十二指腸癌 272, 274, 280, 288
　0-Ⅱc 型 280, 296, 298, 299
　0-Ⅰ型 281
　MP 癌 281
　M 癌 298
　SM 癌 280, 299
十二指腸癌性狭窄 303
十二指腸クローン病 288
十二指腸出血 287
十二指腸腫瘍様病変 272
十二指腸静脈瘤 285
十二指腸腺腫 272, 274, 278, 279, 298
　——（低異型度腺腫） 279
　家族性大腸腺腫症に伴う—— 277, 313
十二指腸胆管吻合術 303
十二指腸内腔狭小化 316
十二指腸乳頭部腫瘍 427
　——（EUS） 428

十二指腸乳頭部病変　310
十二指腸粘膜下腫瘍　284
　　──様隆起　281
十二指腸嚢腫　282, 283
十二指腸隆起性病変　272
　　──色調と表面性状　273
絨毛状　101
出血
　angiodysplasia からの──　261
　易──性　444
　下部消化管の──源　25
　十二指腸──　287
　上部消化管の──源　24
　乳頭──　313
樹枝状血管　257, 259, 260
　　──透見　255
主膵管の変化　441
術後食道狭窄　171
授乳中の患者　38
腫瘤型　414
消化管間葉系腫瘍　181
消化管蠕動運動抑制薬　35
消化管壁の層構造（EUS）　90
消化性潰瘍（胃潰瘍）　215
症状　19
消毒液　42, 43
消毒レベル　42
上皮下層　320
消泡　33
照明帯域　81
小葉癌　206
小隆起集簇像　109
除菌治療　395
食道　47
　　──と周辺臓器　47
　　──の黄白色顆粒　164
　　──の解剖　46
　　──の観察　55
　　──の感染症　148
　　──の区分　46
　　──の白色付着物　161
　　──のヨード観察像　63
　　──の良性病変　147
食道 GIST　135
食道 web　179
食道アカラシア　173
　　──（異常収縮波）　172
　　──（変形）　172
　　──（狭窄）　174

　　──（食道変形）　170
食道悪性黒色腫　127, 132
食道胃管吻合部狭窄　179
食道胃静脈瘤　252
食道異所性脂腺　164
食道胃接合部　56, 159, 336
　　──の NBI 拡大内視鏡像　341
食道胃接合部癌　324, 333, 334
食道異物　148
食道黄色腫　165
食道炎症性病変　147
食道潰瘍　141, 147
　　──（サイトメガロウイルス感染）　153
　　──（ボタン型電池誤飲）　152
　　──鑑別診断　148
　　──瘢痕　141
　　薬剤性──　148, 153
食道顆粒細胞腫　135
食道癌　78, 150, 263, 324, 363, 364
　0-Ⅰ　324
　0-Ⅰp　129, 326
　0-Ⅰs　129, 130
　0-Ⅰs+Ⅱc　326
　0-Ⅱ　324
　0-Ⅱa　130, 166, 327
　0-Ⅱa+Ⅱc　327
　0-Ⅱb　166, 328
　0-Ⅱc　139, 142, 143, 155, 167, 328, 329
　0-Ⅱc+Ⅱa　154, 156
　0-Ⅲ　144, 324, 330
　1 型　131, 132, 324, 331
　2 型　145, 156, 325, 331
　3 型　145, 325, 331
　4 型　173, 325, 332
　5a 型　332
　MP　131
　T1a-EP　142, 154, 166, 167, 327
　T1a-EP-LPM　97, 353
　T1a-LPM　130, 142, 143, 156, 328
　T1a-MM　155, 327, 329
　T1a-MM/T1b-SM1　97, 353, 357
　T1b-SM　329
　T1b-SM1　129
　T1b-SM2　130

　T1b-SM3　129
　T3 癌　145
　T4 癌　145, 173
　　──上皮内進展　168
　　──進展度と血管パターン　357
　　──性狭窄　170
　　──の EUS 診断　97
　　──の IPCL 分類　356
　　──の拡大観察　352, 356
　　──のハイリスク　365
　　──の微細血管分類　352
　　──の病型分類　325
　　──壁内転移　132
　　──副病巣　168
食道陥凹性病変の鑑別診断　139
食道カンジダ　161
食道癌取扱い規約　324
食道狭窄　170
　EMR 後──　177
　ESD 後──　178
　炎症性疾患に伴う──　171
　癌性──　170
　術後──　171
　食道胃管吻合部──　179
　食道進行癌 CRT 後──　174
　内視鏡治療後の──　171
　壁外圧排による──　176, 177
食道憩室　138, 172
　　──症　170
　　──内癌　172
食道血管腫　136
食道脂肪腫　136
食道静脈瘤　136, 285, 346, 347, 349, 350
　　──の超音波内視鏡検査　346
食道腺癌　78
食道腺腫　127
食道内 pH モニタリング装置　342
食道乳頭腫　127, 128, 133
食道粘膜下腫瘍　126, 165
　　──（悪性）　127
食道粘膜の白濁と肥厚　173
食道嚢腫　127
食道表在癌　150
食道表在血管網　356
食道びらん　141, 147, 148
　　──の鑑別診断　148

455

縦走── 162
食道平滑筋腫 128, 134, 165
食道平滑筋肉腫 127
食道壁の層構造 51
食道変形 170
食道メラノーシス 132
食道隆起性病変 126
　──の鑑別診断 127
　──の生検 157
食道裂孔ヘルニア 140, 162, 163, 175, 262, 269
滲出物 245, 246
身体所見 19

す

スキルス胃癌 205, 265
スコープの持ち方 54
膵・胆管合流異常 427
膵・胆道疾患 308
膵癌 443
　──の胃浸潤 209, 268
　──の十二指腸浸潤 303
　──の放射線・化学療法 306
膵管鏡 441
膵管胆管合流部（EUS） 427
膵管内乳頭状腫瘍 445
膵管内乳頭粘液性腫瘍（IPMN） 310, 315, 441
膵頭膵癌 444
膵頭部（EUS） 422, 423, 424
膵頭部癌の十二指腸浸潤 282, 316
膵頭部腫瘍の十二指腸圧排 305

せ

正常胃の拡大内視鏡像 69
正常消化管壁の層構造 46, 51, 91
正常食道粘膜の血管透見像 158
正常体部腺粘膜のNBI併用拡大内視鏡所見 396
正常胆管粘膜像 437
正常幽門腺粘膜のNBI併用拡大内視鏡所見 396
成人T細胞性白血病（ATL）の胃浸潤 241
星芒状 102, 213

──陥凹 223
赤色瘢痕 242
腺開口部 70
腺境界における血管透見像（Closed type/Open typeの萎縮） 258
潜在性スキルス胃癌 205
線状 102
染色法 63
前処置 33
全身性・他臓器疾患と食道びらん・潰瘍 148
全身性硬化症 149
先天性胆道拡張症 314
蠕動 60, 61

そ

桑実状 101
組織透過度 81
組織内蛍光物質 87
粗糙 101

た

タール便 261
タッシェ 302
たこいぼ状隆起 101
たこいぼびらん 225
体位 54
台状挙上 103
褪色調 245
　──隆起 245
竹の節状外観 288
多発性食道潰瘍 152
胆管（EUS） 423
胆管癌 306, 429, 438
　──のIDUS 431
　──の進展度診断 430
　──の表層進展 439
胆管狭窄 439, 440
　──（EUS） 428
　良性── 437
胆管結石の乳頭部嵌頓 314
胆管細胞癌の胃浸潤 268
胆管十二指腸瘻 293, 294, 315
胆管壁（EUS） 429
胆汁細胞診 436
胆道 437, 438, 439, 440

──ビデオスコープ 434
胆道癌取扱い規約 414
胆道癌の十二指腸浸潤 303
胆囊（EUS） 423, 426, 429
胆囊癌 429
　──の胃浸潤 268
蛋白栓 441

ち

地図状 102
中・下咽頭癌 122
中咽頭癌 111, 113, 116
中咽頭領域の隆起性病変 104
治癒期 411
腸上皮化生 74, 337
　──変化 245
鎮静効果発現時間 36
鎮静薬 38
鎮痛薬 38

つ

通過障害 302
通常光観察 83

て

デジタル法 83
適応型IHb色彩強調 85
転移性胃癌 206
転移性十二指腸腫瘍 297, 300, 301
転移リンパ節 177
電解酸性水 42
電子内視鏡 41, 82
天疱瘡 149

と

トルイジンブルー 63
　──・ヨード二重染色 65
ドルミカム 435
頭頸部癌取扱い規約 114, 320
頭頸部癌の肉眼分類 320
糖原過形成 164
吐血 24
鳥肌胃炎 334

な

内視鏡観察法の目的別分類　82
内視鏡検査の理由　29
内視鏡治療後の食道狭窄　171, 177, 178
内視鏡的萎縮境界　381
内視鏡的萎縮粘膜　73, 202, 258
内視鏡的腺境界　255, 258
内瘻形成　293
内臓逆位　262

に

乳頭炎　313
乳頭開口部開大　315
乳頭開口部の形態異常　310
乳頭出血　313
乳頭状　101
乳頭部潰瘍形成　309
乳頭部癌　272, 309, 416
　　──潰瘍型　312, 416
　　──潰瘍腫瘤型　416
　　──腫瘤潰瘍型　312, 416
　　──正常型　416
　　──の進展度診断　430
　　──の肉眼的形態　414
　　──非露出腫瘤型　312, 416
　　──露出腫瘤型　416
乳頭部嵌頓結石　314
乳頭部腺腫　309, 311
乳頭部の区分　414
乳頭部の構造　308
乳頭部病変の鑑別　309
丹羽の分類（十二指腸潰瘍）　410
妊婦　38

ね

熱傷　149
粘液形質　391
粘液湖　60
粘液除去　33
粘膜萎縮　73, 202, 258, 381
粘膜下腫瘍　297
　　──様胃癌　209
粘膜傷害　151, 340

は

パルスオキシメーター　36
バレット食道癌　324, 333, 334
パンエンドスコープ関連死因　31
瀑状胃　61, 262, 271
白色
　　──（胃）　242, 245
　　──（咽頭）　121, 123, 124
　　──（食道）　154, 161
白色光　83
白色不透明物質　398
白苔　101, 127, 215, 245, 246
半球状　101
瘢痕期　411
瘢痕狭窄　170
反応法　63

ひ

ひげ状　102
ひだ　102, 202
　　──棍棒状肥大　103, 204, 211
　　──先細り　103, 204
　　──集中　103, 202, 204, 237
　　──上の小区構造　203
　　──中断　103, 204
　　──の消失　204, 204
　　──の伸展性　203
　　──の先端　203
　　──肥厚　207, 207, 208
　　──融合　103, 204, 211
　胃の──肥厚　202
　胃の──の高さ　202
ひび割れ様所見　288
びらん　101
　　──型十二指腸炎　287
　H. pylori 除菌後──　224
　NSAID 起因性──　224, 228
　胃──　213, 216, 222, 224
　縦走食道──　162
　十二指腸──　286
　食道──　141, 147, 148
　食道──の鑑別診断　148
　全身性・他臓器疾患と食道──　148
　たこいぼ──　225
　腐食性食道──　148

平坦──性胃炎　383
放射線性食道──　148
隆起──性胃炎　383
光デジタル法　86
引き抜き法　53
鼻腔麻酔　34
肥厚したひだの鑑別診断（胃）　203
肥厚性胃炎　207
脾腫　201
非上皮性腫瘍　297
左梨状窩　55
皮膚疾患　147
表在食道病変の微細血管分類　352
表面顆粒状・結節状　273
表面性状　101
表面平滑　273
平皿状　102

ふ

ブスコパン　35
腹水　23
腹痛　19
腹部膨満感　22
腐食性胃炎　263, 267
腐食性食道炎　139, 141, 176
腐食性食道びらん・潰瘍　148
不整　213
不整形　102, 139
分光画像　84
吻合部狭窄　171
吻合部の線維性狭窄　263
吻合部ポリープ状肥厚性胃炎　208
噴門下部後壁　59
噴門癌　265
噴門直下小弯後壁　60

へ

ベーチェット病　149
ベルギーワッフル様　205
平滑　101, 213
　　──な周囲隆起を伴う小不整陥凹　223
平坦　102
　　──びらん性胃炎　383

索 引

平盤状　101
壁外圧排　171, **176**, 177
辺縁隆起　155, 214
変形狭窄
　胃疾患によらない——　262
　胃の——　60, 262, 263, 264
　十二指腸の——　302
扁平上皮　147
扁平上皮癌　114, 120, **131**, 150, **154**, **155**, **156**, 345
　——の深達度　356
　——のスクリーニング　362
扁平上皮島　337, **338**
扁平隆起　288

ほ

ポリープ　206
　胃——　386
　胃過形成性——　183, **195**, **196**, **247**, **267**, 387
　胃接合部炎症性——　127
　胃底腺——　**194**
　咽頭炎症性——　**108**
　炎症性食道胃接合部——　**133**
　過誤腫性——　**196**
　十二指腸過形成性——　**275**, **276**
　吻合部——状肥厚性胃炎　208
放射線性食道びらん・潰瘍　148
放射線治療後の十二指腸の変化　306
発赤
　——所見　346
　——調　122, 123
　胃の斑状——　**249**
　咽頭の——　115, 120
　櫛状——　245

　点状——　245
　斑状——　245

ま

マーキング　253
膜様狭窄　179
慢性潰瘍　378
慢性膵炎　444
慢性の腹痛　20

み

見下ろし法　53

む

無茎性　101
無構造　101
胸やけ　22
村上分類（胃潰瘍）　375

め

メチレンブルー　63

も

モニタリング　36
毛細血管の構築変化　344
門脈圧亢進症性胃症　346, 348
門脈圧亢進症取扱い規約　346

や

薬剤性食道炎　139
薬剤性食道潰瘍　148, **153**
山田Ⅰ型　181

山田Ⅲ～Ⅳ型　181
山田分類　386, **387**

ゆ

有茎性　101
幽門癌　**266**
幽門狭窄　302
幽門腺粘膜　70
幽門粘膜血管透見像　255
幽門輪直下前壁の楔状ひきつれ　290
幽門輪への嵌頓　263

よ

ヨード　64
　——不染帯　**64**, 65
　——法　64

ら

ラジアル式EUS　419

り

リカバリー時間　39
リドカイン　33
リンパ装置　114
隆起型　388
　——胃癌　183
　——食道癌　126

る

ルーチン内視鏡検査　53
類円形　102, 213
類天疱瘡　149

欧　文

24時間pHモニタリング検査　342

A

A-B分類　71, **72**
abrupt cessation of the fold　103

abrupt ending　103
active stage　374
AFI（auto fluorescence imaging system）　86, **406**, **408**, **409**
　——の原理　87

AGML（acute gastric mucosal lesion） 287
AIDS 448
angiodysplasia 255
　——からの出血 **261**
　——（胃） **260**, **261**
aphtha 102
area状の周囲隆起を伴う星芒状陥凹 223
atrophic gastritis **383**

B

Barrett食道 78, **162**, **163**, 336, **338**
　——癌 **324**, **333**, **334**
　——癌のNBI内視鏡所見 **362**, **363**, **364**
　——腺癌 **156**
　——粘膜 159
　——の定義 336
　——表在癌 **362**, **363**, **364**
bridgind fold 102, 203, 209, 241
brownish area 105
Brunner腺腺腫 272, **275**
Brunner腺の過形成 **275**
brush border 398
bull's eye appearance 101
Burkitt lymphoma 281

C

CD4 449
CE（contrast enhancement） **85**
choledochocele 314
CLE（columnar-lined esophagus） 337
clubbing 103
club-like thickening of the fold 103
CMV（cytomegalovirus） 149
　——感染症 **449**
collecting venules 69
corkscrew pattern 373
Cronkhite-Canada症候群 **206**, **278**
cushion sign 102

D

delle 102, 127
diffuse large B cell lymphoma **239**
digital method 83
DL（demarcation line） 398, 400

E

EGJ（esophagogastric junction） 336
EMR（endoscopic mucosal resection） 171
　——後食道狭窄 **177**
　——の適応 168, 379
encroachment 102
erythematous/exdative gastritis **383**
ESD（endoscopic submucosal dissection） 171, 253
　——後食道狭窄 **178**
　——の適応 168, 379
EUS（endoscopic ultrasonography） 89
　——-FNAB 316
　——の胃内走査 420
　——の十二指腸球部内走査 425
　——描出のコツ 90

F

FICE（Flexible spectral Imaging Color Enhancement） 83
　——の画像 **85**
　——の原理 84
flat erosive gastritis **383**
FNA（fine needle aspiration） 180
fold convergence 103
follicular lymphoma **300**
fungated type 388
fusion of the folds 103

G

GAVE（gastric antral vascular ectasia） 255, **261**
gastric pits 70

GERD（gastroesophageal reflux disease） 78, 336, 340
　非びらん性—— 341
giant fold 102
　——type 388
GIMT（gastrointestinal mesenchymal tumor） 181, 316
GIST（gastrointestinal stromal tumor） 181, **198**, **241**, 316
　——（EUS） **93**
　——の組織像 317
glycogenic acanthosis 164
Group分類 118

H

H. pylori（Helicobacter pylori） 255, 334, 366, 410
　——胃炎の拡大内視鏡像 70, 385
　——除菌後びらん 224
　——除菌治療 411
　——とMALTリンパ腫 395
　——と胃潰瘍 385
　——と胃癌 395
　——非感染胃 69, **71**, **256**, **257**
healing stage 375
HIV（human immunodeficiency virus） 448
HSV（herpes simplex virus） 149
hyperplastic gastritis **384**

I

i-scan 83
　——（早期胃癌） **85**
　——の原理 84
IDUS（intraductal ultrasonography） **430**, **431**
　経乳頭的—— 430
indocyanine green（ICG） 87
insulinoma 284
intestinal metaplasia **384**
IPCL（intra-epithelial papillary capillary loop） 86, **360**, **361**, 356
　——と壁深達度 358
　——の不整変化 320
IPMN（intraductal papillary-mucinous neoplasm） 310, 441, 445

――の十二指腸球部への穿破 294
IRI（Infra-red Ray Imaging） 87
　――の原理 88
islet-like nodule 102

J

J-turn 59

K

Kaposi's sarcoma 449

L

LBC（light blue crest） 398, 404
linitis plastica 型胃癌 205, 265
long segment Barrett esophagus（LSBE） 78, 159, 163, 337, 338
loop pattern 73
　――萎縮粘膜様 75
　――絨毛様 75
　――乳頭・顆粒様 75
Los Angeles 分類 340, 343, 344

M

malignant lymphoma 448
MALT（mucosa-associated lymphoid tissue）リンパ腫 220, 224, 233, 236, 240, 392
　――の肉眼分類 392
marginal swelling 103
mesh pattern 74
moth-eaten appearance 102
MST（minimal standard terminology） 27
mucosal break 151, 340

N

NBI（Narrow Band Imaging） 69, 86
　胃の―― 71, 74, 396
　咽頭の―― 115, 320
　食道の―― 352, 356, 362
NERD（non-erosive reflux disease） 341

――の IPCL 342
――の NBI 併用拡大内視鏡所見 339
network pattern 373
NSAIDs（nonsteroidal anti-inflammatory drugs） 149
　――起因性胃びらん 228

O

optical-degital method 86
optical method 83

P

parakeratosis 121
pedunculated 101
perforating vein 346
peroral micro-pancreatoscopy（PMPS） 441
polypoid type 388

R

RAC（regular arrangement of collecting venules） 69, 255, 256, 366
raised erosive gastritis 383
RC sign 346
red scar 242
ridge 287, 411
Rokitansky 憩室 140

S

scar stage 375
Schindler 分類 380, 383, 384
SE（surface enhancement） 84
sebaceous gland 164
semipedunculated 101
sentinel polyp 133
sessile 101
short segment Barrett esophagus（SSBE） 79, 140, 163, 337, 338
Spaulding 分類 42
spindle cell tumor 107
SpO_2 36
squamous island 338

standard precaution 41
superficial type 388
Sydney system 381, 383, 384

T

T 細胞性リンパ腫 240
tapering of the fold 103
TE（tone enhancement） 85
trench 102

U

ulcer mound 103
ulcer type 388
U-turn 59

V

varioliform of erosive gastritis 101
vascular ectasia 255
Verrill 徴候 38
von Recklinghausen 病 309
VS classification system 396, 402, 403, 404

W

watermelon stomach 255
wavy micro-vessels 76
web 狭窄 179
white light 83
white scar 242
white zone 71
WOS（white opaque substance） 398, 404

X

xanthoma
　――（食道） 165
　――（胃） 193, 252

Z

Zenker 憩室 140
Zollinger-Ellison 症候群 149, 151, 287

改訂第3版
内視鏡診断のプロセスと疾患別内視鏡像
　　　　　　　　　　　　［上部消化管］

2005年10月10日	第1版1刷発行
2007年 2月 1日	第2版1刷発行
2010年 3月 1日	第2版3刷発行
2011年10月25日	第3版1刷発行

監　修　田尻　久雄
編　集　長南　明道，田中　信治，武藤　　学
発行者　増永　和也
発行所　株式会社 日本メディカルセンター
　　　　東京都千代田区神田神保町1-64（神保町協和ビル）
　　　　〒101-0051　TEL 03（3291）3901㈹
印刷所　三報社印刷株式会社

ISBN978-4-88875-241-1
Ⓒ2011　乱丁・落丁は，お取り替えいたします．

本書に掲載された著作物の複写・転載およびデータベースへの取り込みに関する許諾権は日本メディカルセンターが保有しています．

JCOPY　＜㈳出版者著作権管理機構　委託出版物＞
本書の無断複写は著作権法上での例外を除き禁じられています．複写される場合は，そのつど事前に，㈳出版者著作権管理機構（電話03-3513-6969，FAX 03-3513-6979，e-mail：info@jcopy.or.jp）の許諾を得てください．